临床麻醉学指南

产科麻醉
Obstetric Anesthesia

U0197379

注 意

医学知识和临床实践在不断进步。由于新的研究与临床经验不断扩展着我们的知识，有必要在研究、专业实践和治疗方面做出适当的改变。

实践者和研究者在评价和使用本书提供的信息、方法、资料和经验的时候，必须将其建立在自身经验和知识的基础上。在应用这些信息或方法时，读者必须注意确保自身和他人的安全，包括其所负责的患者的安全。

建议读者核对每种药品的生产厂家所提供的最新产品信息（包括产品特性、使用方法），确认药物的推荐剂量、服用方法、持续时间及禁忌证。根据自己的经验和患者的病情对每一位患者做出诊断，决定服药剂量和最佳治疗方法，并注意用药安全是主治医生的责任。

不论是出版商、著作者、合著者还是编辑，对于因本出版物引起的任何个人或财产的损伤和（或）损失，均不承担任何责任。

临床麻醉学指南

产科麻醉
Obstetric Anesthesia

原　　著　Alan C. Santos
　　　　　Jonathan N. Epstein
　　　　　Kallol Chaudhuri

主　　译　陈新忠

副 主 译　黄绍强　　张鸿飞

主　　审　姚尚龙　　徐铭军

北京大学医学出版社

CHANKE MAZUI

图书在版编目（CIP）数据

产科麻醉/（美）艾伦·桑托斯（Alan Santos）原著；陈新忠主译. —北京：北京大学医学出版社，2017.8（2018.5 重印）

书名原文：Obstetric Anesthesia
ISBN 978-7-5659-1641-0

Ⅰ. ①产… Ⅱ. ①艾… ②陈… Ⅲ. ①产科外科手术—麻醉学 Ⅳ. ①R719

中国版本图书馆 CIP 数据核字（2017）第 181970 号

北京市版权局著作权合同登记号：01-2016-8967

Alan C. Santos, Jonathan N. Epstein, Kallol Chaudhuri
Obstetric Anesthesia
ISBN 978-0-07-178613-3
Copyright © 2015 by McGraw-Hill Education.

产科麻醉

主　　译：陈新忠
出版发行：北京大学医学出版社
地　　址：(100191) 北京市海淀区学院路 38 号　北京大学医学部院内
电　　话：发行部 010-82802230；图书邮购 010-82802495
网　　址：http://www.pumpress.com.cn
E - mail：booksale@bjmu.edu.cn
印　　刷：北京佳信达欣艺术印刷有限公司
经　　销：新华书店
责任编辑：王智敏　　责任校对：金彤文　　责任印制：李　啸
开　　本：889mm×1194mm　1/32　印张：16.5　字数：582 千字
版　　次：2017 年 8 月第 1 版　2018 年 5 月第 2 次印刷
书　　号：ISBN 978-7-5659-1641-0
定　　价：89.00 元
版权所有，违者必究
（凡属质量问题请与本社发行部联系退换）

主译简介

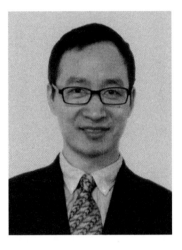

陈新忠，医学博士，主任医师，博士生导师，国家自然科学基金二审专家，浙江省钱江人才。浙江大学医学院附属妇产科医院院长助理、麻醉科主任。中华医学会麻醉学分会产科麻醉学组委员、浙江省麻醉学会产科麻醉学组组长、浙江省神经科学协会麻醉与镇痛专业委员会副主任委员、浙江省分娩镇痛技术指导中心常务副主任、浙江省疼痛学会委员、浙江省麻醉质控中心委员。从1987年至今一直从事妇产科麻醉的临床和科研工作，期间于2008年至2009年在德国基尔大学深造。具有丰富的妇产麻醉经验和较高的学术造诣。至今已承担国家级、省级课题十余项，其中主持国家自然科学基金项目3项。发表各类学术论文四十余篇，其中以第一作者或通信作者在 *Anesthesiology*、*British Journal of Anaesthesia*、*Anaesthesia European Journal of Anesthesiology* 等权威杂志发表SCI论文十余篇。主要致力于产科麻醉和镇痛的麻醉深度监测的研究。现任 *Anesthesiology* 中文版编委、《中华麻醉学杂志》和《国际麻醉和复苏杂志》通信编委、*British Journal of Anaesthesia* 和 *Journal of Clinical Anesthesia* 等杂志审稿专家。

副主译简介

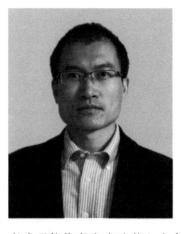

黄绍强，主任医师，硕士生导师，现任复旦大学附属妇产科医院麻醉科主任，兼 ICU 主任。中华医学会麻醉学分会产科麻醉学组委员，上海市麻醉学会委员、妇产科麻醉学组组长，上海市麻醉医师协会委员。现任 *J Clin Monit Comput*、《复旦学报（医学版）》《上海医学》《上海交通大学学报（医学版）》等杂志的审稿专家，承担多项省部级科研项目。近 5 年在核心期刊以第一作者或通信作者发表论著六十余篇，SCI 论文十余篇。研究领域包括产科麻醉的基础与临床、围术期疼痛治疗及麻醉药理学等。

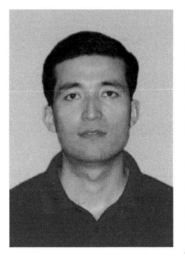

张鸿飞，博士后，硕士生导师，副主任医师，南方医科大学珠江医院麻醉科副主任。现任中国药理学会麻醉学分会委员、中华医学会麻醉学分会麻醉药理学组成员、中国心胸血管麻醉学会脑与血管分会委员、广东省中西医结合学会麻醉学分会常委、广东省医学会麻醉分会第九届委员会围手术期器官保护学组副组长。主持并参与国家自然科学基金及广东省科研基金 5 项。在 *Br J Anaesth*、*Anesth Analg*、*Stroke* 等杂志发表 SCI 及核心期刊文章二十余篇，参编参译著作十余部。美国斯坦福大学访问学者，获 2011 年度中华医学会麻醉学分会中青年优秀麻醉学人才出国培养基金。近年来主要研究：麻醉药物相关毒性、危重病患者围术期血流动力学变化及目标导向容量治疗在围术期管理中的应用。

主审简介

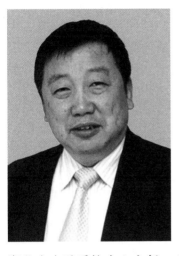

姚尚龙，华中科技大学同济医学院附属协和医院麻醉与危重病教研所所长兼麻醉科主任，教授，主任医师，博士生导师。2010 年获卫生部有突出贡献专家，享受国务院特殊津贴。现任中华医学会麻醉学分会副主任委员，中国医师协会麻醉学医师分会前任会长，中国高等教育协会医学分会麻醉学理事会副理事长，全国住院医师考核麻醉专业专家委员会主任委员，吴阶平基金会麻醉与危重病学部主任委员，湖北省麻醉质控中心主任，中华医学会麻醉学分会产科麻醉学组组长，全国卫生专业技术资格考试麻醉学专家委员会主任委员。

先后承担 11 项国家自然基金（其中一项国家自然基金重点项目）和十余项部省级课题，总科研经费两千余万元。获各种科技奖励十余项，包括湖北省科技进步一等奖、湖北省技术发明一等奖，中华医学会科技进步三等奖等。主编和参编专著和教材三十余部，现任《现代麻醉学》主编、《临床麻醉学杂志》副主编、《中华麻醉学杂志》副主编、《中国麻醉学论坛》副主编、《国际麻醉与复苏》副主编、《实用诊断与治疗杂志》副主编、《中华生物医学工程杂志》副主编、《台湾麻醉学》编委和其他 12 本杂志编委。获国家级专利 5 项，其中便携式电子视频喉镜专利成功转让并生产使用。培养近 150 名博硕士生。发表论文四百余篇，其中 SCI 收录七十余篇。

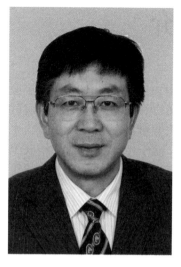

徐铭军，硕士生导师，教授，主任医师，首都医科大学附属北京妇产医院麻醉科主任。北京医学会麻醉学分会副主任委员，北京医师协会麻醉专科医师分会副会长，中华医学会麻醉学分会产科麻醉学组副组长，中国心胸血管麻醉学会非心脏手术麻醉分会副主任委员，中国医疗保健国际交流促进会妇儿医疗保健分会盆底健康医学联盟副主席，世界疼痛医师协会中国分会分娩镇痛专业委员会主任委员。《中华麻醉学杂志》《临床麻醉学杂志》《国际麻醉学与复苏杂志》《中华麻醉大查房》等杂志编委。专业特长：高危产科麻醉、分娩镇痛、门诊无痛技术、妇科腔镜手术的麻醉。

在专业核心期刊发表文章百余篇，获得国家专利4项。主编《妇产科麻醉学》《短效肌肉松弛药的应用进展》《让妈妈不再有"受难日"——与准妈妈聊无痛分娩》，主译副主译书籍多部。

译者名单

主　　译　陈新忠
副 主 译　黄绍强　张鸿飞
主　　审　姚尚龙　徐铭军

译　者（按姓氏拼音排序）

白　云　浙江大学医学院附属妇产科医院　麻醉科
陈新忠　浙江大学医学院附属妇产科医院　麻醉科
傅　峰　浙江大学医学院附属妇产科医院　麻醉科
耿桂启　复旦大学附属妇产科医院　麻醉科
韩　飚　杭州市第一人民医院　麻醉科
胡丽娟　浙江大学医学院附属妇产科医院　麻醉科
黄绍强　复旦大学附属妇产科医院　麻醉科
贾丽洁　上海交通大学附属国际和平妇幼保健院　麻醉科
焦翠翠　浙江大学医学院附属妇产科医院　麻醉科
旷　昕　南华大学附属第一医院　麻醉科
聂玉艳　复旦大学附属妇产科医院　麻醉科
沈　婷　上海交通大学附属国际和平妇幼保健院　麻醉科
孙　申　复旦大学附属妇产科医院　麻醉科
孙捷豪　温州医科大学附属第一医院　麻醉科
王婷婷　复旦大学附属妇产科医院　麻醉科
王毅龙　上海交通大学附属国际和平妇幼保健院　麻醉科
徐子锋　上海交通大学附属国际和平妇幼保健院　麻醉科
占丽芳　赣南医学院第一附属医院　麻醉科
张　珂　浙江大学医学院附属妇产科医院　围产监护室
张鸿飞　南方医科大学珠江医院　麻醉科
张天瑶　成都医学院第一附属医院　麻醉科
周　磊　南京医科大学附属常州市妇幼保健院　麻醉科
周祥勇　浙江大学医学院附属第二医院　麻醉科
朱斌斌　宁波大学医学院附属医院　麻醉科
朱佳骏　浙江大学医学院附属妇产科医院　新生儿科

原著名单

Thomas E. Bate, MBChB, FRCA *(Chapter 11)*
East Sussex Healthcare NHS Trust
    England

Jeanette Bauchat, MD *(Chapter 6)*
Department of Anesthesiology
Northwestern University Feinberg
    School of Medicine
Chicago, Illinois

Yaakov Beilin, MD *(Chapter 12)*
Professor of Anesthesiology and Obstetrics
    Gynecology and Reproductive Sciences
Icahn School of Medicine at Mount Sinai
Director, Obstetric Anesthesiology
Vice Chair for Quality
The Mount Sinai Hospital
New York, New York

Howard H. Bernstein, MD *(Chapter 1)*
Associate Professor, Clinical Anesthesia (retired)
Icahn School of Medicine
The Mount Sinai Hospital
New York, New York

Jessica L. Booth, MD *(Chapter 26)*
Assistant Professor of Obstetric Anesthesiology
Wake Forest University School of Medicine
Winston Salem, North Carolina

James P.R. Brown, MBChB *(Chapter 18)*
Consultant Anesthesiologist
British Columbia Women's Hospital
Clinical Instructor
University of British Columbia
Vancouver, British Columbia, Canada

Ingrid Browne, FFARCSI *(Chapter 8)*
Consultant Anaesthetist
Director of Anaesthesia
National Maternity Hospital
Dublin, Ireland

Brenda A. Bucklin, MD *(Chapter 5)*
Professor of Anesthesiology
Assistant Dean, Clinical Core Curriculum
University of Colorado School of Medicine
Aurora, Colorado

Laura Y. Chang, MD *(Chapter 19)*
Instructor of Anesthesiology
Harvard Medical School
Brigham and Women's Hospital
Boston, Massachusetts

Kallol Chaudhuri, MD, PhD *(Chapter 17)*
Professor and Vice Chair (Academics)
Director of Obstetric Anesthesia
Department of Anesthesiology
Texas Tech University Health Sciences
    Center
Lubbock, Texas

Lorraine Chow, MD, FRCP(C) *(Chapter 24)*
Clinical Assistant Professor, Department of
    Anesthesia
Cumming School of Medicine, University of
    Calgary
Director of Obstetric Anesthesia
Foothills Medical Center
Calgary, Alberta, Canada

Christopher G. Ciliberto, MD *(Chapter 20)*
Assistant Professor of Anesthesiology and
    Pain Medicine
University of Washington School of
    Medicine
Director of OB Anesthesia Fellowship Pro-
    gram & Interim Director of Obstetric
    Anesthesia
University of Washington Medical Center
    (UWMC)
Seattle, Washington

Allison Clark, MD *(Chapter 27)*
Obstetric Anesthesiologist
Ochsner Hospital
New Orleans, Louisiana

Christina M. Coleman, MD *(Chapter 3)*
Obstetric Anesthesiology Fellow
Department of Anesthesia and Perioperative
    Care
The University of California
San Francisco, California

原著名单

Joanne Douglas, MD, FRCPC *(Chapter 18)*
Clinical Emeritus Professor and Consultant
  Anesthesiologist
Department of Anesthesiology, Pharmacology,
  and Therapeutics
University of British Columbia and B.C.
  Women's Hospital
Vancouver, British Columbia, Canada

Jonathan N. Epstein, MD, MA *(Chapters
15 and 16)*
Assistant Professor of Anesthesiology
Icahn School of Medicine at Mount Sinai
Fellowship Director, Obstetric Anesthesiology
Mount Sinai Roosevelt Hospital
New York, New York

Michaela K. Farber, MD, MS *(Chapter 24)*
Instructor of Anesthesia
Harvard Medical School
Fellowship Program Director, Obstetric
  Anesthesia
Brigham and Women's Hospital
Boston, Massachusetts

Pamela Flood, MD *(Chapter 3)*
Professor of Anesthesia and Perioperative
  Care
Professor of Obstetrics, Gynecology, and
  Reproductive Medicine
The University of California
San Francisco, California

Jacqueline Geier, MD *(Chapter 15)*
Obstetric Anesthesiology Fellow
Mount Sinai Roosevelt Hospital
New York, New York

Erica N. Grant, MD, MSCS *(Chapter 29)*
Assistant Professor of Anesthesiology
University of Texas Southwestern
Interim Chief of Obstetric Anesthesia
Parkland Health and Hospital Systems
Dallas, Texas

Oren Guttman, MD, MBA *(Chapter 29)*
Assistant Professor of Anesthesiology
Co-Director Anesthesia Patient Safety
  Simulation Team
University of Texas Southwestern Medical
  Center
Dallas, Texas

Anjali Fedson Hack, MD, PhD
(Chapter 23)
New York, New York

Elsje Harker, MD *(Chapter 21)*
Assistant Professor of Anesthesiology
University of North Carolina School of
  Medicine
Chapel Hill, North Carolina

Stuart Hart, MD *(Chapter 27)*
Anesthesiologist
Vice Chair of Quality Management
Ochsner Hospital
New Orleans, Louisiana

Dimitrios Kassapidis, DO *(Chapter 22)*
Instructor Clinical Anesthesiology
Icahn School of Medicine
Mount Sinai Roosevelt Hospital
New York, New York

Kamal Kumar, MD *(Chapter 7)*
Assistant Professor
Schulich School of Medicine, Western
  University
Obstetric Anesthesia, Victoria Hospital
London Health Sciences
London, Ontario, Canada

Ruth Landau, MD *(Chapter 20)*
Professor of Anesthesiology
Associate Director of Obstetric Anesthesia
Columbia University Medical Center
Center for Precision Medicine, Department
  of Anesthesiology
Columbia University College of Physicians &
  Surgeons
New York, New York

Natesan Manimekalai, MD *(Chapter 25)*
Director of Obstetric Anesthesiology
Obstetric Anesthesiology Fellowship Program
  Director
University of Florida College of Medicine
Jacksonville, Florida

Andrea McCown, MD *(Chapter 30)*
Resident in Anesthesiology
University of Kansas-Wichita
Wichita, Kansas

Robert S.F. McKay, MD *(Chapter 30)*
Professor and Chair Department of
 Anesthesiology
University of Kansas-Wichita
Wichita, Kansas

Barbara Orlando, MD *(Chapter 16)*
Assistant Professor Clinical Anesthesiology
Icahn School of Medicine
Mount Sinai Roosevelt Hospital
New York, New York

Joana Panni, MD, PhD *(Chapter 25)*
Director of Research of Anesthesiology
Assistant Professor of Anesthesiology
University of Mississippi Medical Center
Jackson, Mississippi

Moeen Panni, MD, PhD *(Chapter 25)*
Professor and Chair of Anesthesiology
Professor of Obstetrics and Gynecology
Chief of Perioperative Services
University of Mississippi Medical Center
Jackson, Mississippi

Estee A. Piehl, MD *(Chapter 5)*
Assistant Professor of Anesthesiology
University of Colorado School of Medicine
University of Colorado Hospital
Aurora, Colorado

J. Sudharma Ranasinghe, MD, FFARCSI
(Chapter 10)
Professor of Anesthesiology
University of Miami Miller School of Medicine
Director of Obstetric Anesthesia
Jackson Memorial Hospital
Miami, Florida

Barak M. Rosenn, MD *(Chapter 4)*
Professor of Obstetrics, Gynecology,
 and Reproductive Science
Icahn School of Medicine at Mount Sinai
Director of Obstetrics and Maternal-Fetal
 Medicine
Mount Sinai Roosevelt Hospital
New York, New York

Melissa B. Russo, MD *(Chapter 27)*
Obstetric Anesthesiologist
Director of Obstetric Anesthesia
Obstetric Anesthesiology Fellowship Director
Ochsner Hospital
New Orleans, Louisiana

Migdalia H. Saloum, MD
(Chapters 22 and 28)
Assistant Professor Clinical Anesthesiology
Icahn School of Medicine
Mount Sinai Roosevelt Hospital
New York, New York

Alan C. Santos, MD, MPH *(Chapter 28)*
Professor of Anesthesiology
Texas Tech University Health Sciences Center
Lubbock, Texas

Scott Segal, MD, MHCM *(Chapter 14)*
Professor and Chair of Anesthesiology
Tufts University School of Medicine
Boston, Massachusetts

Richard Smiley, MD, PhD *(Chapter 21)*
Virginia Apgar M.D. Professor
 of Anesthesiology
Columbia University College of Physicians
 and Surgeons
Chief, Obstetric Anesthesia
Columbia University Medical Center
New York, New York

Mieke A. Soens, MD *(Chapter 13)*
Instructor in Anaesthesia, Harvard Medical
 School
Department of Anesthesiology, Perioperative
 and Pain Medicine
Brigham and Women's Hospital
Boston, Massachusetts

Deborah J. Stein, MD *(Chapter 11)*
Assistant Professor of Anesthesiology
Icahn School of Medicine at Mount Sinai
Director of Obstetric Anesthesia
Mount Sinai Roosevelt Hospital
New York, New York

Weike Tao, MD *(Chapter 29)*
Associate Professor of Anesthesiology
Director, Obstetric Anesthesiology Fellowship
    Program
University of Texas Southwestern Medical
    Center
Dallas, Texas

Paloma Toledo, MD, MPH
Assistant Professor
Department of Anesthesiology
Northwestern University Feinberg School of
    Medicine
Chicago, Illinois

Ashley M. Tonidandel, MD, MS *(Chapter 26)*
Assistant Professor of Obstetric Anesthesiology
Wake Forest University School of Medicine
Winston Salem, North Carolina

Lawrence C. Tsen, MD *(Chapter 13)*
Associate Professor in Anaesthesia
Harvard Medical School
Director, Anesthesia for the Center for
    Reproductive Medicine,
Vice Chair, Faculty Development and
    Education, Department of Anesthesiology,
    Perioperative and Pain Medicine
Brigham and Women's Hospital
Boston, Massachusetts

Timothy P. Turkstra, MD, FRCPC
(Chapter 7)
Associate Professor
Schulich School of Medicine, Western
    University
University Hospital, London Health Sciences
London, Ontario, Canada

Pascal H. Vuilleumier, MD *(Chapter 20)*
Obstetric Anesthesiology Fellow
University of Washington Medical Center
    (UWMC)
Seattle, Washington

Cynthia A. Wong, MD *(Chapter 6)*
Professor of Anesthesiology
Northwestern University Feinberg School of
    Medicine
Vice Chair and Section Chief of Obstetric
    Anesthesiology
Northwestern Memorial Hospital
Chicago, Illinois

Francine Yudkowitz, MD, FAAP *(Chapter 2)*
Professor of Anesthesiology and Pediatrics
Icahn School of Medicine at Mount Sinai
Director, Pediatric Anesthesia
The Mount Sinai Hospital
New York, New York

中文版序

科学战胜了疼痛——乙醚麻醉问世作为现代麻醉学诞生的标志。麻醉学经过170余年的发展，已成为临床重要的平台学科。产科麻醉是临床麻醉重要的亚专科。产妇本身的特点，既是健康妇女，我们不能将其称为"患者"而称为产妇，同时产妇妊娠过程又会发生一系列病理生理改变。妊娠导致孕妇明显的生理改变且影响孕妇对麻醉的正常反应，尤其是合并多种并存疾病的高危产妇，病理生理情况更为复杂。产科麻醉风险大，涉及母婴的安全。中国实施"全面二孩"政策后，产科麻醉面临更大的挑战：首先，每年两千万左右的产妇，导致产科麻醉工作量大；其次，二胎开放后高龄高危产妇增多。产科麻醉需要适应新形势，不断更新知识、理念，开展新技术、新业务，全面提高产科麻醉水平，以适应产科麻醉学发展的需求。

McGraw Hill 出版集团出版的 *Obstetric Anesthesia* 是国际高水平的学术专著，也是产科麻醉专业的一本权威经典教材。全书分为6部分共30章，撰写的作者均为产科麻醉学、围产医学、儿科学等学科的知名学者专家。书的内容紧密结合临床，涵盖产科麻醉最新的相关理论知识和临床技能。本书详细介绍了孕妇妊娠期的病理生理改变，病理产科，麻醉方法和药物对母体和胎儿的影响，产科麻醉选择以及妊娠期间各种突发事件的应急处理，具有较强的临床参考价值。本书译者均为国内知名妇产科专科医院以及综合医院从事产科麻醉、围产监护、新生儿学科的专家及学者，他们不仅具有较高的学术水平，还具有丰富的临床经验。全书翻译忠实于原文，文字流畅。本书特别适合麻醉医师、产科医师、儿科医师、专科培训医师及相关专业人员阅读，是一本内容详实、实用性强的产科麻醉译著。

本书的编译出版对提高我国围产医学水平，保障母婴安全具有十分重要意义。谨此向付出了艰辛劳动的全体翻译人员致以崇高的敬意，感谢你们为产科麻醉医学事业做出的巨大贡献。愿本书成为从事围产医学专业人员的良师益友，进而为围产期母婴安全更好地保驾护航。

姚尚龙

2017 年 6 月 18 日

译者前言

产科麻醉是麻醉学科中最重要的亚专科之一，承担着孕产妇的麻醉（宫内手术、剖宫产手术、妊娠期非产科手术等）、镇痛（分娩镇痛、术后镇痛等）和危重症救治等多项任务。产科麻醉也是最具有挑战性的学科之一，因为产科麻醉的对象既有"大人"孕妇又有"小孩"胎儿，而且在妊娠期及围产期孕产妇还会发生显著的解剖和生理变化。特别是在我国"全面二孩"政策实施以后，高龄孕妇、瘢痕子宫孕妇明显增多，随之而来的是产科并发症（如子痫前期、胎盘植入）、产科合并症（妊娠合并糖尿病、心脏病等）和产科急危重症患者增多，这些都增加了产科麻醉的复杂性，给产科麻醉医师带来了巨大的挑战。

近年来，产科麻醉发展迅速，新理念、新知识、新技术、新方法层出不穷。从事产科麻醉的各级各类医务人员迫切需要全面、详尽介绍产科麻醉相关知识的工具书。遗憾的是，目前我国此类书籍很少，特别是可供接受规范化培训的住院医师阅读的书籍更少。为了给国内同道提供一本简明实用的参考书籍，我们组织了国内多家顶级妇产专科医院和综合医院的专家，包括麻醉学专家、围产医学专家、儿科学专家等，共同翻译这本 *Obstetric Anesthesia*（《产科麻醉》）。期望本书有助于从事产科麻醉相关的各级各类医务人员更新知识、提高产科麻醉技术水平、保障产科麻醉质量安全。

感谢华中科技大学同济医学院附属协和医院姚尚龙教授和首都医科大学附属北京妇产医院徐铭军教授承担了本书的主审工作。作为我国权威的产科麻醉学家，他们的指导高屋建瓴。

感谢北京大学医学出版社的王智敏老师在出版过程中给予的支持和帮助。

最后，我要感谢本书所有译者，正是他们严谨的工作态度、深厚的专业知识和精益求精的翻译态度才使这本译著得以顺利和完整地呈现。囿于翻译时间和译者水平，错误在所难免，敬请读者批评指正。

陈新忠

2017 年 6 月 19 日

原著前言

在过去的 30 年，产科麻醉学得到了日新月异的发展。某种程度上，是由于孕产妇的期望值越来越高，除了常规分娩镇痛和剖宫产麻醉外，对麻醉和镇痛还提出了更高的要求。越来越多的育龄期女性，即使合并有严重并存疾病，也可怀孕并妊娠至足月，这就增加了产科和麻醉管理的复杂性。因此，产科麻醉学已成为真实意义上的多学科专业，不仅涵盖麻醉学，同时还包括产科学、围产医学、危重症医学、新生儿科学和护理学。

伴随着产科麻醉学的最新进展，对相关知识医学教育与培训的需求日益增加。研究生医学教育认证委员会最近将产科麻醉学列为独立的医学专业——有一套特殊的学科知识理论体系和统一的培训要求。除了需要接受亚专科高级医师教育培训，多数麻醉医师也可能参与产科麻醉，但所处环境如前所述日益变化。编写本书旨在为所有麻醉医师，特别是实习医师提供一本简易的参考资料，帮助读者掌握产科麻醉、最常见的产科及合并症的基础知识与相关内容。

本书采取与普通教科书相似的架构，分为 6 部分共 30 章，主要聚焦于临床紧密相关的内容。产科麻醉医师在围产期综合治疗中的作用愈显突出，因此本书也包含了两个相关章节：妊娠期创伤和妊娠期过敏反应。此外，超声在椎管内麻醉中显示出较好的应用价值，本书用一个章节的篇幅介绍超声技术在产科麻醉中的应用。由于临床疾病发病率的原因，目前尚无法深入开展部分疾病的临床研究。

感谢本书的所有编者，是他们精心撰写、分享其深厚的专业知识与丰富的临床经验，使本书得以顺利出版。所有编者均为从事产科临床麻醉、具有高深学术造诣的麻醉专家。他们撰写的内容主要从临床的角度出发，重点阐述临床处理的基本原则。本书也能引导读者深入阅读其他综合类专业书籍，进一步获取在本书涵盖范畴以外的产科麻醉学领域其他医学知识。

我们真诚希望本书能给产科麻醉同行、实习医师提供产科麻醉相关的理论知识，促进和提高麻醉医师对孕产妇和新生儿临床管理的水平和标准。

（张鸿飞、陈新忠　译）

目　　录

第一部分　妊娠　　　　　　　　　　　　　1

第1章　孕期生理变化　　　　　　　　　2
心血管的适应性变化 ／ 2
呼吸系统的变化 ／ 7
胃肠道系统的变化 ／ 9
凝血功能的变化 ／ 10
内分泌系统的变化 ／ 13

第2章　胎儿－新生儿生理与循环　　　18
胎儿循环 ／ 18
胎儿血红蛋白 ／ 20
新生儿血液循环的过渡 ／ 22
小结 ／ 24

第3章　产程进展与分娩　　　　　　26
分娩生理 ／ 26
评估产程进展的现代方法 ／ 28
影响产程的因素 ／ 30
引产以及促进产程的方法 ／ 32
小结 ／ 35

第4章　产时胎儿监护　　　　　　　37
设备 ／ 38
生理学 ／ 38
胎儿电子监护在预防胎儿损伤中的作用 ／ 41
常用术语 ／ 42
胎心率图形的三级判读系统 ／ 52
复苏措施 ／ 55
药物对胎心率图形的影响 ／ 56
椎管内分娩镇痛对胎心率的影响 ／ 58

目录

小结 / 59

第二部分　麻醉实施　　　　　　　　　　　　　　　　　　　　**63**

第 5 章　产科麻醉常用药物　　　　　　　　　　　　　　　　　**64**

引言 / 64

子宫收缩抑制药 / 64

局部麻醉药 / 74

病例分析 / 81

第 6 章　椎管内分娩镇痛和对分娩的影响　　　　　　　　　　　**84**

分娩疼痛 / 85

椎管内分娩镇痛的优缺点 / 85

椎管内分娩镇痛的适应证和禁忌证 / 86

椎管内分娩镇痛启动前的准备 / 87

椎管内分娩镇痛的技术 / 89

椎管内分娩镇痛的启动 / 90

硬膜外和蛛网膜下腔麻醉分娩镇痛的药物选择 / 91

分娩镇痛的维持 / 95

阴道分娩手术操作的镇痛和麻醉 / 97

爆发痛的管理 / 98

椎管内分娩镇痛的不良反应 / 99

椎管内分娩镇痛的并发症 / 102

椎管内分娩镇痛对产程的不良影响 / 103

病例分析 / 105

第 7 章　超声用于产科麻醉　　　　　　　　　　　　　　　　　**110**

引言 / 110

超声技术 / 111

超声在产科麻醉的适应证 / 111

椎管内阻滞 / 112

急性疼痛的管理 / 115

血管通路的建立 / 117

围术期心脏评估和监测 / 117

超声在产科麻醉中的作用 / 117
结论 / 119
致谢 / 119

第 8 章 非椎管内分娩镇痛 **121**
非药物分娩镇痛 / 121
药物分娩镇痛 / 123
病例分析 / 126

第 9 章 剖宫产麻醉和术后镇痛 **130**
引言 / 130
术前评估和知情同意 / 131
误吸的预防 / 132
监护仪的配置 / 132
抗生素的应用 / 133
患者体位 / 134
麻醉管理 / 134
液体同步扩容：预防区域麻醉引起的低血压 / 138
低血压的处理 / 138
子宫收缩药的应用 / 139
术后镇痛的规划 / 140
麻醉并发症 / 141

第 10 章 早产、多胎妊娠与异常分娩的麻醉 **145**
早产 / 145
多胎妊娠 / 150
异常胎先露 / 154

第 11 章 新生儿评估及新生儿复苏 **162**
引言 / 162
新生儿复苏 / 164
研究展望 / 176
病例分析 / 176

目录

第 12 章　孕期非产科手术的麻醉　　**179**

引言 / 179

妊娠的生理变化 / 179

对胎儿的考虑 / 181

麻醉管理的建议 / 190

病例分析 / 191

第 13 章　非分娩期产科操作的麻醉　　**194**

引言 / 194

产后输卵管结扎术 / 196

宫颈环扎术 / 199

刮宫术和扩张吸引术 / 201

胎头外倒转术 / 202

经皮脐带血取样 / 203

第三部分　麻醉并发症　　**207**

第 14 章　气道管理 / 误吸相关麻醉并发症　　**208**

引言 / 208

上呼吸道及呼吸力学 / 209

预防性椎管内镇痛与麻醉 / 210

意外困难气道 / 212

已知困难气道拔除气管导管 / 213

产科肺误吸 / 214

小结 / 216

第 15 章　硬脊膜穿破后头痛　　**219**

硬脊膜穿破后头痛的原因 / 220

硬脊膜穿破后头痛的发生率和易感人群 / 220

硬脊膜穿破后头痛的症状和并发症 / 221

治疗 / 223

与硬脊膜穿破无关的头痛：颅内积气，可逆性脑后部白质病变综
　　合征，皮质静脉血栓，颅内静脉窦血栓 / 226

结语 / 227

第 16 章　分娩相关的周围神经损伤　　**229**

流行病学 / 229

周围神经损伤的机制 / 230

周围神经损伤的危险因素 / 230

症状 / 231

周围神经损伤的类型 / 231

小结 / 236

第 17 章　妊娠期过敏反应　　**237**

引言 / 237

病理生理学 / 238

致病因子 / 238

临床表现 / 239

处理 / 239

病例分析 / 245

第四部分　产科并发症　　**249**

第 18 章　发热和感染　　**250**

引言 / 250

发热的感染性因素 / 252

孕产妇全身性感染：对麻醉的影响 / 255

病例分析 / 258

第 19 章　妊娠栓塞性疾病与羊水栓塞　　**262**

血栓栓塞性疾病 / 262

羊水栓塞 / 270

小结 / 275

病例分析 / 275

第 20 章　产科出血的管理　　**280**

引言 / 280

产后出血和严重产科出血的定义和分类 / 281

流行病学和危险因素 / 282

目录

可预见和意外产科出血的药物管理 / 292

麻醉注意事项 / 299

小结 / 301

第五部分　妊娠期常见并存疾病　305

第 21 章　妊娠期心血管疾病管理　306

瓣膜疾病 / 306

先天性心脏病 / 315

心肌病 / 324

肺高压 / 328

小结 / 332

病例分析 / 332

第 22 章　妊娠期高血压疾病　338

子痫前期 / 340

分娩期麻醉与镇痛 / 347

小结 / 350

第 23 章　妊娠期间糖尿病的麻醉管理　352

糖尿病的流行病学和病因学 / 352

妊娠期间糖尿病的病理生理和风险因素 / 353

糖尿病孕产妇的急性并发症 / 356

糖尿病孕产妇慢性及长期并发症 / 360

胎儿和新生儿急性生理学变化和代谢异常 / 363

糖尿病产妇婴儿非急性和长期并发症 / 366

妊娠和分娩过程中的血糖管理 / 368

妊娠与分娩期麻醉管理 / 370

小结 / 372

第 24 章　血液病和凝血功能障碍　380

引言 / 380

凝血试验 / 380

贫血 / 382

常见血栓形成倾向 / 385

血小板减少症 / 388

凝血因子缺乏 / 390

弥散性血管内凝血 / 393

小结 / 394

病例分析 / 397

第 25 章　合并神经 / 神经肌肉疾病产妇的麻醉管理　　**400**

神经系统疾病 / 400

神经肌肉疾病 / 421

小结 / 430

病例分析 / 430

第 26 章　合并呼吸系统疾病产妇的麻醉管理　　**435**

引言 / 435

急性呼吸衰竭 / 436

肺炎 / 440

哮喘和气道反应性疾病 / 443

阻塞性睡眠呼吸暂停 / 445

病例分析 / 447

第 27 章　肥胖产妇的麻醉管理　　**451**

流行病学 / 451

病因 / 452

孕妇肥胖对胎儿的影响 / 453

病理生理学 / 453

治疗和麻醉管理 / 455

小结 / 462

第 28 章　药物滥用和人类免疫缺陷病毒　　**465**

引言 / 465

可卡因 / 466

苯丙胺 / 468

酒精 / 469

目录

阿片类药物 / 471

大麻 / 473

人类免疫缺陷病毒 / 473

小结 / 478

第六部分　妊娠期创伤　　　　　　　　　　　　　　　　　**481**

第 29 章　妊娠期创伤　　　　　　　　　　　　　　　　　**482**

发生率 / 482

妊娠期失血性休克 / 483

心肺复苏 / 484

产科创伤的气道管理 / 485

麻醉管理 / 485

新生儿复苏 / 486

其他考虑 / 486

小结 / 487

第 30 章　妊娠期心肺复苏　　　　　　　　　　　　　　　**489**

引言 / 489

妊娠相关生理变化 / 489

孕产妇心搏骤停的原因 / 491

孕妇心搏呼吸骤停的复苏 / 494

小结 / 497

第一部分

妊　娠

章节

第 1 章　孕期生理变化　　　　　　　　　　　　2
第 2 章　胎儿–新生儿生理与循环　　　　　　　18
第 3 章　产程进展与分娩　　　　　　　　　　26
第 4 章　产时胎儿监护　　　　　　　　　　　37

1

孕期生理变化

Howard H. Bernstein

聂玉艳　译　黄绍强　校

章目录

1. 心血管的适应性变化　　　　　　　　　　　2
2. 呼吸系统的变化　　　　　　　　　　　　　7
3. 胃肠道系统的变化　　　　　　　　　　　　9
4. 凝血功能的变化　　　　　　　　　　　　　10
5. 内分泌系统的变化　　　　　　　　　　　　13

心血管的适应性变化

血流动力学参数变化

$$心输出量＝心率 \times 每搏量$$

　　母体心血管对妊娠的适应性变化以血容量的显著增加为特征，且血浆和红细胞容量都增加。心率、每搏量、心输出量也都增加，同时伴有外周血管阻力的降低。这些变化始于大约孕 6 周，此时也是在胚胎发育期。

　　孕早期的循环以高流量低阻力为特征[1]。至孕 6 周，心率增加但心输出量不变。肱动脉收缩压和舒张压以及中心收缩压的显著降低、伴随外周血管阻力[2]和肾血管阻力的下降使得心输出量没有发生改变。这些生理变化导致肾血浆流量和肾小球滤过率增加[3]。

外周血管的扩张先于完整胎盘形成，且伴有肾素–血管紧张素–醛固酮系统（renin-angiotensin-aldosterone system，RAAS）的激活[3]。一氧化氮浓度增加、血浆肾素活性增强以及血浆醛固酮水平的升高可以证明 RAAS 被激活。至孕 8 周心脏舒张末期容积、每搏量和心输出量显著增加[4]。至足月时心输出量增加43%，心率增加 17%，全身血管阻力降低 21%，胶体渗透压降低14% 且血压恢复至孕前水平[3, 5]（表 1-1）。

表 1-1　36 ～ 38 孕周中心血流动力学变化[a]

心率（heart rate，HR）	↑ 17%
外周血管阻力（systemic vascular resistance，SVR）	↓ 21%
肺血管阻力（pulmonary vascular resistance，PVR）	↓
胶体渗透压（colloid oncotic pressure，COP）	↓ 14%
心输出量（cardiac output，CO）	↑ 43%
肺动脉楔压（pulmonary capillary wedge pressure，PCWP）	无变化
中心静脉压（central venous pressure，CVP）	无变化
平均动脉压（mean arterial pressure，MAP）	无变化

[a] From Clark，SL Cotton DB，Lee W，et al[5]

血容量变化

在妊娠第 8 周至第 32 周期间血容量增加 30%，约 1200 ml[6]，其中大部分的增加发生在妊娠 24 周之前。在妊娠第 24 周和第 32 周之间血容量仅有轻度增加，此后稍有降低。血容量达峰时间和增加的绝对值存在个体差异，然而增加的百分比是一致的（图 1-1和 1-2）。

在妊娠第 8 周和第 24 周之间血红蛋白总体水平增加 10%。妊娠 24 周后由于血容量增加的稀释作用，血红蛋白水平持续下降[6]。

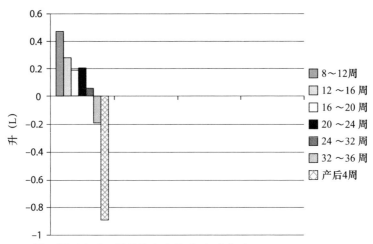

图 1-1　孕 8 周至产后 4 周母体血容量（L）变化（Adapted from Gemzell CA, Robbe H, Sjostrand T.）[6]

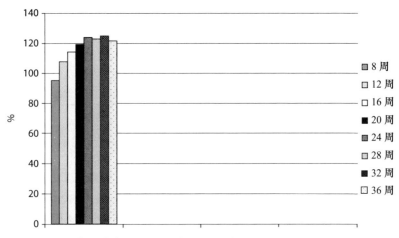

图 1-2　总血容量占产后 4 周血容量的百分比（Adapted from Gemzell CA, Robbe H, Sjostrand T.）[6]

血浆容量的调节

非妊娠妇女血浆容量的调节

在非妊娠状态下，低血容量会引起心房、颈动脉窦、主动脉弓和肾的容量敏感牵张感受器的激活[7]。牵张感受器的激活刺激交感神经引起血管阻力增加、心脏收缩的变时性、变力性增强和由 RAAS 激活介导的肾性钠水潴留，从而恢复血管内容量和心输出量。血管紧张素 Ⅱ 是一种强效的血管收缩剂，且通过刺激肾上腺皮质释放醛固酮直接和间接地引起钠潴留。另外高渗透压和容量的减少刺激颈动脉感受器，引起垂体后叶释放抗利尿激素从而促进肾的水潴留。

容量增加引起心房释放心房利钠肽（atrial natriuretic peptide，ANP）。ANP 可增加肾小球滤过率和降低钠潴留，因此其作用如同 RAAS 拮抗剂。

妊娠妇女血浆容量的调节

正常妊娠类似于一种低血容量状态，激活了容量保护机制[1]。血管对血管紧张素 Ⅱ 和去甲肾上腺素敏感性的降低和一氧化氮及前列环素的产生增加，导致机体处于一种血管扩张状态，引起外周血管阻力和血压降低。这导致了上述容量补偿机制的激活[7]。血浆肾素活性增强和醛固酮浓度的增加使得水潴留增加及血浆容量、前负荷和心输出量增加（图 1-3）。

孕妇体位对妊娠正常心血管变化的影响已经有明确研究。低血压和仰卧位之间的关系于 1942 年第一次被报道[8]。仰卧位时主动脉和下腔静脉可能被阻塞，引起静脉回流、前负荷、每搏量、

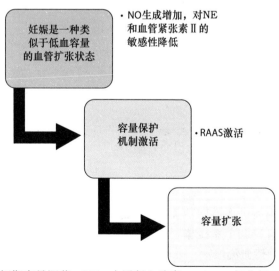

图 1-3　妊娠期容量调节。NE，去甲肾上腺素；NO，一氧化氮；RAAS，肾素-血管紧张素-醛固酮系统

心输出量和血压显著下降[9]。约 11% ～ 17% 的妇女在仰卧位的几分钟内血压会显著下降，当改成侧卧位或子宫左倾位后血压迅速恢复到正常[10-12]。

分娩时心血管的变化

第一产程中，宫缩间期和宫缩时母体心输出量分别增加 11% 和 34%[13-14]。心输出量的增加主要归因于自体输血，即每次宫缩大约 300 ～ 500 ml 血从子宫进入全身血液循环。第二产程由于用力屏气可使心输出量增加 50% 且在分娩后即刻心输出量增加 60% ～ 80%。分娩后的 10 min 内心输出量开始下降且至产后 24 h 不再增加（图 1-4）。

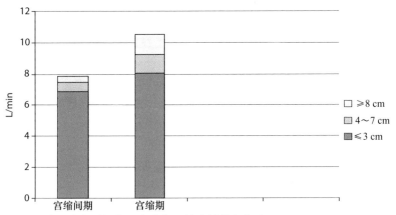

图 1-4　产程中宫缩间期和宫缩期心输出量的变化（Adapted from Robson SC, Dunlop W, Boys RJ, Hunter S.）[13]

子宫血流量

血流量等于灌注压除以血管阻力：

$$血流量＝灌注压 / 血管阻力＝\frac{动脉压－静脉压}{动脉阻力}$$

动脉压促进血液向前流动，静脉压和血管阻力阻碍血液向前流动。在自身调节系统中，血压在一定范围内波动时，动脉阻力的变化可维持血流恒定。

子宫血流量不能自身调节[15]，因为子宫动脉已经最大程度地舒张了。

$$子宫血流量 = \frac{子宫动脉压 - 子宫静脉压}{子宫动脉血管阻力}$$

基础状态下子宫静脉压是低的，且子宫动脉阻力也处于最低状态，因此子宫血流量直接与母体血压成正比。任何原因引起的母体低血压，如仰卧位低血压，都会导致子宫血流量和胎儿氧供的降低。至足月子宫血流量平均达 500 ～ 700 ml/min。

呼吸系统的变化

每分通气量 = 呼吸频率 × 潮气量

妊娠期过度通气是正常的，这引起慢性呼吸性碱中毒。每分通气量的增加主要继发于潮气量 45% 的增加。最初是孕酮水平的升高刺激每分通气量增加[16]，而后由于胎儿 CO_2 通过胎盘进入母体循环使每分通气量进一步增加。

妊娠期间一些静态肺容量指标也有变化。尽管妊娠的子宫使膈肌上移，但是肺总量并没有显著改变，因为妊娠期胸廓前后径和横径增加。肺活量，即潮气量（tidal volume，TV）与补吸气量（inspiratory reserve volume，IRV）和补呼气量（expiratory reserve volume，ERV）的总和，在妊娠期不发生改变。其中，TV 显著增加，高达 40%[17]，而 ERV 显著降低 25%，IRV 没有明显变化。另外残气量（residual volume，RV）也降低 15%，这使得功能残气量（functional residual capacity，FRC）——即 ERV 与 RV 之和，表示肺储备——与孕前水平相比显著降低约 21%。基于这个原因，妊娠期母亲可能不能很好地耐受急性或慢性肺部疾病（表 1-2）。

闭合容积（closing volume，CV）指在小气道开始闭合时的肺

表 1-2　妊娠和非妊娠妇女的肺容量 [a, b]

	TV	IRV	ERV	RV	FRC	VC	TLC
非妊娠	450	2050	700	1000	1700	3200	4200
妊娠	600	2050	550	800	1350	3200	4000

缩略语：ERV，补呼气量；FRC，功能残气量；IRV，补吸气量；RV，残气量；TLC，肺总量；TV，潮气量；VC，肺活量。

[a] From O'Day MP.[17]

[b] 所有数值的单位为 ml

容量。闭合容量（closing capacity，CC）指相应肺区域由于气道关闭而停止通气时肺容量，等于 CV 加 RV。正常妊娠 CV 和 CC 都不变。由于妊娠期 FRC 的降低，FRC 和 CC 之间的差值会降低。当减小的 FRC 低于 CC 时这将变得尤为重要，此时在潮气量通气时就会发生小气道闭合。在妊娠合并肥胖、多胎妊娠、羊水过多、慢性或急性肺部疾病或者全身麻醉时应特别关注，因为在潮气量通气时可能会发生气道闭合，导致通气 / 血流不匹配和 P_aO_2 的降低。仰卧位时 FRC-CC 的差值较坐位时低，当潮气量通气即可能会发生气道闭合时，这一点对于肥胖、急慢性肺部疾病和全身麻醉的患者尤其重要。

妊娠期动脉血气值会发生变化[18-19]。长期过度通气导致 P_aCO_2 降低，根据肺泡气体方程这使得 P_aO_2 升高（表 1-3）。整个妊娠期 P_aO_2 在 100 mmHg 以上，在妊娠的前三个月最高，至足月时稍有降低。在肺泡-动脉分压差或计算出的生理性分流上没有明显变化。由于生理性分流，母体 P_aO_2 总是低于 P_AO_2。呼吸性碱中毒的程度在整个孕期保持稳定，并伴随由肾分泌碳酸氢盐引起的轻度代偿性代谢性酸中毒（表 1-4）。

表 1-3　肺泡气体方程[a]

T
$P_AO_2 = FiO_2 (P_B - P_{H_2O}) - P_aCO_2 [FiO_2 + (1 - FiO_2)/R]$
$P_AO_2 = FiO_2 (713) - 1.2 (P_aCO_2)$
$P_AO_2 = 0.21 (713) - 1.2 (30)$
$P_AO_2 = 114$ mmHg

[a] 假设氧气 21%，P_aCO_2 为 30 mmHg

表 1-4　妊娠每三个月和足月期间测得的动脉血气

孕周	12 周	24 周	32 周	38 周
pH	7.46	7.44	7.44	7.43
P_aO_2（mmHg）	106.4	103.1	102.4	101.8
P_aCO_2（mmHg）	29.4	29.5	30.3	30.4
碱剩余	− 2.1	− 2.8	− 2.7	− 3.1
HCO_3^-				21.7

[a] Adapted from Templeton A，Kelman GR[18]

胃肠道系统的变化

Mendelson 综合征

　　康奈尔大学医学院的产科医生 Curtis L. Mendelson 第一次描述了胃内容物误吸[20]。在许多分娩产妇通过面罩接受吸入麻醉时，作为产科医生的 Mendelson 遇到了胃内容物误吸的情况。在纽约妇产医院分娩期间胃内容物误吸的发生率约为 0.15%（66/44 016）。在记录了误吸的灾难性后果以后，Mendelson 在动物实验中研究了盐酸的误吸。这些动物误吸后发生了"细支气管痉挛、细支气管周围的渗出和充血，这经常会导致肺水肿[21]"，这与人类误吸胃内容物相似。他推荐分娩时使用抗酸剂预防性地碱化胃内容物，增加区域麻醉用于分娩，由经过专业培训的人员实施全身麻醉并使用透明面罩。他没有推荐用带套囊的导管行气管插管。这篇论文被认为非常重要，以至于其摘要于同年发表在 *Anesthesiology* 杂志[22]。

妊娠期胃排空和胃的 pH

　　对乙酰氨基酚的吸收测量研究显示在孕 8 周时胃排空延迟[23]。在非孕妇女中胃内容物的超声评估显示标准餐后 4 h 胃会排空[24]。通过超声评估，研究者[24]证实未进入产程的孕妇经整夜禁食后和餐后 4 h 胃都已经排空，然而不管进食后的时间间隔为多久，分娩时胃对固体食物的排空显著延迟。他们发现固体食物食用后在胃内可长达 24 h，另外，单次大剂量的麻醉性镇痛药（芬太尼或哌替啶）可以引起胃排空时间的进一步延迟。不过，低于 100 μg 的芬太尼并不延缓胃排空[25-26]。

　　使用超声和对乙酰氨基酚吸收方法，有学者研究了肥胖和非肥胖孕妇胃对液体的排空，结果显示，不管是否处于产程中，肥胖和正常体重的产妇胃对液体的排空都不会延迟[27-28]。

妊娠期反流

　　妊娠妇女中有反流症状的可高达 70%[29]。黄体酮对平滑肌的松弛作用使食管下端括约肌关闭不全，这是引起反流最可能的原因[30]。虽然妊娠期胃内压增加，但是并未证明这会引起反流。胃内 pH 值在妊娠期没有改变[31]，也与反流症状的严重程度无关。

分娩后的几小时内反流症状会显著改善。

在我们医院，择期剖宫产的禁饮禁食与非孕妇并无差别。择期手术禁食固体食物 8 h（清液体 2 h）。处于产程中的孕妇可以摄入清液体，但禁止食用固体食物。

肝生理

妊娠期肝功能没有受损。肝的组织学显示仅有轻度非特异性改变[32]。然而妊娠期一些肝功能检验指标升高或降低，而其他的保持不变。当对妊娠期肝功能进行解释，在做出肝疾病的诊断前理解肝功能检验指标的变化是关键。

由于胎盘能产生碱性磷酸酶，因此其在妊娠期会持续升高，尤其是在妊娠晚期[32-33]，这并不代表肝功能异常。整个孕期血清蛋白（尤其是白蛋白）水平下降，部分是因为血浆容量增加引起的血液稀释[32-33]。尽管实验室之间的检查结果不一致，但是血清天冬氨酸转氨酶、谷丙转氨酶、总胆汁酸浓度、γ 谷氨酰转肽酶和血清胆红素都保持在非孕妇女正常值上限以内[32-34]（表 1-5）。

表 1-5　与非孕水平相比妊娠晚期肝功能实验室检查 [a]

	白蛋白（ g/L）	碱性磷酸酶（ IU/L）	血清谷丙转氨酶（ IU/L）	γ-谷氨酰转肽酶（ IU/L）	总胆红素（ μmol/L）	血清天冬氨酸转氨酶（ IU/L）
非妊娠	47.7	34.7	6.3	10.4	6.0	7.7
妊娠	38.8*	71.4*	7.6	6.5*	2.9*	7.4

* 与非孕妇女数值差异有统计学意义。
[a] Data from Bacq Y，Zarka O，Brechot J-F，et al[33]

凝血功能的变化

妊娠期

凝血是相反作用力的一个平衡系统：促凝血的，抗凝血的，溶解纤维蛋白的，抗纤维蛋白溶解的。这些最终整合在一起确保血管的通畅和完整性。实验室[35]和临床研究[36]都证明妊娠期这种平衡移向高凝状态。这是为了确保胎盘的完整，以便能够使胎儿营养及氧合最大化，并保护母体避免产前、产时和产后的出血。

妊娠期及产褥期静脉血栓栓塞（venous thromboembolism，VTE）的发生率增加，在产后一周以后降低。妊娠期 VTE 的绝对风险从孕早期 4.1/10 000 孕妇·年增加到孕 40 周时 59/10 000 孕妇·年，在产后早期阶段栓塞风险增加到 60/10 000 产妇·年，然后至产后 2 周降到 48.3/10 000 产妇·年，产后 12 周降至 2.1/10 000 产妇·年[36]。与未使用避孕药的非孕妇女相比，使用口服避孕药的妊娠妇女 VTE 的相对风险在孕早期增至 1.5 倍，至足月增至 21 倍。产后第一周以后 VTE 相对风险下降且大约产后 3 个月不再上升。VTE 风险与孕妇年龄无相关性[36]。

凝血全套检查与凝血功能的增强相一致。妊娠期活化部分凝血活酶时间（activated partial thromboplastin time，aPTT）、凝血酶原时间（prothrombin time，PT）及国际标准化比值（international normalized ratio，INR）都缩短[37-38]，至孕 20 周时 INR 降到 1 以下[38]。凝血酶的生成是在凝血激活和级联播散阶段多种反应的结果，因此检查凝血酶生成能力可以对凝血功能进行全面评估。组织因子依赖性凝血酶的生成在整个孕期都会增加，产后恢复到孕前值[39]。血栓弹力图是另一种全面的凝血检验方法，也显示凝血功能增强[38, 40]和纤维蛋白溶解降低[40]。

正常妊娠期间凝血因子水平和活性会发生变化。纤维蛋白原（凝血因子 Ⅰ）水平在孕早期即开始升高，峰值约为 500 mg/dl[41]。凝血酶原（凝血因子 Ⅱ）及凝血因子 Ⅶ、Ⅷ、Ⅸ、Ⅹ、Ⅻ的水平在妊娠期升高[41-42]。此外，正常妊娠期间凝血因子 Ⅴ、Ⅷ、Ⅸ、Ⅹ 和Ⅻ的活性也会升高[43]。孕期凝血因子Ⅺ的水平和活性会轻度降低[42-43]。凝血因子 Ⅻ 水平在孕早期开始下降，降幅约 50%[44]。妊娠期血小板计数保持在正常值范围内，但足月时可能会下降[38]。血管假性血友病因子（von Willebrand factor，vWF）水平整个孕期进行性升高[43]（表 1-6）。

机体存在一个调节系统把凝血局限在血管损伤部位，包括抗凝血酶 Ⅲ（antithrombin Ⅲ，AT Ⅲ）、血栓调节蛋白、蛋白 C 和蛋白 S 以及组织因子途径抑制物（tissue factor pathway inhibitor，TFPI）。AT Ⅲ 结合内源性肝素来抑制凝血酶和其他活化的凝血因子。血栓调节蛋白与凝血酶复合并激活蛋白 C。活化的蛋白 C 和其辅因子蛋白 S 抑制辅因子 Ⅴ 和Ⅷ的作用。TFPI 抑制活化的凝血因子Ⅶ与组织因子复合物以及活化Ⅹ因子的作用，从而抑制凝血

表 1-6　　妊娠期凝血因子水平和活性 [a]

	凝血因子水平	凝血因子活性
纤维蛋白原	↑↑↑	
凝血酶原	↑	
凝血因子 VII	↑	
凝血因子 VIII	↑	↑
凝血因子 V		↑
凝血因子 IX	↑	↑
凝血因子 X	↑	↑
凝血因子 XII	↑	↑
凝血因子 XI	↓	↓
凝血因子 XIII	↓↓	
血管假性血友病因子	↑↑↑	
血小板计数	→或足月↓	

[a] See references [40, 43-46]

酶的形成。

　　孕期抗凝血酶的水平不会升高 [43]。血栓调节蛋白水平在孕早期升高，而后的整个孕期逐渐降低 [37]。蛋白 C 水平不变，但研究显示存在蛋白 C 抵抗 [43, 45]。整个孕期蛋白 S 水平降低 [43]。TFPI 水平产前升高但分娩期间降低。

　　凝血也通过纤维蛋白溶解和抗纤维蛋白溶解调节。纤溶酶原被内皮源性的组织型纤溶酶原激活物（tissue-type plasminogen activator，tPA）激活形成纤溶酶。然后纤溶酶裂解纤维蛋白复合物为纤维蛋白降解产物和 D- 二聚体。纤维蛋白溶解过程由组织型纤溶酶原激活物抑制剂（tissue plasminogen activator inhibitor，TPAI）和抗纤溶酶调节。TPAI 包括内皮源性 TPAI-1 和胎盘源性 TPAI-2，TPAI 通过抑制纤溶酶原激活物减少纤溶酶的生成，而抗纤维蛋白溶解酶通过纤溶酶抑制纤维蛋白的代谢。

　　妊娠期纤维蛋白溶解 / 抗纤维蛋白溶解系统的变化表现在纤维蛋白溶解的增强和抑制。纤溶酶原的水平在孕晚期增加 50% ～ 60% [46]，且内皮源性和胎盘源性的纤溶酶原激活物的量也增加[42]。纤维蛋白溶解系统的这些变化连同纤维蛋白原水平的增加和凝血功能的增强最终导致 D- 二聚体 3 ～ 5 倍的增加且在孕晚期达到峰值[47]。纤维蛋白溶解的控制也同时增强。孕第 20 周以后 TPAI-1 水平升高，TPAI-2 水平与非妊娠相比增加 25 倍[46]。至孕晚期纤维蛋白溶解和抗纤维蛋白溶解的平衡更倾向于后者，而使得至足月时纤维蛋白溶解整体下调[37]。

产后期

产后阶段以凝血功能显著增强为特征。从目的论角度来看，凝血功能的增强连同子宫复旧一起将产后出血的风险减到最小。缺点是使产后血栓栓塞风险明显增加，高于分娩前的状态[48-49]。产后阶段凝血功能的所有指标都增强[50]，包括 PT 和 aPTT 的缩短、纤维蛋白原和血小板水平的升高，并且凝血功能整体检验（如血栓弹力图）的变化，也与凝血功能增强一致。这些变化和血栓栓塞的风险大约在产后 2 到 3 周才降到分娩前水平[50]。

内分泌系统的变化

肾上腺

皮质醇是肾上腺皮质分泌的一种糖皮质激素，其分泌在下丘脑–垂体轴的控制之下。促肾上腺皮质激素释放激素（corticotropin-releasing hormone，CRH）刺激垂体前叶释放促肾上腺皮质激素（adrenocorticotropic hormone，ACTH），ACTH 刺激肾上腺皮质最终分泌皮质醇，然后皮质醇通过一个负反馈环进行自我调节来抑制 ACTH 和 CRH 的分泌。ACTH 的分泌呈脉冲式并有昼夜节律性，且在早晨最高。

妊娠期约孕 16 周开始 CRH 的水平逐渐升高，至足月时达峰，升高 60 倍[51]。CRH 主要来源于胎盘[52]。人类有 CRH 结合蛋白（CRH-BP）。CRH-BP 在妊娠的前 6 个月保持正常，在孕晚期下降[53]。妊娠期产生的 CRH 大部分与 CRH-BP 结合而失活。ACTH 仅在妊娠晚期轻度升高[51]。此外，皮质类固醇结合球蛋白的生成翻倍，这使得游离和结合的皮质醇都增加 2 ～ 3 倍[52]。

总之，CRH、ACTH 和皮质醇水平在妊娠期逐渐升高，分娩期间升高更加显著，产后迅速降至孕前水平。ACTH 分泌的昼夜节律在妊娠期间不变。

甲状腺

妊娠期甲状腺功能的指标会有显著改变。T4 和 T3 与甲状腺结合球蛋白（thyroid-binding globulin，TBG）结合。妊娠期雌激素生成的增加，引起 TBG 水平增加，在孕中期达峰，较非妊娠妇女高 2.5 倍，其水平在整个妊娠的其他时期保持稳定[54]。TGB 水平升高引起游离甲状腺激素水平下降，这通过增加促甲状腺激素（thyroid-stimulating hormone，TSH）对甲状腺刺激和增加甲状腺激素生成来调节。总 T4 和总 T3 的升高在孕中期达峰，达到一个新的稳态，此后甲状腺激素的日生成量与妊娠前无差别[54]。游离 T4 和 T3 水平至足月会降低，但依然在非妊娠妇女的正常范围内[54]。尽管这些稍有下降，妊娠还是被认为是一种甲状腺功能正常状态。

据报道在孕早期 TSH 水平会下降[54-55]。这是由于人绒毛膜促性腺激素（human chorionic gonadotropin，hCG）水平升高所导致。TSH 的实际水平与 hCG 浓度的增加成反比[56]。在一些 hCG 水平非常高的妇女中，TSH 浓度可能会检测不到。尽管 TSH 浓度会降低，但由于 hCG 会对甲状腺发挥类 TSH 样作用，如同 TGB 水平的升高，甲状腺激素的生成会增加[56]（表 1-7）。

表 1-7　孕期甲状腺功能检查的变化 [a]

腺体增大 10%
由于绒毛膜促性腺激素（hCG）的产生，促甲状腺激素（TSH）下降，尤其在孕早期
hCG 发挥 TSH 样作用
至孕 20 周甲状腺结合蛋白翻倍
T3 和 T4 生成都增加 50%
游离 T4 水平正常至轻度降低
甲状腺功能正常

[a] 见文后参考文献

葡萄糖代谢

　　妊娠是一种以胰岛素抵抗为特征的致糖尿病状态。在口服葡萄糖耐量实验时，胰岛素／葡萄糖比值增加，胰岛素分泌量增加3.5 倍，而其敏感性降低 56%[57]。胰岛素抵抗是由妊娠的激素变化引起的：皮质醇、人类胎盘催乳激素和泌乳素水平升高。皮质醇增加肝的葡萄糖生成和降低胰岛素的敏感性。人类胎盘催乳素和泌乳素在胰岛素抵抗中都发挥作用[58]。有 2 型糖尿病遗传易感性的妇女更有可能发展为妊娠期糖尿病[59]。

参考文献

1. Duvekot JJ, Cheriex EC, Pieters FA, Menheere PP, Peeters LH. Early pregnancy changes in hemo-dynamics and volume homeostasis are consecutive adjustments triggered by a primary fall in systemic vascular tone. *Am J Obstet Gynecol*. 1993;169:1382-1392.

2. Mahendru AA, Everett TR, Wilkinson IB, et al. Maternal cardiovascular changes from pre-pregnancy to very early pregnancy. *J Hypertens*. 2012; 30(11):2168-2172.

3. Chapman AB, Abraham WT, Zamudio S, et al. Temporal relationships between hormonal and hemo-dynamic changes in early human pregnancy. *Kidney Int*. 1998;54:2056-2063.

4. Capeless EL, Clapp JF. Cardiovascular changes in the early phase of pregnancy. *Am J Obstet Gynecol*. 1989;161:1449-1452.

5. Clark, SL Cotton DB, Lee W. Central hemodynamic assessment of normal term pregnancy. *Am J Obstet Gynecol*. 1989;161:1439-1442.

6. Gemzell CA, Robbe H, Sjostrand T. Blood volume and total amount of haemoglobin in normal preg-nancy and the puerperium. *Acta Obstet Gynecol Scand*. 1954:33:289-302.

7. Ganzevoort W, Rep A, Bonsel GJ, de Vries JI, Wolf H. Plasma volume and blood pressure regulation in hypertensive pregnancy. *J Hypertens*. 2004;22:1235-1242.

8. Hansen R. Ohnmacht und Schwangerschaft. *Klin Wonchschr*. 1941;21:241-245.

9. Marx GF. Aortocaval compression syndrome: its 50-year history. *Int J Obstet Anesth*. 1992;1:60-64.

10. McRoberts WA. Postural shock in pregnancy. *Am J Obstet Gynecol*. 1951;62:627-632.

11. Howard BK, Goodson JH, Mengert WF. Supine hypotensive syndrome in late pregnancy. *Obstet Gynecol*. 1953;1:371-377.

12. Kennedy RL, Friedman DL, Katchka DM, et al. Hypotension during obstetrical anesthesia. *Anesthesiology*. 1959;20:153-155.

13. Robson SC, Dunlop W, Boys RJ, Hunter S. Cardiac output during labor. *Br Med J (Clin Res Ed)*. 1987; 295:1167-1172.

14. Ouzounian JG, Elkayam U. Physiologic changes during normal pregnancy and delivery. *Cardiol Clin*. 2012;30:317-329.

15. Birnbach DJ, Browne IM. Anesthesia for obstetrics. In: Miller RD, Eriksson LI, Fleisher LA, Wiener-Kronish JP, Young WL. *Miller's Anesthesia*. 7th ed. Philadelphia, PA: Churchill Livingstone: 2009; 2203-2240.

16. Milne JA. The respiratory response to pregnancy. *Postgrad Med J*. 1979;55:318-324.

17. O'Day MP. Cardio-respiratory physiological adaptation of pregnancy. *Semin Perinatol*. 1997;21: 268-275.

18. Templeton A, Kelman GR. Maternal Blood-Gases, $(P_AO_2-P_aO_2)$, Physiological Shunt and VD/VT in normal pregnancy. *Br J Anaesth*. 1976;48:1001-1004.

19. McAuliffe F, Kametas N, Krampl E, Ernsting J, Nicolaides K. Blood gases in pregnancy at sea level and at high altitude. *BJOG*. 2001;108:980-985.

20. Mendelson CL. Aspiration of stomach contents into the lungs during obstetric anesthesia. *Am J Obstet*

Gynecol. 1946;52:191-205.

21. Mendelson CL. This week's citation classic: the aspiration of stomach contents into the lungs during obstetric anesthesia. *Curr Cont.* 1983;27:24.

22. Mendelson CL. The aspiration of stomach contents into the lungs during obstetric anesthesia. *Anesthesiology.* 1946;7:694-695.

23. Levy DM, Williams OA, Magides AD, Reilly CS. Gastric emptying is delayed at 8-12 weeks gestation. *Br J Anaesth.* 1994;73:237-238.

24. Carp H, Jayaram A, Stoll M. Ultrasound examination of the stomach contents of parturients. *Anesth Analg.* 1992;74:683-687.

25. Wright PM, Allen RW, Moore J, Donnelly JP. Gastric emptying during lumbar extradural analgesia in labour: effect of fentanyl supplementation. *Br J Anaesth.* 1992;68:248-251.

26. Nimmo WS, Wilson J, Prescott LF. Narcotic analgesics and delayed gastric emptying during labour. *Lancet.* 1975;1(7912):890-893.

27. Wong CA, Loffredi M, Ganchiff JN. Gastric empting of water in term pregnancy. *Anesthesiology.* 2002;96:1395-1400.

28. Wong CA, McCarthy RJ, Fitzgerald PC, Raikoff K, Avram MJ. Gastric emptying of water in obese pregnant women at term. *Anesth Analg.* 2007;105:761-765.

29. Hart DM. Heartburn in pregnancy. *J Int Med Res.* 1978;6(suppl 1):1-5.

30. Richter JE. Review article: the management of heartburn in pregnancy. *Aliment Pharmacol Ther.* 2005;22:749-757.

31. Ngwingtin L, Hardy F, Hamer R, Glomaud D. Changes in the pH and volume of gastric contents during pregnancy and labor. *Cah Anesthesiol.* 1987;35:607-609.

32. Carter J. Liver Function in normal pregnancy. *Aust N Z J Obstet Gynaecol.* 1990;30:296-302.

33. Bacq Y, Zarka O, Brechot JF, et al. Liver function tests in normal pregnancy: a prospective study of 103 pregnant women and 103 matched controls. *Hepatology.* 1996;23:1030-1034.

34. Bacq Y, Zarka O. Liver in normal pregnancy. *Gastroenterol Clin Biol.* 1994;18:767-774.

35. Hellgren M. Hemostasis during normal pregnancy. *Semin Thromb Hemost.* 2003;29:125-130.

36. Virkus RA, Løkkegaard ECL, Bergholt T, et al. Venous thromboembolism in pregnant and puerperal women in Denmark 1995-2005. *Thromb Haemost.* 2011;106:304-309.

37. Hui C, Lili M, Libin C, et al. Changes in coagulation and hemodynamics during pregnancy: a prospective longitudinal study of 58 cases. *Arch Gynecol Obstet.* 2012;285:1231-1236.

38. Karlsson O, Sporrong T, Hillarp A, Jeppsson A, Hellgren M. Prospective longitudinal study of thromboelastography and standard hemostatic laboratory tests in healthy women during normal pregnancy. *Anesth Analg.* 2012;115:890-898.

39. McLean KC, Bernstein IM, Brummel-Ziedins KE. Tissue factor dependent thrombin generation across pregnancy. *Am J Obstet Gynecol.* 2012;207:135.e1-135.e6.

40. Othman M, Falcòn BJ, Kadir R. Global hemostasis in pregnancy: are we using thromboelastography to its full potential? *Semin Thromb Hemost.* 2010;36:738-746.

41. Hale SA, Sobel B, Benvenuto A, et al. Coagulation and fibrinolytic system protein profiles in women with normal pregnancies and pregnancies complicated by hypertension. *Pregnancy Hypertens.* 2012;2:152-157.

42. O'Riordan MN, Higgins JR. Haemostasis in normal and abnormal pregnancy. *Best Pract Res Clin Obstet Gynaecol.* 2003;17:385-396.

43. Clark P, Brennand J, Conkie JA, et al. Activated protein C sensitivity, protein C, protein S and coagulation in normal pregnancy. *Thromb Haemost.* 1998;79:1166-1170.

44. Muszbek L, Bereczky Z, Bagoly Z, et al. Factor XIII: a coagulation factor with multiple plasmatic and cellular functions. *Physiol Rev.* 2011;91:931-972.

45. Schlit AF, Col-De Beys C, Moriau M, Lavenne-Pardonge E. Acquired activated protein C resistance in pregnancy. *Thromb Res.* 1996;84:203-206.

46. Bonnar J, Daly I, Sheppard BL. Changes in the fibrinolytic system during pregnancy. Semin Thromb Hemost. 1990;16:221-229.

47. Eichinger S, Weltermann A, Philipp K, et al. Prospective evaluation of hemostatic system activation and thrombin potential in healthy pregnant women with and without factor V Leiden. *Thromb Haemost.* 1999;82:1232-1236.

48. Simpson EL, Lawrenson RA, Nightingale AL, Farmer RD. Venous thromboembolism in pregnancy and the puerperium: incidence and additional risk factors from a London perinatal database. *BJOG.*

2001;108:56-60.

49. Ray JG, Chan WS. Deep vein thrombosis during pregnancy and the puerperium: a meta-analysis of the period of risk and the leg of presentation. *Obstet Gynecol Surv*. 1999;54:265-271.

50. Saha P, Stott D, Atalla R. Haemostatic changes in the puerperium '6 weeks postpartum' (HIP Study)—implication for maternal thromboembolism. *BJOG*. 2009;116:1602-1612.

51. Laatikainen T, Virtanen T, Raisanen I, Salminen K. Immunoreactive corticotropin-releasing factor and corticotropin during pregnancy, labor and puerperium. *Neuropeptides*. 1987;10:343-353.

52. Mastorakos G, Ilias I. Maternal hypothalamic-pituitary-adrenal axis in pregnancy and the postpartum period. *Ann N Y Acad Sci*. 2003;997:136-149.

53. Linton EA, Perkins AV, Woods RJ, et al. Corticotropin releasing hormone-binding protein (CRH-BP): plasma levels decrease during the third trimester of normal human pregnancy. *J Clin Endocrinol Metab*. 1993:76;260-262.

54. Glinoer D. The regulation of thyroid function in pregnancy: pathways of endocrine adaptation from physiology to pathology. *Endocr Rev*. 1997:28;404-433.

55. Stagnaro-Green A, Abalovich M, Alexander E, et al. Guidelines of the American Thyroid Association for the diagnosis and management of thyroid disease during pregnancy and postpartum. *Thyroid*. 2011;21:1081-1125.

56. Glinoer D, de Nayer P, Bourdoux P, et al. Regulation of maternal thyroid during pregnancy. *J Clin Endocrinol Metab*. 1990;71:276-287.

57. Catalano PM, Tyzbir ED, Roman NM, Amini SB, Sims EA. Longitudinal changes in insulin release and insulin resistance in nonobese pregnant women. *Am J Obstet Gynecol*. 1991;165:1667-1672.

58. Yamashita H, Shao J, Friedman JE. Physiologic and molecular alterations in carbohydrate metabolism during pregnancy and gestational diabetes mellitus. *Clin Obstet Gynecol*. 2000;43:87-98.

59. Catalano PM, Tyzbir ED, Wolfe RR, et al. Carbohydrate metabolism during pregnancy in control subjects and women with gestational diabetes. *Am J Physiol*. 1993;264:E60-E67.

胎儿-新生儿生理与循环 2

Francine S. Yudkowitz

张 珂 译 陈新忠 校

章目录

1. 胎儿循环   18
2. 胎儿血红蛋白   20
3. 新生儿血液循环的过渡   22
4. 小结   24

出生时，为了机体平稳地从胎儿循环过渡到新生儿循环，循环系统及肺组织会发生系列相应的变化。如果这些系列变化出现异常，可能导致肺循环和体循环灌注不足，进而发生新生儿缺氧。

胎儿循环

胎儿循环（图 2-1）是一个并行的环路，左、右心室同时泵血提供体循环的血流。胎儿心输出量［约 450 ml/（kg·min）］是左、右心室心输出量的总和。在子宫内，右心室心输出量大约占总心输出量的 67%，左心室约占 33%。与胎儿循环不同，出生后（成年人）的肺循环的血液由右心室提供，体循环的血液由左心室提供。成人血液循环，总心输出量取决于单个心室的心输出量。出生时，新生儿大约需要 350 ml/（kg·min）的心输出量以满足其高代谢的需求。

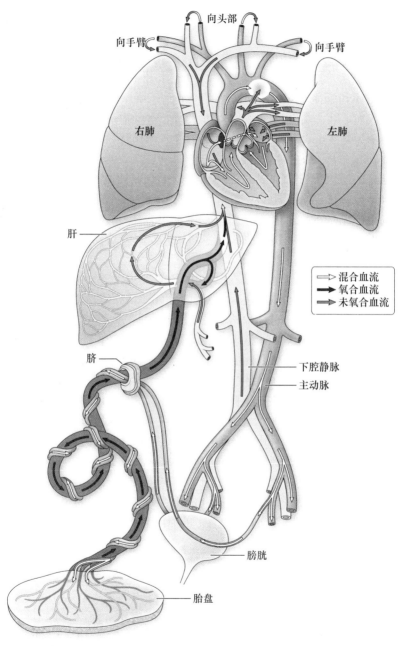

向头部

向手臂　　　　　　　　向手臂

右肺　　　　　　　　　　左肺

肝

脐

⇨ 混合血流
➡ 氧合血流
➡ 未氧合血流

下腔静脉

主动脉

膀胱

胎盘

图 2-1　胎儿血液循环（From Greeley WJ，Berkowitz DH，Nathan AT. Anesthesia for pediatric cardiac surgery. In：Miller RD，Eriksson LI，Fleisher LA，et al. *Miller's Anesthesia*. 7th ed. Philadelphia，PA：Elsevier；2011.）

血液自胎盘通过脐静脉进入胎儿。大约 40% ～ 60% 的血液直接绕过肝（通过静脉导管）注入右心房[1]。进入右心房的血液，约 1/3 由于分嵴的偏转作用，通过卵圆孔（foramen ovale，FO）进入左心房。这些血液将通过左心室流入升主动脉，供血给冠状动脉循环和脑循环以及胎儿上半身。脑循环回流血液通过上腔静脉进入右心房，并进入右心室。进入右心室的血液，大约 90% 通过动脉导管（ductus arteriosus，DA）进入体循环，剩余 10% 的血液进入肺循环，为肺发育提供营养。目前认为，血液通过动脉导管分流的原因：肺血管收缩导致的肺循环高阻力；胎盘循环低阻力导致的体循环低阻力；动脉导管管径较大[2]。通过动脉导管分流至体循环的血液在左锁骨下动脉前进入主动脉，为胎儿的下半身提供营养。体循环血液从降主动脉流经髂内动脉，通过脐动脉，最后到达胎盘。

在胎儿期，气体交换在胎盘内完成。在胎盘内的母血氧分压（PO_2）是 30 ～ 45 mmHg（血氧饱和度 65%），相当于成人混合静脉血水平。然而，母体血进入胎儿血液循环后，胎儿血的血氧饱和度马上会上升至 80%，其原因是胎儿血红蛋白（hemoglobin F，HbF）与氧气的亲和力远远高于成人的血红蛋白（hemoglobin A，HbA）。刚在胎盘完成气体交换的胎儿血液，其血氧饱和度是最高的，进入胎儿体内逐渐下降。如上所述，来自胎盘的氧含量较高的血液会优先通过卵圆孔分流，供氧给大脑和冠状动脉循环，从而为重要器官提供了最大程度的氧气（图 2-2）。

相比之下，从脑循环返回的血液氧饱和较低（40%），与心房血液混合后，其血氧饱和度上升。这些血注入右心室，最终通过动脉导管到体循环，输送到胎儿的下半身。因此，非重要脏器所灌注的是氧含量相对较低（55%）的血液。

胎儿血红蛋白

胎儿体内的血红蛋白主要是胎儿血红蛋白（HbF），其特点是与氧的亲和力比成人血红蛋白（HbA）高得多。血红蛋白对氧的亲和力指血红蛋白氧饱和度为 50% 时氧分压水平（P_{50}）。HbF 的 P_{50} 是 20 mmHg，而 HbA 的 P_{50} 是 27 mmHg。HbF 与氧的亲和力高是因为其与 2,3- 二磷酸甘油酸的亲和力（2,3-DPG）低[3]。此

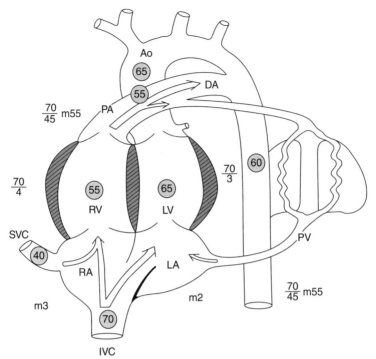

图 2-2　羔羊的胎儿血液循环。人类新生儿的相关数据来源于胎羊的研究。圆圈内的数字反映了各个循环点的血氧饱和度。每个腔室外的数值表示该腔室的压力值。Ao，主动脉；DA，动脉导管；IVC，下腔静脉；LA，左心房；LV，左心室；m，平均压力；PA，肺动脉；PV，肺静脉；RA，右心房；RV，右心室；SVC，上腔静脉［Used with permission from Rudolph，AM.（2009）. *The Fetal Circulation*，*in Congenital Diseases of the Heart*：*Clinical-Physiological Considerations*，3rd. Edition. Wiley-Blackwell，Oxford，UK. doi：10.1002/9781444311822.ch1.］

外，胎儿血 2，3-DPG 水平亦较低（表 2-1）。

　　在子宫内，与 HbA 相比，HbF 对胎儿组织的供氧更高效（图 2-3）。因为在相对含氧较低的胎儿组织中，HbF 将比 HbA 更易释放氧气。然而，出生后，随着组织氧含量的增加，情况正好相反。

表 2-1　胎儿血红蛋白与成人血红蛋白比较

	血红蛋白	PO_2	氧饱和度	P_{50}
胎儿的	F	35	80%	20
母亲的	A	35	65%	27

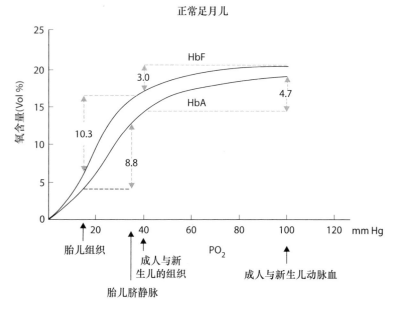

图 2-3　胎儿血红蛋白与成人血红蛋白比较（Used with permission from Schieber RA. Cardiovascular physiology of the fetus and newborn. In：Cook DR，Marcy JH. *Neonatal Anesthesia*. Pasadena，CA：Appleton-Davies；1988：2，fig 1-1B.）

在相对高氧水平组织中，HbA 比 HbF 更易释放氧气。为了满足新生儿高代谢的需要，其心输出量相对增加。当然，机体氧气输送中最有决定性因素的还是血红蛋白。因此，出生后，有必要保持较高水平的血红蛋白，以代偿 HbF 对组织氧输送的下降。随着 HbF 水平降低和 HbA 水平增加，依据并存疾病的不同，输血指征也会放宽。早产儿接受多次输血后，其血红蛋白会以 HbA 为主。在这种情况下，早产儿可以耐受较低的血红蛋白水平。当然，当合并呼吸系统或心脏疾病时，仍需要维持较高的血红蛋白水平，为组织提供足够的氧气。

新生儿血液循环的过渡

出生时，呼吸系统和循环系统都发生了相应的变化。当新生儿开始呼吸，空气进入肺引起肺扩张，致使肺泡的 pO_2 和功能残气量增加，二氧化碳分压（pCO_2）降低。这三种变化导致肺血管阻力明显降低[4]。肺血管阻力的降低使得右心血液泵入肺循环更容易，进而增加从肺循环流入左心房的血液量。同时，脐带结扎后低阻力的胎盘从循环中移除，从而使得新生儿体循环阻力明显增加。左心房血容量的增加和压力的上升可使卵圆孔功能性关闭。pO_2 的增加也会使动脉导管功能性关闭。此外，静脉导管也因胎盘从循环中移除而关闭（表 2-2）。

表 2-2　出生后的循环改变

肺血管阻力降低
肺扩张
氧分压增加
体循环血管阻力增加
脐带结扎
胎盘从循环中移除
动脉导管关闭
氧分压增加
前列腺素
卵圆孔关闭
肺的血流量增加
左心房的血液回流量增加
静脉导管关闭
胎盘移除

出生时必定发生的最关键的改变是肺血管阻力（PVR）下降。如果 PVR 不低于体循环阻力（SVR），就不会发生上述改变。而心房水平（通过卵圆孔）和心外水平（通过动脉导管）的右向左分流将会持续，新生儿发生低氧血症（图 2-4）。过去将这类右向

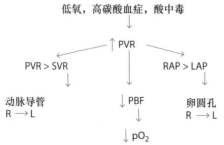

图 2-4　肺血管阻力的增加对新生儿的影响。PVR，肺血管阻力；SVR，体循环阻力；RAP，右心房压；LAP，左心房压

左分流的循环称为持续性胎儿血液循环，现在称为持续性肺动脉高压。这种循环反映了潜在性病理生理问题的存在。

　　之所以将出生时的循环描述为过渡性循环，是因为出生时循环的改变是可逆的。两个主要分流的关闭也是功能性的，而不是解剖学的。当发生缺氧、高碳酸血症、酸中毒或体温过低等不良事件时，机体的这两个分流会重新开放，回到了胎儿循环模式[5]。出生后，动脉导管的功能性完全关闭需要 10～15 h，而解剖学关闭则需 2～3 周[6]；最后其以动脉韧带形式成为退行性器官。如果出现缺氧，动脉导管将重新开放。PVR 和 SVR 水平将决定动脉导管分流的方向。如果 PVR 大于 SVR，发生右向左分流，加重新生儿低氧血症。

　　在房间隔左侧，有一个翻板样的阀门组织，可以关闭卵圆孔（foramen ovale，FO）。当左心房压力高于右心房时，卵圆孔关闭。在 25%～30% 的成人中，FO 在解剖学上并未完全闭合。当 PVR 居高不下或增加时，右心压力高于左心压力，翻板样阀门被打开；血液在卵圆孔水平产生了右向左分流。

　　新生儿在分娩室初期管理的目的在于确保胎儿循环能平稳地过渡至新生儿血液循环。尽量避免引起 PVR 下降的相关因素，如缺氧、高碳酸血症、酸中毒和低体温等。分娩室管理策略和新生儿复苏将在第 11 章中详细讨论。

小结

　　从胎儿循环平稳地过渡到新生儿血液循环的关键在于 PVR 的适度下降。确保和维持充足氧合、有效通气和合适温度是新生儿顺利完成这一过渡，不再回到胎儿循环的重要保证。

参考文献

1. Rudolph AM. The changes in circulation after birth: their importance in congenital heart disease. *Circulation*. 1970;41:343-359.
2. Lyrene RK, Philips JB. Control of pulmonary vascular resistance in the fetus and newborn. *Clin Perinatol*. 1984;11:551.
3. Lister G, Moreau G, Moss M, et al. Effects of alterations of oxygen transport on the neonate. *Semin Perinatol*. 1984;8:192-204.
4. Enhorning G, Adams FH, Norman A. Effect of lung expansion on the fetal lamb circulation. *Acta Pediatr Scand*. 1966;55:441.

5. Haworth SG, Reid LR. Persistent fetal circulation—newly recognized structural features. *J Pediatr.* 1976;88:614.

6. Clyman RI, Mauray F, Roman C, et al. Factors determining the loss of ductus arteriosus responsiveness to prostaglandin E. *Circulation.* 1983;68:433-436.

7. Hagen PT, Scholz DG, Edwards WD. Incidence and size of patent foramen ovale during the first 10 decades of life: an autopsy study of 965 normal hearts. *Mayo Clin Proc.* 1984;59:17-20.

产程进展与分娩

Christina M. Coleman and Pamela Flood

耿桂启　译　聂玉艳　黄绍强　校

章目录

1. 分娩生理　　　　　　　　　　　　　　　26
2. 评估产程进展的现代方法　　　　　　　28
3. 影响产程的因素　　　　　　　　　　　　30
4. 引产以及促进产程的方法　　　　　　　32
5. 小结　　　　　　　　　　　　　　　　　35

分娩生理

　　分娩的定义是指子宫规律性收缩引起宫口扩张和宫颈管消失从而使胎儿娩出。产程启动的具体机制尚不完全清楚，但可以明确的是分娩的准备工作早在宫颈出现变化之前，包括 C 型疼痛神经纤维向内生长[1-2]以及炎性细胞（中性粒细胞及巨噬细胞）浸润[3]。这些炎性细胞释放细胞因子，后者使宫颈软化，从而为分娩做好准备。

　　促肾上腺皮质激素释放激素（corticotropin-releasing hormone，CRH）可能在产程启动中发挥重要作用。随着胎盘的成熟，母体 CRH 水平逐渐升高，在分娩时达到高峰。CRH 的释放增加会促进正反馈，即 CRH 刺激脑垂体释放促肾上腺皮质激素，后者进一步促进母体以及胎儿肾上腺释放皮质激素。皮质激素进一步增强 CRH 相关基因的表达，导致 CRH 释放增加[4]。CRH 异常增高的确是早产的独立预测因素之一[5]。

子宫肌或称子宫肌层是一种特殊类型的平滑肌，其对于施加于宫颈的压力产生正反馈。宫颈感觉神经元的激活会促进脑垂体后叶释放催产素（缩宫素），后者促进子宫收缩。孕期增加的孕酮以及雌激素会引起子宫平滑肌缩宫素受体上调。在足月时，随着A 型孕激素受体表达相对 B 型孕激素受体增加，抑制了孕激素反应性，从而导致体内孕酮水平的功能性撤退[6]。

传统上讲，产程被分为三个阶段。第一产程即宫颈从一个约3 cm 长的闭合管腔变化到能使胎儿通过的约 10 cm 开口的过程。第二产程即胎儿通过宫口娩出；第三产程即胎盘娩出。第一产程时程最早是 Emanuel Friedman 进行了研究，并将其描述为 S 形曲线（图 3-1）[7]。Friedman 将第一产程分为潜伏期、活跃期以及减速期。但因为尚无证据表明宫颈接近开全（10 cm）时有减速阶段[8-9]，因此这种 S 形的关系曾受质疑；但将第一产程分为一个称为潜伏期的早期缓慢阶段和一个更为迅速阶段的活跃期，这种观点一直被认可[8-9]。

潜伏期显著延长或者活跃期停滞或者胎头下降停滞（第二产程失败）均属于异常分娩，又被称为难产，其可能是 3P——宫缩力（Power）、骨盆（Pelvis）、胎儿（Passenger）中的任何一个异常引起。产程的正常进展需要有效的、规律的子宫收缩

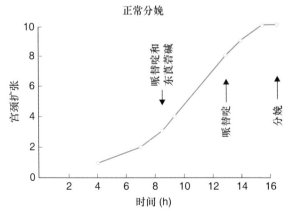

图 3-1　初产妇宫颈扩张过程示意图。图中标识了分娩中宫颈扩张程度（纵坐标）与其对应的时间（横坐标）。一般正常分娩都具有 S 形曲线特征（Reproduced by permission from Friedman EA.[7]）

力（power），骨性结构足够宽能容纳胎儿（pelvis），合适的胎儿大小及位置（passenger）[10]。难产的诊断是基于偏离了从人群资料获得的正常值，因此，不同个体之间存在显著的变异性。Friedman 对于活跃期异常分娩的定义为宫颈扩张速度在初产妇小于每小时 1.2 cm，而经产妇小于每小时 1.5 cm。世界卫生组织（WHO）制定的"产程图"被广泛应用于第三世界国家，以诊断难产。当宫颈扩张大于 3 cm 后每小时宫颈扩张 1 cm 是正常的。在有足够宫缩的情况下，宫颈扩张程度超过 2 h 无变化可视为活跃期停滞。

产科医生传统上使用蒙德维的亚单位（Montevideo unit）来评估子宫收缩（力）是否足够。蒙德维的亚单位定义为子宫收缩强度（用宫内导管测得，以 mmHg 为单位）乘以 10 min 内的宫缩次数。一般认为，200 及以上蒙德维的亚单位对于产程进展来说是足够的。

评估产程进展的现代方法

WHO 产程图

鉴于 Friedman 把人群的正常产程进展通过图形化表示成功地概念化了，WHO 推荐常规使用产程图（partogram）来识别并处理难产，从而减少母胎发病率和死亡率。WHO 产程图容许长达 8 h 的潜伏期，当宫口开至 3 cm 时活跃期开始。在活跃期，需警戒和处理的项目相隔 4 h，旨在表示当产妇产程偏离正常值何时需引起关注（警戒线）和处理（处理线）（图 3-2）。

1994 年 WHO 产程图开发出来并在东南亚 35 484 名产妇中进行了验证，同时评估了它的使用以及与之对应的结构化处理流程，后者与今天提及的"积极的产程管理"概念相类似。流程中包括活跃期人工破膜、考虑使用缩宫素加速产程、剖宫产及产程超过处理线时行阴道助产。活跃期（宫口大于 3 cm）应有 1 cm/h 的宫颈扩张速度。最初的研究显示，尽管缩宫素使用减少，但产程的时间略微缩短了，顺产的发生率增加了 6%，而紧急剖宫产概率下降了 3%[11]。之后，WHO 产程图在许多国家得以不同程度的成功应用，特别是在产妇护理资源不足的地区更加普遍。

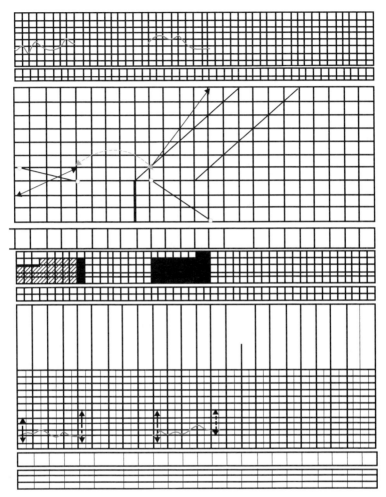

图 3-2　WHO 产程图。产程的进展记录在图表中（随着时间的进展宫颈的扩张程度，每 4 h 记录），空格用于记录胎儿以及孕妇的观察指标。示意图为产妇宫颈扩张 2 cm（潜伏期）入院，在下一次阴道检查时宫颈扩张为 4 cm，活跃期的观察移至警戒线（1 cm/h——正常产程的下限）上且所有接下来的产妇和胎儿的观察记录时间相应地右移。再次阴道检查时宫颈扩张 10 cm 以及 10 min 后阴道分娩（From Kwast BE，et al.[11]）

张氏产程图

　　国家儿童健康和人类发展研究所的张教授及其同事研发了一个不同的产程模型。他们通过在大样本产妇人群中测量宫口扩张

1 cm 所需要的平均时间，使用重复测量回归的统计学方法简单地对点进行连接，而不再考虑宫口扩张与时间的关系。2002 年，他们发现活跃期产程实质上短于 Friedman 产程曲线的预测值，且宫口近开全时并没有减速期[12]。2010 年，使用同样的方法对纳入安全分娩联盟一个大型当代队列研究的产妇产程进行了评估，所有受试者均为单胎、自然临产、头先露并最终自然阴道分娩且新生儿结局良好。研究者发现队列研究中的产妇活跃期产程更慢，宫口从 4 cm 到 5 cm 需超过 6 h，宫口从 5 cm 扩张到 6 cm 也会经历超过 3 h 的时间[13]。他们从这个分析中研发了自己的产程图，通过使用 95% 置信区间来发挥 WHO 产程图中警戒线和处理线的类似功能。张教授及其团队推测在宫口开到 6 cm 之前允许产程持续更长的时间可能会降低产程中的剖宫产和再次剖宫产率，但该产程图还没有针对该假说进行独立的队列研究加以证实。

产程计算器

　　上述的正常分娩图示法存在几个缺陷。首先，他们仅仅能够证明人群的正常值却不足以体现产妇的合理变异。其次，他们均来源于回顾性的观察性研究，不能预测将来的产程进展或剖宫产风险。Flood 教授及其团队研发了一个与 Friedman 产程图类似的模型，其假定有潜伏期、活跃期及在两个阶段之间转换的宫口扩张速度。该模型最初来自 500 例宫口开全的足月单胎、头位、初产妇的产程数据，双指数模型可最好地呈现产程进展[8]。该模型的独特之处在于除了可以展示人群的产程特征外，还可以展示个体产妇的产程。该模型使用个体变异性来识别肥胖、产妇年龄和遗传因素等可能对产程产生影响的因素[8, 14-15]。该模型另外一个不同之处在于其并没有根据宫口扩张程度设定产妇活跃期的开始时间。事实上，除潜伏期时间常数和活跃期时间常数外，活跃期开始时的宫颈扩张程度也是一个适合每位产妇的实验变量（图3-3）。该模型可用来预测产程的进展，并且有可供使用的计算机应用。

影响产程的因素

　　多种人口统计学因素以及遗传因素被认为和产程的变异性相

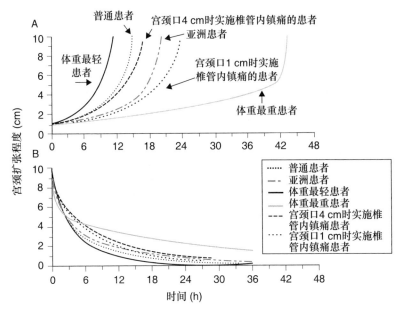

图 3-3　个体因素对于产程的影响。图 A 为不同患者宫颈从 1 cm 扩张到 10 cm 的产程进展模型时间过程的前向模拟图。普通患者：指中等体重、非亚裔、无椎管内镇痛患者。最轻患者：一位 48 kg 非亚裔患者。最重患者：一位 171 kg 非亚裔患者。另有宫颈扩张至 1 cm 和 4 cm 时分别实施了椎管内镇痛的非亚裔、中等体重患者。图 B，产程进展模型预测。横坐标代表宫颈完全扩张需要的时间（Used with permission from Debiec J，Conell-Price J，Evansmith J，Shafer S，Flood P.[8]）

关[8-9, 13-16]。其中，经产妇产程更快而产妇体重过大、高龄以及巨大儿会导致产程进展缓慢[8, 14, 17]。绒毛膜羊膜炎、非非洲裔美国人以及多胎常伴随着第二产程延长。研究表明，遗传因素在产程进展中也发挥重要作用[18-19]。其中，β₂ 肾上腺素受体以及缩宫素受体的基因多态性被认为与产程的个体差异性相关[14-16]。理论上，受体的改变可能导致对于内源性或外源性缩宫素反应降低，进而导致子宫异常收缩，或者表现出对于儿茶酚胺类异常强烈的反应。

很多观察性研究提示硬膜外镇痛会导致产程进展缓慢[14, 20]。这种相关性仅在观察性试验中被反复发现，但在前瞻性随机试验[21-22]以及开展硬膜外镇痛服务前后的产程评估研究中[23]未被证实。因此，并非硬膜外镇痛直接地延缓了产程进展。很多混杂因素导致前面所述的硬膜外镇痛延缓产程。无疑，产痛越强烈的产妇越可能要求镇痛并且希望镇痛更早，而这两者均可能与难产相关。这些认为硬膜外镇痛与产程进展及剖宫产风险不存在相关性的研究更有说服力，因为子宫平滑肌并非由可被硬膜外镇痛阻滞的运动神经支配。到目前为止，尚无生理机制表明椎管内麻醉时感觉传导的阻滞以及局部麻醉药的全身作用会抑制子宫收缩。相反，几项前瞻性试验提示椎管内阻滞可能引起第二产程轻度延长。这可能是由于胎儿娩出正常需要腹部骨骼肌参与，运动神经传导降低和会阴感觉反馈的缺失影响了协调性的用力屏气[21-22]。第二产程如果阻滞太深，产妇不能协调地用力屏气，可降低局部麻醉药剂量。采用硬膜外镇痛的产妇会比较舒适，更容易耐受较长的第二产程，从而允许娩出阶段通过宫缩来降低胎位，尽可能避免主动干预[24]。

引产以及促进产程的方法

当自然临产未发动或进展不顺利时，可使用药物性和（或）物理性方法启动或促进分娩[25]。引产（induction of labor）是指产程自然发动之前用外源性的刺激使子宫收缩来完成阴道分娩。促进产程是指在产程进展不佳时增强已有宫缩的频率和强度。引产的适应证包括母亲（如子痫前期、糖尿病）或胎儿-胎盘（胎膜破裂、胎盘功能不全、胎儿宫内生长受限）方面的妊娠并发症，或产妇要求。

缩宫素是应用最广泛的促进产程的药物。其通过激活 G 蛋白偶联的缩宫素受体，引发强烈协调性的子宫收缩和宫颈扩张。缩宫素通过胃肠道时会被降解，因此只能经静脉或者鼻腔喷雾给药。比较缩宫素输注与安慰剂期待疗法的随机临床试验的 Cochrane 系统综述表明，缩宫素使 24 h 内阴道分娩的成功率更高，其需治疗人数（number needed to treat，NNT）为 3[26]。然而，缩宫素的使用可能导致子宫收缩过速（10 min 内超过 5 个宫缩，平均持续超过 30 min），后者可能导致胎盘功能不全，通常表现为胎心率改变。缩宫素的过量使用可能导致母体的低血压，当平均动脉压降低＞ 30% 时能导致胎儿灌注不足。使用缩宫素导致的子宫破裂罕有报道，但发生子宫破裂的多数产妇都有子宫肌瘤剥除病史或剖宫产病史。缩宫素结构上类似于血管加压素且能与血管加压素受体结合，因此长时间大剂量使用导致水潴留，甚至可能水中毒[10]。与其他促进子宫收缩的药物相比，缩宫素的优势在于半衰期短（3～6 min），这使得发生胎儿或母亲窘迫时停药即可很快终止其作用。多项研究表明，缩宫素用于非成熟宫颈的引产效果较差。同阴道内使用前列腺素类药物相比，24 h 内不能成功阴道分娩的概率缩宫素更高[73/132 比 40/128，相对风险值（RR）1.77，95% 置信区间（CI）为 1.31～2.38，发生 1 例伤害所需暴露人数（number needed to harm，NNH）为 5][25]。

前列腺素类药物与子宫肌层细胞内前列腺素受体结合引起子宫收缩且使胶原溶解和宫颈黏膜下含水量增加（宫颈成熟）。前列腺素 E_2 自 1979 年就用于引产，美国食品和药品监督管理局（Food and Drug Administration，FDA）批准用于促宫颈成熟的有两种剂型。Prepidil（普比迪）为宫颈内使的凝胶制剂，2.5 ml 凝胶中含有 0.5 mg 地诺前列酮。Cervidil 为含有 10 mg 地诺前列酮的阴道栓缓释制剂。与安慰剂相比两种剂型在实现阴道分娩方面同样有效，都未增加剖宫产率。但一篇纳入 1259 例使用前列腺素类药物产妇的综述报道，与对照组比较，阴道内使用前列腺素 E_2 易发生伴随胎心率改变的子宫收缩过速（28/642 比 3/617，RR 4.14，95% CI 1.93～8.90，NNH 65）[25]。这些药物也有价格昂贵和需冷藏的缺点。

米索前列醇是合成的前列腺素 E_1 制剂，可以经过口服或经阴道给药用于引产。尽管 FDA 未批准将其使用于促宫颈成熟，但美国妇产科学会支持其"超说明书"使用。一项研究表明，同安慰剂组相比，在使用 12～24 h 后，宫颈未发生改变的受试者数量明显降低。与其他阴道用前列腺素制剂相比，米索前列醇是等效的，甚至更优[27]。22 项共包含 5229 例产妇的试验比较了阴道内米索前列醇与其他阴道内前列腺素制剂，结果发现接受米索前列醇的产妇在 24 h 内成功分娩的例数较对照组更高（920/2550 比 1179/2679，RR 0.77，95% CI 0.66～0.89，NNT 10），需要的催产素更少[27]。口服与阴道内使用米索前列醇是等效的，但口服引起的全身副作用更小。

引产或促进分娩的机械性方法

机械性的引产方法可以刺激内源性前列腺素的释放。例如，人工破膜（人为地使羊膜破裂）、人工剥膜和用 Foley 球囊或其他宫颈设备扩张宫颈在美国各地的医院内被广泛使用。有许多顺势疗法的引产形式。每一种引产方法都有优势和弱点，见表 3-1。

表 3-1　引产的方法：证据等级和推荐等级[a]

方法	证据质量	利弊平衡	推荐等级
阴道前列腺素 E_2	中等	权衡	强
宫颈前列腺素 E_2	中等	有利	强
静脉缩宫素	中等	权衡	强
人工破膜	中等	不确定	弱
静脉缩宫素＋人工破膜	中等	权衡	强
阴道米索前列醇	中等	权衡	强
口服米索前列醇	中等	权衡	强
机械方法	中等	权衡	弱
人工剥膜	中等	有利	强
羊膜外前列腺素	中等	无益	强烈反对
静脉前列腺素	中等	有害	强烈反对
口服前列腺素	中等	有害	强烈反对
米非司酮	中等	有害	弱
雌激素	很低	不确定	弱
皮质类固醇	很低	不确定	弱
松弛素	中等	不确定	弱
透明质酸酶	很低	不确定	弱
蓖麻油	很低	有害	强烈反对
针刺	中等	无益	弱
乳腺刺激	中等	不确定	弱
性交	很低	不确定	弱
顺势疗法	很低	不确定	弱
单硝酸异山梨醇酯	中等	不确定	弱
舌下米索前列醇	中等	权衡	强
催眠	很低	无益	弱

[a] From Mozurkewich，EL，et al[25]

小结

分娩是一种复杂的过程，开始于宫颈随着重复子宫收缩从一个闭合的管腔扩张到 10 cm 开口，至胎儿以及胎盘的娩出结束。这一过程包含宫颈 C 型痛觉纤维的内生性生长以及炎性细胞的浸润，缩宫素受体的上调以及肾上腺皮质激素的刺激。但分娩启动的准确机制尚不清楚，产程经典地分为三个阶段：宫口扩张，胎儿娩出，胎盘娩出。第一产程分为潜伏期及随后的活跃期。Friedman 是第一位描述正常产程的，其描述的分娩曲线至今仍被使用，但也经历了各种改良，改良者包括张教授、WHO 以及最近的 Flood。影响产程进展的母体因素包括：经产、种族、肥胖以及年龄。遗传因素也被认为与正常产程出现变异有关。正常分娩需要三"P"：足够的子宫收缩力（power）、适应胎儿大小的骨盆（pelvis）以及胎儿（作为旅客，passenger）大小以及位置正常。当产程异常（难产）时，可以通过使用缩宫素、人工破膜以及其他的方法增强子宫收缩的频率和强度来促进产程。当分娩没有启动时，同样可以使用引产。阴道或宫颈使用前列腺素是最常用的药物性干预措施，可以软化和扩张宫颈。不管使用何种方法，最终目的是在保证母婴安全的前提下成功进行阴道分娩。未来需要更多的研究来认识分娩的生理过程并发现新颖的、更安全有效的方法来帮助产妇进行阴道分娩。

参考文献

1. Collins JJ, Usip S, McCarson KE, Papka RE. Sensory nerves and neuropeptides in uterine cervical ripening. *Peptides*. 2002;23(1):167-183.

2. Tong C, Conklin D, Clyne BB, Stanislaus JD, Eisenach JC. Uterine cervical afferents in thoracolumbar dorsal root ganglia express transient receptor potential vanilloid type 1 channel and calcitonin gene-related peptide, but not P2X3 receptor and somatostatin. *Anesthesiology*. 2006;104(4):651-657.

3. Norman JE, Bollapragada S, Yuan M, Nelson SM. Inflammatory pathways in the mechanism of parturition. *BMC Pregnancy Childbirth*. 2007;7(suppl 1):S7.

4. Emanuel RL, Robinson BG, Seely EW, et al. Corticotropin releasing hormone levels in human plasma and amniotic fluid during gestation. *Clin Endocrinol (Oxf)*. 1994;40(2):257-262.

5. Smith R. Parturition. *N Engl J Med*. 2007;356(3):271-283.

6. Mesiano S, Chan EC, Fitter JT, Kwek K, Yeo G, Smith R. Progesterone withdrawal and estrogen activation in human parturition are coordinated by progesterone receptor A expression in the myometrium. *J Clin Endocrinol Metab*. 2002;87(6):2924-2930.

7. Friedman E. The graphic analysis of labor. *Am J Obstet Gynecol*. 1954;68(6):1568-1575.

8. Debiec J, Conell-Price J, Evansmith J, Shafer S, Flood P. Mathematical modeling of the pain and progress of the first stage of nulliparous labor. *Anesthesiology*. 2009;111(5):1093-1110.

9. Laughon SK, Branch DW, Beaver J, Zhang J. Changes in labor patterns over 50 years. *Am J Obstet Gynecol*. 2012;206(5):419 e1-9.

10. Kilpatrick S, Garrison E. Normal labor and delivery. In: Gabbe SG, Niebyl JR, Galan HL, et al.

Obstetrics: Normal and Problem Pregnancies. 6th ed. Philadelphia, PA; Elsevier; 2012:267-286.

11. Kwast BE, Lenox CE, Farley TMM, et al. World Health Organization partograph in management of labour. *Lancet.* 1994;343(8910):1399-1404.

12. Zhang J, Troendle JF, Yancey MK. Reassessing the labor curve in nulliparous women. *Am J Obstet Gynecol.* 2002;187(4):824-828.

13. Zhang J, Landy HJ, Branch DW, et al. Contemporary patterns of spontaneous labor with normal neonatal outcomes. *Obstet Gynecol.* 2010;116(6):1281-1287.

14. Reitman E, Conell-Price J, Evansmith J, et al. β2-adrenergic receptor genotype and other variables that contribute to labor pain and progress. *Anesthesiology.* 2011;114(4):927-939.

15. Terkawi AS, Jackson WM, Thiet MP, Hansoti S, Tabassum R, Flood P. Oxytocin and catechol-O-methyltransferase receptor genotype predict the length of the first stage of labor. *Am J Obstet Gynecol.* 2012;207(3):184 e1-8.

16. Miller RS, Smiley RM, Daniel D, et al. Beta-2 adrenoceptor genotype and progress in term and late preterm active labor. *Am J Obstet Gynecol.* 2011;205(2):137 e1-7.

17. Vahratian A, Zhang J, Troendle JF, Savitz DA, Siega-Riz AM. Maternal prepregnancy overweight and obesity and the pattern of labor progression in term nulliparous women. *Obstet Gynecol.* 2004;104(5 pt 1): 943-951.

18. Algovik M, Nilsson E, Cnattingius S, Lichtenstein P, Nordenskjöld A, Westgren M. Genetic influence on dystocia. *Acta Obstet Gynecol Scand.* 2004;83(9):832-837.

19. Algovik M, Kivinen K, Peterson H, Westgren M, Kere J. Genetic evidence of multiple loci in dystocia—difficult labour. *BMC Med Gen.* 2010;11:105.

20. Thorp JA, Eckert LO, Ang MS, Johnston DA, Peaceman AM, Parisi VM. Epidural analgesia and cesarean section for dystocia: risk factors in nulliparas. *Am J Perinatol.* 1991;8(6):402-410.

21. Wong CA, McCarthy RJ, Sullivan JT, Scavone BM, Gerber SE, Yaghmour EA. Early compared with late neuraxial analgesia in nulliparous labor induction: a randomized controlled trial. *Obstet Gynecol.* 2009;113(5):1066-1074.

22. Wang F, Shen X, Guo X, Peng Y, Gu X; Labor Analgesia Examining Group. Epidural analgesia in the latent phase of labor and the risk of cesarean delivery: a five-year randomized controlled trial. *Anesthesiology.* 2009;111(4):871-880.

23. Zhang J, Klebanoff MA, DerSimonian R. Epidural analgesia in association with duration of labor and mode of delivery: a quantitative review. *Am J Obstet Gynecol.* 1999;180(4):970-977.

24. Gillesby E, Burns S, Dempsey A, et al. Comparison of delayed versus immediate pushing during second stage of labor for nulliparous women with epidural anesthesia. *J Obstet Gynecol Neonatal Nurs.* 2010;39(6):635-644.

25. Mozurkewich EL, Chilimigras JL, Berman DR, et al. Methods of induction of labour: a systematic review. *BMC Pregnancy Childbirth.* 2011;11:84.

26. Alfirevic Z, Kelly AJ, Dowswell T. Intravenous oxytocin alone for cervical ripening and induction of labour. *Cochrane Database Syst Rev.* 2009;(4):CD003246.

27. Hofmeyr GJ, Gulmezoglu AM, Pileggi C. Vaginal misoprostol for cervical ripening and induction of labour. *Cochrane Database Syst Rev.* 2010;(10):CD000941.

产时胎儿监护

4

Barak M. Rosenn

张 珂 译 陈新忠 校

章目录

1. 设备   38
2. 生理学   38
3. 胎儿电子监护在预防胎儿损伤中的作用   41
4. 常用术语   42
5. 胎心率图形的三级判读系统   52
6. 复苏措施   55
7. 药物对胎心率图形的影响   56
8. 椎管内分娩镇痛对胎心率的影响   58
9. 小结   59

胎儿（心率）电子监测（electronic fetal monitoring，EFM）于 20 世纪下半叶研发并用于临床实践，其目的在于产时能提供胎儿健康信息。希望通过胎儿心率（fetal heart rate，FHR）的变化来反映胎儿缺氧情况，从而为临床医生提供胎儿窘迫和酸中毒的参考依据，在胎儿发生永久性损伤之前及时干预。遗憾的是，对它的价值尚未有足够的科学论证，但是 EFM 在全球范围内已迅速传播和广泛应用，成为现代产科不可缺少的部分[1]。事实上，研究表明，在分娩过程中 EFM 并没有比间断胎心听诊提供更多的胎儿信息，甚至有可能增加手术分娩的概率[2]。然而，鉴于其广泛使用和认可的应用价值，在可预见的将来 EFM 的临床价值不可能用随机临床试验来验证。尽管其存在着局限性，它还是提供了胎儿在分娩过程中生理和病理生理变化有价值的信息。

设备

EFM 包括 FHR 和子宫平滑肌张力两个参数连续记录的信息。这两种参数同步采集并以图的形式记录在条带纸上（走纸），记录的标准速度为（在美国）3 cm/min（图 4-1）。这些信号可以从外部（从产妇腹部表面）或内部（从胎儿和子宫腔内）获得。记录 FHR 的体外监护装置是超声多普勒探头，该探头接收胎儿心脏运动时发出的信号（图 4-2）。胎心监护仪根据连续心搏的间隔时间来计算 FHR。连续地计算每一心搏间隔时间得出的 FHR 以曲线的图形显示在走纸或在电子屏。FHR 的体内监护装置是要在母体宫口扩张，胎膜已破的情况下才能应用。用一个金属螺旋电极（图 4-3）经阴道安置到胎儿头皮，通过导线连接到监护仪。电极采集胎儿心电图信号，基于 R-R 期间计算心率。

子宫收缩活动的体外监护是通过放置于产妇腹部的压力传感器（宫缩探头）获得的（图 4-2）。当子宫收缩时，腹壁曲度发生改变，在传感器上会产生一个压力，传感器将这一上升的压力转化为电信号并记录在移动的走纸（或显示屏幕）上。由于未直接测量宫腔内的压力，记录的压力变化并不代表真正的子宫内压力的变化。图形提供的信息包括宫缩的时机、持续时间、间隔时间及相对强度。为了获得真实的子宫张力可采用体内监护，将一根压力导管经阴道置入子宫腔。这一导管内置有压力传感器，可提供真正的子宫收缩和放松时宫腔压力的连续信息。信息传输到监护仪，显示在走纸或屏幕上。

生理学

与成人一样，FHR 取决于窦房结的内在起搏。胎儿心率由自主神经系统调节。副交感神经系统通过迷走神经传出的冲动减缓心率。支配心脏的交感神经通过分泌去甲肾上腺素增强心肌收缩力，增快心率。只有胎儿中枢神经系统的充足氧合才能使交感和

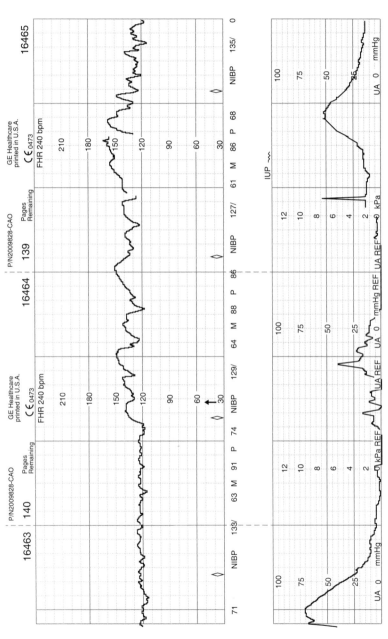

图 4-1 记录胎心率和子宫收缩。上图为胎心率曲线，下图为宫缩压力曲线

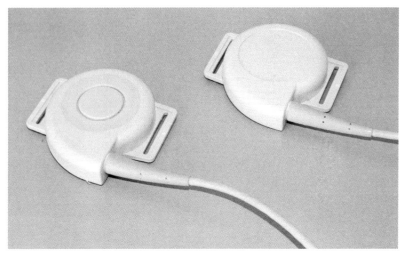

图 4-2　外监护胎心率探头和宫缩压力探头

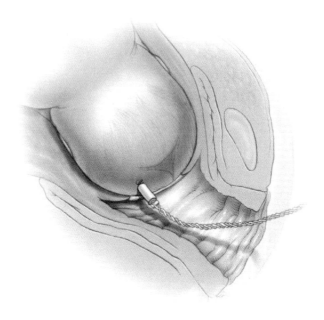

图 4-3　内监护胎心率探头是胎儿头皮电极（From Intrapartum assessment. In: Cunningham F, Leveno L, Bloom S, Hauth J, Rause, D, Spong. *Williams Obstetrics*. 23rd ed. New York, NY: McGraw-Hill; 2010.）

副交感神经系统之间产生正常的相互协调作用，对某些刺激产生明显的心搏之间的心率变异或 FHR 增快。一旦胎儿氧合障碍，中枢神经系统缺氧，会影响交感和副交感神经系统之间正常的相互调节能力，导致正常胎心率变异的消失。另外，当胎儿存在血氧不足（胎儿血氧水平降低）和缺氧（组织的含氧量下降）时，位于主动脉弓外周化学感受器和颈动脉窦以及中枢化学感受器激活副交感神经系统，通过兴奋迷走神经减缓心率。在主动脉弓和颈动脉窦存在对血压敏感的其他受体（压力感受器）。当血压上升时，也可通过迷走神经兴奋副交感神经系统而减缓心率，这可作为血压升高时一个保护机制。

胎儿足够的供氧取决于母体良好的氧合，母血通过胎盘，将氧气输送给胎儿，最终到达胎儿的各个脏器和组织。在这个过程中任何环节发生障碍都有可能导致胎儿缺氧，产生胎儿酸中毒。在正常分娩过程中，子宫呈规律性收缩，宫缩间隔通常为几分钟，每次宫缩持续 40 ～ 60 s。每次宫缩时，母体血液通过位于肌层的众多螺旋动脉到达胎盘，而这些血管在子宫收缩时将暂时性关闭。由此，在产程中每次宫缩时，胎儿供氧会暂时性下降。但是，如果宫缩的频率和持续时间在限定范围、胎盘结构基本正常和功能完好、母体没有贫血或缺氧以及子宫–胎盘灌注正常，胎儿可以承受每次宫缩时暂时的供氧减少。在正常产程的宫缩间隙胎儿供氧能得以补偿。但是，当宫缩过频（期外收缩）或持续时间过长，胎儿供氧就没有机会恢复，会导致缺氧。同样，如果胎盘功能已经受损（例如胎盘发育不良或母亲存在血管性疾病），则宫缩所产生的压力可进一步损伤胎盘功能，进而导致胎儿缺氧。因此，用超声评估时会发现胎儿宫内生长迟缓（小于胎龄儿，small-forgestational，SGA），产时出现异常胎心率的风险更高，因胎盘功能障碍是 SGA 的主要原因之一。

胎儿电子监护在预防胎儿损伤中的作用

促使胎儿电子监护发展的初衷是为了能及时识别胎儿缺氧，在脑损伤发生之前分娩。事实上，异常胎心率图形对预测胎儿脑损伤并不理想。而且，在评估 EFM 的随机试验中，除了与间断听诊进行过比较，还未与其他胎儿监测手段进行过比较，而且这些试验中大多数只包括低危孕妇。最近的一项包括 13 项随机试验的 meta 分析，将胎儿电子监护与间断听诊在低危和高危孕妇中进行比较，发现使用胎儿电子监护可增加剖宫产率和阴道手术产率，但是，并不减少围产期死亡率、大脑性瘫痪、脐带血酸中毒、缺血缺氧性脑病、神经发育障碍、低 Apgar 评分和入新生儿重症监护室的风险[2]。事实上，异常的胎心率图形对于 2500 g 及以上单胎的大脑性瘫痪阳性预测概率仅为 0.14%。换言之，99% 以上异常胎心监护图的胎儿都不会发生大脑性瘫痪。因此，引入胎儿电子监护毫无意义，因为它与大脑性瘫痪的发生率没有很好的相关性，仅有 4% 的脑病患者是由产时事件造成，大部分大脑性瘫痪病例可归因于产前事件[3-4]。

尽管这些观察提示低危孕妇使用胎儿电子监护并没有比间断听诊存在明显的优势，但是后者在分娩室中实用性不强。此外，没有数据表明间断听诊的最佳间隔时间。显然，在具有不良妊娠结局风险的孕妇或胎儿的高危妊娠应该采用胎儿电子监护，以帮助监测和识别那些不能承受分娩时额外宫缩压力的胎儿。

常用术语

通常情况下，负责产程中孕妇的临床医生以目测法来解读胎心监护图。美国妇产科医师学会提出了胎心率各种图形特征的明确定义（表 4-1）[5]。然而，众所周知，对于胎心率图形的解读存在着观察者偏差[6-7]。由计算机自动化分析系统对胎心率图形标准化的解释虽有研发和尝试[8]，但目前并没有广泛应用。胎心率图形的解读是持续和动态的，其目的在于判定胎儿在任何特定时点供氧是否充足，或是否存在缺氧和酸中毒的危险。

基线胎心率

观察 10 min 时间的胎心波动范围，以 5 次 / 分（beats/min，bpm）刻度显示。在 10 min 观察片段，胎心率基线至少稳定 2 min 才能确定，并除外加速、减速和显著变异的部分。胎心率正常范围是 110 ～ 160 bmp。如果胎心基线高于 160 bmp 为胎儿心动过速（tachycardia），低于 110 bmp 为胎儿心动过缓（bradycardia）。

一些胎儿的基线胎心率小于 110 bmp 也属正常，并不能反映

表 4-1　胎心电子监护定义 [a]

图形	定义
基线	观察 10 min 时间的胎心波动范围，以 5 次 / 分（bpm）刻度显示，不包括： ● 间歇性周期变化 ● 显著胎心率基线变异片段 ● ≥ 25 bpm 基线率变异的片段 在任何一个 10 min 观察片段，胎心率基线至少 2 min 是稳定有效的。如果基线时间不能确定的情况下，可以参考之前的 10 min 片段确定基线 正常胎心率基线：110 ～ 160 bpm 心动过速：胎心率基线 ≥ 160 bpm，持续时间 ≥ 10 min 心动过缓：胎心率基线 < 110 bpm，持续时间 ≥ 10 min
基线变异	胎心率基线是振幅和频率不规律的波动，变异通常是从振幅最低点到峰值之间差异的定量观察（bpm） ● 变异缺失：指振幅波动消失（译者注：原文表格不完整，基线变异应该还有晚期减速、变异减速、延长减速、反复性减速、间隙性减速、宫缩、正弦波形） ● 微小变异：指振幅波动 ≤ 5 bpm ● 中度（正常）变异：振幅波动 6 ～ 25 bpm ● 显著变异：振幅波动 ≥ 25 bpm
加速	表现为胎心率突然增速（从开始到达峰值 ≤ 30 s） 妊娠 ≥ 32 周，加速超过基线的幅度 ≥ 15 bpm，持续时间 ≥ 15 秒，但是不超过 2 min 妊娠 < 32 周，加速幅度 ≥ 10 bpm，持续时间 ≥ 10 s，但不超过 2 min 延长加速指加速时间 ≥ 2 min，但 ≤ 10 min 加速持续时间 ≥ 10 min，称为基线改变
早期减速	指伴随宫缩出现的减速，通常是对称地、缓慢地下降到最低点再恢复到基线。开始到最低点的时间 ≥ 30 s，减速最低点常与宫缩的峰值同步。一般来说，减速的开始、最低点、恢复与宫缩的起始、峰值和结束一致

缩略词：bpm，次 / 分；FHR，胎心率。

[a] Used with permission from American College of Obstetricians and Gynecologists (ACOG). [5]

胎儿有危险。但是，在供氧充足的情况下出现心动过缓，预示胎儿先天性心脏传导阻滞。然而，临产后持续的心动过缓是由胎儿缺氧刺激迷走神经所致。胎儿缺氧的主要原因是母体低血压、胎盘早剥、子宫破裂、羊水栓塞或脐带脱垂。无论哪种原因，在产程中突然出现胎儿心动过缓，都要立刻寻找原因，积极采取措施，尽快结束分娩。

尽管胎儿心动过速可作为胎儿缺氧的信号，但通常与母体发热和绒毛膜羊膜炎有关。应采取步骤将母体的温度降至正常水平（通过冷敷和服用解热镇痛药），对于疑似感染者应使用抗生素。其他导致胎儿心动过速的原因包括母体应用拟 β 受体药物和不恰当的可卡因或去氧麻黄碱药物。

基线变异

一个中枢神经系统供氧良好的健康胎儿，在交感神经和副交感神经系统之间的相互作用下，胎心率基线呈上下不规则的波动。以往认定的短期变异与长期变异之间的区别不再认为是相关的。振幅（单位 bpm）从波峰到波谷的改变用于基线变异的分类，分为变异缺失、微小变异（≤ 5 bpm；图 4-4）、中度变异（6 ～ 25 bpm；图 4-5）或显著变异（＞ 25 bpm；图 4-6）。中度变异（6 ～ 25 bpm）被认为是正常的，提示胎儿健康[9]。显著变异的意义并不完全清楚，但变异缺失应引起重视，因为它可能反映胎儿缺氧。其他导致变异减少的原因有短暂的胎儿睡眠周期、母亲使用药物或既有的神经损伤。对基线变异消失和减少的区分往往比较困难，往往有观察者偏差。有些观点认为基线变异减少和消失是一个问题[10]。

加速

加速是指胎心率突然显著增加（从开始到波峰时间＜ 30 s），加速在基线水平上上升至少 15 bpm，持续时间至少 15 s。延长加速指加速持续 2 ～ 10 min。妊娠 32 周之前，加速的定义指胎心率在基线水平上上升≥ 10 bpm，持续时间≥ 10 s。

减速

减速是指目测所见的胎心率降低至基线以下。减速的定义基于它们的形状、深度和持续时间，以及与宫缩之间的关系。

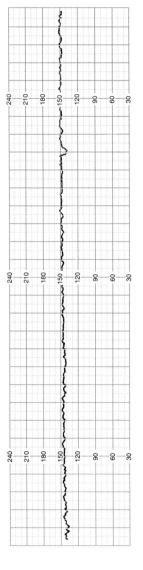

图 4-4 微小变异（From Intrapartum assessment. In: Cunningham F, Leveno L, Bloom S, Hauth J, Rause D, Spong C. *Williams Obstetrics*. 23rd ed. New York, NY: McGraw-Hill; 2010.）

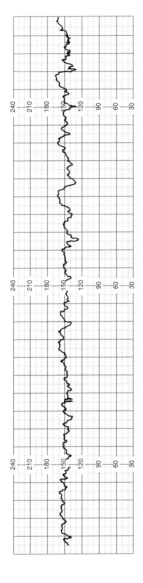

图 4-5 中度变异（From Intrapartum assessment. In: Cunningham F, Leveno L, Bloom S, Hauth J, Rause D, Spong C. *Williams Obstetrics*. 23rd ed. New York, NY: McGraw-Hill; 2010.）

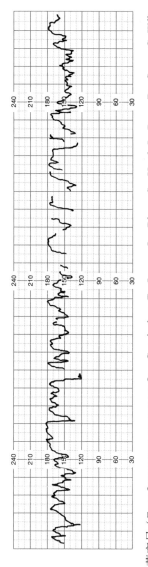

图 4-6　显著变异（From Intrapartum assessment. In: Cunningham F, Leveno L, Bloom S, Hauth J, Rause D, Spong C. *Williams Obstetrics.* 23rd ed. New York, NY: McGraw-Hill; 2010.）

变异减速

　　这是最常见的减速类型，可以发生在产程中胎心监测的大部分时点。表现为胎心率突然下降（从开始到最低点时间＜30 s），胎心率下降幅度至少15 bpm，减速持续时间在15 s以上，但不超过2 min（图4-7和图4-8）。变异减速通常与子宫收缩有关，但它减速的深度、持续时间和形状与宫缩之间无规律（因此就有了"变异减速"这个专业术语）。延长减速是指从开始到恢复基线持续在2 min以上，但是不超过10 min（图4-9）。如果超过10 min的减速被认为是基线改变——也就是心动过缓。满足"60 s规则"的变异减速被认定为重度或显著减速：减速持续≥60 s，低于基线下降幅度≥60 bpm，或下降至最低60 bmp以下[10]。

　　变异减速通常被认为是宫缩时脐带受压的结果（比如位于子宫壁与胎头之间）。脐带受压后，胎儿血管的压力突然增高，压力感受器（位于主动脉弓和颈动脉体）刺激迷走神经导致胎心率减

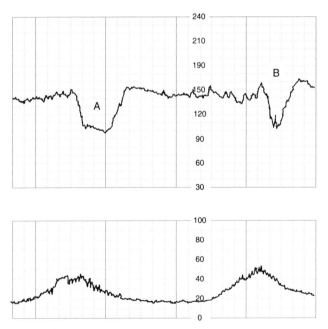

图4-7　变异减速（From Intrapartum assessment. In：Cunningham F，Leveno L，Bloom S，Hauth J，Rause D，Spong C. *Williams Obstetrics*. 23rd ed. New York，NY：McGraw-Hill；2010.）

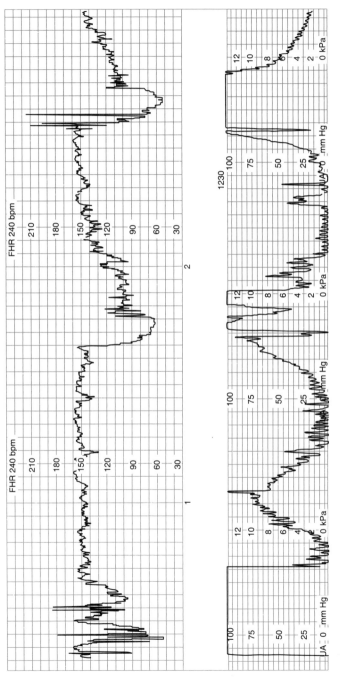

图 4-8　重度变异减速

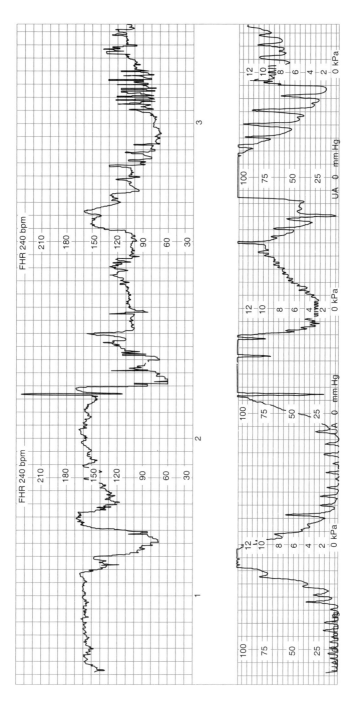

图 4-9　延长减速

慢。因此，当子宫收缩时，减速会突然发生，宫缩结束后脐带受压解除，胎心率也随即恢复。变异减速并不代表胎儿缺氧，然而反复的变异减速提示胎儿供氧的血液反复中断，持续反复的变异减速最终可导致胎死宫内。减速时间越久，幅度越深，越有可能是胎儿供氧不足，是胎儿缺氧的征兆。

晚期减速

　　这类减速与子宫收缩有关，但不同于变异减速。它往往出现在宫缩之后；减速的开始、最低点以及恢复分别落后于宫缩的开始、峰值及结束（图 4-10）。由于难以精准定位减速的开始和宫缩的开始时点，所以定义晚期减速最重要的标准是减速的最低点明显地出现在对应宫缩的最高峰之后。晚期减速常常呈对称性，胎心率呈逐渐下降（减速从开始到最低点的时间 ≥ 30 s）。

　　晚期减速被认为是缺氧和高碳酸血症刺激位于主动脉弓和颈动脉窦的化学感应器引起迷走神经兴奋所导致的胎心率反应。在宫缩时，母体给胎儿供氧的胎盘血流暂时中断。缺氧的血液通过

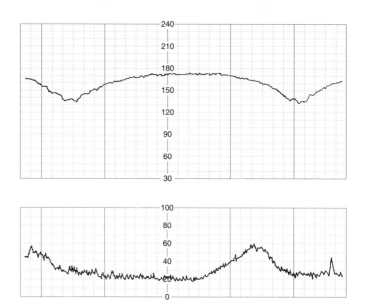

图 4-10　晚期减速伴心动过速及基线变异减少（From Intrapartum assessment. In：Cunningham F，Leveno L，Bloom S，Hauth J，Rause D，Spong C. *Williams Obstetrics*. 23rd ed. New York，NY：McGraw-Hill；2010.）

脐带最终到达化学感应器，兴奋迷走神经导致胎心率减慢。因此，胎心率的减速滞后于子宫收缩，形成了晚期减速。

除了迷走神经反射之外，对于持续和加重的胎儿缺氧，晚期减速也可能是直接心肌抑制的结果。出现反复晚期减速（在观察时间内 ≥ 50% 的宫缩均伴发晚期减速，持续时间大于 30 min），特别是合并微小变异或基线变异消失，很有可能存在胎儿缺氧，应尽快结束分娩。

早期减速

早期减速呈对称性和渐进性的胎心减慢（从开始到最低点时间 ≥ 30 s），同时，减速与子宫收缩同步，形成宫缩的镜像图。这类减速的临床意义不大，被认为是在产程中子宫收缩时，胎头下降受产妇盆底组织的挤压引起迷走神经兴奋所致，这并不代表胎儿有损伤的迹象。

正弦图形

这是一种平滑的、类似正弦波的胎心率基线图形，3 ～ 5 周期 / 分，持续时间 ≥ 20 min（图 4-11）。这类图形可能与使用阿法罗定（译者注：也称安侬痛，一种阿片类药物）[11] 或布托啡诺有关[12]。但也与重度胎儿窘迫和胎儿重度贫血（如产时母胎输血综合征或胎儿溶血性疾病）有关。胎心率正弦图形提示产科医生应密切注意对胎儿的观察和评估，提示儿科医生警惕新生儿有即刻输血的可能。

胎心率图形的三级判读系统

2008 年，美国国立儿童健康与人类发育研究所召开研讨会，汇总了近年来发表的文献、胎儿电子监护相关定义、解读及指南[13]，推荐采用三级判读系统，把胎心率图形归类于三级判读系统的一种（表 4-2）。

I 类图形

这类图形为正常胎心率图形，强烈提示胎儿血氧状态良好，酸碱状态正常。

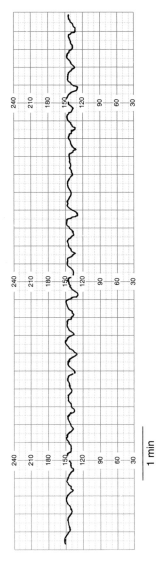

图 4-11　正弦波图形（From Intrapartum assessment. In: Cunningham F, Leveno L, Bloom S, Hauth J, Rause D, Spong C. *Williams Obstetrics.* 23rd ed. New York, NY: McGraw-Hill; 2010.）

表 4-2　胎心率图形三级判读系统 [a]

Ⅰ类	Ⅰ类图形满足下列条件： 胎心率基线：110 ～ 160 bpm 胎心率变异：中度变异 晚期减速或变异减速：无 早期减速：存在或无 加速：存在或无
Ⅱ类	Ⅱ类指不能归属于Ⅰ类型，也不属于Ⅲ类胎心率图形，包括以下任何一项： 　胎心率基线 　　—心动过缓不伴有基线变异消失 　　—胎儿心动过速 　胎心率基线变异 　　—微小变异 　　—变异缺失但不伴有反复性减速 　　—显著变异 　加速 　　—胎儿受到刺激后没有加速 　周期性或偶发性减速 　　—复发性变异减速伴基线微小或中度变异 　　—延长减速，2 min ＜持续时间＜ 10 min（译者注：ACOG 　　　2009 年指南为 2 min ≤持续时间≤ 10 min） 　　—反复晚期减速伴基线中度变异 　　—有其他特征的变异减速，如基线恢复缓慢、"尖峰"或 　　　"双肩峰"
Ⅲ类	Ⅲ类图形包括以下两种情况： 　基线变异消失伴有以下一项： 　　—复发性晚期减速 　　—胎儿心动过缓 　　—复发性变异减速 　正弦波图形

[a] Used with permission from American College of Obstetricians and Gynecologists（ACOG）[5]

Ⅲ类图形

　　这类图形为异常胎心率图形，提示图形采集时段的胎儿酸碱状态异常。

Ⅱ类图形

这类既不归属于Ⅰ类也不归属Ⅲ类的图形为可疑胎心率图形，它虽不提示胎儿处于异常酸碱状态，但需要继续观察和再次评估。

三级判读系统的应用

在处理方面，对Ⅰ类的正常图形和Ⅲ类异常图形的反应直截了当：Ⅰ类图形属于正常，不需要特殊的干预和处理。而Ⅲ类图形是异常的，需要尽快评估和干预，以纠正异常胎心率或尽快娩出胎儿。Ⅱ类胎心率图形的问题在于这类图形的多元性，没有明确的指南来区别以下两种情况：(1)图形可能发生异常改变（恶化），提示胎儿处于窘迫和（或）酸中毒危险状态；(2)图形提示胎儿处于良好的代偿阶段，目前胎儿尚无缺氧。事实上，在产时FHR监护的某些时点大部分FHR图形属于Ⅱ类胎心率图形。胎儿娩出前的最后 2 h，经产妇和初产妇分别有 35% 和 45% 的时间为Ⅱ类胎心率图形[14]。

最近，一个胎儿监护领域的专家小组提出了一个流程，试图帮助临床医生根据是否存在尚可接受的胎心率形式（中度的胎心率变异或胎心率加速）、是否存在持久性显著减速以及产程进展情况来评估各种Ⅱ类胎心率图形的临床意义[10]。其他评估与分类系统也被各种专业协会提出或采用[8, 15-17]。所有这些评估系统的目的是判断胎儿的安危，以避免不必要的干预，因为异常胎心率监护图形在预测胎儿酸中毒方面存在较高假阳性率。

复苏措施

如前所述（见生理学部分），有几种因素可能导致胎儿的氧气输送障碍。因此，当胎心率图形的变化提示胎儿已存在或即将发生缺氧时，可采用以下几个措施来改善胎儿状况。

孕妇液体治疗

由于胎盘的氧供取决于充足的母体灌注胎盘的血流（大约400 ml/min 的速度），快速静脉输液可改善胎儿的氧合[18]。

孕妇的体位

孕妇从仰卧位转为左侧或右侧卧位，可减轻下腔静脉受压，改善心脏血液回流。最终改善心输出量和胎盘血液灌注。

供氧

孕妇吸入高浓度氧气，特别是应用非复吸入式面罩吸氧时，可改善胎儿氧合。吸氧对于那些胎儿脉搏血氧饱和度检测仪检测到血氧饱和度降低的胎儿，氧合的改善特别明显[18-19]。

子宫松弛

因为宫缩时母体流向胎盘的血流受阻，在宫缩间隙让胎儿恢复血供是重要的。胎儿血氧饱和度确实与宫缩的频率成反比[20]。因此，宫缩过频（10 min 内超过 5 次宫缩）、子宫基线张力过高和宫缩时间延长等都可以导致胎儿缺氧。如果孕妇正在应用缩宫素，应立即停用或减慢速度或应用宫缩抑制剂（如特布他林 0.25 mg 皮下注射）。

羊膜腔灌注术

脐带受压被认为是变异减速的原因。出现重度和复发性变异减速时，通过测量子宫内压力的宫腔导管，将液体输入宫腔，通常可缓解脐带压迫造成的胎心减速。一个包含 19 项研究的 meta 分析显示，羊膜腔灌注术可显著减少持续性减速的发生率、降低剖宫产率和阴道手术产率或"胎儿窘迫"为指征的剖宫产率、减少低 Apgar 评分发生率[21]。

药物对胎心率图形的影响

在产程中常用的几种药物可影响胎心率图形。为了避免对胎心率图形错误解读和不必要的干预，了解这些药物的作用很重要。

硫酸镁

硫酸镁（$MgSO_4$）在产科临床中常用。通常作为宫缩抑制剂用于早产孕妇，也常规用于子痫前期妇女预防子痫抽搐，最近已用于孕周小于 33 周的早产胎儿的产前神经保护治疗。虽然一些研究发现硫酸镁会降低胎心率基线变异[22]，而另外一些研究未发现该现象[23]。一项设计良好的随机研究表明，在未临产孕妇中静脉给予硫酸镁与胎心率基线值显著降低、基线变异减少和加速次数减少有关联。但是这些改变幅度小，以致作者质疑它的临床意义[24]。因此，在使用硫酸镁治疗的孕妇中观察到 FHR 基线变异减少时应慎重解读，没必要把它归因于药物的作用。

麻醉剂

并不是产程中的所有孕妇都适合区域麻醉。例如血小板减少症或出血倾向、接受抗凝治疗、脊柱畸形或有脊柱手术史的孕妇都不适用硬膜外麻醉或蛛网膜下腔麻醉。此外，处于潜伏期的妇女可能需要某种方式的镇痛，尤其是潜伏期延长者。这些情况下往往经肠道外应用麻醉药。所有给予孕妇的麻醉剂都可迅速通过胎盘，对胎心率有类似的作用；这些药物可减少胎心率基线变异和加速的频率。这些表现在下列药物应用中都曾发生：吗啡（是 20 世纪中叶在产程中常用的分娩镇痛药物）[25]，哌替啶（替代吗啡用于分娩镇痛，目前在世界上广泛使用）[26-28]，芬太尼[29]，纳布啡[30]，氢吗啡酮[31]和美沙酮[32]。

可卡因

使用可卡因可致胎心率变异性下降[33]、胎心加速减少[34]和出现晚期减速[35]。晚期减速可能是子宫动脉血管收缩的结果，表现为一过性的，一旦可卡因药效消失即可恢复[36]。

类固醇

类固醇常规用于妊娠 ≤ 34 周的早产孕妇。分次给予倍他米松或地塞米松，连续 48 h 以上，以促进胎儿肺成熟和降低其他与早产相关的风险。一些学者认为这两种药物都会对胎心率图形的某些参数产生影响[37]，但也有学者认为只有倍他米松有影响，地塞米松没有[38]。类固醇与胎心率基线降低、胎心率加速减少及基线变异减少有关[37]，但在初始用药后的 4 ~ 7 天内这些改变就会恢复。

椎管内分娩镇痛对胎心率的影响

在产程中实施椎管内镇痛后，常可观察到胎心率的改变。椎管内镇痛阻滞了交感神经，导致母体动静脉血管床舒张，产妇发生低血压，胎盘灌注下降，继而发生胎心率变化[39]。临床上通常采用静脉液体预扩容的方法处理这个问题，基于的理论是其可以减少产妇低血压风险和胎心率异常的风险[40]。一项系统回顾性研究显示，接受高剂量的硬膜外镇痛孕妇接受静脉液体预扩容能减少低血压和胎心率异常的风险。但是，在接受低剂量的硬膜外或腰麻-硬膜外（CSE）联合麻醉时，此方法有效性的证据是有限的[41]。

一些观察者注意到蛛网膜下腔应用阿片类药物后，即使母亲不存在低血压也会发生胎心率异常。一项包含 24 个临床研究、3513 名孕妇的 meta 分析证实了产程中实施鞘内阿片类分娩镇痛出现胎心率异常的比数比风险为 1.8（可信区间 1.04 ～ 3.14）。然而，并不增加器械助产率或新生儿低 Apgar 评风险[42]。而且，对胎心率的影响与鞘内使用的麻醉剂量有关。一项随机研究表明，鞘内使用舒芬太尼 7.5 μg 发生胎心率改变（心动过缓或晚期减速）的概率是使用 1.5 μg 舒芬太尼（联合使用布比卡因）或传统硬膜外镇痛的两倍。相反，鞘内使用布比卡因配伍低剂量芬太尼需要使用麻黄碱的严重低血压的发生率（29%）是最高的，比鞘内单纯使用高剂量舒芬太尼（12%）或硬膜外镇痛（7%）的发生率高[43]。

为什么腰麻或腰硬联合镇痛会引起胎心率的异常变化，仍然是一个争议的问题。鞘内使用阿片类药物似乎与子宫活动和子宫张力的增加有关。有学者认为，鞘内阿片类药物可快速扩散到中枢神经系统，产生中枢性效应，导致催产素释放，引起子宫活动过度，继而发生胎心率变化[44]。更经常被接受的假说是，采用阿片类药腰麻或腰硬联合阻滞可快速缓解疼痛，可使母体肾上腺素浓度迅速下降，引起母亲血液循环中肾上腺素和去甲肾上腺素之间暂时性失衡。因为肾上腺素有拟 β - 交感的子宫平滑肌松弛作用，而去甲肾上腺素对子宫有收缩作用，鞘内镇痛（腰麻）后去甲肾上腺素相对增加，导致子宫张力和活动一过性增加，进而产生胎心率异常[45]。在产程中随机选用腰硬联合或硬膜外分娩镇痛，使用腰硬联合镇痛的产妇出现子宫高张力和胎心率异常的概率的确比硬膜外镇痛的高，尤其是那些产程进展迅速、疼痛明显的产妇。而且镇痛后疼痛评分的迅速下降与子宫压力过高和胎心率异常呈正相关，这也支持了肾上腺素与去甲肾上腺素失平衡的假说。

不管椎管内分娩镇痛后胎心率变化的原因是什么，这些变化通常是短暂的且对复苏措施的反应良好。应用麻黄碱提升母体血压、给氧、停用催产素、应用宫缩抑制剂、改变母亲体位以及静脉输液，无论是采用一种方法还是多种方法联合实施，都能快速纠正胎心率异常。

小结

产时胎儿电子监护是分娩过程中监测胎儿安危常用的方法。虽然关于实施胎儿电子监护是否有益仍存在争议，但胎心率图形的一些特征参数可提供胎儿在宫内处于正常状态的信息，而另外一些特征参数可提示胎儿即将发生危险。为了能合理应用产时胎儿电子监护以保障产程管理的安全、有效，全面理解和正确解读胎儿电子监护的各种图形特征以及熟悉用于改善胎儿氧合状况的各种药物的作用和干预措施至关重要。

参考文献

1. Grimes DA, Peipert JF. Electronic fetal monitoring as a public health screening program: the arithmetic of failure. *Obstet Gynecol.* 2010;116(6):1397-1400.

2. Alfirevic Z, Devane D, Gyte GM. Continuous cardiotocography (CTG) as a form of electronic fetal monitoring (EFM) for fetal assessment during labour. *Cochrane Database Syst Rev.* May 2013.

3. Hankins GD, Speer M. Defining the pathogenesis and pathophysiology of neonatal encephalopathy and cerebral palsy. *Obstet Gynecol.* 2003;102:628-636.

4. Badawi N, Kurinczuk JJ, Keogh JM, et al. Antepartum risk factors for newborn encephalopathy: the Western Australian case control study. *BMJ.* 1999;317:1549-1553.

5. American College of Obstetricians and Gynecologists (ACOG). Intrapartum fetal heart rate monitoring: nomenclature, interpretation, and general management principles. ACOG Practice Bulletin 106, July 2009.

6. Nielsen PV, Stigsby B, Nickelsen C, Nim J. Intra- and inter-observer variability in the assessment of intrapartum cardiotocograms. *Acta Obstet Gynecol Scand.* 1987;66:421-424.

7. Lotgering FK, Wallenburg HC, Schouten HJ. Interobserver and intraobserver variation in the assessment of antepartum cardiotocograms. *Am J Obstet Gynecol.* 1982;144:701-705.

8. Elliott C, Warrick PA, Graham E, Hamilton EF. Graded classification of fetal heart rate tracings: association with neonatal metabolic acidosis and neurologic morbidity. *Am J Obstet Gynecol.* 2009;202:258. e1-8.

9. Parer JT, King T, Flanders S, Fox M, Kilpatrick SJ. Fetal acidemia and electronic fetal heart rate patterns: is there evidence of an association? *J Matern Fetal Neonatal Med.* 2006;19:289-294.

10. Clarke SL, Nageotte MP, Garite TJ, et al. Intrapartum management of category II fetal heart rate tracings: towards standardization of care. *Am J Obstet Gynecol.* 2013;209(2):89-97.

11. Veren D, Boehm FH, Killam AP. The clinical significance of a sinusoidal fetal heart rate pattern associated with alphaprodine administration. *J Reprod Med.* 1982;27(7):411-414.

12. Hatjis CG, Meis PJ. Sinusoidal fetal heart rate pattern associated with butorphanol administration. *Obstet Gynecol.* 1986;67:377-380.

13. Macones GA, Hankins GDV, Spong CY, Hauth J, Moore T. The 2008 National Institute of Child Health and Human Development Workshop Report on Electronic Fetal Monitoring. Update on definitions, interpretation, and research guidelines. *Obstet Gynecol.* 2008;112:661-666.

14. Jackson M, Holmgren CM, Esplin S, Henry E, Varner MW. Frequency of fetal heart rate categories and short-term neonatal outcome. *Obstet Gynecol.* 2011;118:803-808.

15. Parer JT, Ikeda T. A framework for standardized management of intrapartum fetal heart rate patterns. *Am J Obstet Gynecol.* 2007;197:26.e1-6.

16. Liston R, Sawchuck D, Young D; Society of Obstetrics and Gynaecologists of Canada; British Columbia Perinatal Health Program. Fetal health surveillance: antepartum and intrapartum consensus guideline. *J Obstet Gynaecol Can.* 2007; 29(9 suppl 4):S3-56. Erratum in *J Obstet Gynaecol Can.* 2007;29:909.

17. Royal College of Obstetricians and Gynecologists. Electronic fetal monitoring: the use and interpretation of cardiotocography in intrapartum fetal surveillance. Evidence-based guideline no. 8. http://guidance.nice.org.uk/CGC.

18. Simpson KR, James DC. Efficacy of intrauterine resuscitation techniques in improving fetal oxygen status during labor. *Obstet Gynecol.* 2005;105:1362-1368.

19. Haydon ML, Gorenberg DM, Nageotte MP, et al. The effect of maternal oxygen administration on fetal pulse oximetry during labor in fetuses with nonreassuring fetal heart rate patterns. *Am J Obstet Gynecol.* 2006;195:735-738.

20. Simpson KR, James DC. Effects of oxytocin-induced uterine hyperstimulation during labor on fetal oxygen status and fetal heart rate patterns. *Am J Obstet Gynecol.* 2008;199:34.e1-e5.

21. Hofmeyr GJ, Lawrie TA. Amnioinfusion for potential or suspected umbilical cord compression in labour. *Cochrane Database Syst Rev.* 2012;18:1.

22. Atkinson MW, Belfort MA, Saade GR, Moise KJ Jr. The relation between magnesium sulfate therapy and fetal heart rate variability. *Obstet Gynecol.* 1994;83:967-970.

23. Stallworth JC, Yeh SY, Petrie RH. The effect of magnesium sulfate on fetal heart rate variability and uterine activity. *Am J Obstet Gynecol.* 1981;140:702-706.

24. Hallak M, Martinez-Poyer J, Kruger ML, Hassan S, Blackwell SC, Sorokin Y. The effect of magnesium sulfate on fetal heart rate parameters: a randomized, placebo-controlled trial. *Am J Obstet Gynecol.* 1999;181:1122-1127.

25. Kopecky EA, Ryan ML, Barrett JF, et al. Fetal response to maternally administered morphine. *Am J Obstet Gynecol.* 2000;183:424-430.

26. Hill JB, Alexander JM, Sharma SK, McIntire DD, Leveno KJ. A comparison of the effects of epidural and meperidine analgesia during labor on fetal heart rate. *Obstet Gynecol.* 2003;102:333-337.

27. Sekhavat L, Behdad S. The effects of meperidine analgesia during labor on fetal heart rate. *Int J Biomed Sci.* 2009;5(1):59-62.

28. James BH, James MA, Sharma SK, et al. Comparison of the effects of epidural and meperidine analgesia during labor on fetal heart rate. *Obstet Gynecol.* 2003;102:333-337.

29. Rayburn W, Rathke A, Leuschen MP, Chleborad J, Weidner W. Fentanyl citrate analgesia during labor. *Am J Obstet Gynecol.* 1989;161:202-206.

30. Nicolle E, Devillier P, Delanoy B, Durand C, Bessard G. Therapeutic monitoring of nalbuphine: transplacental transfer and estimated pharmacokinetics in the neonate. *Eur J Clin Pharmacol.* 1996;49:485-489.

31. Farrell T, Owen P, Harrold A. Fetal movements following intrapartum maternal opiate administration. *Clin Exp Obstet Gynecol.* 1996;23:144-146.

32. Jansson LM, Dipietro J, Elko A. Fetal response to maternal methadone administration. *Am J Obstet Gynecol.* 2005;193:611-617.

33. Chazotte C, Forman L, Gandhi J. Heart rate patterns in fetuses exposed to cocaine. *Obstet Gynecol.* 1991;78:323-325.

34. Tabor BL, Soffici AR, Smith-Wallace T, et al. The effect of maternal cocaine use on the fetus: changes in antepartum fetal heart rate tracings. *Am J Obstet Gynecol.* 1991;165:1278-1281.

35. George K, Smith JF, Curet LB. Doppler velocimetry and fetal heart rate pattern observations in acute cocaine intoxication: a case report. *J Reprod Med.* 1995;40:65-67.

36. Perlow JH, Schlossberg DL, Strassner HT. Intrapartum cocaine use: a case report. *J Reprod Med.*

1990;35:978-980.

37. Rotmensch S, Liberati M, Vishne TH, Celentano C, Ben-Rafael Z, Bellati U. The effect of betametha-sone and dexamethasone on fetal heart rate patterns and biophysical activities. A prospective randomized trial. *Acta Obstet Gynecol Scand.* 1999;78:493-500.

38. Senat MV, Minoui S, Multon O, Fernandez H, Frydman R, Ville Y. Effect of dexamethasone and beta-methasone on fetal heart rate variability in preterm labour: a randomized study. *Br J Obstet Gynaecol.* 1998;105:749-755.

39. Umstad MP, Ross A, Rushford DD, Permezel M. Epidural analgesia and fetal heart rate abnormalities. *Aust N Z J Obstet Gynecol.* 1993;33:269-272.

40. Ramanathan S, Masih A, Rock I, Chalon J, Turndorf H. Maternal and fetal effects of prophylactic hydration with crystalloids or colloids before epidural anaesthesia. *Anesth Analg.* 1983;62:673-678.

41. Hofmeyr GJ, Cyna AM, Middleton P. Prophylactic intravenous preloading for regional analgesia in labour. *Cochrane Database Syst Rev.* 2004;18(4):CD000175.

42. Mardirosoff C, Dumontb L, Boulvainc M, Trame MR. Fetal bradycardia due to intrathecal opioids for labour analgesia: a systematic review. *BJOG.* 2002;109:274-281.

43. Van de Velde M, Teunkens A, Hanssens M, Vandermeersch E, Verhaeghe J. Intrathecal sufentanil and fetal heart rate abnormalities: a double-blind, double placebo-controlled trial comparing two forms of combined spinal epidural analgesia with epidural analgesia in labor. *Anesth Analg.* 2004;98(4):1153-1159.

44. Van de Velde M. Neuraxial analgesia and fetal bradycardia. *Anesth Analg.* 2005;8:253-256.

45. Segall S, Csavoy AN, Datta S. The tocolytic effect of catecholamines in the gravid rat uterus. *Anesth Analg.* 1998;87:864-869.

第二部分

麻醉实施

章节

第 5 章	产科麻醉常用药物	64
第 6 章	椎管内分娩镇痛和对分娩的影响	84
第 7 章	超声用于产科麻醉	110
第 8 章	非椎管内分娩镇痛	121
第 9 章	剖宫产麻醉和术后镇痛	130
第 10 章	早产、多胎妊娠与异常分娩的麻醉	145
第 11 章	新生儿评估及新生儿复苏	162
第 12 章	孕期非产科手术的麻醉	179
第 13 章	非分娩期产科操作的麻醉	194

产科麻醉常用药物

5

Estee Piehl and Brenda A. Bucklin

沈 婷 译 贾丽洁 徐子锋 黄绍强 校

章目录

1. 引言   64
2. 子宫收缩抑制药   64
3. 局部麻醉药   74
4. 病例分析   81

引言

在产科临床工作中，产科医师和麻醉医师都会使用多种药物。这些药物与外科手术围术期使用的药物不同。本章将对产科常用药物进行综述。

子宫收缩抑制药

产科医生常使用子宫收缩抑制药（tocolytics）来防止早产。在美国，早产约占产妇的 12%，是导致围产期发病率和死亡率的主要原因[1]。近来对子宫收缩抑制药的循证医学 meta 分析表明钙通道阻滞剂和缩宫素拮抗剂可推迟分娩 2 ~ 7 天[2]；β 受体激动剂可推迟分娩 48 h，但会导致严重不良反应[3]。目前没有充足的证据支持环氧合酶（cyclooxygenase，COX）抑制剂的保胎疗效[4]；硫酸镁的保胎作用效果也不明显[5]。麻醉医师可能更多地涉及这些药物的其他应用，如治疗子宫强直、子宫内翻、胎盘滞留和胎头压迫。

硫酸镁

适应证

硫酸镁曾用于重度子痫前期的患者防止早产和预防子痫发作。但是，研究显示硫酸镁与安慰剂相比，并没有明显的预防早产作用，因此它不再作为抑制分娩药使用[6]。硫酸镁的主要适应证仍是预防重度子痫前期患者的子痫发作。此外，研究表明镁对胎儿的大脑有益处，孕妇经硫酸镁治疗能改善小至 23 周早产儿的发育[7]。

作用机制

硫酸镁的全身效应广泛，需严密监测。镁离子可透过血脑屏障，降低中枢神经系统（central nervous system，CNS）的兴奋性，减少 N- 甲基 -D- 天冬氨酸的活性。这些效应可能是硫酸镁抗惊厥和脑保护的作用机制。镁离子与钙离子竞争内质网上的结合位点，可降低细胞内钙离子水平，降低骨骼肌和平滑肌收缩的力度和频率[8]。镁离子减少突触前膜乙酰胆碱的释放，从而降低神经肌肉接头的活性，降低突触后膜对乙酰胆碱的敏感性。另外，镁离子促进内皮细胞产生前列腺素 I_2（prostaglandin I_2，PGI_2）和环磷酸鸟苷（guanosine monophosphate，GMP），下调血管紧张素转化酶，这些均有利于促进平滑肌松弛和血管舒张[8]，并增加子宫血流量。

剂量

硫酸镁常用的给药方法为初始剂量 4 g 静脉滴注，滴注时间超过 30 min，随后每小时输注 1 g[9]。治疗浓度为 4 ～ 9 mEq/L。使用时应严密监测血浆药物浓度和腱反射，以避免药物过量和镁离子毒性反应等并发症。不同血镁浓度产生的效应见表 5-1。镁中毒的治疗方案见表 5-2。镁离子通过肾排泄，因此对于肾功能不全的患者必须谨慎滴注和严密监测。

表 5-1　不同血镁浓度产生的效应

效应	血浆浓度（mg/dl）
生理浓度	1.5 ～ 2.0
治疗浓度	4.0 ～ 8.0
腱反射消失	10 ～ 12
窦房结阻滞和房室传导阻滞	15
呼吸停止	15 ～ 20
心搏停止	＞ 25

表 5-2　镁中毒的治疗

药物治疗
——静脉输注葡萄糖酸钙 1 g 或氯化钙 300 mg
气道管理
——立即停止输注镁

不良反应

　　高达 60% 的接受镁治疗的妊娠妇女出现不同程度的不良反应，包括面部潮红、恶心、视物模糊、头痛和嗜睡。除了和镁中毒有关的不良反应和并发症外，对这些接受硫酸镁治疗的患者还有其他一些重要的注意事项：①椎管内麻醉和全身麻醉时全身血管阻力降低和出现显著性低血压；②阴道分娩或剖宫产产后出血的风险增加；③吸入麻醉药物的最低肺泡浓度降低；④非去极化肌松药的敏感性增加；⑤全身肌无力的风险增加；⑥肺水肿的风险增加。治疗浓度的硫酸镁即可发生这些反应，因此在围产期使用硫酸镁时应预先考虑到这些问题[10-12]。

拟 β 类药物（利托君和特布他林）

适应证

　　β 受体激动剂用于治疗早产和子宫强直。然而，根据妊娠年龄的不同，β 受体激动剂只可推迟分娩 24 ～ 48 h，并且不能降低新生儿患病率[3]。此外，其不良反应严重限制了这类药物在治疗早产中的使用，因此被钙通道阻滞剂（calcium channel blockers,

CCBs）取代。在现代医疗实践中，β 受体激动剂更多用于治疗子宫张力过高和胎儿窘迫，特别是在实施椎管内麻醉后。分娩过程中血浆肾上腺素浓度增加，β 受体激动剂可产生子宫松弛作用。腰硬联合麻醉下，快速起效的镇痛作用使儿茶酚胺水平迅速下降，导致缩宫素的作用显著增强，引起子宫强直和胎盘灌注下降。特布他林的 β 受体激动特性（静脉输注 0.25 mg）可以快速且安全地治疗子宫张力过高，但是由于它在 1～2 h 达到作用高峰，因此会对产妇的宫缩模式和产程曲线带来不利影响。

作用机制

利托君和特布他林可选择性激动子宫平滑肌的 $β_2$ 受体[9]。

剂量

妊娠 37 周前长期口服 $β_2$ 受体激动剂不能有效预防早产，该类药物主要用于治疗子宫强直和急性早产。可重复静脉或皮下注射特布他林 0.25 mg，至孕妇心率高于基础值 20% 或 30%，不过合并心肺疾病的患者在使用特布他林时需特别注意[13]。由于存在孕妇严重心脏毒性和死亡风险，2011 年美国 FDA 在特布他林的标签上标注黑框警示，声明该药不能用于长时间的子宫收缩抑制（推迟分娩 48～72 h）[13]。尽管利托君是 FDA 唯一批准用于子宫收缩抑制的药物，但在美国已不再使用[9]。

不良反应

该类药物最常见的不良反应是孕妇以及胎儿心脏的 $β_1$ 受体兴奋和肺、内分泌系统的 $β_2$ 受体效应。β 受体激动剂可引起短暂的高血糖和低血钾。虽然严重的高血糖很罕见，并且停止输注通常都能缓解，但血糖升高可导致低血钾，因此需要对患者进行严密监测。该类药物可导致某些患者产生严重的不良反应，包括心动过速、心肌缺血、心律失常和肺水肿。双胎妊娠、感染和应用镁剂是诱发肺水肿的危险因素。$β_2$ 受体兴奋也可以引起低血压和脑缺血[14]。

钙通道阻滞剂

适应证

有数据显示钙通道阻滞剂比 β 受体激动剂在防止早产和改善新生儿预后方面更有优势[15]。钙通道阻滞剂被认为是抑制分娩的一线用药。硝苯地平对平滑肌的亲和力高于心肌，因此它是最常用的钙通道阻滞剂。

作用机制

钙通道阻滞剂阻止钙离子进入细胞，抑制内质网中的钙离子释放。这些作用都可抑制肌动蛋白-肌球蛋白复合体，松弛子宫平滑肌[9]。

剂量

口服或舌下含服硝苯地平，每 4 ～ 6 h 10 ～ 20 mg[15]。

不良反应

不良反应较少，包括面部潮红、头痛和低血压[9]。钙通道阻滞剂和全身麻醉联合应用可产生低血压和心脏传导异常[16]。然而，导致子宫胎盘灌注减少的严重低血压很罕见，尚未见有关胎儿不良反应的报道。肺水肿可能发生，多与同时输注 β 受体激动剂和（或）镁剂有关[17]。因为缩宫素和前列腺素激动剂都通过钙通道发挥作用，这两种药物对于治疗近期使用钙通道阻滞剂患者因宫缩乏力导致的出血效果有限[9]，应建立大口径静脉通路，并准备好子宫收缩剂和血制品。

前列腺素合成酶抑制剂（非甾体抗炎药）

适应证

该类药物治疗早产可以有效延长妊娠 2 ～ 7 天[4]，推荐使用吲哚美辛、舒林酸和酮咯酸，但是由于严重的胎儿不良反应（例如，32 周后动脉导管早闭、与尼美舒利有关的羊水过少和坏死性肠炎），该类药物只能在妊娠 32 周前使用，并且使用时间应限于72 h 内[18]。尽管选择性环氧合酶 2 （cyclooxygenase-2，COX-2）

抑制剂（罗非昔布和尼美舒利）比非选择性药物引起的不良反应可能要少，但该类药物已不再作为治疗早产的一线用药[4]。

作用机制

前列腺素合成酶抑制剂不可逆地抑制 COX-1 和 COX-2，减少由花生四烯酸生成的平滑肌兴奋剂 PGE_2 和 $PGF_2\alpha$[9]。

剂量

吲哚美辛是这类药物中最常用的一种，可以口服。负荷剂量 50 mg，随后每 4 ~ 6 h 25 mg，持续 48 ~ 72 h[9]。

不良反应

孕妇的不良反应通常比较轻微，但也可能发生血小板功能障碍和出血、肾灌注下降、肾功能不全、全身血管阻力增加、阿司匹林引起的哮喘、恶心和烧心感。

硝酸甘油

适应证

硝酸甘油（nitroglycerin，NTG）可以产生快速、短效的子宫松弛作用。虽然作用显著，但其主要用于一些操作，例如外倒转术、手工剥离胎盘、子宫内翻、胎头嵌顿、双胎第二个胎儿的取出、强直性子宫收缩的翻转[19]。尚没有研究显示硝酸甘油可有效治疗早产[20]。

作用机制

硝酸甘油通过激活鸟苷酸环化酶增加环磷鸟苷浓度，从而抑制钙离子内流，松弛平滑肌。

剂量

硝酸甘油可以通过静脉输注、舌下含服或舌下喷雾使用。当通过静脉给药时，起始剂量通常为 50 μg。有报道显示增加剂量至 1850 μg 没有出现不良反应。主要根据患者的血流动力学稳定性来决定和调整剂量。

不良反应

硝酸甘油舒张平滑肌的作用可引起短暂的低血压。但由于其半衰期极短，很少需要静脉输液以及升压药来处理。孕妇可能出现头痛，但是没有文献报道对胎儿存在不良反应。

缩宫素拮抗剂

适应证

阿托西班是一种缩宫素受体的竞争性抑制剂，常用于治疗早产。虽然一般认为阿托西班优于其他子宫收缩抑制药物，但是2005年 Cochrane 数据库的一篇系统综述显示阿托西班只与 β 受体激动剂或安慰剂的效果相当[21]。由于其不良反应少，常被作为钙通道阻滞剂之后的二线用药。

作用机制

阿托西班与蜕膜细胞和子宫肌层细胞的缩宫素受体可逆性地结合，产生抑制作用[9]。

剂量

阿托西班一般经静脉持续输注（300 μg/min）[9]。

不良反应

虽然阿托西班选择性地结合缩宫素受体，且输注阿托西班后子宫肌层细胞仍对缩宫素敏感，它仍可对孕妇产生一些轻微的不良反应。阿托西班不通过胎盘，对胎儿无影响。

子宫收缩剂

子宫收缩剂可以增强子宫张力和收缩强度，最常用于治疗宫缩乏力（表 5-3）。宫缩乏力是造成产后出血最常见的原因[22]，同时也是孕产妇围产期死亡的首位原因。准确而及时地使用这些药物非常必要[23]。该类药物的其他应用包括促进宫颈成熟、引产和终止妊娠。常用的子宫收缩剂有缩宫素、麦角生物碱和前列腺素。

表 5-3　子宫收缩剂

药物名称	给药途径	剂量	不良反应
缩宫素（催产素）	静脉输注	$20 \sim 80$ U/L	单次或快速给药可引起低血压、恶心、呕吐和水中毒
甲基麦角新碱	肌内注射	每 $2 \sim 4$ h 0.2 mg，最大剂量 1 mg	高血压、血管收缩、恶心呕吐
15- 甲基前列腺素 $F_{2\alpha}$（欣母沛）	肌内注射、子宫内注射	每 $15 \sim 90$ min 250 µg；重复至总量达 1 mg	支气管痉挛、高血压和肺动脉高压、恶心呕吐、腹泻、面部潮红
米索前列醇（喜克馈）	经直肠、舌下含服、口服	单次 $600 \sim 1000$ mg	心动过速、发热

缩宫素

适应证

　　缩宫素是一种由下丘脑产生、储存于垂体后叶的九肽。市售的催产素是人工合成的化合物，作为产后止血和治疗宫缩乏力的一线药物。与缩宫素相比，市售催产素有较少的抗利尿激素（antidiuretic hormone，ADH）相关的副作用（如水中毒）。催产素常用于诱发宫缩，发动或增强分娩，也用于子宫收缩应激试验。

作用机制

　　妊娠 20 周后雌激素刺激子宫肌层细胞表达缩宫素受体。缩宫素和这些受体结合，激活 G 蛋白通路，增加钙离子内流和前列腺素合成，引起子宫平滑肌收缩[24]。

剂量

　　缩宫素用于发动分娩，一般静脉输注 $1 \sim 2$ mU/min，最大可至 40 mU/min。缩宫素的 ED_{90} 是 0.35 U，结合全部靶受体的剂量为 0.5 U，一般将 $20 \sim 80$ U 稀释于 1 L 生理盐水中，常规在剖宫产术后预防性地持续输注 $15 \sim 30$ min[9]。卡贝缩宫素是一种长效的类缩宫素衍生物，子宫收缩作用明显，但在美国尚不能使用。

不良反应

缩宫素在结构上与抗利尿激素非常相似，存在一些 ADH 相关不良反应，如输注剂量过大时会出现水中毒（> 20 mU/min）。另外，当儿茶酚胺抑制宫缩和缩宫素刺激宫缩处于平衡时，儿茶酚胺快速下降（例如由于椎管内麻醉产生的快速镇痛），将导致缩宫素因为缺少对抗而效应显著增强，引起子宫强直收缩，对胎儿产生不利影响。子宫强直收缩时应停止输注缩宫素，可以应用硝酸甘油或特布他林。

缩宫素的血管舒张效应也可以产生显著的低血压和心动过速，特别是单次大剂量给药时。在血流动力学稳定的患者，单次给予（给药时间超过 5 min）5 U 不会产生不良反应。更大剂量给药时应进行稀释。虽然使用了这些预防措施，但当患者存在低血容量、进行性失血、心肺疾病和与吸入麻醉药物同时使用时，仍会出现严重的低血压[18]。

麦角生物碱

适应证

甲基麦角新碱是麦角新碱的人工合成衍生物，一般用于难治性的宫缩乏力和产后出血。相较于麦角新碱，它对外周血管的收缩作用更小，作为一个二线药物，用于已经使用了缩宫素、需持久保持子宫张力的情况。甲基麦角新碱和缩宫素联合用药可以改善子宫收缩。

作用机制

甲基麦角新碱能部分激动 α- 肾上腺素能受体、多巴胺能受体和 5- 羟色胺能受体，其中 α- 肾上腺素能受体在促进子宫收缩过程中发挥的作用最大。甲基麦角新碱对子宫受体的选择性强于血管受体，这也是选择该类药物的原因。甲基麦角新碱的半衰期相对较长，不宜持续输注给药[9]。

剂量

甲基麦角新碱一般在缩宫素效果不佳时经肌内注射 0.2 mg，

并且优先于前列腺素使用。给药 10 min 后产生子宫收缩效应，每 15 min 可重复给药，最大剂量为 1 mg。作用持续时间为 3 ～ 6 h。不推荐静脉注射。

不良反应

由于存在 α - 肾上腺素能作用，甲基麦角新碱可以引起严重的外周血管收缩和高血压，特别是静脉应用时。高血压危象可以合并肺水肿、癫痫、视网膜出血和脑出血以及冠状动脉痉挛[24]。甲基麦角新碱也可以引起肺动脉收缩。慢性高血压、子痫前期、冠状动脉疾病、肺动脉高压或外周血管病变的患者不能使用甲基麦角新碱。使用甲基麦角新碱的患者必须监测血压。甲基麦角新碱直接作用于中枢神经系统的呕吐中枢，可以导致 10% ～ 20% 的患者出现恶心呕吐。

前列腺素

适应证

PGE_1 类似物、PGE_2 和 $PGF_2\alpha$ 是合成的前列腺素类药物，可剂量依赖性地增强子宫张力，用于促进宫颈成熟、治疗宫缩乏力和妊娠中期引产。欣母沛是一种 $PGF_2\alpha$ 衍生物，常用于治疗宫缩乏力[24]。米索前列醇是一种快速起效的 PGE_1 类似物，也用于治疗宫缩乏力[25]，特别是对胃肠外宫缩剂抵抗的宫缩乏力患者或者有合并症的孕产妇。

作用机制

前列腺素是自然存在的激素，可以增加子宫肌层细胞钙离子浓度和子宫收缩强度[24]。

剂量

由于副作用小，PGE_1 类似物（米索前列醇）已取代 PGE_2（普洛舒定），可以通过直肠给药、舌下含服或者口服治疗产后出血[25]。欣母沛可通过肌内注射或子宫肌层注射 250 μg 用于治疗产后出血，可以重复给药，直至最大剂量 1 mg。该药不应该静脉使用。

不良反应

欣母沛是一种强效的全身血管和肺血管收缩药，可以产生显著的不良反应。所有前列腺素类药物都可引起恶心、呕吐、腹泻和发热。可使用止吐药和止泻药来治疗这些不良反应。另外，欣母沛可以导致外周血管阻力和肺血管阻力增加，平均动脉压和心输出量升高[24]，不良反应还包括支气管痉挛和通气-血流比例失调引起的低氧血症，因此该药不能用于患有心脏疾病或肺动脉高压的患者。在反应性呼吸道疾病的患者中使用该药需特别小心。当准备在顽固性宫缩乏力的患者使用欣母沛时，应该权衡反应性呼吸道疾病和宫缩乏力各自的严重程度。

PGE_1 在预防和治疗产后出血方面疗效可靠。另外，虽然它没有明显的禁忌证，但可能会引起经阴道试产的有剖宫产史患者发生子宫过度刺激和子宫破裂。

局部麻醉药

在产科麻醉中，局部麻醉药（局麻药）常用于阴道分娩镇痛或术中麻醉。

结构

局麻药根据化学结构不同分为两类。所有局麻药都有亲脂的芳香环、亲水化合物和中间连接两者的烃链。烃链与亲脂芳香环的结合可以通过酯键或酰胺键[26]。通过酯键结合的称为氨基酯类局麻药，包括普鲁卡因、氯普鲁卡因、丁卡因和可卡因。通过酰胺键结合的称为氨基酰胺类局麻药，包括利多卡因、布比卡因、罗哌卡因和甲哌卡因。这两类局麻药在代谢、潜在的过敏反应等方面存在明显不同。常用局麻药的推荐剂量和生化特性列于表 5-4。

作用机制

局麻药通过阻滞神经细胞膜的钠离子门控通道对神经活动产生短暂的抑制作用。大多数常用的局麻药呈弱碱性，pKa（解离常数，即 50% 分子离子化时的 pH）稍高于生理 pH。因此注射局麻药时，超过 50% 的局麻药解离，不能通过细胞膜。pKa 越接近生

表 5-4　常用局麻药的最大剂量和化学特性

| | 局麻药 | 最大剂量（mg） | | pKa | 脂溶性 | 蛋白结合力 |
		无添加剂	添加肾上腺素			
酯类	2- 氯普鲁卡因	800	1000	8.7	－	－
	普鲁卡因	1000	NA	8.9	－	－
	丁卡因	100（表面麻醉）	NA	8.5	++	++
酰胺类	利多卡因	300	500	7.8	++	++
	罗哌卡因	200	NA	8.1	+++	+++
	布比卡因	175	225	8.1	++++	+++
	甲哌卡因	300	400	7.6	++	++

缩写：NA，不适用。

以上数据基于 70 kg 健康成年人的单次硬膜外阻滞剂量，可能受到妊娠、年龄和合并症的影响

理 pH 的局麻药起效越迅速，如利多卡因，因为有更多的分子以不带电的方式通过富含脂质的细胞膜，抑制细胞内的钠离子通道[27]。然而亲脂性强的局麻药，如氯普鲁卡因，虽然 pKa 较高，仍能快速起效。局麻药进入细胞后，不可逆地与钠离子门控通道内孔的特定位点结合，改变钠通道构象，阻止钠离子通过，抑制动作电位[27]。这种情况更容易出现在离子通道处于失活的关闭状态时（非静息态）。在这种状态下，局麻药稳定了钠通道，阻止钠离子通过，同时也阻止神经冲动引起的离子通道向静息关闭和激活开放状态的转换。放电频繁的神经（静息态减少）增加局麻药的结合，导致位相阻滞。局麻药与钠通道的解离取决于局麻药分子的大小、亲脂性和带电量[28]。分子越小、亲脂性越强则解离较快，例如 2- 氯普鲁卡因。但极端亲脂性分子的结合时间较长（例如布比卡因），亲脂性是决定局麻药效能的主要因素。

药代动力学

局麻药的药代动力学取决于它的吸收、分布和清除[29]。在有

大量血管的部位局麻药吸收较快（如硬膜外腔），而在外周神经周围吸收较慢。血管收缩剂（如肾上腺素）可以延缓局麻药的吸收。另外，当局麻药与脂质或蛋白质结合时（如罗哌卡因和布比卡因），其吸收速率降低，局麻药效力增强。蛋白结合率较高的药物，其分布容积较低，例如布比卡因。

代谢

局麻药注射后的血浆峰浓度取决于组织再分布的速率和局麻药的清除率。当局麻药有舒血管作用时（例如利多卡因、甲哌卡因），全身吸收增多而阻滞时间缩短。酯类局麻药通过水解作用代谢。非典型假性胆碱酯酶的患者，存在酯类局麻药全身浓度增加、阻滞时间延长的风险。酰胺类局麻药通过肝微粒体酶进行代谢。利多卡因的清除在很大程度上取决于肝血流量，而布比卡因和罗哌卡因的清除更多地取决于肝本身的酶促作用[29]。一些局麻药也可经肺代谢（如利多卡因、布比卡因）。肺摄取和肝代谢的首过效应都阻止局麻药蓄积，降低局麻药毒性反应的风险。但是对于患有肝疾病或肝血流量减少的患者，酰胺类局麻药的代谢速率会降低，全身毒性反应的风险会增加。

神经纤维的类型及其对局麻药的敏感性

神经纤维根据直径、是否有髓鞘以及功能来分类（表5-5）。如前文所述，位相阻滞是由神经利用与放电频率间的差异引起。不同类型神经纤维的阻滞效应不同，也取决于神经纤维的直径和髓鞘类型。相较于无髓鞘神经，有髓鞘神经轴突的传导速率增加，对局麻药的敏感性增强。无髓鞘神经需要更多的局麻药来达到阻滞效果，因为需要阻滞整个神经纤维的全部钠离子门控通道。相反，电流在有髓鞘神经纤维的郎飞结即可被阻断，三个连续的郎飞结阻断可以抑制动作电位的传播，因此增加了有髓鞘神经纤维对局麻药的敏感性[30]。相较于小型的无髓鞘纤维，大型的有髓鞘纤维对局麻药更敏感。不同神经纤维对局麻药的敏感性列于表5-5。

表 5-5　外周神经分类

纤维类型	亚型	局麻药敏感性	功能	髓鞘	直径	传导速率
A	α	++	运动	+	最大	最快
	β	++	本体感觉、触觉	+	↓	↓
	γ	++	肌张力	+	↓	↓
	δ	+++	痛觉、触觉、温度觉	+	↓	↓
B		++++	自主神经功能	+	↓	↓
C		+++	自主神经功能、钝痛、温度觉、触觉	−	最小	最慢

添加剂

碳酸氢盐

如前文所述，局麻药的 pKa 高于生理 pH，呈弱碱性。添加碳酸氢盐增加了局麻药的 pH，从而降低了离子化的局麻药数量，促进了局麻药的跨膜转运，加速局麻药起效[28]。每种局麻药所需加入碳酸氢盐的量都是唯一的，以防止絮状沉淀。

肾上腺素

鞘内注射时，在局麻药中添加肾上腺素可以通过肾上腺素的缩血管作用减少局麻药的吸收，从而延长腰部和骶部的神经阻滞时间[31]。在硬膜外麻醉时，添加肾上腺素也可节省局麻药用量。肾上腺素能产生两种效应：一是激动 α_2 肾上腺素能受体，产生镇痛作用；另一种是缩血管作用，可以减少局麻药在硬膜外腔的清除率，从而减少局麻药全身中毒的风险[32]，降低利多卡因和布比卡因的血浆峰浓度。在鞘内给药时，肾上腺素的剂量为 50 ～ 200 μg/ml；硬膜外给药时，剂量为 1 ～ 5 μg/ml。

去氧肾上腺素

去氧肾上腺素由于可产生短暂的神经系统症状，已不再作为椎管内麻醉的辅助用药[33]。

妊娠对局部麻醉药剂量的影响

妊娠子宫引起静脉回流减少、硬膜外静脉扩张，从而导致鞘内容积下降。另外，妊娠期激素的变化，特别是孕激素，增加了钠离子通道对局麻药的敏感性。产妇的脑脊液有较高的 pH 和较低的 $PaCO_2$，增加了非离子化局麻药跨神经细胞膜的扩散[34]。这些因素加在一起，导致了相同剂量局麻药在孕中期和孕晚期出现更高的脊髓阻滞[35]。恢复到非妊娠时剂量-效应关系的确切时间还不明确，但是分娩后 24 ～ 48 h 的患者表现为非妊娠状态的局麻药用量[36]。

局麻药的不良反应

发生全身中毒反应一般是由于局麻药误入血管或注射部位局麻药的吸收。典型的全身中毒反应（表 5-6）开始表现为嗜睡、口周麻木和耳鸣[37]。这些中枢神经系统症状可以进展为肌肉颤搐、全身性惊厥、昏迷、呼吸骤停和循环衰竭。中枢神经系统以及对心脏钠离子门控通道剂量依赖性的直接抑制都可产生心血管反应。

表 5-6　局麻药全身毒性反应（LAST）的症状和体征

症状和体征		
中枢神经系统	兴奋	躁动、意识错乱、肌肉抽搐、惊厥
	抑制	嗜睡、反应迟钝、昏迷或呼吸暂停
	非特异性	金属味、口周麻木、复视、耳鸣、眩晕
心血管系统	高动力性	高血压、心动过速、室性心律失常
	渐进性低血压	
	心律失常	传导阻滞、心动过缓或心搏骤停
	室性心律失常	室性心动过速、尖端扭转型室性心动过速、心室颤动

区域阻滞麻醉后出现精神状态、神经系统症状或心血管系统不稳定应考虑 LAST（local anesthetic systemic toxicity）。但是，中枢神经系统症状可能不明显或缺如。心血管系统症状一般只在严重 LAST 时出现。毒性反应的症状和体征可能会延迟 5 min 或更长时间出现，也可能是双相的（Data from Neal JM，Mulroy MF，Weinberg GL. American Society of Regional Anesthesia and Pain Medicine Checklist for Managing Local Anesthetic Systemic Toxicity：2012 Version. *Reg Anesth Pain Med*. 2012；37：8-15.）

心功能紊乱包括 QRS 波增宽、PR 间期延长和心律失常（包括心室颤动）。不同局麻药的心脏毒性表现不一样。利多卡因极少引起室性心律失常，而布比卡因在心肌蓄积可引起最严重的心脏毒性反应。间断注射、频繁检测、试验剂量和减少局麻药浓度可以降低妊娠妇女局麻药中毒的风险。但是，几十年来局麻药的全身中毒反应一直被认为是引起孕产妇死亡的一个重要潜在因素[38]。

全身中毒反应的治疗

快速有效的治疗惊厥和心脏毒性反应可以改善患者的预后和生存率[39]。低氧血症和酸中毒加剧中枢神经系统反应和心脏毒性，因此需要积极的气道和呼吸管理。苯二氮䓬类药物（辅助或不辅助肌松药）治疗惊厥可以减轻抽搐引起的酸中毒，同时使气道更易管理。在高级心脏生命支持（Advanced Cardiac Life Support）基础上，20% 脂肪乳剂是治疗布比卡因或罗哌卡因导致心脏毒性的首选药物。局麻药中毒的治疗见表 5-7[40]。

短暂神经综合征（transient neurologic symptoms，TNS）

众所周知，长时间暴露于高浓度的局麻药都可以引起神经毒性。但是，区域阻滞后严重的神经并发症非常罕见，常常是由麻醉操作的创伤导致的。TNS 包括臀部以及放射至腿部的疼痛，一般在几天内缓解[41]。TNS 在蛛网膜下腔麻醉（腰麻）中更常见。高比重利多卡因在较高剂量下引起 TNS 的概率是布比卡因的四倍。这种情况通常与神经功能异常无关，也不代表局麻药的神经毒性。这种情况在妊娠妇女相较于非妊娠患者发生得要少。

背痛

以前 2- 氯普鲁卡因会引起背痛，但这可能是由于防腐剂乙二胺四乙酸（ethylenediaminetetraacetic acid，EDTA）导致的，而不是 2- 氯普鲁卡因本身。输注超过 25 ml 的氯普鲁卡因会出现严重的肌肉抽搐，这可能是由于 EDTA 浸出引起的局部低钙血症。在 1996 年出现无防腐剂的 2- 氯普鲁卡因溶液后，这些反应基本上消失了。

表 5-7　局麻药全身中毒反应的治疗列表

呼叫帮助

起始治疗
- 气道管理：使用 100% 氧气通气
- 抑制惊厥：①推荐苯二氮䓬类药物；②避免使用丙泊酚，特别是心血管系统不稳定的患者
- 使最近的心肺转流系统处于可用状态

治疗心律失常
- 长时间基础和高级生命支持（ACLS）。ACLS 治疗方案可调整药物剂量［例如肾上腺素从小至中不同剂量（个体剂量 < 1 mg/kg）］
- 避免使用血管加压素、钙通道阻滞剂、局麻药

如果临床出现不稳定状态或症状进展，输注 20% 脂肪乳剂（按体重 70 kg 患者的剂量）
- 快速输注 1.5 ml/kg（去脂体重）超过 1 min（～ 100 ml）
- 然后 0.25 ml/（kg·min）持续输注（～ 18 ml/min；使用微泵调整剂量，不需要非常精确）
- 持续循环衰竭时重复快速推注一到两次
- 如果持续低血压，输注速率加倍
- 循环系统稳定后至少持续输注 10 min
- 脂肪乳剂的上限是 30 min 内 10 ml/kg

LAST 事件可上传至 www.lipidrescue.org，使用脂肪乳剂可报告至 www.lipidregistry.org

---

[a] Used with permission from Neal JM, et al. ASRA practice advisory on local anesthetic systemic toxicity. *Reg Anesth Pain Med.* 2010；35：152-161

肌肉毒性

局麻药有肌肉毒性，肌内注射会引起骨骼肌损伤。

过敏反应

据估计，在报道的局麻药过敏反应中由免疫系统介导的不超过 1%[42]。绝大多数是全身毒性反应、肾上腺素反应和血管迷走反应。但酯类局麻药水解产生的对氨基苯甲酸是一种过敏原，因此，酯类局麻药的过敏反应更常见。另外，酯类局麻药存在交叉过敏反应。酰胺类局麻药和酯类局麻药之间以及不同酰胺类局麻药之间没有交叉过敏反应。

病例分析

一名 32 岁产妇临产，G3P3，孕 32 ＋ 2 周时出现宫缩痛，以及少量阴道流血。此前有妊娠合并子痫前期病史和早产史，有一次因胎儿窘迫的剖宫产史。产妇此次妊娠产前准备不足。患者有明显的间歇性哮喘和肥胖症。

查体：血压 165/105 mmHg，心率 96 次 / 分，呼吸频率 16 次 / 分，氧饱和度 97%。阴道检查宫缩活跃，宫口开 3 cm。已给予类固醇激素、宫缩抑制药物，并对妊娠期高血压进行了评估。

问题

1. 你会使用哪种药物抑制宫缩？使用多少剂量？该产妇可以使用非甾体类抗炎药（NSAIDs）吗？

2. 该产妇可以使用硫酸镁吗？使用多少剂量？产妇在输注镁剂时需要给予哪种监护和护理措施？

3. 哪些药物或干预措施可能引起或促使子宫收缩乏力？

4. 治疗宫缩乏力首选哪种药物？如何给药？之后你还会用什么药物治疗宫缩乏力？

答案

1. 硝苯地平是抑制宫缩的一线用药。它可以通过口服或舌下含服，每 4 ～ 6 h 10 ～ 20 mg。由于该产妇孕周超过 32 周，禁忌使用 NSAIDs。

2. 硫酸镁具有胎儿神经保护作用，应该用于该产妇。剂量为 4 ～ 6 g 静脉快速输注超过 20 min，之后 1 ～ 2 g/h 持续输注。给药后，应经常检查患者的腱反射，常规监测血浆镁离子浓度。

　　产妇宫缩频率增加，胎心开始出现晚期减速。产科医生需要你为急诊剖宫产手术提供麻醉。你尝试了腰麻但是由于产妇肥胖没有成功。现在胎心降至 60 次 / 分，孕妇血压为 160/100 mmHg。你实施了气管插管全身麻醉。当人工通气建立后，产科医生开始急诊剖宫产。产妇出现严重的宫缩乏力。

3. 输注硝苯地平和硫酸镁都会引起宫缩乏力，吸入麻醉药也有这种作用。

4. 治疗宫缩乏力的一线用药是缩宫素。缩宫素 20 ~ 50 U 稀释至 1 L 生理盐水中静脉滴注。之后常用的治疗宫缩乏力的二线药物不推荐用于这名产妇，因为甲基麦角新碱可以引起血压升高至非常严重的程度，而欣母沛可以导致突发的支气管痉挛。因此，口服前列腺素 E_2（米索前列醇）可能是唯一可以安全用于这名产妇的药物。

参考文献

1. Martin JA, Hamilton BE, Ventura SJ, et al. Births: final data for 2009. National vital statistics reports. Centers for Disease Control and Prevention, National Center for Health Statistics, National Vital Statistics System. 2011;60:1-70.

2. Kashanian M, Akbarian AR, Soltanzadeh M. Atosiban and nifedipin for the treatment of preterm labor. *Int J Gynaecol Obstet.* 2005;91:10-14.

3. Anotayanonth S, Subhedar NV, Garner P, et al. Betamimetics for inhibiting preterm labour. *Cochrane Database Syst Rev.* 2004:CD004352.

4. King J, Flenady V, Cole S, et al. Cyclo-oxygenase (COX) inhibitors for treating preterm labour. *Cochrane Database Syst Rev.* 2005:CD001992.

5. Crowther CA, Hiller JE, Doyle LW. Magnesium sulphate for preventing preterm birth in threatened preterm labour. *Cochrane Database Syst Rev.* 2002:CD001060.

6. Mercer BM, Merlino AA; Society for Maternal-Fetal Medicine. Magnesium sulfate for preterm labor and preterm birth. *Obstet Gynecol.* 2009;114:650-668.

7. American College of Obstetricians and Gynecologists Committee on Obstetric Practice. Committee Opinion No. 455: Magnesium sulfate before anticipated preterm birth for neuroprotection. *Obstet Gynecol.* 2010;115:669-671.

8. Iseri LT, French JH. Magnesium: nature's physiologic calcium blocker. *Am Heart J.* 1984;108:188-193.

9. Hyagriv NS IJ, Romero R. Preterm birth. In: Gabbe SG NJ, Simpson JL, Landon MB, Glan HL, Jauniaux ER, Driscoll DA, eds. *Obstetrics: Normal and Problem Pregnancies.* 6th ed. Philadelphia, PA: WB Saunders; 2012:627-658.

10. Standley CA, Batia L, Yueh G. Magnesium sulfate effectively reduces blood pressure in an animal model of preeclampsia. *J Matern Fetal Neonatal Med.* 2006;19:171-176.

11. Danladi KY, Sotunmbi PT, Eyelade OR. The effects of magnesium sulphate-pretreatment on suxamethonium-induced complications during induction of general endotracheal anaesthesia. *Afr J Med Med Sci.* 2007;36:43-47.

12. Hino H, Kaneko I, Miyazawa A, et al. Prolonged neuromuscular blockade with vecuronium in patient with triple pregnancy treated with magnesium sulfate. *Masui.* 1997;46:266-270.

13. MedWatch Safety Alerts for Human Medical Products. http://www.fda.gov/Safety/MedWatch/SafetyInformation/SafetyAlertsforHumanMedicalProducts/default.htm. Accessed July 8, 2014.

14. Benedetti TJ. Life-threatening complications of betamimetic therapy for preterm labor inhibition. *Clin Perinatol.* 1986;13:843-852.

15. King JF, Flenady VJ, Papatsonis DN, et al. Calcium channel blockers for inhibiting preterm labour. *Cochrane Database Syst Rev.* 2003:CD002255.

16. Hysing ES, Chelly JE, Jacobson L, et al. Hemodynamic interactions when combining verapamil, acute

changes in extracellular ionized calcium concentration and enflurane, halothane or isoflurane in chronically instrumented dogs. *Acta Anaesth Scand.* 1992;36:806-811.

17. Abbas OM, Nassar AH, Kanj NA, et al. Acute pulmonary edema during tocolytic therapy with nifedipine. *Am J Obstet Gynecol.* 2006;195:e3-e4.

18. Vermillion ST, Newman RB. Recent indomethacin tocolysis is not associated with neonatal complications in preterm infants. *Am J Obstet Gynecol.* 1999;181:1083-1086.

19. Morgan PJ, Kung R, Tarshis J. Nitroglycerin as a uterine relaxant: a systematic review. *J Obstet Gynaecol Can.* 2002;24:403-409.

20. El-Sayed YY, Riley ET, Holbrook RH Jr, et al. Randomized comparison of intravenous nitroglycerin and magnesium sulfate for treatment of preterm labor. *Obstet Gynecol.* 1999;93:79-83.

21. Papatsonis D, Flenady V, Cole S, et al. Oxytocin receptor antagonists for inhibiting preterm labour. *Cochrane Database Syst Rev.* 2005:CD004452.

22. American College of Obstetricians and Gynecologists. Practice Bulletin: Clinical Management Guidelines for Obstetrician-Gynecologists, Number 76, October 2006: postpartum hemorrhage. *Obstet Gynecol.* 2006;108:1039-1047.

23. Clark SL, Hankins GD. Preventing maternal death: 10 clinical diamonds. *Obstet Gynecol.* 2012;119:360-364.

24. Francois KE, Foley MR. Antepartum and postpartum hemorrhage. In: Gabbe SG, Niebyl JR, Simpson JL, et al, eds. *Obstetrics: Normal and Problem Pregnancies.* 6th ed. Philadelphia, PA: WB Saunders; 2012:415-444.

25. O'Brien P, El-Refaey H, Gordon A, et al. Rectally administered misoprostol for the treatment of postpartum hemorrhage unresponsive to oxytocin and ergometrine: a descriptive study. *Obstet Gynecol.* 1998;92:212-214.

26. Catterall W. Local anesthetics. In: Brunton L, ed. *Goodman and Gilman's The Pharmacological Basis of Therapeutics.* 11th ed. New York, NY: McGraw Hill; 2007.

27. Butterworth JFT, Strichartz GR. Molecular mechanisms of local anesthesia: a review. *Anesthesiology.* 1990;72:711-734.

28. Courtney KR. Size-dependent kinetics associated with drug block of sodium current. *Biophys J.* 1984;45:42-44.

29. Tucker GT. Pharmacokinetics of local anaesthetics. *Br J Anaesth.* 1986;58:717-731.

30. Franz DN, Perry RS. Mechanisms for differential block among single myelinated and non-myelinated axons by procaine. *J Physiol.* 1974;236:193-210.

31. Chiu AA, Liu S, Carpenter RL, et al. The effects of epinephrine on lidocaine spinal anesthesia: a crossover study. *Anesth Analg.* 1995;80:735-739.

32. Polley LS, Columb MO, Naughton NN, et al. Effect of epidural epinephrine on the minimum local analgesic concentration of epidural bupivacaine in labor. *Anesthesiology.* 2002;96:1123-1128.

33. Sakura S, Sumi M, Sakaguchi Y, et al. The addition of phenylephrine contributes to the development of transient neurologic symptoms after spinal anesthesia with 0.5% tetracaine. *Anesthesiology.* 1997;87:771-778.

34. Hirabayashi Y, Shimizu R, Saitoh K, et al. Acid-base state of cerebrospinal fluid during pregnancy and its effect on spread of spinal anaesthesia. *Br J Anaesth.* 1996;77:352-555.

35. Hirabayashi Y, Shimizu R, Saitoh K, et al. Spread of subarachnoid hyperbaric amethocaine in pregnant women. *Br J Anaesth.* 1995;74:384-386.

36. Abouleish EI. Postpartum tubal ligation requires more bupivacaine for spinal anesthesia than does cesarean section. *Anesth Analg.* 1986;65:897-900.

37. Mather LE, Copeland SE, Ladd LA. Acute toxicity of local anesthetics: underlying pharmacokinetic and pharmacodynamic concepts. *Reg Anesth Pain Med.* 2005;30:553-566.

38. Bern S, Weinberg G. Local anesthetic toxicity and lipid resuscitation in pregnancy. *Curr Opin Anaesthiol.* 2011;24:262-267.

39. Weinberg GL. Lipid emulsion infusion: resuscitation for local anesthetic and other drug overdose. *Anesthesiology.* 2012;117:180-187.

40. Neal JM, Mulroy MF, Weinberg GL. American Society of Regional Anesthesia and Pain Medicine checklist for managing local anesthetic systemic toxicity: 2012. *Reg Anesth Pain Med.* 2012;37:16-18.

41. Faccenda KA, Finucane BT. Complications of regional anaesthesia Incidence and prevention. *Drug Saf.* 2001;24:413-442.

42. Finucane BT. Allergies to local anesthetics—the real truth. *Can J Anaesth.* 2003;50:869-874.

椎管内分娩镇痛和对分娩的影响

6

Jeanette Bauchat and Cynthia A. Wong

王婷婷 译 孙申 黄绍强 校

章目录

1. 分娩疼痛   85
2. 椎管内分娩镇痛的优缺点   85
3. 椎管内分娩镇痛的适应证和禁忌证   86
4. 椎管内分娩镇痛启动前的准备   87
5. 椎管内分娩镇痛的技术   89
6. 椎管内分娩镇痛的启动   90
7. 硬膜外和蛛网膜下腔麻醉分娩镇痛的药物选择   91
8. 分娩镇痛的维持   95
9. 阴道分娩手术操作的镇痛和麻醉   97
10. 爆发痛的管理   98
11. 椎管内分娩镇痛的不良反应   99
12. 椎管内分娩镇痛的并发症   102
13. 椎管内分娩镇痛对产程的不良影响   103
14. 病例分析   105

理想的分娩镇痛应该给产妇提供满意的疼痛缓解，但是不干扰产程进展或结局并对产妇和胎儿的副作用降到最低。虽然没有哪个单一的镇痛技术对所有产妇来说都是理想的，但椎管内阻滞（硬膜外、蛛网膜下腔麻醉或腰麻-硬膜外联合）对大部分产妇来说是最接近理想的镇痛技术。

分娩疼痛

第一产程的疼痛主要是由于宫颈扩张引起，通过内脏传入纤维传递到 T_{10} 到 L_1 脊髓节段。随着产程进展和胎儿在产道中下降，阴道和会阴扩张也会产生疼痛，通过阴部神经的躯体传入纤维传递到 $S_2 \sim S_4$ 脊髓节段。宫颈扩张的疼痛本质上趋向于内脏痛和弥散性的。骶尾部痛是躯体痛和可定位的。

椎管内分娩镇痛的优缺点

表 6-1 列出了椎管内分娩镇痛的优缺点。椎管内镇痛是缓解分娩疼痛最有效的方式[1]。然而，实施椎管内镇痛需要有经过培训的麻醉从业人员始终在场。虽然椎管内阻滞对大多数年轻健康的产妇来说是有效和安全的，但仍有一些产妇出现并发症。椎管内镇痛的深度可能会影响阴道分娩的方式。

在产程中特别是早期，还可以选择其他非药物的方式来缓解疼痛，包括无菌水注射、水疗法、持续分娩支持、触摸按摩、产妇活动和体位调整[2-3]。除椎管内阻滞外，全身应用阿片类药物是最常见的药物镇痛方式，然而，它的镇痛效果不完全，产妇和胎儿的呼吸抑制会限制其使用剂量。

表 6-1　椎管内分娩镇痛的优缺点

母体	
优点	缺点
比静脉镇痛更有效	操作需要麻醉医师
改善子宫胎盘血流	操作有并发症的风险
减弱产妇疼痛引起的交感神经反应	药物存在不良反应
从分娩镇痛转到剖宫产时间迅速	可能增加器械助产率
	可能影响产程
胎儿	
优点	缺点
和静脉用药相比更低的药物暴露	可能导致产妇低血压发生
较少受产妇儿茶酚胺影响	可能导致子宫收缩过速（强直收缩）

椎管内分娩镇痛的适应证和禁忌证

椎管内分娩镇痛的适应证

大多数年轻健康的产妇都可以选择椎管内分娩镇痛。如果没有禁忌证，椎管内分娩镇痛应该按需获得。美国妇产科医师协会（ACOG）和麻醉医师协会（ASA）都支持以下声明："一个患者疼痛不处理是不可接受的，医生的责任是安全的干预。在没有医疗禁忌证的情况下，产妇需要就是分娩镇痛充分的医学指征[4]。"

在一些产妇中进行椎管内分娩镇痛可能还有医学指征，对于预计的困难气道或分娩过程中胎儿不耐受或还在发展的凝血障碍［例如 HELLP 综合征（溶血、肝酶升高、血小板计数低）］等情况，硬膜外镇痛在产程早期就启动，可以避免紧急剖宫产时全身麻醉的风险。椎管内镇痛可能使那些有合并症的产妇分娩过程更安全，包括有严重症状的子痫前期（如控制血压、缓解气道水肿）、心脏病（如降低儿茶酚胺、降低后负荷）和自主反射亢进。

椎管内分娩镇痛的禁忌证

表 6-2 列出了椎管内镇痛的绝对禁忌证。椎管内镇痛的相对禁忌证可能包括产妇全身感染、正在使用抗凝药物和一些神经系统疾病。对于全身感染的产妇已经使用了合适的抗生素治疗，椎管内阻滞不太可能把感染带入硬膜外或蛛网膜下腔，但对脓毒症患者可能加重循环不稳定。抗凝药物会增加硬膜外血肿的风险，对于以前使用过或正在使用抗凝药物的患者如何安全地开始和终止椎管内阻滞，美国区域麻醉和疼痛医学协会发布了指南[5]。椎管内阻滞对大部分合并神经系统疾病的患者是安全的，但是操作前彻底的神经病学检查及与患者充分讨论椎管内阻滞技术潜在风险

表 6-2　硬膜外或蛛网膜下腔镇痛的绝对禁忌证

- 患者拒绝
- 病变导致颅内压升高
- 穿刺部位感染
- 凝血功能障碍
- 未纠正的产妇低血容量
- 操作者没有经过培训或经验不足

是必要的。

麻醉医师需要权衡椎管内镇痛对每一个产妇的风险及益处，和产妇本人及产科医生讨论，并提出合理的建议。

椎管内分娩镇痛启动前的准备

美国麻醉医师协会发表了"产科麻醉诊疗指南"以指导麻醉医师进行合理的椎管内分娩镇痛及其他产科麻醉方面的管理[6]。表 6-3 列出了椎管内分娩镇痛准备工作的清单。

与产科医生及助产士沟通是很重要，以保证他（或她）了解产妇的分娩镇痛需求并交流产妇的产科史及用药史。在麻醉前对产妇进行评估和体格检查是必需的，可以帮助预测产妇分娩或剖宫产中可能遇到的问题，确定椎管内阻滞的禁忌证，预测产妇身体状况的变化。对于有产后出血高危因素的产妇，应行血型分类、筛选或交叉配血。麻醉计划应该基于与产妇沟通的结果来定，并获得书面知情同意。产妇通常都希望对整个过程完全了解，尽管疼痛或之前使用阿片类药物镇痛，她们都有能力签署知情同意书[7]。

应准备好抢救设备和药物，以应对椎管内麻醉可能的并发症，包括低血压、局麻药全身毒性反应、全脊麻、紧急剖宫产、产后大出血、呼吸抑制（表 6-4）。

表 6-3　椎管内分娩镇痛的准备

- 与产科医生交流
- 了解产妇的产科病史
- 进行麻醉前评估
  ○ 产妇的产科病史、麻醉病史和健康史
  ○ 体格检查（生命体征、呼吸道、心脏、肺、背部情况）
- 回顾产妇的相关实验室检查和影像学检查
  ○ 考虑是否需要血型分类、筛选或交叉配血
- 制订麻醉计划
- 获得知情同意
- 检查机器（常规和紧急抢救设备）
- 建立静脉通道
- 进行产妇（血压、血氧饱和度）和胎心率的监测
- 与护士和患者进行操作前核查

表 6-4　抢救药物和设备

---

* 药物
    * 镇静催眠药（丙泊酚、氯胺酮、咪达唑仑）
    * 琥珀胆碱
    * 升压药（麻黄碱、去氧肾上腺素、肾上腺素）
    * 阿托品
    * 氯化钙
    * 碳酸氢钠
    * 纳洛酮
* 设备
    * 吸氧装置
    * 吸引装置和吸痰管
    * 正压通气的简易呼吸器
    * 面罩
    * 口咽通气道
    * 喉镜和喉镜片
    * 气管导管和导芯
    * Eschmann 探条（bougie）
    * 定性二氧化碳监测仪

在进行椎管内阻滞前需要开放静脉通路。蛛网膜下腔麻醉（腰麻）下剖宫产时，在麻醉开始前输注大量晶体液（预扩容）与麻醉开始的同时输注（同步扩容）相比并无明显的益处。虽然一些研究者在健康产妇进行低浓度局麻药分娩镇痛时会常规输注500 ml 晶体液，但缺乏证据支持这一做法。和麻黄碱相比，去氧肾上腺素所导致的胎儿酸血症较少，因此被用于处理剖宫产腰麻后低血压，但是对于椎管内分娩镇痛引起的低血压，升压药物的选择对新生儿的影响并没有报道，考虑到椎管内分娩镇痛引起的这一不良反应发生的频率，升压药物应该随时准备好。

在行椎管内阻滞 15 ~ 20 min 内，每 2 ~ 2.5 min 测量产妇血压，在硬膜外镇痛维持阶段，每 30 min 测量一次产妇血压。胎心率应该由专业人员在操作过程中（如果可能）及操作完成后连续监测。在产妇出现低血压或子宫收缩过速时会出现胎心率减速（见下文）。

麻醉医师、助产士 / 产科医生和护士在产程过程中需要随时沟通，以保证信息正确和及时。

椎管内分娩镇痛的技术

多年以来，连续腰部硬膜外镇痛一直是分娩镇痛所采用的主要技术。局麻药注射入腰段硬膜外间隙，并向头、尾两端扩散，阻滞了宫颈扩张（$T_{10} \sim L_1$）和阴道及会阴扩张（$S_2 \sim S_4$）引起的传入痛觉纤维传导。镇痛的初始剂量可以通过硬膜外针、导管或两者联合给予，维持剂量可以采用持续给药或间断给药方式。如果需要剖宫产，硬膜外导管可以使分娩镇痛快速转为手术麻醉。与腰麻-硬膜外联合（combined spinal-epidural analgesia，CSE）镇痛相比，硬膜外镇痛的缺点是起效较慢、需要更大剂量的局麻药（增加产妇局麻药毒性反应和胎儿暴露的风险）。

与传统的硬膜外镇痛相比，CSE 镇痛起效迅速，尤其在骶尾部，因此是分娩镇痛常采用的方法[8]。对处于第一产程活跃期末、第二产程及产程进展迅速的产妇来说，骶尾部镇痛的快速起效非常必要。镇痛的启动是采用一根 25 号或更细的笔尖式腰麻针的针内针技术，放置硬膜外导管来维持镇痛。与传统硬膜外镇痛相比，CSE 镇痛另外的优势在于，仅仅使用脂溶性的阿片类药物鞘内注射，就能达到快速的镇痛效果，特别在产程早期，其结果就是产妇较少的低血压和运动阻滞，其行走能力得到保持。虽然 CSE 麻醉会穿破硬脊膜，但是和传统的硬膜外阻滞比较并没有增加硬脊膜穿破后头痛的发生率。不过鞘内注射阿片类药物瘙痒的发生率明显高于硬膜外注射[8]。

连续腰麻镇痛仅仅用于硬膜外针导致的意外硬脊膜穿破的情况，因为在美国仅有硬膜外导管可供使用。由于放置导管需要大孔径的硬膜外针，这种技术会导致硬脊膜穿破后头痛的发生率增加。连续腰麻镇痛可以用于分娩镇痛和中转为剖宫产的麻醉。如果错把腰麻导管当成了硬膜外导管，会导致药物过量、高平面麻醉或者全脊麻，因此这是一个需要注意的安全问题。无论在产房还是分娩室，所有麻醉医师都必须知道这根腰麻导管的存在，并在导管和镇痛泵上明确标记这是腰麻导管。

骶尾部硬膜外镇痛很少使用，因为骶尾部硬膜外置管比腰部更困难，而且需要大容量的局麻药才能满足下胸段水平的镇痛要求，增加了产妇局麻药中毒和胎儿接触局麻药的风险。这个技术可以用于那些接受过腰椎固定术的产妇。

推注少量药物进行单次腰麻可以迅速缓解疼痛，但作用时间较短。因此，这种方式通常限于马上要进行阴道分娩或者硬膜外导管不能置入的产妇。

椎管内分娩镇痛的启动

表6-5是椎管内分娩镇痛启动的事件列表。产妇的体位是坐位或侧卧位。由于肥胖患者坐位时正中线易于确定，因此坐位特别适合于肥胖的产妇。侧卧位的产妇发生低血压的风险较低，并利于胎心监测，改善产妇的舒适度。使用超声监测可以确定正中线和棘突间隙，但是否改善分娩镇痛的结局还不得而知。椎管内阻滞完成后，如果发生低血压，产妇应该行侧卧位以避免主动脉下腔静脉压迫，并使其脑灌注最大化。

硬膜外镇痛启动时给予试验剂量，以避免硬膜外导管位置异常时大量局麻药进入血管或鞘内的可能性。一些实习医生认为如果通过硬膜外导管注药前回抽阴性，那么分次注入低剂量局麻药，硬膜外的试验剂量就没有必要。作者认为试验剂量增加安全性，特别对于行紧急剖宫产的产妇需要快速推注高浓度的局麻药时。和单孔导管相比，多孔导管回抽出血液或脑脊液是置入鞘内或血管内的更可靠征象。表6-6是常见的试验剂量给药方案。

表 6-5　硬膜外镇痛分娩的启动

- 完成"椎管内分娩镇痛的准备"项目（表6-3）
- 安置患者体位（侧卧位或坐位）
- 开始监测产妇血压、血氧饱和度以及胎心率
- 静脉滴注平衡盐溶液（例如500 ml乳酸林格液）
- 无菌操作，定位硬膜外腔，如果行CSE阻滞推注腰麻剂量，然后放置硬膜外导管
- 使用硬膜外试验剂量
- 如果没有使用腰麻，硬膜外镇痛的启动是用5～15 ml局麻药与阿片类药物的混合液，每次增加5 ml
- 在最初的15～20 min 每2～3 min 测量一次产妇血压或直到循环稳定
- 评估疼痛评分、感觉阻滞的平面（头侧和尾侧）和运动阻滞
- 开始硬膜外维持镇痛

表 6-6　硬膜外试验剂量方案

试验剂量成分	进入血管的阳性反应	进入鞘内的阳性反应
1.5% 利多卡因加 1 : 200 000 肾上腺素，3 ml	在 60 s 内 HR 增加 > 20 次 /min	3 ～ 5 min 内运动阻滞[a]
0.25% 布比卡因加 1 : 200 000 肾上腺素，3 ml	在 60 s 内 HR 增加 > 20 次 /min	3 ～ 5 min 内运动阻滞[a]
利多卡因 100 mg	耳鸣，口周麻木，眩晕	
布比卡因 25 mg		
氯普鲁卡因 90 mg		
芬太尼 100 μg	眩晕或镇静	
空气 1 ml	多普勒听诊右心有磨轮样杂音	
利多卡因 40 ～ 60 mg	不适用	3 ～ 5 min 内运动阻滞[a]
布比卡因 7.5 mg		

缩略语：HR，心率。

[a] 髋部弯曲无力。试验剂量对产妇、使用 β 受体阻滞剂和麻醉的患者不敏感。

(Modified from Yilmaz M，Wong CA. Technique of neuraxial anesthesia. In: Wong CA，ed. *Spinal and Epidural Anesthesia*. New York，NY：McGraw-Hill；2007：27-73.)

硬膜外和蛛网膜下腔麻醉分娩镇痛的药物选择

实现有效椎管内镇痛、并把副作用降到最低的最常用方式是使用低剂量局麻药结合脂溶性阿片类药物。添加脂溶性阿片类药物到局麻药中可以缩短镇痛的起效时间，延长镇痛持续时间，改善镇痛效果，并减少局麻药用量[9]。和硬膜外或鞘内局麻药结合时，阿片类药物的用量也会减少，这会有效减少恶心、呕吐、瘙痒、呼吸抑制的发生。表 6-7 列出了启动硬膜外或腰麻分娩镇痛的经典药物和剂量。

总体来说，与潜伏期比较，在活跃期启动镇痛需要使用更大的硬膜外负荷剂量。与低容量 / 高浓度相比，采用高容量 / 低浓度的局麻药可以节约药物剂量[10]。鞘内给药，作为 CSE 技术的一部

表 6-7　启动硬膜外或腰麻分娩镇痛的药物

药物	硬膜外镇痛 [a]	腰麻镇痛
局麻药 [b]		
布比卡因	0.0625% ~ 0.125%	1.25 ~ 2.5 mg
罗哌卡因	0.08% ~ 0.2%	2.0 ~ 3.5 mg
左布比卡因	0.0625% ~ 0.125%	2.0 ~ 3.5 mg
阿片类药物 [b]		
芬太尼	50 ~ 100 μg	15 ~ 25 μg
舒芬太尼	5 ~ 10 μg	1.5 ~ 5 μg
吗啡 [c]	N/A	0.125 ~ 0.25 mg

缩略语：N/A，不适用。
[a] 启动硬膜外分娩镇痛的容量需要 5 ~ 20 ml 局麻药，局麻药浓度越低容量越大。
[b] 当局麻药和阿片类药物结合或紧随局麻药试验剂量后，局麻药和阿片类药物均应减少剂量。
[c] 由于起效慢，不常用于分娩镇痛的启动

分来启动分娩镇痛，与传统的硬膜外镇痛比较，镇痛起效更迅速，药物剂量更低。在产程早期，鞘内仅仅注射阿片类药物就可能达到完全的镇痛效果。在产程活跃期，鞘内注射局麻药需要与阿片类药物联合，这是由于单独使用局麻药并不能提供足够的镇痛效果，除非使用高剂量，而这又会导致下肢活动阻滞。

局麻药

布比卡因，一种酰胺类局麻药，常用于分娩镇痛的启动和维持。因为它的血浆蛋白结合率高，药物的子宫胎盘转移是有限的。布比卡因通常与芬太尼或舒芬太尼联合用于分娩镇痛的启动，一般硬膜外镇痛的起效时间是 8 ~ 10 min，20 min 效应达到峰值，持续时间可达 90 min，这取决于总剂量和所处分娩阶段。和脑脊液相比，标准剂型的纯布比卡因是低比重的，低剂量鞘内给药时，镇痛效果较重比重布比卡因更好。

罗哌卡因，一种酰胺类局麻药，是左旋的单一对映体，结构和药效学与布比卡因相似。最初的研究认为，和布比卡因相比，罗哌卡因运动阻滞较轻，心脏毒性也较小，然而，当根据效能做

了调整后（罗哌卡因效能低于布比卡因），罗哌卡因用于硬膜外分娩镇痛与布比卡因相比并没有任何优势[11]。在美国，罗哌卡因没有批准用于鞘内注射。

左布比卡因是消旋布比卡因纯的左旋对映体，因此和布比卡因相比心脏毒性较小。使用低浓度局麻药发生全身毒性反应（local anesthetic systemic toxicity，LAST）的风险非常小，因此和布比卡因相比，左布比卡因用于分娩镇痛并没有任何临床优势。该药在美国没有上市。

利多卡因，一种酰胺类局麻药，和布比卡因相比，其作用时间短，并且脐静脉 / 母体静脉血药浓度比高，因此它通常不用于分娩镇痛的启动和维持。

2- 氯普鲁卡因是一种酯类局麻药，由于作用时间短，因此用于分娩镇痛非常有限。硬膜外注射 2- 氯普鲁卡因起效迅速（5 ～ 10 min），持续 40 min，全身毒性反应风险低，这使得它适用于阴道器械助产或紧急剖宫产。

阿片类药物

芬太尼和舒芬太尼，脂溶性阿片类药物，最常用于启动分娩镇痛。和水溶性阿片类药物相比，高脂溶性使它们易于渗透入硬脊膜（硬膜外注射）和脊髓（鞘内或硬膜外注射），引起镇痛起效加快，作用时间缩短，全身吸收更多。在产程早期，芬太尼或舒芬太尼作为单一的药物鞘内注射都可以取得完善的镇痛效果。鞘内单独注射芬太尼镇痛维持时间在 80 ～ 120 min，25 μg 达到镇痛的平台，增加剂量会加重不良反应的产生（如瘙痒）[12]。和芬太尼相比，舒芬太尼亲脂性更强，导致更多药物渗透入脊髓，因此起效更快，镇痛效果更好。其高脂溶性导致硬膜外注射时与芬太尼相比分布容积更大，产妇血药浓度更低，也就导致胎儿脐静脉和血浆浓度更低。但两药的实际临床差异非常小。鞘内注射舒芬太尼，比芬太尼作用时效更长，但是不良反应相似[13]。考虑到腰麻后很快就常规启动硬膜外维持镇痛，舒芬太尼作用时间长可能并没有什么临床意义。在美国，由于历史原因，舒芬太尼价格比芬太尼更贵，因此使用比芬太尼少。另外，舒芬太尼市售剂型浓度高（50 μg/ml），因此使用前必须稀释，导致其操作不便，易于发生用药错误。

吗啡，一种水溶性阿片类药物，由于起效慢、分娩后作用仍然维持较长时间，因此常规用于分娩镇痛是不切实际的。当硬膜外维持镇痛的药物或资源缺乏时，可以使用低剂量的鞘内吗啡（0.1～0.25 mg）联合布比卡因和脂溶性阿片类药物用于活跃期分娩镇痛的启动。更高剂量的鞘内吗啡（0.5～2 mg）在第二产程是无效的，副作用发生率不可接受地高，包括嗜睡、恶心、呕吐、瘙痒和呼吸抑制。

二乙酰吗啡（海洛因）在英国可以使用，与低剂量局麻药联合用于分娩镇痛。但并没有直接把二乙酰吗啡和芬太尼或舒芬太尼进行比较的研究。

哌替啶是具有局麻药特征的阿片类药物，但没有证据表明它的效果优于低剂量局麻药与脂溶性阿片类药物结合所产生的作用。鞘内可以单独注射哌替啶（10 mg）用于分娩镇痛，但它会产生更多的恶心和呕吐，所以最好是用于那些对局麻药-阿片类药物有禁忌的要求分娩镇痛的产妇。

阿芬太尼是一种脂溶性阿片类药物，还没有研究直接比较它与芬太尼和舒芬太尼分娩镇痛的效果，但由于脂溶性低，其镇痛效果估计不如后两者。氢吗啡酮用于分娩镇痛尚没有深入研究，但其起效时间和作用时间介于芬太尼和吗啡之间。布托啡诺有很强的 κ-受体活性，利用该药进行分娩镇痛的研究证实其副作用包括一过性胎心率呈正弦波形、产妇嗜睡或烦躁不安。

辅助局麻药和阿片类药物分娩镇痛的佐剂

其他一些药物与局麻药和阿片类药物联合时有协同作用，能延长作用时间，改善镇痛效果，减少所需的麻醉药物剂量，因此减少副作用的发生（表6-8）。由于这些药物高的副作用发生率，并且和局麻药-阿片类药物相比没有优势，因此仅仅被用作替代或佐剂，并不常规用于分娩镇痛。

可乐定，α_2肾上腺素受体结合剂，能够抑制脊髓背角神经递质的释放。硬膜外或鞘内注射可乐定，可以改善分娩镇痛质量，延长持续时间。虽然它提供了满意的镇痛且没有运动阻滞，但产妇低血压、镇静和胎心率异常的高发生率限制了其使用。由于低

表 6-8　椎管内分娩镇痛的辅助用药

辅助药	硬膜外镇痛		腰麻镇痛
	起始剂量	维持剂量 [a]	起始剂量
肾上腺素	25 ～ 75 μg [b]	25 ～ 50 μg/h [b]	2.25 ～ 200 μg
可乐定	75 ～ 100 μg	19 ～ 37 μg/h	15 ～ 30 μg

[a] 通常复合低浓度局麻药输注（如 < 0.08% 的布比卡因），10 ～ 20 mL/h。
[b] 通常与局麻药和（或）阿片类药物结合配制成 1：800 000 到 1：200 000 浓度的溶液（1.25 ～ 5 μg/ml）

血压的风险，美国 FDA 特别强调其不得用于产科患者。

肾上腺素作为镇痛辅助药物，通过直接作用于 α 肾上腺素受体，抑制脊髓中的神经递质释放，并且收缩血管，阻止椎管内的药物吸收入全身。肾上腺素可以延长局麻药-阿片类药物的镇痛持续时间，允许降低局麻药浓度；然而，它会增加运动阻滞的发生，并不改善镇痛的质量。

分娩镇痛的维持

对大部分产妇来说，椎管内镇痛在启动后必须维持至少几个小时。产程中镇痛的维持是通过硬膜外导管持续给药来完成。长效、低剂量酰胺类局麻药结合脂溶性阿片类药物是最常见的维持分娩镇痛的药物。

在硬膜外镇痛维持阶段麻醉医师应监测患者的情况，包括产程中间断地评估和记录镇痛质量、感觉和运动阻滞及产妇血流动力学的变化。

维持硬膜外镇痛的药物

表 6-9 列出了典型的维持硬膜外镇痛的药物及其浓度。布比卡因和罗哌卡因都被用于维持镇痛，但并无证据表明哪一个更有优势[11]。虽然使用低浓度局麻药和高浓度相比，爆发痛的风险（因此需要更多的干预去处理镇痛不足）更高，但使用高浓度局麻药时低血压和运动阻滞的发生率更高。一些研究发现，维持硬膜外镇痛时，低剂量局麻药和高剂量局麻药相比，器械助产率更

表 6-9　硬膜外持续输注或患者自控硬膜外镇痛（PECA）[a]的麻醉药物

药物 [b]	浓度
局麻药	
布比卡因	0.05% ～ 0.125%
罗哌卡因	0.08% ～ 0.2%
阿片类药物	
芬太尼	1.5 ～ 3 μg/ml
舒芬太尼	0.2 ～ 0.33 μg/ml

[a] 持续输注通常速度是 8 ～ 12 ml/h。典型的 PCEA 设置是背景剂量：2 ～ 12 ml；单次给药：4 ～ 10 ml，锁定时间：10 ～ 30 min。
[b] 局麻药通常和阿片类药物联合使用

低[14]。利多卡因和 2- 氯普鲁卡因由于作用时间短，不用于硬膜外维持镇痛。肾上腺素有时被添加到局麻药–阿片类药物溶液中，以进一步降低局麻药浓度；然而，由于肾上腺素可增强感觉和运动阻滞，因此临床使用益处不大。

维持的方法

　　曾经，硬膜外分娩镇痛的维持常常采用手动间断推注药物。虽然这种模式是有效的，但镇痛不可避免的减退触发产妇追加药物的需求，而是否能避免"窗口期"疼痛依赖于护理人员和麻醉医师的及时到位，因此并不是理想的镇痛方式。持续输注是通过机械泵给药，安全性与间断手动推注相似，但镇痛作用更持久，产妇满意度更高，更少需要麻醉医师干预。然而，和间断注射相比，在使用相同浓度的局麻药时，持续输注会导致局麻药用量增加，运动阻滞更强[15]。

　　目前临床实践中硬膜外镇痛的维持采用患者自控硬膜外镇痛技术（patient-controlled epidural analgesia，PCEA）间歇给药结合或不结合背景剂量输注。最有效的硬膜外 PCEA 的用药方案似乎是大容量、低浓度局麻药联合脂溶性阿片类药物。最优的 PCEA 设置可能依赖于药物浓度和患者反应性。虽然数据不一致，但和没有背景输注相比，输注背景剂量可产生更稳定的镇痛，减少麻醉医师的干预，使患者有更多时间休息[16]。建议每小时背景输注速率是每小时总麻醉药量的三分之一到一半。较高的患者自控剂量（＞ 5 ml）可能比小剂量更有效，较高的单次给药剂量与较长的时间间隔联合应用，PCEA 泵应设置最大极限量，以防止药物过量。最近介绍的可自动（程序化）间歇给药的镇痛泵，方便间断单次给药而不影响产妇休息。

　　PCEA 泵应该与静脉泵有所区别，以最大程度地减少其他医务人员意外调节硬膜外用药或错误用药的风险。医院的政策应清楚写明谁能管理或调节硬膜外输注泵，但只能由经过培训的麻醉专业人员调节输注速率、容量或药物内容。理想情况下，硬膜外溶液应由药剂师配置以确保无菌。

腰麻的维持

　　连续腰麻维持分娩镇痛的指征是原本想置入硬膜外导管结果发生意外硬脊膜穿破。另外还有一些少见的特定的适应证（如病态肥胖、脊柱异常）。

　　腰麻分娩镇痛的维持使用与硬膜外镇痛相同的药物和浓度，但输注速率更低，通常设为 2 ml/h，输注泵可以设置 PCEA 给药（1 ～ 3 ml）以尽可能避免断开导管−输液管接头人为追加药物，从而降低感染或医源性过量的风险。我们的临床实践不是把 PCEA 按钮交给患者，而是由麻醉人员进行 PCEA 单次给药，因此鼓励对使用鞘内导管的患者经常进行评估，包括疼痛、血压、感觉和运动阻滞。

阴道分娩手术操作的镇痛和麻醉

　　在第二产程，疼痛是由阴道和会阴部扩张通过 $S_2 \sim S_4$ 皮区的躯体神经纤维传入产生。这些粗大的神经可能需要较多的局麻药来提供足够的骶尾部镇痛。一些患者在第二产程单靠 PCEA 可能不能有效镇痛，而需要更高浓度和容量的局麻药。但在分娩前注射这些额外的药物可能会导致运动阻滞、感觉阻滞平面过高以及减弱会阴压力感受，从而不利于产妇爆发性地用力。

　　补救镇痛对于产妇进行器械助产、外阴切开术、外阴切开或复杂阴道裂伤的修复往往是必需的。表 6-10 列出了针对上述情况的麻醉 / 镇痛方案。

表 6-10　阴道分娩的麻醉

硬膜外麻醉
- 2% 或 3% 2-氯普鲁卡因或 2% 利多卡因：5～10 ml

腰麻
- 重比重布比卡因 6～8 mg 或重比重利多卡因 25～50 mg[a]

腰麻-硬膜外联合麻醉
- 鞘内布比卡因 2.5～5 mg ＋ 芬太尼 15～25 μg
- 若镇痛不完全或剖宫产，通过硬膜外导管推注药物

---

[a] 若器械助产失败的可能性高，导致即将进行剖宫产，需推注较高剂量的布比卡因，或进行腰麻-硬膜外联合麻醉

爆发痛的管理

　　尽管在椎管内镇痛的起始阶段分娩疼痛完全缓解，在硬膜外镇痛的维持过程中仍然可能产生爆发痛。在进行麻醉前评估和签署知情同意书时，告知产妇爆发痛的可能性是非常重要的；否则产妇会认为硬膜外镇痛可以在整个产程中达到完全的疼痛缓解，结果对实际情况很不满意。表 6-11 列出了评估和处理爆发痛的操作流程。

表 6-11　评估和管理椎管内镇痛不全

- 回顾和评估产程进展
  - 排除其他爆发痛的原因（例如膀胱膨胀、子宫破裂）
- 评估麻醉问题
  - 导管是否在硬膜外间隙（即，是否有感觉阻滞平面）
  - 如果没有，重新置管
- 导管在硬膜外间隙，但感觉阻滞不完善（没有达到 T_{10}～S_4）
  - 注射 10～20 ml 稀释的局麻药（含或不含阿片类药物）
  - 如果达到 T_{10}～S_4，改变维持方案（例如增加输注速率或局麻药浓度）
  - 如果仍然阻滞不完善，重新置管
- 导管在硬膜外间隙，但感觉阻滞不对称
  - 让产妇侧卧位于阻滞不完善的一侧
  - 推注 10～20 ml 稀释的局麻药（含或不含阿片类药物）
  - 若感觉阻滞仍然不对称，重新置管
- 导管在硬膜外间隙，感觉阻滞平面在 T_{10}～S_4，但产妇仍然感到疼痛
  - 推注更高浓度的局麻药（含或不含阿片类药物）
  - 改变维持方案（例如增加局麻药浓度）

评估患者爆发痛时，不仅要评估硬膜外导管的功能，也要检查产妇的产科病史、产程进展和胎儿当前的位置。如果一个有剖宫产史的产妇在阴道分娩试产过程中诉有爆发痛，必须考虑子宫破裂的可能，并和产科医生沟通。产妇随着产程不断进展，需要更多的药物以维持镇痛。应该了解产妇的疼痛程度、定位和特点。药液从腰段硬膜外导管注入，首先向头侧分布，而不是尾侧方向。这种分布可能会导致所谓的"骶尾部阻滞不全"。因此，感觉阻滞的评估应该包括下胸部和骶尾部皮区。一些有爆发痛的产妇尽管感觉阻滞表面上已经完善，但由于头盆不称或胎儿位置异常（如枕后位）导致疼痛加剧，这些产妇需要更深的阻滞（更高浓度的局麻药）。

椎管内分娩镇痛的不良反应

低血压

椎管内阻滞抑制交感神经，引起外周血管扩张，可能会导致低血压。椎管内分娩镇痛启动后低血压（通常定义为收缩压降低超过基础值的 20% ～ 30%）的发生率接近 10%[8]。因为子宫胎盘的灌注不能自我调节，而直接与产妇的血压相关，产妇血压降低会导致子宫胎盘灌注减少。未纠正的产妇低血压，尤其对于子宫胎盘功能不全（如子痫前期）的母胎二联体，可能会导致胎儿酸血症和缺氧。因此，在椎管内镇痛启动后，应经常（每 2 ～ 3 min）监测产妇血压，如果降低必须处理。过去常静脉注射小剂量麻黄碱（5 ～ 10 mg）治疗产妇低血压。鉴于去氧肾上腺素已作为治疗剖宫产腰麻后低血压的首选药物，许多临床医生现在也使用小剂量去氧肾上腺素（50 ～ 100 μg）治疗分娩过程中的低血压。

其他治疗低血压的方法包括避免主动脉下腔静脉压迫。在椎管内镇痛启动前或期间快速静脉滴注液体并不足以预防低血压，但它可能缓解低血压的严重程度，特别是当产妇处于脱水状态时。

子宫收缩过频和胎儿心动过缓

胎儿心动过缓在 CSE 和硬膜外分娩镇痛启动后都可观察到，通常是在最初的 20 ～ 40 min 内。原因尚不清楚，可能与子宫张力增加导致的子宫胎盘灌注降低（子宫灌注是在子宫舒张期）和随后的胎儿缺氧[17]有关。椎管内镇痛的启动导致产妇循环中肾上腺素的水平突然降低。肾上腺素通过激动 β₂肾上腺素受体发挥抑制宫缩的作用。因此，肾上腺素水平的下降可能导致子宫收缩过速及子宫胎盘灌注减少。虽然数据不一致，但一些研究表明，鞘内注射阿片类药物后胎儿心动过缓的发生率较硬膜外注射阿片类药物、硬膜外或鞘内注射局麻药后更高[18]。然而，还没有两种技术的对比研究发现它们在紧急剖宫产风险上的差异。胎儿心动过缓通常通过一些宫内复苏的保守治疗来处理，包括缓解主动脉下腔静脉的压迫、静脉输液、产妇吸氧、停止给予外源性缩宫素、治疗产妇低血压和胎儿头皮刺激。持续的子宫收缩过速可以通过皮下注射特布他林（0.25 mg）、静脉注射（50～100 μg）或舌下含服硝酸甘油（400～800 μg）来治疗。

瘙痒

瘙痒是椎管内使用阿片类药物最常见的不良反应，它的发生率和严重程度是剂量依赖性，鞘内注射发生率比硬膜外高。瘙痒的机制还不清楚，但似乎是通过 μ-阿片类受体介导。机制与组胺释放无关，因此抗组胺药治疗无效。在椎管内镇痛实施后的最初几分钟瘙痒通常最严重。大多数产妇不需要治疗，症状通常是自限性的，一小时后严重程度明显降低。治疗严重瘙痒使用 μ-阿片受体拮抗剂（如静脉注射纳洛酮 40 μg）或激动-拮抗剂（如静脉注射纳布啡 2.5 mg）。

发热

实施硬膜外镇痛的产妇发热的概率增加[19]，报道的发生率在1%～46%。病因并不清楚，但似乎和感染无关。然而在这些发热的产妇中，炎症反应标记物较未发热产妇高。硬膜外相关的产妇发热的意义未知但值得关注，产妇的炎症反应和发热会对胎儿大脑产生有害作用。另外，绒毛膜羊膜炎确诊后需要对产妇和胎儿共同治疗，硬膜外相关的发热会使绒毛膜羊膜炎的诊断复杂化。

寒战

在分娩过程中，特别是实施硬膜外镇痛后，寒战的发生非常普遍。一些因素，包括激素水平的改变，可能影响分娩过程中的温度调节。机制并不明确，但有一些寒战和温度调节无关[20]。

恶心和呕吐

分娩过程中发生恶心和呕吐非常常见。可能的原因包括妊娠、疼痛、阿片类药物对极后区催吐化学感受区和前庭器官的直接作用或阿片类药物引起的胃排空延迟。接受椎管内镇痛的产妇较静脉应用阿片类药物镇痛的产妇，恶心和呕吐的发生率显著降低[21]。椎管内分娩镇痛的女性发生恶心呕吐的概率也较应用相同阿片类药物术后镇痛的患者低，原因尚不明确。椎管内分娩镇痛相关的恶心呕吐应排除低血压的原因。

尿潴留

膀胱和尿道括约肌受下胸段和上腰段交感神经纤维以及骶尾部副交感神经支纤维的支配。椎管内使用局麻药影响膀胱逼尿肌和内外括约肌的功能。椎管内使用阿片类药物抑制逼尿肌收缩，并通过抑制骶尾部副交感神经的传出以减少推进的感觉。目前还不清楚什么程度的椎管内镇痛会引起分娩过程中尿潴留，没有进行椎管内镇痛的产妇也经常需要导尿。观察性的研究提示，行椎管内镇痛的产妇产时及产后尿潴留发生率高于行非椎管内镇痛或未进行镇痛的产妇，然而，这是否是因果关系还不清楚[22]。行椎管内镇痛的产妇应定期评估尿潴留，特别是如果出现爆发痛时。有些产妇当膀胱充满时可以自行排尿，但有些可能需要导尿。

胃排空延迟

分娩可导致胃排空延迟。阿片类药物，无论何种给药途径都会进一步加重胃排空延迟。胃排空延迟可能导致恶心和呕吐，可能增加全麻诱导时肺误吸的风险。

椎管内分娩镇痛的并发症

硬脊膜意外穿破

一项对产科患者行硬膜外操作的 meta 分析提示，使用硬膜外针导致硬脊膜意外穿破的发生率是 1.5%（95% 置信区间 1.5 ～ 1.5）[23]。硬脊膜穿破的发现可以是在硬膜外针前进时，也可以是在硬膜外导管无意中进入蛛网膜下腔时。麻醉医师可以选择连续腰麻镇痛或在另一个间隙重新置入硬膜外导管。硬膜外针导致的产妇硬脊膜意外穿破后头痛的发生率高于 50%[23]。

呼吸抑制

无论何种给药途径给予阿片类药物都可能发生呼吸抑制，并且是剂量依赖性的。椎管内注射脂溶性阿片类药物可能会在 2 h 内发生呼吸抑制。如果在椎管内应用阿片类药物前胃肠外已经使用了该类药物，呼吸抑制的风险就更大。美国麻醉医师协会关于预防、监测和管理椎管内阿片类药物相关呼吸抑制的临床指南规定，椎管内注射脂溶性阿片类药物后，最初 20 min 应持续监测，之后每小时应监测一次，至少 2 h。持续输注时也应至少每小时监测一次呼吸。

局麻药全身毒性反应

意外注射局麻药到血管内导致局麻药全身毒性反应（LAST），是硬膜外麻醉灾难性的并发症。由于硬膜外分娩镇痛使用的是低剂量局麻药，因此极少发生。意外注射局麻药到血管内的预防措施列于表 6-12。最近的研究认为，静脉注射脂肪乳剂可以提高 LAST 的抢救成功率。美国局麻和疼痛医学会 2012 年更新了针对 LAST 的实践报告，将脂肪乳剂治疗的证据级别列为 B（资料来源于非随机

表 6-12　预防局麻药毒性反应的措施

- 每次推药之前需回抽针筒或导管
- 如果注射亚毒性反应剂量的局麻药（如试验剂量），考虑使用血管内标记物（如肾上腺素或芬太尼）
- 以 3 ～ 5 ml 逐渐增加局麻药量，每次间隔 15 ～ 30 秒
- 制定一套防止意外静脉内用药的体系（如硬膜外药液和静脉药液分开存放）

的研究或实验室研究，得到许多个案报道和病例系列报告的支持），推荐一旦发生 LAST 就考虑使用，紧随气道管理和心血管复苏 [单次注射 1.5 ml/kg 的 20% 脂肪乳剂，之后以 0.25 ml/（kg·min）持续输注直至循环稳定后至少 10 min] [25]。

高平面腰麻或全脊麻

通过误入蛛网膜下腔的硬膜外针或导管注射高剂量局麻药可引起高平面腰麻或全脊麻。放置在硬膜外腔的导管可能会移行到蛛网膜下腔。而无论是硬膜外腔还是蛛网膜下腔注射过高剂量的局麻药都可引起高平面的阻滞。硬膜外穿刺针在硬脊膜上造成的破孔，无论是已知还是未发现的，都会增加局麻药硬膜外注射导致高平面阻滞的风险。

高平面腰麻的症状包括躁动、严重低血压、呼吸困难、失声和意识丧失。意识丧失通常是由于脑干灌注不足，而不是大脑麻醉。症状通常出现在意外鞘内注射几分钟内，但也可能发生在硬膜外或意外的硬膜下腔注射后 10 ～ 25 min。在持续输注阶段，麻醉平面逐渐增高，阻滞程度不断加重，提示局麻药可能注射到蛛网膜下腔。因此，椎管内注射局麻药后，麻醉医师应观察产妇是否有高平面的表现。治疗措施包括气道管理、通气、吸氧及循环支持。患者可能不能活动但没有丧失意识，因此在稳定之后需要应用镇静催眠药。

背痛

有超过 50% 的产妇在妊娠时和分娩后会有背痛的症状。虽然有一些观察性研究认为硬膜外镇痛和产后背痛有关联，但随机对照研究发现，与静脉注射阿片类药物相比，硬膜外镇痛并没有增加产妇背痛的发生率 [26]。短期的背部触痛可能由于穿刺部位的局部组织损伤，但通常在几天内可以缓解。

椎管内分娩镇痛对产程的不良影响

椎管内分娩镇痛对分娩方式的影响

观察性研究提示椎管内分娩镇痛与增加手术分娩风险之间存

在联系。而随机对照试验和影响研究（impact study）却一致认为椎管内分娩镇痛不会导致剖宫产率增加。影响研究是引入某种处理（在这里是指开展椎管内分娩镇痛）前和后所测量结局（通常是回顾性的）的对比研究。很多影响研究发现，开展分娩镇痛服务导致短时间内分娩镇痛比例上升，但剖宫产率并不增加[27]。例如，1993年一家美国大型军事医院开始开展硬膜外镇痛[28]，硬膜外镇痛率从0%增加到85%以上，开展分娩镇痛前后各一年时间内比较，剖宫产的校正相对危险度是0.8（95%CI，0.6～1.2）。

椎管内分娩镇痛对剖宫产率影响的随机对照试验很难进行。最佳的分娩镇痛效果研究应把产妇随机分为镇痛组和非镇痛组，然而，这又是有悖伦理的，因此几乎所有的随机对照试验都是椎管内分娩镇痛和全身性应用阿片类药物的比较。另一个局限性是这些研究都无法采用盲法，因为这两种镇痛方式的镇痛质量有显著差异。因此，产科医生（决定是否进行产程中剖宫产）和产妇都对分组情况知情。2011年的一篇包含27项随机对照试验、纳入了8417名产妇的meta分析发现，与静脉注射阿片类药物相比，硬膜外镇痛剖宫产的相对风险是1.1（95%CI 0.97～1.25），并且各研究间异质性低[1]。

关于椎管内分娩镇痛的开始时机一直存在争议。观察性研究认为，与分娩晚期（活跃期）启动镇痛相比，分娩早期（潜伏期）启动椎管内镇痛会增加剖宫产率。然而，一些对分娩早期（宫口扩张＜4 cm）和分娩晚期（产妇接受全身性阿片类药物直至宫口扩张≥4 cm）启动分娩镇痛进行比较的随机对照试验一致发现，早期开始椎管内分娩镇痛并没有增加剖宫产率[21, 29]。因此，鼓励产妇等待直至活跃期再行椎管内镇痛的惯例应该抛弃，只要产妇要求，任何时候都可实施。

观察性研究发现的椎管内镇痛和剖宫产率之间的关联可能是由于选择偏倚所导致。那些感觉更痛的产妇剖宫产率更高（疼痛加剧很可能是由于功能障碍性分娩、巨大儿或胎位不正所导致，这些也正是剖宫产的高危因素），而疼痛加剧的产妇要求行椎管内分娩镇痛的比率也高[30]。

椎管内分娩镇痛对器械助产影响的资料也不一致。一个纳入了7项影响研究（总病例数28 443）的meta分析发现，开展椎管内分娩镇痛前后器械助产率并无差别（百分比差值0.75%；

95%CI −1.2% ~ 2.8%）[27]。相反，一项比较椎管内与全身应用阿片类药物镇痛的随机对照试验的 meta 分析（其中器械助产率作为次要结果）发现，行椎管内分娩镇痛的产妇，器械助产的风险较高（相对危险度 1.42；95% CI 1.28 ~ 1.57，危险度差 5%，需治疗人数 20）[1]。

器械助产的风险可能会受到椎管内镇痛局麻药浓度的影响。例如，一项大型多中心随机对照试验把产妇随机分为 3 组：0.25% 布比卡因硬膜外镇痛，0.1% 布比卡因联合芬太尼硬膜外镇痛，CSE 应用 0.1% 布比卡因联合芬太尼维持镇痛[14]。结果发现，0.25% 布比卡因组的器械助产率最高。其他研究也有相似的结果。因此，综上所述，椎管内分娩镇痛可能会增加器械助产的风险，但采用低浓度局麻药及总药量最小化的维持技术（如与持续输注技术相对，采用单次注射给药）可以把这个风险降到最低。

椎管内分娩镇痛对产程的影响

比较椎管内分娩镇痛和全身性阿片类药物镇痛的随机对照研究把产程作为次要结果进行了评估。一个纳入 12 项研究的 meta 分析发现，两组第一产程的时间并无差异[1]，而 95% 置信区间宽（−13 ~ 50 min）并且研究之间异质性显著。与之相反，另一个 meta 分析（13 项研究）发现，随机接受椎管内镇痛的产妇第二产程明显延长（平均差 14 min，95% CI 7 ~ 21），同样，研究之间异质性显著。虽然椎管内分娩镇痛可能会延长第二产程，但是对胎儿并无不良影响。

病例分析

一位 30 岁 G3P0、孕 41.5 周的产妇，由于"过期妊娠"进行引产。她五年前在长途跋涉之后发现深静脉血栓，检查发现凝血因子 V 突变。在怀孕期间预防性给予依诺肝素直到孕 37 周，之后普通肝素 5000 U 皮下注射（每天两次）。产妇目前宫口开到 2 cm，并诉疼痛达到了 10 分（总分 10 分）。产妇要求行椎管内分娩镇痛，产科医生同意了她的要求。

问题

1. 在椎管内分娩镇痛前最适合的血液检查是哪项？
   A. 血红蛋白 / 血细胞比容
   B. 活化部分凝血活酶时间（aPTT）
   C. 抗体筛查（血型和筛检）
   D. 血小板计数

2. 对这个患者来说，在镇痛启动时以下哪种椎管内操作和药物组合是最合适的？
   A. CSE：等比重布比卡因 2.5 mg ＋芬太尼 15 μg
   B. CSE：重比重布比卡因 2.5 mg ＋芬太尼 15 μg
   C. 硬膜外：芬太尼 50 μg
   D. 硬膜外：0.25% 布比卡因 10 ml ＋芬太尼 100 μg

3. 采用 PCEA 维持镇痛，输注 0.0625% 布比卡因＋芬太尼 2 μg/ml，背景剂量 8 ml/h，PCA 单次注射 8 ml，锁定时间 10 min。10 h 后，护士报告这个产妇骶尾部疼痛为 7 分。这时宫口开至 9 cm，双侧感觉阻滞平面在 $T_9 \sim S_4$。接下来以下哪个处理最合适？
   A. 注射 10 ml PCEA 液
   B. 产妇坐位并硬膜外注射芬太尼 100 μg
   C. 推注 0.125% 布比卡因 10 ml
   D. 由于产妇即将开始用力屏气，所以不进行额外的镇痛

4. 当产妇出现爆发痛时，最适合的治疗药物是？
   A. 0.2% 罗哌卡因 10 ml
   B. 2% 利多卡因 15 ml
   C. 0.25% 布比卡因 15 ml
   D. 可乐定 100 μg

5. 当产程进行了 26 h 后，宫口开至 6 cm 停止，必须要行剖宫产。以下哪种因素最可能导致这个产妇剖宫产风险增加？
   A. 在产妇宫口开至 2 cm 时行椎管内分娩镇痛
   B. 增加局麻药浓度治疗爆发痛
   C. 引产
   D. 椎管内使用阿片类药物

6. 在手术室内推注 2% 利多卡因 20 ml ＋ 1 ∶ 200 000 肾上腺素＋碳酸氢钠后，产妇突然无意识。接下来哪一步最合适？
   A. 娩出婴儿
   B. 给产妇通气支持
   C. 推注脂肪乳剂
   D. 测血糖

答案

1. **D**。对于行椎管内分娩镇痛的健康产妇，虽然 ASA 的产科麻醉指南并没有常规要求血小板计数，但是该产妇皮下注射肝素，这会增加血小板减少的风险。美国区域麻醉和疼痛医学会关于椎管内麻醉和抗凝的指南并没有把预防性皮下注射肝素作为椎管内麻醉的禁忌证，也不需要活化凝血活酶时间。ASA 指南没有推荐在产时常规评估抗体状态；而这是出生前的常规评估。

2. **A**。产程早期重比重布比卡因不能提供足够的镇痛，因为其感觉阻滞平面不能达到胸段。硬膜外注射芬太尼 50 μg 对于分娩镇痛也是不够的，通常不使用更大剂量的芬太尼，因为全身吸收可能导致不良反应发生率显著增加而镇痛可能仍不完善。0.25% 布比卡因 10 ml（25 mg）对于产程早期来说属于大剂量，会导致低血压发生率增高，运动阻滞程度加深。

3. **C**。如果胸段和骶尾部感觉阻滞平面满意，产妇很有可能是由于异常分娩（也就是头盆不称或胎头枕后位）导致爆发痛的产生。这些产妇都需要增加局麻药剂量以完善镇痛。此时非常重要的是由产科医生或助产士评估产程进展以确定是否有异常产程。单纯改变体位并不能纠正或改善硬膜外单侧阻滞或骶尾部阻滞不全。随着产程进展，由于骶尾部神经根粗大、疼痛发生部位距离硬膜外置管点更远和疼痛本身加剧，产妇可能出现镇痛不完善。阴道和会阴扩张导致的会阴痛属于内脏痛，因此仅仅使用阿片类药物而不使用局麻药，可能并不能完全镇痛。随着产程进展，重复给药是可行的，因为获得足够的娩出力并不需要骶尾部的感觉。0.125% 布比卡因 10 ml 不可能导致严重的运动阻滞。

4. **A**。利多卡因 2% 是剖宫产硬膜外麻醉所使用的浓度，这会导致明显的运动阻滞。0.25% 布比卡因 15 ml 同样会导致镇痛程度加深，对该产妇而言很可能过量了。可乐定的剂量过高可能会导致低血压和镇静程度过深。

5. **C**。一些高质量的随机对照研究认为，椎管内分娩镇痛的技术或其开始时机并不会增加剖宫产率。并没有研究比较静脉和椎管内给予阿片类药物对产程进展的影响。引产的初产妇较分娩自然发动者剖宫产率高。

6. **B**。对于突然无意识的产妇，第一步就是通气支持，控制气道。该患者可能因硬膜外导管移位到蛛网膜下腔而发生了全脊麻；或者硬膜外导管移位进入血管内导致局麻药毒性反应；甚至如仰卧位低血压综合征、严重肺栓塞或羊水栓塞等情况。在保证患者气道安全后再查找病因。

参考文献

1. Anim-Somuah M, Smyth RM, Jones L. Epidural versus non-epidural or no analgesia in labour. *Cochrane Database Syst Rev.* 2011;12:CD000331.
2. Simkin P, Bolding A. Update on nonpharmacologic approaches to relieve labor pain and prevent suffering. *J Midwifery Womens Health.* 2004;49(6):489-504.
3. Smith CA, Collins CT, Cyna AM, Crowther CA. Complementary and alternative therapies for pain management in labour. *Cochrane Database Syst Rev.* 2006(4):CD003521.
4. American College of Obstetricians and Gynecologists. Analgesia and cesarean delivery rates. Committee Opinion No. 339: *Obstet Gynecol.* 2006;107(6):1487-1488.
5. Horlocker TT, Wedel DJ, Rowlingson JC, et al. Regional anesthesia in the patient receiving antithrombotic or thrombolytic therapy: American Society of Regional Anesthesia and Pain Medicine Evidence-Based Guidelines, 3rd ed. *Reg Anesth Pain Med.* 2010;35(1):64-101.
6. Practice guidelines for obstetric anesthesia: an updated report by the American Society of Anesthesiologists Task Force on Obstetric Anesthesia. *Anesthesiology.* 2007;106(4):843-863.
7. Bethune L, Harper N, Lucas DN, et al. Complications of obstetric regional analgesia: how much information is enough? *Int J Obstet Anesth.* 2004;13(1):30-34.
8. Simmons SW, Cyna AM, Dennis AT, Hughes D. Combined spinal-epidural versus epidural analgesia in labour. *Cochrane Database Syst Rev.* 2007(3):CD003401.
9. Van de Velde M. Neuraxial opioids for labour analgesia: analgesic efficiency and effect on labour. *Curr Opin Anaesthesiol.* 2002;15(3):299-303.
10. Lyons GR, Kocarev MG, Wilson RC, Columb MO. A comparison of minimum local anesthetic volumes and doses of epidural bupivacaine (0.125% w/v and 0.25% w/v) for analgesia in labor. *Anesth Analg.* 2007;104(2):412-415.
11. Beilin Y, Halpern S. Focused review: ropivacaine versus bupivacaine for epidural labor analgesia. *Anesth Analg.* 2010;111(2):482-487.

12. Palmer CM, Cork RC, Hays R, Van Maren G, Alves D. The dose-response relation of intrathecal fentanyl for labor analgesia. *Anesthesiology.* 1998;88(2):355-361.

13. Herman NL, Calicott R, Van Decar TK, Conlin G, Tilton J. Determination of the dose-response relationship for intrathecal sufentanil in laboring patients. *Anesth Analg.* 1997;84(6):1256-1261.

14. Comparative Obstetric Mobile Epidural Trial Study Group UK. Effect of low-dose mobile versus traditional epidural techniques on mode of delivery: a randomised controlled trial. *Lancet.* 2001;358(9275):19-23.

15. Bogod DG, Rosen M, Rees GA. Extradural infusion of 0.125% bupivacaine at 10 mL/hr to women during labor. *Br J Anaesth.* 1987;59(3):325-330.

16. Halpern SH, Carvalho B. Patient-controlled epidural analgesia for labor. *Anesth Analg.* 2009;108(3): 921-928.

17. Clarke VT, Smiley RM, Finster M. Uterine hyperactivity after intrathecal injection of fentanyl for analgesia during labor: a cause of fetal bradycardia? *Anesthesiology.* 1994;81(4):1083.

18. Abrao KC, Francisco RP, Miyadahira S, Cicarelli DD, Zugaib M. Elevation of uterine basal tone and fetal heart rate abnormalities after labor analgesia: a randomized controlled trial. *Obstet Gynecol.* 2009;113(1):41-47.

19. Segal S. Labor epidural analgesia and maternal fever. *Anesth Analg.* 2010;111(6):1467-1475.

20. Panzer O, Ghazanfari N, Sessler DI, et al. Shivering and shivering-like tremor during labor with and without epidural analgesia. *Anesthesiology.* 1999;90(6):1609-1616.

21. Wong CA, Scavone BM, Peaceman AM, et al. The risk of cesarean delivery with neuraxial analgesia given early versus late in labor. *N Engl J Med.* 2005;352(7):655-665.

22. Weiniger CF, Wand S, Nadjari M, et al. Post-void residual volume in labor: a prospective study comparing parturients with and without epidural analgesia. *Acta Anaesthesiol Scand.* 2006;50(10):1297-1303.

23. Choi PT, Galinski SE, Takeuchi L, et al. PDPH is a common complication of neuraxial blockade in parturients: a meta-analysis of obstetrical studies. *Can J Anaesth.* 2003;50(5):460-469.

24. Horlocker TT, Burton AW, Connis RT, et al. Practice guidelines for the prevention, detection, and management of respiratory depression associated with neuraxial opioid administration. *Anesthesiology.* 2009;110(2):218-230.

25. Neal JM, Mulroy MF, Weinberg GL, et al. American Society of Regional Anesthesia and Pain Medicine checklist for managing local anesthetic systemic toxicity: 2012 version. *Reg Anesth Pain Med* 2012; 37 (1): 16-8.

26. Loughnan BA, Carli F, Romney M, Dore CJ, Gordon H. Epidural analgesia and backache: a randomized controlled comparison with intramuscular meperidine for analgesia during labour. *Br J Anaesth.* 2002;89(3):466-472.

27. Segal S, Su M, Gilbert P. The effect of a rapid change in availability of epidural analgesia on the cesarean delivery rate: a meta-analysis. *Am J Obstet Gynecol.* 2000;183(4):974-978.

28. Zhang J, Yancey MK, Klebanoff MA, Schwarz J, Schweitzer D. Does epidural analgesia prolong labor and increase risk of cesarean delivery? A natural experiment. *Am J Obstet Gynecol.* 2001;185(1):128-134.

29. Wassen MM, Zuijlen J, Roumen FJ, et al. Early versus late epidural analgesia and risk of instrumental delivery in nulliparous women: a systematic review. *BJOG.* 2011;118(6):655-661.

30. Hess PE, Pratt SD, Soni AK, Sarna MC, Oriol NE. An association between severe labor pain and cesarean delivery. *Anesth Analg.* 2000;90(4):881-886.

超声用于产科麻醉

7

Kamal Kumar and Timothy P. Turkstra

聂玉艳　译　孙　申　黄绍强　校

章目录

1. 引言　　　　　　　　　　　　　　　　　110
2. 超声技术　　　　　　　　　　　　　　　111
3. 超声在产科麻醉的适应证　　　　　　　　111
4. 椎管内阻滞　　　　　　　　　　　　　　112
5. 急性疼痛的管理　　　　　　　　　　　　115
6. 血管通路的建立　　　　　　　　　　　　117
7. 围术期心脏评估和监测　　　　　　　　　117
8. 超声在产科麻醉中的作用　　　　　　　　117
9. 结论　　　　　　　　　　　　　　　　　119
10. 致谢　　　　　　　　　　　　　　　　119

引言

超声作为麻醉实践中有价值的工具出现，使很多曾经"盲的"操作可视化了。因为超声是一项无辐射的影像学工具，所以在许多医学领域的患者管理中得到了普及。在麻醉实践中，超声对于血管通路的建立变得非常重要[1]，在区域麻醉的实施中它也提供一些独特的优势[2]。在区域麻醉的教学中，超声影像的教育益处也已经被阐明[3-4]。

椎管内镇痛是产科麻醉最常用的技术。超声的有效性使其在产科自然而然地从外周神经阻滞拓展到了方便于腰麻 / 硬膜外技术的实施。1984 年第一次报道了产科麻醉中成功使用脊柱超声辅助完成了硬膜外和腰麻注射[5]。近来，因为高质量成像的超声机器越来越便宜和常见，其应用也进一步普及。

评估脊柱超声对硬膜外麻醉有效性的几个研究表明，超声引导的椎管内操作方法能够减少操作次数和时间，同时增加了成功率[6-8]。这些研究为英国国家卫生与临床优化研究所（National Institute of Clinical Excellence，NICE）制定超声成像辅助硬膜外腔识别的指南奠定了基础[9]。常规的超声影像对蛛网膜下腔麻醉实施的益处还不清楚。

超声技术

超声成像是以通过一个换能器发射和接收的高频声波为基础的。换能器能检测到回声强度和声波返回声源所需要的时间，这就能够计算出反射界面的距离。不同层次的组织产生各自的超声波信号反射。在每个界面，一些超声波被反射回来并被换能器检测到。反射和透射波的比例取决于组织形成界面的声波阻抗。骨质反射了大多数的声波能量，因此很少能看清骨质后的结构。脊柱的超声检查是具有挑战性的，因为目标区域在深部且被一个复杂的铰链式的骨骼笼子所屏蔽。基于这些原因，要观察脊柱结构的图像最好用低频曲阵探头（2 ～ 5 MHz）。虽然高频超声束有更高的图像分辨率，但是低频超声以牺牲图像分辨率为代价具有更深的穿透力。

对腰椎的超声评估使用两个声窗是有效的：一个声窗横向看，另一个旁正中纵向看。来自这两个扫描平面的信息互相补充。

超声在产科麻醉的适应证

教学适应证

超声是一项重要的麻醉教学工具。超声下解剖结构的可视化有助于提高对空间关系的理解且增加学员的信心，潜在地减少了并发症。在产科麻醉中，硬膜外麻醉超声成像教学的出现使硬膜外分娩镇痛操作的学习曲线显著提高[3]。操作前进行超声检查减少了麻醉实习生放置硬膜外导管的尝试和失败次数[10]。可以用它作为预测椎管内阻滞可行性 / 困难程度的术前评估工具[11-12]。显然加入超声影像使住院医生的学习得到了提高。

临床适应证

- 椎管内阻滞。
- 急性和慢性疼痛的管理。
- 血管通路建立。
- 心脏评估。

椎管内阻滞

在产科麻醉中已经越来越多地使用腰椎的超声评估协助椎管内麻醉实施。已有几个研究对产科中超声引导的椎管内阻滞的有效性和安全性进行了评估[3, 5-9]。实施椎管内阻滞的传统方法是以触诊分辨骨性解剖标志为基础的。妊娠相关的体重增加和骶前水肿使解剖标志更模糊不清,致使触诊更复杂和具有挑战性,阻滞失败或并发症的可能性会因此增加,肥胖、脊柱畸形和背部手术史也会进一步增强这种可能性。穿刺前超声能提供有关腰椎的解剖信息。研究显示与传统的触诊技术相比,超声引导的硬膜外穿刺首次尝试的成功率增加 30% ~ 60%[13]。对蛛网膜下腔麻醉的实施来说,其益处还不清楚。

椎管超声的优点

- 更准确地定位中线。
- 准确确定椎间隙水平。
- 为最佳穿刺点和穿刺角度提供建议。
- 估计硬膜外腔的深度。
- 有价值的教学工具。
- 增加有效性和减少操作时间。
- 可能减少尝试次数及其引起的创伤。
- 潜在地减少硬脊膜意外穿破和其他并发症的数量。
- 用于识别非典型解剖,包括肥胖、脊柱侧弯和之前的脊柱内固定装置。

腰椎的超声检查

　　脊柱超声成像的系统方法已经有过描述，此方法是建立在对腰椎解剖充分了解基础上的。2008 年 NICE（The National Institute for Health and Clinical Excellence）发布了腰椎超声成像的应用指南[9]。获取腰椎超声窗的常用方法是旁正中纵向成像法和横断面成像法。旁正中纵向长轴成像法的超声影像被描述为"锯齿征"（图 7-1），横断面成像法中影像为"飞行的蝙蝠"（图 7-2）。在"锯齿征"中，锯的齿代表的是关节突，齿之间的空隙代表的是椎间隙，由黄韧带 / 后纵韧带和椎体组成[14]。由于纵向成像法有更广的声窗，与横断面成像相比，在纵向平面获得的超声图像成像

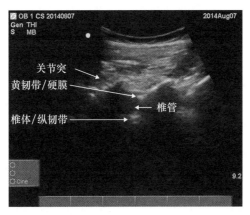

图 7-1　旁正中纵向方法成像的"锯齿征"

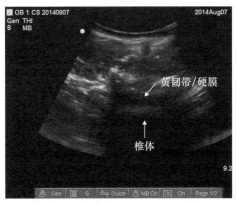

图 7-2　横断面成像的"飞行的蝙蝠征"

质量更优，但是这两种图像所获得的信息彼此相互补充。

旁正中纵向成像法所见的超声解剖标志

- 骶骨
- 椎板
- 黄韧带和背侧硬膜
- 椎管
- 椎体 / 纵韧带

横断面成像法所见的超声解剖标志

- 横突
- 关节突
- 棘突
- 黄韧带
- 椎管
- 椎体 / 纵韧带

椎管超声分步操作方法

选择合适探头获得最佳图像

脊柱超声需要低频凸阵探头（2～5 MHz）（图 7-3）。9～14 cm 的深度设置能看到所有相关结构。探头的角度应该与目标结构垂直，因为在这个角度超声波能最大程度地返回探头。这有助于获得最佳质量的图像。

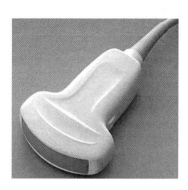

图 7-3　低频凸阵探头

确保患者处于合适的体位

患者应被置于向前弯且向内屈曲的体位。在侧位或坐位下完成。

扫描首先从纵向平面开始

这是计数椎间隙水平的首选平面。探头首先放置在骶区，正中线左侧 2 ～ 3 cm 且与椎管中心轻度成角。在这个位置，骶骨呈现为一条连续的亮线（图 7-4A）。探头然后向头侧移动直到能看到锯齿样的高回声图像（图 7-5）。然后在这个位置就能够标记出每一个椎间隙（L_5 ～ S_1 到 L_1 ～ L_2）的确切水平（图 7-4B）。

一旦标记了椎间隙、识别了所扫描的脊椎水平，就可在所标记的水平通过将探头水平放置且与脊柱长轴垂直进行横截面扫描。使用这种方法，可识别与棘突对应的脊柱中线，其为皮下的一个小的高回声信号（图 7-6B）。

然后将探头轻微地向头侧或尾侧移动来获得一个椎间隙的最佳声窗图像。一旦获得椎间隙的清晰图像，冻结图像且探头仍保持不动，在探头上方和侧方位的中心位置都进行皮肤标记。然后移走探头和画线连接这些标记，进针点确定为这两条线的交叉处。

这时也可以在超声图像上对黄韧带的距离进行测量（图 7-6）。

急性疼痛的管理

剖宫产后急性疼痛的管理仍具有挑战性。剖宫产术后疼痛的一个重要组成部分为来自 T_7 ～ L_1 前分支所支配的侧腹壁的切口

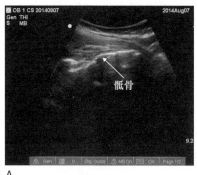

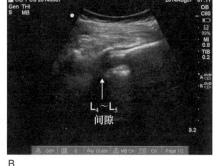

A　　　　　　　　　　　　　　　B

图 7-4　纵向扫描显示骶骨

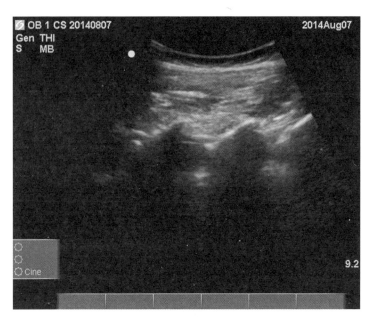

图 7-5　脊柱旁正中纵向视图

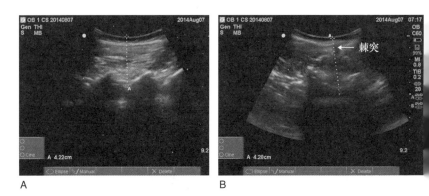

A

B

图 7-6　黄韧带的距离

疼痛。这些神经离开脊柱后在侧腹壁腹横肌筋膜平面内继续前行，然后在前腹壁终止。使用腹横肌平面（transversus abdominal plane，TAP）阻滞，可以通过双侧注射阻滞这些神经，作为对其他术后镇痛方式如椎管内阿片类药物的补充。超声引导的 TAP 阻滞增加了这种阻滞的效果和成功率[15-16]。研究表明，联合超声引导 TAP 阻滞的多模式术后镇痛方法提供了更好的疼痛缓解，降低疼痛评分，减少术后阿片类药物的消耗，也能减少全身性镇痛药的副作用[10, 17]。超声和 TAP 阻滞的进一步使用见图 7-7。

血管通路的建立

NICE 指南[1] 推荐使用超声作为建立中心静脉通路的一项标准实践。

超声引导建立血管通路的优点

- 发现解剖变异和确切的血管位置。
- 避开已经出现血栓的中心静脉。
- 一个可提高对操作理解的优秀教学工具。
- 提高成功率和减少并发症，如意外的动脉穿刺、置管失败、导管尖端位置不当、血肿、气胸和血胸。
- 已经证实超声在困难置管的情况下十分有用，如病态肥胖、低血容量、凝血疾病的患者，不能耐受卧位的患者或根据解剖标志置管失败时。
- 在外周静脉置管和动脉置管监测有创血压时使用超声也得到了普及。

围术期心脏评估和监测

尽管详细论述经胸超声心动图（transthoracic echocardiography，TTE）超出了本章的范围，但对评估心血管功能来说它是一种安全便携且无创的方式。妊娠妇女心脏向前向左移位及膈肌上移，这些共同特征使其更方便于行 TTE 检查，且部分左侧倾斜有助于胸骨旁和心尖视图。TTE 可能用于产科常规部门如分娩室、急诊室、手术室和麻醉后苏醒室。

超声在产科麻醉中的作用[15, 18-19]

- 迅速的超声心动图产科筛查扫描可用于快速地评估危重孕产妇。

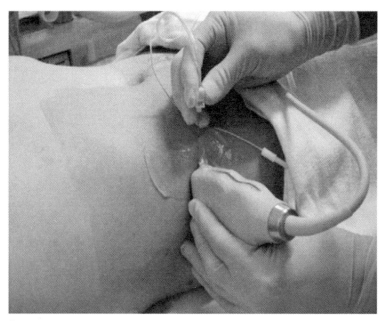

A

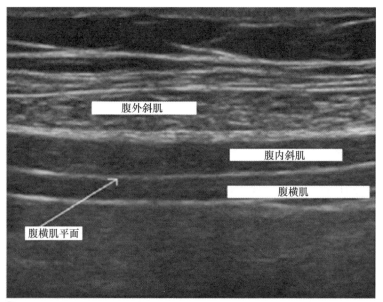

腹外斜肌

腹内斜肌

腹横肌

腹横肌平面

B

图 7-7 腹横肌平面（TAP 平面）

- 帮助诊断术中和术后已充分液体复苏仍存在的低血压。
- 围产期心脏病是引起孕产妇死亡的主要原因。TTE 的使用和对围产期心脏病、心脏压塞或肺栓塞的早期诊断有助于制订患者管理计划。
- 在产科的日常实践中使用 TTE 可能有助于质控。
- TTE 探头可用于评估胎心率。
- 这可能是增加我们产妇相关知识库和改善产科医疗的一个机会。

结论

在临床实践中超声的使用被证明是有益的，且正变得越来越普及。应该鼓励产科麻醉医师和实习生在日常实践中运用这项技术。

致谢

特别感谢 Kevin Armstrong 博士和 Rakesh Vijayshanker 博士提供图像帮助。

参考文献

1. Guidance for the use of ultrasound locating devices for placing central venous catheters. 2002. National Institute for Clinical Excellence (NICE). Sep 1, 2002.
2. Neal JM, Brull R, Chan VW, et al. The ASRA evidence-based medicine assessment of ultrasound-guided regional anesthesia and pain medicine: *Reg Anesth Pain Med*. 2010;35(2 suppl 1):S1-S9.
3. Orebaugh SL, Williams BA, Kentor ML. Ultrasound guidance with nerve stimulation reduces the time necessary for resident peripheral nerve blockade. *Reg Anesth Pain Med*. 2007;32(5):448-454.
4. Vallejo MC, Phelps AL, Singh S, Orebaugh SL, Sah N. Ultrasound decreases the failed labor epidural rate in resident trainees. *Int J Obstet Anesth*. 2010;19(4):373-378.
5. Currie JM. Measurement of the depth to the extradural space using ultrasound. *Br J Anaesth*. 1984;56(4):345-347.
6. Grau T, Leipold RW, Conradi R, Martin E, Motsch J. Ultrasound imaging facilitates localization of the epidural space during combined spinal-epidural anesthesia. *Reg Anaesth*. 2001;26:64-67.
7. Grau T, Leipold RW, Conradi R, Martin E, Motsch J. Ultrasonography and peridural anesthesia. Technical possibilities and limitations of ultrasonic examination of the epidural space. *Anaesthesist*. 2001;50(2):94-101.
8. Grau T, Bartusseck E, Conradi R, Martin E, Motsch J. Ultrasound imaging improves learning curves in obstetric epidural anesthesia: a preliminary study. *Can J Anaesth*. 2003;50:1047-1050.
9. IPG 249 Ultrasound-guided catheterisation of the epidural space. 2008. National Institute of Clinical Excellence (NICE). Jan 1, 2008.
10. Mishriky BM, George RB, Habib AS. Transversus abdominis plane block for analgesia after Cesarean delivery: a systematic review and meta-analysis. *Can J Anaesth*. 2012;59(8):766-778.
11. Chin KJ, Chan V. Ultrasonography as a preoperative assessment tool: predicting the feasibility of central neuraxial blockade. *Anesth Analg*. 2010;110(1):252-253.

12. Weed JT, Taenzer AH, Finkel KJ, Sites BD. Evaluation of pre-procedure ultrasound examination as a screening tool for difficult spinal anesthesia. *Anaesthesia*. 2011;66:925-930.

13. Balki M. Locating the epidural space in obstetric patients-ultrasound a useful tool: continuing professional development. *Can J Anaesth*. 2010;57(12):1111-1126.

14. Carvalho J. Ultrasound-facilitated epidurals and spinals in obstetrics. *Anesthesiol Clin*. 2008;26:145-158.

15. Belavy D, Cowlishaw PJ, Howes M, Phillips F. Ultrasound-guided transversus abdominis plane block for analgesia after caesarean delivery. *Br J Anaesth*. 2009;103:726-730.

16. Baaj J, Alsatli R, Majaj H, Babay Z, Thallaj A. Efficacy of ultrasound guided transversus abdominis plane (TAP) block for post cesarean section delivery analgesia—a double-blind, placebo-controlled, randomized study. *Middle East J Anaesthesiol*. 2010;20:821-826.

17. Siddiqui MR, Sajid MS, Uncles DR, Cheek L, Baig MK. A meta-analysis on the clinical effectiveness of transversus abdominis plane block. *J Clin Anesth*. 2011;23(1):7-14.

18. Dennis AT. Transthoracic echocardiography in obstetric anesthesia and obstetric critical illness. *Int J Obstet Anesth*. 2011;20(2):160-168.

19. Dennis A, Stenson A. The use of transthoracic echocardiography in postpartum hypotension. *Anesth Analg*. 2012;115(5):1033.

非椎管内分娩镇痛

8

Ingrid Browne and Mairead Deighan

王毅龙　译　贾丽洁　徐子锋　黄绍强　校

章目录

1. 非药物分娩镇痛　　　　　　　　　　　　121
2. 药物分娩镇痛　　　　　　　　　　　　　123
3. 病例分析　　　　　　　　　　　　　　　126

每个产妇的产程都不相同，缓解分娩疼痛的方法取决于产科 / 医疗条件、当地可用的技术以及患者的意愿。椎管内镇痛是最有效的镇痛方法，但也有许多产妇拒绝或存在椎管内阻滞禁忌证或操作无法实施。椎管内分娩镇痛的禁忌证包括凝血功能障碍、穿刺部位感染、局麻药过敏以及未纠正的低血容量；而解剖畸形、脊柱矫正术后及肥胖则可导致硬膜外置管困难。这些产妇可能需要替代方法，如药物性或非药物性镇痛来替代椎管内镇痛。

非药物分娩镇痛

分娩教育

产前分娩教育是分娩镇痛计划的关键性的第一步。这可追溯到 20 世纪 30 年代，当时英国人 Grantley Dick-Read 指出如果产妇在分娩前做了充分准备，分娩时可以不需要医学干预。到了上世纪 50 年代，法国产科医生 Lamaze 提出精神预防法，内容包括有关分娩生理过程的学习以及分娩过程中放松、收紧的训练，并使用廓清式呼吸以达到增加产妇氧合及干扰疼痛信号从子宫传输到大脑皮层的目的。虽然产前教育可以减轻一些分娩相关的恐惧与焦虑，但对大多数产妇来说通过它来实现无痛分娩是不现实的。

导乐

导乐（doula）来源于希腊词，意思是"仆人或奴隶"。导乐是指一个经过训练的能给予有需要的产妇生理及心理上帮助的女性。研究显示，分娩期间导乐的持续帮助和鼓励能减少产妇硬膜外镇痛干预的需求，并降低了剖宫产率[1]。

经皮电神经刺激镇痛

经皮电神经刺激镇痛（transcutaneous electrical nerve stimulation，TENS）是一种无创的方法，它将两个表面电极放置于产妇 T_{10} ～ L_1 的皮区，在第一产程初期镇痛效果最佳。将另两个电极板置于 S_2 ～ S_4 的皮区以减轻第二产程的疼痛。通常 TENS 利用持续时间 50 ～ 250 ms、频率 1 ～ 200 次 / 秒的低强度、高频双相脉冲电流进行重复刺激。它的治疗原理是基于疼痛的门控理论，通过抑制脊髓背角突触前的伤害性刺激信号来减轻疼痛，从而减少了向中枢神经传导的疼痛信号。这种经皮电刺激优先激活阈值较低的有髓神经纤维，通过阻断神经兴奋向 L_2、L_3 节段脊髓背角胶质区靶细胞的传递，抑制伤害性刺激在较细的无髓鞘 C 型神经纤维中的传导。此外还有研究认为 TENS 能增加内啡肽和脑啡肽这些人体内源性神经肽的释放[2]。目前，虽然没有对照研究表明 TENS 优于安慰剂，但由于其微创性及使用时不限制产妇活动而得到了广泛的应用[3]。

水疗法

将腹部以下浸泡在温暖的水中有利于促进产妇肌肉放松，有证据表明能减轻产妇的疼痛及减少第一产程中对椎管内镇痛的需求[4]。这种方法并不增加分娩过程中的风险、剖宫产率及新生儿的不良结局[5]。但由于在水中不能进行持续的胎心监测，所以这并不适合怀有高危胎儿的产妇。同样地，水中分娩也不适合需要持续监测、静脉补液及药物镇痛的产妇。

催眠、针灸、按摩和芳香疗法

催眠是一种通过言语及非言语性交流减少产妇对外部刺激的注意力进而改变意识状态的方法。频繁激励能使产妇获得一种自我催眠，从而减轻疼痛感及由疼痛引起的生理反应。目前，已有的证据表明它确实能增加产妇的满意度，减少分娩过程中对药物镇痛包括硬膜外镇痛的需求[6]。

针灸是指用洁净的针刺入身体特定穴位 2.5 ～ 3 cm。人身体大约有 400 个穴位，大约 20 条经络连接这些穴位点。20 条经络中每一条都对应一个器官。与分娩相关的穴位分布在手、足及耳朵上。目前认为针灸主要通过刺激机体产生内啡肽来减轻疼痛。虽然针灸镇痛用于分娩镇痛的文献很少，但实践中它确实能减轻疼痛[7]。

芳香疗法利用了植物的治疗作用和足部的推拿按摩，虽然没有有力的证据表明芳香疗法在分娩过程中能有效减轻疼痛，但产妇能从这种另类疗法中获得精神慰藉及舒适感，而且它具有无害性，因此几乎没有理由不使用它。

药物分娩镇痛

吸入性麻醉药

自从 1847 年 James Young Simpson 爵士用氯仿缓解分娩疼痛开始，挥发性药物及麻醉气体就已被应用于分娩镇痛。在欧洲，含有 50% 氧化亚氮和 50% 氧气的混合气体（Entonox）被广泛用于分娩镇痛。氧化亚氮血气分配系数低，能快速起效和排出。氧化亚氮可以通过减压阀和流量活瓣的连接接口自我调节，如果产妇变得昏昏欲睡，废气清除系统会在产妇丧失意识前启动。由于 Entonox 至少需要吸入 45 s 才能达到最大镇痛效果，因此一出现宫缩感就必须尽快大口吸入。虽然吸入 Entonox 可导致部分产妇出现定向障碍、嗜睡和恶心，但它在一定程度上缓解了分娩疼痛，且使用方便，价格便宜，间歇使用很少蓄积，对产妇和胎儿都较安全。

七氟烷与氧化亚氮具有相似的物理特性，快速起效、快速清除，且无刺激性。一些研究已经表明，亚麻醉浓度（0.8%）的七氟烷在第一产程的止痛效果比 Entonox 更好[8]，而且，七氟烷较少引起恶心、呕吐。然而，镇静过深的潜在风险及废气清除系统的技术难题导致了它没有被广泛应用。

全身使用阿片类药物

哌替啶

哌替啶是一种合成的苯基哌啶衍生物，它最初作为一种抗胆碱能药物，但随后被发现具有镇痛作用。自 1940 作为镇痛药问世以来，它已成为早期分娩镇痛中最常使用的阿片类药物之一。通常以 50 ～ 150 mg 的剂量肌内注射，镇痛作用在 10 ～ 15 min 后起效，持续长达 3 h。虽然它提供的镇痛效果有限，但由于价廉和使用方便而被广泛应用[9]。哌替啶与其他阿片类药物的副作用类似，可引起镇静、胃排空延迟、恶心和呕吐，以及剂量依赖性的呼吸抑制。

哌替啶可通过胎盘，在产妇肌内注射后 2 ～ 3 h 出现胎儿血药浓度最大值。与硬膜外镇痛相比，它更容易引起胎儿心率变异性降低和胎儿酸中毒。对新生儿的影响也混合了代谢产物去甲哌替啶的作用，虽然其活性较低，但由于清除延迟易致药物在胎儿体内蓄积，从而引起过度镇静和呼吸抑制。并且产妇使用哌替啶会导致新生儿神经行为评分降低[10]。哌替啶还可提高癫痫发作阈值，容易使产妇嗜睡、注意力不集中，并导致母乳喂养困难[11]。

其他胃肠外阿片类药物

吗啡的作用时间比其他阿片类药物长，因此在分娩中使用需更加谨慎。与哌替啶副作用类似，它可迅速通过胎盘引起镇静和新生儿抑制。

二乙酰吗啡是海洛因的人工合成形式，比哌替啶更有效，剂量为肌内注射 5 ～ 7.5 mg。它作为一种分娩镇痛药在英国一些地区很受欢迎，但在其他国家并没有被广泛使用。

芬太尼也是一种起效快的苯基哌啶衍生物，重复给药时它的静脉输注即时半衰期比哌替啶和吗啡都长，这会导致药物在胎儿和母体内蓄积。

阿片类激动-拮抗剂衍生物

丁丙诺啡是部分 μ 和 δ 受体激动剂、κ 受体拮抗剂，它的镇痛效果比吗啡强 20 ~ 30 倍，常见的副作用包括恶心和过度镇静。

布托啡诺是 κ 受体激动剂和部分 μ 受体激动-拮抗剂，它的镇痛效果比吗啡强 5 倍，较少引起恶心、呕吐，但会产生过度镇静。不同于哌替啶，它的代谢产物是无活性的。布托啡诺可能导致药物相关性的正弦波胎心率图，这是令人担忧的，因为如果没有使用布托啡诺，这种波形通常表明胎儿缺氧或贫血。

纳布啡是部分 δ 和 κ 受体的激动剂及 μ 受体拮抗剂，它的镇痛效果没有吗啡强，虽然它很少导致恶心、呕吐，但可造成严重的过度镇静和眩晕。

以上这些药物的副作用限制了它们在产科镇痛中的应用。

静脉自控镇痛

静脉自控镇痛（intravenous patient-controlled analgesia，IV PCA）比胃肠外镇痛有效，但需要配备足够的设备和人员。静脉用阿片类药物通过滴定给药可提供适度的镇痛效果，并使产妇能自行控制镇痛程度。

瑞芬太尼是一种超短效阿片类药物，这一特性使其成为一种"理想"的静脉自控分娩镇痛药物。它是纯的 μ 受体激动剂，酯键连接使它能快速被非特异性血浆和组织酯酶代谢。它的作用时间由代谢而不由分布决定，由于体内存在大量的代谢酯酶，连续给药不影响作用的持续时间。该药物起效快速，60 ~ 90 s 达到峰值，并能被快速清除（2800 ml/min）。瑞芬太尼对胎儿也是安全的，研究表明瑞芬太尼能透过胎盘，但很快被代谢或重新分配[9]。瑞芬太尼的副作用与其他阿片类药物类似，最常见的是镇静和呼吸抑制，使用时应持续监测产妇血氧饱和度、心率、呼吸频率、血压和镇静程度。但由于该药的作用时间很短，任何问题都能被迅速而容易地逆转。一般单次给药剂量为 30 ~ 50 μg，锁定时间为 2 min。

芬太尼、哌替啶也可用于静脉 PCA 分娩镇痛。剂量方案参照表 8-1。研究表明，瑞芬太尼在缓解疼痛和提高产妇满意度方面比哌替啶、芬太尼更好，并且不影响胎儿[11-12]。瑞芬太尼镇痛效果在 2 h 后开始减弱[13]，所以它对于产程较短的经产妇更有效。

表 8-1　静脉自控镇痛的参考方案

药物	单次剂量	锁定时间
瑞芬太尼	$30 \sim 50\ \mu g$	2 min
哌替啶	$10 \sim 15$ mg	10 min
芬太尼	$10 \sim 25\ \mu g$	5 min

非椎管内神经阻滞（产科医师实施）

宫颈旁阻滞是在两侧的宫颈旁（Frankenhauser）神经节注射小剂量的布比卡因，这可在第一产程中提供长达 2 h 的子宫和子宫颈镇痛，但可能会减少子宫血流或增加子宫张力，进而导致胎窘。

阴部神经阻滞是一种双侧部分骶神经（S_2、S_3、S_4）阻滞，在第二产程产生阴道、外阴、会阴麻醉效果。其安全性高，并能在阴道顺产和低位产钳助产中提供有效的镇痛。阴部神经阻滞可经阴道或经会阴实施，但双侧阻滞的成功率仅为 50%。阴部神经阻滞中产妇或胎儿的并发症较少，主要包括胎儿创伤或局麻药直接注射进入胎儿体内。分娩疼痛的感觉传导通路和不同区域阻滞技术的镇痛效应靶点分布如图 8-1 所示[14]。

总之，对于不能施行椎管内镇痛或想用其他方法镇痛的产妇来说，可选择镇痛方法还是很多的。

病例分析

现在要对一位门诊患者进行产前麻醉评估。患者 33 岁，首次妊娠，孕 36 周。既往有严重的先天性脊柱侧凸的病史，12 岁做过脊柱侧凸矫正手术。她想了解分娩时可选择的镇痛方法。

问题

1. 你首先给患者提供的建议是什么？

2. 患者（她）可选择的非区域阻滞镇痛方法有哪些？

3. 患者想咨询瑞芬太尼的静脉自控镇痛，但她担心这可能影响胎儿，你该如何打消她的顾虑？

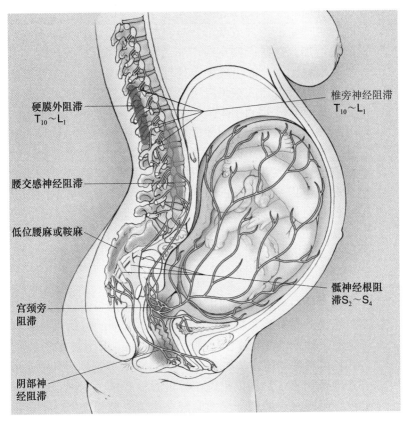

图 8-1　分娩疼痛的传导通路。分娩痛分为内脏痛和躯体痛。子宫收缩可导致子宫缺血，引起钾、缓激肽、组胺和 5- 羟色胺的释放；此外，子宫下段和宫颈的拉伸和扩张也会刺激机械性感受器产生神经冲动，这些伤害性刺激沿着与交感神经末梢伴行的感觉神经纤维传入，并穿过宫颈旁区及盆腔和腹下神经丛传入腰交感神经，最后通过 T_{10}、T_{11}、T_{12} 和 L_1 脊神经的白交通支进入脊髓背角。这些传导通路如图所示，通过通路上不同水平（骶神经根阻滞 $S_2 \sim S_4$、阴部神经阻滞、宫颈旁阻滞、低位腰麻或鞍麻、腰交感神经阻滞、硬膜外阻滞 $T_{10} \sim L_1$ 和椎旁神经阻滞 $T_{10} \sim L_1$）的阻滞可以减轻分娩时的内脏痛（Reproduced from：Elzschig HK，Lieberman ES，Camann WR. Medical progress：regional anesthesia and analgesia for labor and delivery. NEJM. 2003；348（4）：319-332.）

答案

1. 有脊柱矫正手术史的患者由于手术瘢痕的影响，硬膜外间隙的结构可能消失或变形，且脊柱侧凸的产妇头盆不称的风险增加，这些产妇在顺产和剖宫产时都有较大风险。由于瘢痕原因，可能出现硬膜外导管放置困难。因此首要的是：向患者告知区域阻滞可能存在困难，以使她对分娩镇痛不要抱不切实际的期望。

   硬膜外镇痛法，即使成功留置硬膜外导管，也可能镇痛不全，在剖宫产时麻醉效果也不是100%可靠有效。腰硬联合麻醉或者是单次腰麻时予以阿片类药物或者与局麻药联合可以产生良好的镇痛效果，但由于脊柱解剖结构异常药物可能无法充分扩散。连续腰麻通过滴定的方式可以成功地达到麻醉或镇痛要求。下面提到的非区域阻滞技术可作为备选方案。如果需要剖宫产，特别是紧急剖宫产，也可以考虑全身麻醉。

2. 通过参加分娩教育培训进行适当的产前准备对该患者有重要意义。在分娩早期予以TNES这类无创的方法也是有好处的。如果条件允许，针刺、指压穴位也可用来减轻疼痛，并且可考虑其他方法如Lamaze法、催眠分娩作为其他非椎管内镇痛方法的辅助措施。分娩时，产科医生进行的阴部神经阻滞及会阴局部浸润麻醉在产钳或侧切助产时也可提供充分镇痛。

   在分娩初期可以静脉给予阿片类药物，但这可能会导致胎儿抑制及产妇呼吸抑制。

3. 瑞芬太尼是一种超短效的阿片类药物，已被证明镇痛效果比哌替啶（杜冷丁）更强，是一种比较理想的药物，可通过PCA进行给药。它可以透过胎盘，但由于在体内代谢较快，不会导致新生儿和产妇长时间的镇静、嗜睡以及新生儿呼吸抑制。当对孕妇和胎儿/新生儿实施完善的监测时，它可以提供安全的镇痛，虽然不如硬膜外镇痛效果理想但也是一种可行的选择。与哌替啶相比，瑞芬太尼不会导致更严重的产妇缺氧或氧饱和度降低。

参考文献

1. McGrath SK, Kennell JH. A randomized controlled trial of continuous labor support for middle-class couples: effect on caesarean delivery rates. *Birth*. 2008;35(2):92-97.

2. Jones I, Johnson M. Transcutaneous electrical nerve stimulation. *Contin Educ Anaesth Crit Care Pain*. 2009;9:130-135.

3. Dowswell T, Bedwell C, Lavender T, Neilson JP. Transcutaneous electrical nerve stimulation (TENS) for pain relief in labor. *Cochrane Database Syst Rev*. 2009;(2):CD007214.

4. Aird IA, Luckas MJ, Buckett WM, Bousfield P. Effects of intra-partum hydrotherapy on labour related parameters. *Aust N Z J Obstet Gynaecol*. 1997;37:137-142.

5. Cluett ER, Nikodem VC, McCandlish RE, Burns EE. Immersion in water in pregnancy, labor and birth. *Cochrane Database Syst Rev*. 2004;(2):CD000111.

6. Smith CA, Collins CT, Cyna AM, Crowther CA. Complementary and alternative therapies for pain management in labor. *Cochrane Database Syst Rev*. 2006;(4):CD003521.

7. Hantoushzadeh S, Alhusseini N, Lebaschi AH. The effects of acupuncture during labor on nulliparous women: a randomized controlled trial. *Aust N Z J Obstet Gynaecol*. 2007;47(1):26-30.

8. Yeo ST, Holdcroft A, Yentis SM, Stewart A, Bassett P. Analgesia with sevoflurane during labor: ii. Sevoflurane compared with Entonox for labour analgesia. *Br J Anaesth*. 2007;98(1):110-115.

9. Bricker L, Lavender T. Parenteral opioids for labor pain relief: a systematic review. *Am J Obstet Gynaecol*. 2002;186(5 suppl Nature):S94-S109.

10. Wittels B, Scott DT, Sinatra RS. Exogenous opioids in human breast milk and acute neonatal neurobehaviour: a preliminary study. *Anaesthesiology*. 1990;73(5):864-869.

11. Reynolds F. Labour analgesia and the baby: good news is no news. *Int J Obstet Anesth*. 2011;20(1):38-50.

12. Kan RE, Hughes SC, Rosen MA, et al. Intravenous remifentanil. Placental transfer, maternal and neonatal effects. *Anaesthesiology*. 1998;88:1467-1474.

13. Volikas I, Male D. A comparison of pethidine and remifentanil patient-controlled analgesia in labour. *Int J Obstet Anesth*. 2001;10(2):86-90.

14. Cammann W, et al. Regional anesthesia and analgesia for labor and delivery. *NEJM*. 2003;348(4):320; Figure 1.

剖宫产麻醉和术后镇痛

9

Paloma Toledo

傅 峰 译 陈新忠 校

章目录

1. 引言 130
2. 术前评估和知情同意 131
3. 误吸的预防 132
4. 监护仪的配置 132
5. 抗生素的应用 133
6. 患者体位 134
7. 麻醉管理 134
8. 液体同步扩容：预防区域麻醉引起的低血压 138
9. 低血压的处理 138
10. 子宫收缩药的应用 139
11. 术后镇痛的规划 140
12. 麻醉并发症 141

引言

在美国，剖宫产率的上升达到了泛滥的程度。例如2010年，美国约30%的新生儿是通过剖宫产出生的，且据预测剖宫产率仍呈持续上升的趋势。因此，关注剖宫产患者的麻醉管理具有越来越重要的意义。

剖宫产麻醉需要关注的主要事项如下：

1. 术前评估和知情同意
2. 误吸的预防
3. 监护仪的配置
4. 抗生素的应用
5. 患者体位
6. 麻醉管理
7. 液体同步扩容
8. 低血压的处理
9. 子宫收缩药的应用
10. 术后镇痛的规划

各部分内容将在以下作详细讨论。

术前评估和知情同意

评估

麻醉开始之前，需要完成全面的术前评估。除了常规的产科病史之外，还需要特别关注一些产科相关的问题，比如可能使手术复杂化的某些疾病（如：肥胖，妊娠期高血压，妊娠期糖尿病）和之前剖宫产的次数[1]。

如果计划行椎管内麻醉，体格检查则必须包括背部的检查[1]。气道评估应在手术前短期内实施，因为有证据显示气道 Mallampati 分级随着妊娠或分娩的进展而改变[2]。

对于所有剖宫产术前的患者，常规的实验室检查不是必需的。然而，关于区域麻醉之前是否需要行常规的血小板计数检查的问题在临床麻醉医师之间存在争议。当然，对高风险的患者，例如患有严重的子痫前期的产妇、妊娠期血小板减少症或有凝血功能障碍史的产妇，血小板计数和（或）凝血功能的检查是必要的。所有的剖宫产手术患者的血液样本都需要送到血库。基于患者有输血的可能性，必须明确患者的血型和做好交叉配血的准备。

知情同意

在知情同意的过程当中，需要告知患者手术中麻醉相关的风险和益处。尽管椎管内麻醉和全身麻醉都有许多潜在的风险，但是通常我们只讨论最常见的风险。对于椎管内麻醉，最常见的风险包括感染，出血，硬脊膜穿刺后头痛，低血压，和阻滞不完善或阻滞失败需要重复的穿刺或者转换成全麻等。

误吸的预防

目前剖宫产妇女肺部误吸的发生率估计为 1/661，且呈下降趋势。下降的原因是多因素的，与椎管内麻醉应用的上升而全麻应用的下降、孕妇严格遵守禁食的原则以及术前常规预防性应用抗酸剂等相关。

美国麻醉医师协会（ASA）建议择期剖宫产患者术前 2 h 禁饮清亮液体，根据食物内肉类脂肪的含量和患者合并症（如糖尿病）的情况，术前 6 ～ 8 h 禁食固体食物[1]。在分娩过程中的产妇，是否允许服用简餐还存在着争议。一项 Cocharane 综述显示，一些低误吸风险的孕妇在分娩过程中给予固体或液体饮食不影响分娩结局和新生儿结局，建议应允许低误吸风险的孕妇产程中饮食[3]。这类研究的难点在于误吸相对罕见，meta 分析没有充足的统计学效力来评估孕产妇的误吸率。虽然在产程的活跃期，用与不用椎管内镇痛都会减慢胃排空，特别是之前服用过阿片类药物的患者，但大多数医院都允许产妇喝一些清亮的液体，而考虑到误吸风险的增加，固体的食物往往被禁止食用。

在剖宫产术前，应该给予一些药物来预防误吸。通常应用的有三类药物：非颗粒抗酸剂、H_2 受体拮抗剂和多巴胺拮抗剂。在这三种药当中，紧急情况下，最重要的是应用非颗粒抗酸剂，因为它起效快且可降低了胃液酸度。表 9-1 总结了这三类药物的起效时间、作用机制和常用剂量。

监护仪的配置

正如所有的外科手术一样，ASA 标准的监测是必需的。在椎管内麻醉操作时，心电图（ECG）导联是否必须连接到患者身上还有争议。体温的监测仅在剖宫产全麻的情况下是必需的。美国妇产科学会指出所有手术前都需要记录胎儿的心率，除了一些特别紧急的手术。

表 9-1　常用预防误吸的药物

药物	起效时间	持续时间	作用机制	常用剂量
非颗粒抗酸剂 0.3 M 枸橼酸钠	快速起效	60 min	提高胃酸的 pH 值	30 ml
H_2 受体拮抗剂 雷尼替丁 法莫替丁	15 ~ 30 min	2 h	提高胃酸的 pH 值和减少 分泌量	50 mg 静脉注射 20 mg 静脉注射
多巴胺拮抗剂 　甲氧氯普胺	1 ~ 3 min	1 ~ 2 h	加快胃蠕动； 止吐作用	10 mg 静脉注射

对于那些健康的行常规剖宫产的产妇，有创的血流动力学监测不是必需的，但是对于一些高风险的产妇或者合并有心肺疾病的患者，需要有创监测。

抗生素的应用

剖宫产手术预防性应用抗生素可减少产妇的感染发生率。但是抗生素应用的时间点还存在争议。以前认为在脐带钳夹之前使用抗生素会干扰必要的新生儿败血症的评估以及导致新生儿抗生素的耐药。然而，几项随机对照试验显示，与脐带钳夹前使用抗生素相比，在切皮之前使用抗生素减少了子宫内膜炎和伤口的感染，且没有增加对母体和胎儿的不良影响。事实上，直到脐带钳夹时才使用抗生素所导致的伤口感染率相当于完全没有使用抗生素。基于以上这些证据，美国妇产科学会最近颁布了委员会意见，他们建议在剖宫产手术开始前 60 min 以内预防性应用抗生素[4]。以下这些患者情况除外，包括已经接受适当的抗生素治疗的患者（例如正在治疗绒毛膜羊膜炎的患者）或那些正行急诊剖宫产手术的患者。对于后者，抗生素应该适当地尽快使用。考虑到对于某些产妇，区域麻醉的实施可能有困难，我们建议抗生素的给予时间应在区域麻醉完成之后，皮肤准备期间；这样，抗生素的给予和手术开始的时间间隔就控制在 60 min 以内。

患者体位

在婴儿娩出之前，应该将患者子宫向左侧移位。至少 15 度的左侧倾斜位以防止下腔静脉压迫综合征。下腔静脉压迫综合征主要是由于妊娠的子宫压迫了主动脉和腔静脉，进而导致了静脉回心血量的减少。婴儿娩出之后，左侧倾斜的体位即可恢复。

麻醉管理

剖宫产术麻醉方式的选择需要根据每个产妇情况作调整，通常是由剖宫产的紧迫性和母体 / 胎儿的情况决定。剖宫产的麻醉方式有三种类型：①全身麻醉；②椎管内麻醉，包括（a）蛛网膜下腔麻醉，（b）硬膜外麻醉，（c）腰硬联合麻醉，和（d）持续性腰麻；③局部浸润麻醉，这种方式目前很少使用。图 9-1 的流程图描述了剖宫产术麻醉初始方案的决定方法。

全身麻醉

在严重紧急的情况下需要使用全身麻醉（全麻），这时病情往往即刻威胁到母体或婴儿而没有足够的时间来实施椎管内麻醉。椎管内麻醉有禁忌证的孕妇也需要选择全麻。其他需要全麻的原因包括低血容量（由于母体的出血）和感染。由于孕期生理的改变，所有接受全麻的患者都应考虑有误吸的风险；因此，除了预防误吸之外，还应该准备实施环状软骨压迫下的快速顺序诱导插管。与椎管内麻醉（未事先留置导管）相比，全麻的优点是使"决定手术-手术开始"（"decision-to-incision"）的间隔最短化；缺点是初始 1 分钟 Apgar 评分较低和卤化剂药物导致宫缩乏力及出血的可能性增加[5]。

全麻的常用方法如下[6]：在去氮吸氧，皮肤消毒，确认外科手术团队做好手术准备之后才开始诱导，这样就缩短了"诱导-娩出"（induction-to-delivery）的时间间隔，减少了新生儿抑制的风险。在麻醉诱导和插管之后，告知手术团队手术开始，患者应给予吸入 100% 的纯氧和相当于一个最低肺泡有效浓度（MAC）的强效的吸入麻醉药。胎儿娩出后，FiO_2 可减少为 30% ~ 70%，可以加入 N_2O，且以 0.5 MAC 的吸入麻醉药浓度维持。这时，可以再给予苯二氮䓬类药物和阿片类的药物。应该用胃管减压，并且监测体温。

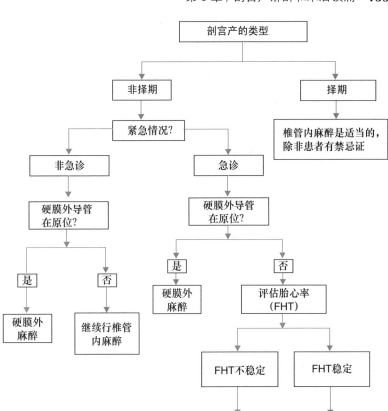

图 9-1 推荐的剖宫产麻醉决策流程图

对于大多数剖宫产手术，给予超过插管剂量的肌松药后术中没有必要追加剂量。因为全麻增加出血的风险[7]，所以胎儿娩出后应考虑增加催产素的用量。患者清醒后拔出气管导管并送往麻醉后恢复室监测。麻醉后恢复室需要配备和手术室一样的系统和资源。事实上，最近的很多证据表明与麻醉相关的死亡多是由于复苏阶段的气道阻塞和肺通气不足所致，而并非在全麻实施阶段[8]。

椎管内麻醉

绝大多数剖宫产手术选用椎管内麻醉，而最常用的麻醉方式是单次的腰麻。表 9-2 描述的是每种椎管内麻醉方式的优点、缺

表 9-2 椎管内麻醉的选择

麻醉方式	优点	缺点	通常的临床适应证	常用的方案
腰麻	快速起效，简单，技术可靠	麻醉维持时间有限	首次的 / 多次的剖宫产术	**局部麻醉药：** 布比卡因 9 ～ 12 mg 利多卡因 60 ～ 70 mg **阿片类药物：** 芬太尼 15 µg 舒芬太尼 10 µg **± 长效阿片类药物：** （吗啡 100 ～ 150 µg） **± 肾上腺素：** 100 ～ 200 µg
硬膜外麻醉	硬膜外导管可用于术后镇痛	较腰麻起效慢，技术复杂	预期手术时间较腰麻持续时间长；考虑到困难插管；分娩中产妇已经留置硬膜外导管；硬脊膜穿破禁忌的患者	**局部麻醉药：** 2% 利多卡因 15 ～ 20 ml 加上碳酸氢钠和肾上腺素 75 ～ 100 µg（如果使用浓度为 1∶200 000） 3% 氯普鲁卡因 15 ～ 20 ml **胎儿娩出后：** 硬膜外吗啡 3.0 ～ 3.5 mg
腰硬联合麻醉	腰麻的部分可快速起效，硬膜外导管可用于术后镇痛	费时，对失效的硬膜外导管的识别延迟。技术复杂	预期手术时间较腰麻持续时间长	腰麻部分的剂量和单纯腰麻剂量相同；硬膜外导管试验剂量，麻醉减退到两个节段以后，在硬膜外导管中可常规间隔重复加药（～ 5 ml）
持续性腰麻	起效快速，可靠，可用于术后镇痛	增加了硬脊膜穿破后头痛的风险；操作技术复杂；增加了意外注射未核准的物质导致神经毒性的可能性	硬膜外置管时，无意识穿破了硬脊膜；病态肥胖的产妇	与腰麻的剂量相同；如果产妇鞘内导管在原位，则剂量递增；腰麻导管需避免高位脊麻

点、临床适应证及常用的剂量方案。

对于所有的椎管内麻醉技术，在手术开始前应该建立起 $T_4 \sim T_6$ 水平的麻醉平面；否则，患者就可能出现术中疼痛、要求追加阿片类药物或转换成全麻。感觉平面的评估应该用触摸 / 针刺的方法，因为皮肤的温觉和触觉的差异可能超过两个节段平面[9]。

腰麻常用的药物为局麻药物和短效的阿片类药物。加用阿片类药物可以减少局麻药的用量，从而减少低血压的发生率和其他局麻药相关的副作用。如果产妇没有临床禁忌证，通常可加用吗啡来延长术后镇痛时间。如果患者预期的手术时限超过了常规腰麻的持续时间，可以在腰麻药物中加入肾上腺素以增强麻醉药效，或者改选硬膜外和腰硬联合麻醉。

在某些情况下，剖宫产术可以选择硬膜外麻醉。然而，使用硬膜外麻醉最常应用的一种情况是正在分娩的产妇决定以剖宫产手术来结束分娩，而事先已经留置硬膜外导管并畅通，可以通过导管注射药物达到麻醉效果。这种情况所需要的硬膜外局麻药量与一开始即接受硬膜外麻醉的患者的局麻药量有区别。

事先留置硬膜外导管孕妇的硬膜外麻醉

选用何种局部麻醉药取决于产科的紧急程度。紧急的剖宫产术（指那些即刻威胁到母体或胎儿生命的情况）时，3% 的氯普鲁卡因是最佳选择[10]。一些较低等级的紧急状况，例如对生命威胁不大和对治疗有反应的不良状况，或者产妇需要娩出胎儿而胎儿情况无危险（宫口扩张停滞或胎头下降停滞）时，可选用起效稍慢的局麻药如 2% 的利多卡因。利多卡因相对于氯普鲁卡因的优点是氯普鲁卡因可能影响随后硬膜外注射的吗啡功效[11]。这种相互影响的机制并未完成明了，可能与代谢物诱导的受体效应或者是窗口效应相关。窗口效应是指氯普鲁卡因的作用已经消失而吗啡的作用慢（未消失）。如果可行，可在有血压监测的病房开始注射麻醉诱导药物，这种方法已经被证明可以增加麻醉的成功率。

局部浸润麻醉

在没有配备麻醉医师的情况下，剖宫产术可选择在局部麻醉下完成。对这项技术的完整的描述不在本章内容范畴。然而，简单的说，就是以 0.5% 的利多卡因渐次麻醉皮肤、皮下组织、筋膜和腹膜。这项麻醉技术要求产科医师采用腹部纵向切口而且不要将子宫从腹腔内取出。

液体同步扩容：预防区域麻醉引起的低血压

低血压是剖宫产腰麻最常见的并发症[12]。低血压可导致一些副作用：包括恶心、呕吐、意识丧失、产妇心搏骤停和子宫胎盘灌注降低导致新生儿酸中毒。

多年以来，我们都提倡用 500 ml 到 1 L 的晶体液预扩容来预防产妇的低血压；然而，目前的研究证据显示，单用晶体液作预扩容对预防低血压是无效的。相对于预扩容，晶体液的同步扩容已经被证明可以减少低血压的发生和血管加压药的使用[13]。胶体液预扩容和同步扩容都已有研究。研究结果表明胶体液预扩容比晶体液有效[14]，且同步扩容时胶体液也比晶体液更有效[15]。虽然这些初步的研究结果证明胶体液的应用是有前景的，但随之增加的副作用的风险（瘙痒症，凝血的异常和严重的过敏反应）会限制其在常规产科实践中的应用。因此，考虑到这些因素，目前我们推荐通过一根通畅的大口径的静脉内导管作晶体液的同步扩容来预防低血压。低血压处理的方法在下文中讨论。

低血压的处理

在剖宫产术中，去氧肾上腺素和麻黄碱是治疗低血压最常用的两种血管升压药。麻黄碱许多年一直被当作血管加压药的一线用药，因为在动物实验中它引起子宫血流量减少的情况较少。然而在过去的十年当中，去氧肾上腺素成为预防、治疗低血压的首选的血管加压药，因为最近的研究表明，在产科麻醉中小剂量的使用去氧肾上腺素不减少子宫胎盘的灌注。重要的事实是麻黄碱的使用可能与新生儿的酸中毒有关，它涉及了胎盘药物的转运和导致了胎儿氧供需失衡，往往表现为胎儿心动过速[16]。

由于正常孕期时肾上腺素能受体的下行调节作用，没有子痫前期的孕妇治疗低血压时需要血管升压药的剂量比未怀孕的妇女大。最近一项序贯试验研究发现去氧肾上腺素用于治疗腰麻所致的低血压的 90% 的有效剂量（ED_{90}）为 150 μg[17]。建议麻黄碱的起始剂量为 5 ～ 10 mg。

　　近来更多的关注集中在去氧肾上腺素的给药方式上，如，静脉输注是否比微量泵输注更有利。较多的早期研究评估去氧肾上腺素输注使用的是大剂量（100 μg/min）的去氧肾上腺素输注技术。最近的一项研究比较了在腰麻开始后以四个固定的速度（25，50，75 和 100 μg/min）泵注去氧肾上腺素。研究者对比了静脉输注和医师已经设定速度的泵注的情况，从医师干预高血压或低血压的次数来看，并没有发现它有任何益处[18]。而且，在五组患者当中，血压控制，术中恶心和需要止吐药方面没有差异。但是，随着去氧肾上腺素剂量的升级，反应性高血压潜在发生的可能性增加。总之，现有的研究证据不支持使用固定速率输注去氧肾上腺素；然而，如果要使用静脉输注，临床医师应该从低剂量（25 ～ 50 μg/min）开始，低剂量可减少反应性高血压的发生。

子宫收缩药的应用

　　缩宫素被认为是剖宫产术后加速子宫回复和预防产后出血的一线用药。然而它的最佳剂量和常规的用法并不明确。有时，缩宫素以单次静脉推注的方式给药，常规的剂量为 2 到 5 国际单位（IU）。静脉推注缩宫素与许多不良的心血管副作用相关，例如低血压，心动过速，和有心肌缺血的心电图改变[19]。最近的研究证据表明低剂量的缩宫素 0.5 ～ 0.03 IU 即可获得足够的子宫收缩且副作用较少[20]。因此，许多医疗机构在剖宫产术时脐带钳夹之后输注缩宫素。缩宫素输注的 ED90 预计为 0.4 IU/min[21]。目前没有证据表明在缩宫素开始输注之前给予单次背景剂量的缩宫素是有益的[22]。在剖宫产术前因为产程延长使用缩宫素诱导 / 或加速产程的孕妇，剖宫产术中可能需要更高剂量的缩宫素，因为动物实验的证据表明随着缩宫素剂量的增加会出现受体脱敏的现象[23]。

　　在全世界范围内，产后出血是孕产妇死亡的主要原因之一。出血的死亡率部分是由于低估了血液丢失量[24]，继而延迟了出血的初始治疗。产后出血主要原因为宫缩乏力，辅助的子宫收缩剂是必要的。除缩宫素外，最常用的两类药物是麦角生物碱和前列腺素 15- 甲基 -F2α。这些药物的作用机制、副作用、禁忌证和常用的剂量见表 9-3。

表 9-3　其他子宫收缩药物

名称	作用机制	副作用	禁忌证	常用剂量
麦角生物碱（甲基麦角新碱）	直接作用于子宫平滑肌	冠状动脉血管收缩，高血压，心动过缓	严重的高血压，子痫前期	200 μg 肌内注射 q30 min
前列腺素 15-甲基 -F2 α（欣母沛）	刺激子宫平滑肌	支气管收缩，高血压，恶心、呕吐	哮喘	250 μg 肌内注射 Q15 min

术后镇痛的规划

术后疼痛包含两个部分：躯体痛（切口）和内脏痛（子宫）。术后镇痛的选择描述如下。

椎管内阿片类药物

椎管内给予吗啡是获得长时间术后镇痛（包括内脏痛和躯体痛）最有效的方法。鞘内注射的吗啡主要作用于脊髓的 μ 受体，而硬膜外给予的吗啡则通过脊髓和脊髓上行纤维的阿片类受体起作用[25]。椎管内注射吗啡的作用时间为 12 ～ 24 h。现在已经开发了延长硬膜外吗啡释放的技术；然而，这种技术发生延迟性呼吸抑制的可能性高于传统的吗啡，因此需要加强对呼吸的监控（48 h）。另外，局麻药具有潜在的溶解包裹吗啡的脂质胶囊的作用，进而造成无法控制的吗啡释放[26]。接受椎管内阿片类药物的患者应该在术后常规注射非甾体类抗炎药（NSAIDs）来治疗内脏痛。

胃肠外镇痛

没有接受椎管内吗啡镇痛的患者，应该静脉给予麻醉剂和非甾体类抗炎药。在患者可以口服用药之前，阿片类药物通常采用静脉患者自控镇痛的方法。

腹横肌平面阻滞

腹横肌平面阻滞（TAP）是一项辅助镇痛技术，在过去十年中已经被广泛应用。应用超声引导已被普遍接受，它可提高阻滞的准确性、防止内脏损伤、腹腔内注射和肝的裂伤。简而言之，就是使用超声引导将局麻药注入腹横肌和腹内斜肌之间的筋膜平面。有好几条神经处在腹横肌平面上：低位的胸神经（ $T_7 \sim T_{11}$ ）、肋下神经和第一腰神经的两个分支（髂腹下神经和腹股沟神经）。

早期研究发现，与未实施 TAP 相比，实施 TAP 的剖宫产患者吗啡的用量减少和首次要求镇痛的时间延长[27]；然而这些研究中的患者都没有使用椎管内吗啡。只有一项随机对照试验评估了已经给予鞘内吗啡注射的产妇行 TAP 阻滞的效果，结果发现对于已经椎管内给予吗啡的患者，TAP 阻滞在提高镇痛效果方面没有益处[28]。另一项最近发表的研究将择期剖宫产患者随机放入四组中的一组：鞘内注射吗啡 + 以 2 mg/kg 的布比卡因作双侧的 TAP 阻滞或者假 TAP 阻滞，或鞘内注射生理盐水 + 布比卡因作 TAP 阻滞或者假 TAP 阻滞。鞘内注射吗啡组在产后 6 h 活动时镇痛效果最好，而且第一个 12 h 的吗啡用量最小。这些研究证实了鞘内注射吗啡是最有效的术后镇痛技术，因为它同时具有躯体镇痛和内脏镇痛的作用。因此，TAP 阻滞用于三类患者群体：①剖宫产全麻的患者，②没有接受椎管内吗啡注射的患者，和③尽管给予了椎管内注射吗啡，仍然有切口爆发痛的患者。

麻醉并发症

误吸

正如"预防性使用抗酸剂"的那部分提到的，误吸是全麻的并发症之一，可发生在各种原因导致气道保护能力丧失的高危孕妇实施麻醉过程中的任何时间点。虽然误吸的发生率在下降，但是所有接受剖宫产术的产妇都应该采取预防误吸的措施，即便是区域性麻醉的情况下，因为术中有转换成全麻的潜在风险。

术中知晓

产科全麻患者术中知晓的发生率是低的，目前估计为 0.1% ~ 0.2%[29]。

困难插管

由于孕期生理的改变（毛细血管充盈的增加，从而导致气管内部直径减小），孕妇出现困难插管的可能性增加。产科麻醉医师应该了解美国麻醉医师学会困难气道处理流程。全麻实施前应有充分的气道评估。如果预期插管困难，就应考虑准备多项麻醉技术。在产科单元有必要配备用于插管和急救的各种气道用具。

高位脊麻

高位（高平面）脊麻可发生在腰麻以后。然而，高位脊麻更常发生在硬膜外麻醉后，是硬膜外麻醉的一个意外并发症（硬膜外药物意外注入蛛网膜下腔或硬膜下腔），或剖宫产硬膜外麻醉失败之后重新进行腰麻的穿刺时，或在产妇的硬膜外分娩镇痛之后再次实施硬膜外麻醉。如果患者发生了高位脊麻，重要的处理是以辅助通气甚至插管来保证氧合，维持子宫左侧移位，以及纠正低血压直到麻醉平面下降。

局麻药全身中毒

局麻药全身中毒（LAST）可发生在产科患者硬膜外麻醉的初始阶段或 TAP 阻滞时。麻醉医师需要了解 LAST 的症状、体征和治疗流程。美国区域性麻醉学会在 2010 年发布了一份关于 LAST 的临床指导意见［可以在其网站上（www.asra.com）查到］。对于长效的酰胺类局麻药的心脏毒性，应该考虑给予脂肪乳剂作为高级心脏生命支持的辅助用药来促进复苏。如果产妇发生心搏骤停，且 5 min 之内心脏活动没有恢复，应该立即实施剖宫产，因为闭合的胸外心脏按摩在主动脉腔静脉受压时可能是无效的。

新生儿抑制

全身麻醉下娩出的新生儿比椎管内麻醉下娩出的新生儿酸血症和 1 min 低 Apgar 评分的发生率高[5]。子宫切开-胎儿娩出时间间隔延长（> 3 min），酸中毒和新生儿抑制的发生率会更高[30]。

参考文献

1. Practice guidelines for obstetric anesthesia. An updated report by the American Society of Anesthesiologists Task Force on Obstetric Anesthesia. *Anesthesiology.* 2007;106:843-863.

2. Boutonnet M, Faitot V, Katz A, Salomon L, Keita H. Mallampati class changes during pregnancy, labour, and after delivery: can these be predicted? *Br J Anaesth.* 2010;104:67-70.

3. Singata M, Tranmer J, Gyte GM. Restricting oral fluid and food intake during labour. *Cochrane Database Syst Rev.* 2010:CD003930.

4. American College of Obstetricians and Gynecologists (ACOG). Antimicrobial prophylaxis for cesarean delivery: timing of administration. ACOG Committee Opinion No. 465. *Obstet Gynecol.* 2010;116:791-792.

5. Tonni G, Ferrari B, De Felice C, Ventura A. Fetal acid-base and neonatal status after general and neuraxial anesthesia for elective cesarean section. *Int J Gynaecol Obstet.* 2007;97:143-146.

6. Scavone BM, Toledo P, Higgins N, Wojciechowski K, McCarthy RJ. A randomized controlled trial of the impact of simulation-based training on resident performance during a simulated obstetric anesthesia emergency. *Simul Healthc.* 2010;5:320-324.

7. Chang CC, Wang IT, Chen YH, Lin HC. Anesthetic management as a risk factor for postpartum hemorrhage after cesarean deliveries. *Am J Obstet Gynecol.* 2011;205:462.e461-e467.

8. Mhyre JM, Riesner MN, Polley LS, Naughton NN. A series of anesthesia-related maternal deaths in Michigan, 1985-2003. *Anesthesiology.* 2007;106:1096-1104.

9. Russell IF. A comparison of cold, pinprick and touch for assessing the level of spinal block at caesarean section. *Int J Obstet Anesth.* 2004;13:146-152.

10. Gaiser RR, Cheek TG, Gutsche BB. Epidural lidocaine versus 2-chloroprocaine for fetal distress requiring urgent cesarean section. *Int J Obstet Anesth.* 1994;3:208-210.

11. Toledo P, McCarthy RJ, Ebarvia MJ, Huser CJ, Wong CA. The interaction between epidural 2-chloroprocaine and morphine: a randomized controlled trial of the effect of drug administration timing on the efficacy of morphine analgesia. *Anesth Analg.* 2009;109:168-173.

12. Cyna AM, Andrew M, Emmett RS, Middleton P, Simmons SW. Techniques for preventing hypotension during spinal anaesthesia for caesarean section. *Cochrane Database Syst Rev.* 2006:CD002251.

13. Dyer RA, Farina Z, Joubert IA, et al. Crystalloid preload versus rapid crystalloid administration after induction of spinal anaesthesia (coload) for elective caesarean section. *Anaesth Intensive Care.* 2004;32:351-357.

14. Riley ET, Cohen SE, Rubenstein AJ, Flanagan B. Prevention of hypotension after spinal anesthesia for cesarean section: six percent hetastarch versus lactated Ringer's solution. *Anesth Analg.* 1995;81:838-842.

15. McDonald S, Fernando R, Ashpole K, Columb M. Maternal cardiac output changes after crystalloid or colloid coload following spinal anesthesia for elective cesarean delivery: a randomized controlled trial. *Anesth Analg.* 2011;113:803-810.

16. Ngan Kee WD, Khaw KS. Vasopressors in obstetrics: what should we be using? *Curr Opin Anaesthesiol.* 2006;19:238-243.

17. George RB, McKeen D, Columb MO, Habib AS. Up-down determination of the 90% effective dose of phenylephrine for the treatment of spinal anesthesia-induced hypotension in parturients undergoing cesarean delivery. *Anesth Analg.* 2010;110:154-158.

18. Allen TK, George RB, White WD, Muir HA, Habib AS. A double-blind, placebo-controlled trial of four fixed rate infusion regimens of phenylephrine for hemodynamic support during spinal anesthesia for cesarean delivery. *Anesth Analg.* 2010;111:1221-1229.

19. Thomas JS, Koh SH, Cooper GM. Haemodynamic effects of oxytocin given as i.v. bolus or infusion on women undergoing Caesarean section. *Br J Anaesth.* 2007;98:116-119.

20. Butwick AJ, Coleman L, Cohen SE, Riley ET, Carvalho B. Minimum effective bolus dose of oxytocin during elective Caesarean delivery. *Br J Anaesth.* 2010;104:338-343.

21. George RB, McKeen D, Chaplin AC, McLeod L. Up-down determination of the ED(90) of oxytocin infusions for the prevention of postpartum uterine atony in parturients undergoing Cesarean delivery. *Can J Anaesth.* 2010;57:578-582.

22. King KJ, Douglas MJ, Unger W, Wong A, King RA. Five unit bolus oxytocin at cesarean delivery in women at risk of atony: a randomized, double-blind, controlled trial. *Anesth Analg.* 2010;111:1460-1466.

23. Magalhaes JK, Carvalho JC, Parkes RK, Kingdom J, Li Y, Balki M. Oxytocin pretreatment decreases oxytocin-induced myometrial contractions in pregnant rats in a concentration-dependent but not time-dependent manner. *Reprod Sci*. 2009;16:501-508.

24. Toledo P, McCarthy RJ, Hewlett BJ, Fitzgerald PC, Wong CA. The accuracy of blood loss estimation after simulated vaginal delivery. *Anesth Analg*. 2007;105:1736-1740, table of contents.

25. Gadsden J, Hart S, Santos AC. Post-cesarean delivery analgesia. *Anesth Analg*. 2005;101:S62-S69.

26. Atkinson Ralls L, Drover DR, Clavijo CF, Carvalho B. Prior epidural lidocaine alters the pharmacokinetics and drug effects of extended-release epidural morphine (DepoDur®) after cesarean delivery. *Anesth Analg*. 2011;113:251-258.

27. McDonnell JG, Curley G, Carney J, et al. The analgesic efficacy of transversus abdominis plane block after cesarean delivery: a randomized controlled trial. *Anesth Analg*. 2008;106:186-191.

28. Costello JF, Moore AR, Wieczorek PM, Macarthur AJ, Balki M, Carvalho JC. The transversus abdominis plane block, when used as part of a multimodal regimen inclusive of intrathecal morphine, does not improve analgesia after cesarean delivery. *Reg Anesth Pain Med*. 2009;34:586-589.

29. Robins K, Lyons G. Intraoperative awareness during general anesthesia for cesarean delivery. *Anesth Analg*. 2009;109:886-890.

30. Datta S, Ostheimer GW, Weiss JB, Brown WU Jr, Alper MH. Neonatal effect of prolonged anesthetic induction for cesarean section. *Obstet Gynecol*. 1981;58:331-335.

早产、多胎妊娠与异常分娩的麻醉

Daria M. Moaveni and J. Sudharma Ranasinghe

傅 峰 译 陈新忠 校

章目录

1. 早产   145
2. 多胎妊娠   150
3. 异常胎先露   154

早产

引言

早产是造成围产期不良结局的一个重要原因。早产诱发的新生儿死亡占新生儿死亡的 75%。早产可造成新生儿神经系统损伤[1]。早产是指妊娠不满 37 周发动的分娩。麻醉管理包括分娩镇痛和剖宫产手术麻醉。此外，麻醉医师还可能需要参与处理宫缩抑制剂效应。

早产危险因素

遗传、激素、心理和环境等因素都被认为与早产有关。在低于 50% 的早产病例中已得到确认的早产的危险因素包括但不仅限于：非白种人、低收入者、早产史、多胎妊娠、胎膜早破、畸形子宫、宫颈异常、生殖或全身系统感染、创伤、腹部手术、胎儿遗传异常、死胎、吸烟或吸毒[2]。

早产的病理生理

分娩的启动是复杂的和多因素的，包括遗传和激素因素。无论足月产还是早产，分娩启动的特征都包括宫颈扩张和宫颈管消失、子宫收缩力增强和绒毛膜激活。在足月妊娠，这些变化是程序性的结局。然而，早产时，这些变化是通过病理机制启动的[3]。在正常妊娠时，胎儿下丘脑-垂体-肾上腺轴的激活有助于分娩启动。促肾上腺皮质激素（ACTH）分泌的增加促进下丘脑释放促皮质释放激素。反过来，促肾上腺皮质激素刺激肾上腺分泌皮质醇[4]。皮质醇促进炎症反应，导致子宫前列腺素增加，引起细胞内钙离子增多，进而促发子宫收缩[2]。因此，任何能够启动炎症反应介质的刺激物都会导致子宫收缩，甚至在足月妊娠之前。

诊断

早产发生于妊娠 20 周到 37 周。子宫收缩频率每 20 min 至少 4 次或以上，或每 60 min 8 次及以上。必须有进行性的宫颈的变化，宫口扩张至少 2 cm，或者宫颈管消失 80% 以上[2]。假临产的特点是不规则宫缩，宫缩频率、持续时间和强度不增加。此外，假临产不伴有宫口扩张和宫颈管的消失[3]。

宫缩抑制剂与分娩

并非所有早产患者都会发展到胎儿分娩。早产增加新生儿发病率和死亡率，因此，有必要防止早产或至少延长妊娠时间。

宫缩抑制剂抑制子宫收缩，可考虑用于妊娠 20 至 34 周、胎儿状况良好、无感染的[2]早产孕妇。禁用于死胎、危及生命的胎儿畸形、胎儿状况不良（窘迫）、绒毛膜羊膜炎或者不明原因的发热、严重大出血、严重的慢性高血压、妊娠合并子痫前期[3]或有其他需要禁用的情况。

宫缩抑制剂

宫缩抑制剂能降低子宫收缩的频率、强度和持续时间。这类药物并不能阻止早产，但是能有效地使分娩延迟 2 ～ 7 天。以便留出足够时间在产前应用类固醇激素促进胎儿肺成熟度，或转送到一个有能力处理早产分娩的三级医疗机构[1]。在早产期间用于抑制子宫收缩的药物主要有四类：β - 肾上腺素能受体激动剂、钙通道阻滞剂、环氧化酶抑制药（非甾体类抗炎药）和镁剂。药物的选择取决于孕产妇是否有合并症和对这些药物副作用的耐受能力。目前可获得的药物汇总于表 10-1[1, 2, 4, 5]。

总结：宫缩抑制剂

尚无研究证明某种宫缩抑制剂比其他宫缩抑制剂能更有效地延长早产孕妇的孕期[6-7]。因此，选择子宫收缩抑制剂的依据是孕产妇的合并症、孕龄和药物潜在的副作用。在美国，已有报道认为镁剂和硝苯地平可作为首选的一线宫缩抑制剂[8]。宫缩抑制剂中，硝苯地平的副作用最小[6, 9]。特布他林，由于对母体和胎儿的心血管系统的影响而常常被避免使用。环氧化酶抑制药，由于它在动脉导管关闭和胎儿肺动脉高压的潜在性风险而弃用。

产前类固醇激素

产前类固醇激素应用的目的是降低新生儿呼吸窘迫综合征（RDS）的风险。胎儿肺表面活性物质由磷脂组成，可减少肺泡壁表面张力预防肺不张。表面活性物质的分泌开始于妊娠 24 周，结束于妊娠 34 周。因此，妊娠 24 周到 34 周的存在早产风险的孕妇，应在 7 日内考虑类固醇激素治疗。在早产孕妇分娩前应用类固醇激素能降低呼吸窘迫综合征、脑室内出血和新生儿死亡的发生率[10]。妊娠 24 周到 34 周存在早产风险的孕妇在分娩前 7 日内建议以下两种类固醇激素应用方案：①倍他米松 12 mg，肌内注射，每日一次，连续两日；②地塞米松 6 mg，肌内注射，每 12 h 一次，连续 4 次[10]。

早产的阴道分娩镇痛

早产并不妨碍产妇镇痛。区域阻滞仍然是最有效的镇痛方式，也有益于会阴部松弛和胎头娩出。此外，由于早产儿在宫口小于 10 cm 时就可能娩出，推荐早期实施区域阻滞技术[2]。此外，早产儿发生缺氧和酸中毒的风险更高，一个有效的区域阻滞容易快速转换成紧急剖宫产所需要的麻醉（从而避免了使用全身麻醉）。腰硬联合麻醉（CSE）也是一种能快速、有效地提供分娩镇痛的方

表 10-1 预防早产的宫缩抑制剂

药物类型	剂量	作用机制	副作用（母体）	副作用（胎儿-新生儿）	禁忌证	对麻醉的影响
β_2-受体激动剂（特布他林）	0.25 mg SQ q20 min	抑制子宫平滑肌收缩	心动过速，心律失常，低血压，高血糖，心肌梗死，肺水肿，恶心/呕吐，高胰岛素血症	低胰岛素血症，低血糖，血管内出血，高胆红素血症	心律失常，未控制的糖尿病，未控制的甲状腺疾病	需要严密监测血压，心率和心律
钙通道阻滞剂（硝苯地平）	20～30 mg SL/PO，之后10～20 mg PO q4～6 h	减少细胞对钙的摄取，减少肌质网的钙释放，从而抑制子宫平滑肌收缩	低血压，面红，头痛，恶心，呕吐，肺水肿，呼吸困难	因母体低血压引起的胎儿窘迫	心脏病，肾疾病，肝疾病，低血压，镁	低血压和反射性心动过速的风险增加
环氧化酶抑制剂（吲哚美辛）	50～100 mg PO 或 PR，之后25～50 mg q4 h	抑制前列腺素合成从而减少细胞内钙，抑制宫缩	胃灼热感，恶心	关闭动脉导管，肺动脉高压，羊水过少，高胆红素血症	血小板减少症，凝血病，肾疾病，胃炎，非甾体类抗炎药物敏感性	神经阻滞可以安全地进行[5]
镁（硫酸镁）	4～6 g IV负荷量，之后1～2 g/h IV输注	竞争钙受体，减少子宫平滑肌对钙的摄取	肌肉无力，复视，面红，嗜睡，头痛，肺水肿，心脏骤停	肌张力减退，呼吸抑制，嗜睡	产妇神经肌肉疾病	可能会加重椎管内麻醉导致的低血压，可能延长非去极化肌松药的作用时间

式，并且通过硬膜外导管追加麻醉药物满足紧急剖宫产的麻醉需要。有报道认为鞘内阿片类药物的应用与健康新生儿的胎心过缓有关；这是因为镇痛后体内儿茶酚胺突然降低，α 肾上腺素能受体活性增强以及对内源性或外源性催产素的反应增强导致子宫收缩增强[11]。早产儿在心率方面没有明确的与足月儿不同的特征和反应。因此，分娩团队成员之间良好的沟通很重要。通常情况下，早产儿的胎心率可能大于 160 次 / 分和胎心率的变异减少[2]。

早产孕妇的剖宫产麻醉

早产孕妇的剖宫产指征包括胎儿窘迫、有前次剖宫产史（不允许阴道分娩）和臀先露。全面的麻醉前评估很重要，尤其需注意宫缩抑制剂的副作用。对于与胎心率异常有关的紧急或"超急"状况，在手术室进行胎心率再评估很重要，因为胎心率通常可能已经改善了，如果时间允许，建议优先采用区域阻滞而不是全身麻醉。

区域麻醉

椎管内麻醉是剖宫产术首选的麻醉技术，可避免全身麻醉相关的气道风险。区域麻醉也降低了全身麻醉药物对胎儿中枢神经系统抑制的风险。单次蛛网膜下腔麻醉或腰硬联合麻醉可提供快速起效的深度感觉阻滞。如果胎儿是臀位，并且有明显的宫口扩张，侧卧位的椎管内麻醉比坐位的更合适，以避免脐带脱垂。新生儿可能需要复苏，所以，在分娩时应该有一位新生儿科医生在场。

全身麻醉

以下情况通常需选择全身麻醉：臀位早产儿因宫口快速扩张发生胎头受阻、不能延搁的严重胎儿窘迫、椎管内麻醉禁忌证（通常与宫缩抑制剂的副作用有关）。用标准诱导药物（硫喷妥钠、丙泊酚、氯胺酮、依托咪酯）和肌肉松弛药（琥珀胆碱 1 ~ 1.5 mg/kg）实施快速顺序诱导。如果患者使用过镁剂，应避免使用非去极化肌松药或者使用小剂量，因为镁剂会延长肌松药的作用时间。应常规使用神经肌肉监测仪监测阻滞深度来指导肌松药应用。关于胎儿在宫内暴露于麻醉药物可对新生儿神经认知功能产生潜在影响的问题已受到关注。除了用于产科区域麻醉的局部麻醉药，所有的麻醉药物都可能涉及这一问题。因此，我们应尽可能选择区域麻醉，因为无论对于母体还是胎儿区域麻醉都优于全身麻醉。然而，如果发生可损害胎儿脑发育的胎儿窘迫和酸中毒或更严重的情况，或无局部麻醉药可用，则需要实施全麻，因为全麻诱导快速[12]。

多胎妊娠

多胎妊娠是指怀有两个（双胞胎）或两个以上胎儿的妊娠（例如三胞胎、四胞胎）。

发生率

在美国，双胞胎出生率在 1980 到 2004 年间上升了 70%。自那之后，双胞胎的出生率保持稳定[13]。2005 年，双胞胎出生率达到 3%，三胞胎和更高胞胎数妊娠的出生率达 0.2%。2008 年，在美国，双胞胎的出生率为千分之 32.6，多胞胎（三胞胎、四胞胎、五胞胎、六胞胎和七胞胎）的出生率为十万分之 147.6[13]。多胎发生率的增加可能与辅助生殖治疗的增长（体外受精，排卵诱导药物，和人工授精）和高龄妊娠的增加有关。

双胎妊娠

双胎妊娠有两种类型：双卵双胎（66%）（更常见）和单卵双胎（约 30%）。在双卵双胞胎的情况下，两个卵子各自均被受精。双卵双胞胎有各自的羊膜囊、绒毛膜和胎盘。单卵双胞胎来自于同一个受精卵，在受孕后分裂成两个不同的个体。受精后超过 15 天不能发生孪生（分裂）。早期分裂（即受精后 3 天内）形成两个独立的绒毛膜和羊膜。双胞胎有单独的胎盘也可能共用融合的胎盘。大约 30% 的单卵双胞胎是双绒毛膜双羊膜囊。受精后 4 至 8 天之间的分裂，可产生单绒毛膜双羊膜囊胎盘（图 10-1）。大约 70% 的单卵双胞胎是单绒毛膜双羊膜囊。如果分裂发生在受精后 8 至 13 天，产生单绒毛膜单羊膜囊。只有 1% 的单卵双胞胎有这种类型的胎盘。如果分裂发生在受精后 13 至 15 天，受精卵部分分裂，产生共用单绒毛膜单羊膜囊胎盘的联体双胎。

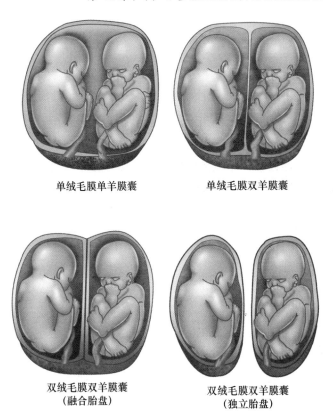

单绒毛膜单羊膜囊　　　　　　　单绒毛膜双羊膜囊

双绒毛膜双羊膜囊　　　　　　　双绒毛膜双羊膜囊
（融合胎盘）　　　　　　　　　　（独立胎盘）

图 10-1　双胎妊娠分类（Placentation in twin pregnancies. From Cleary-Goldman J，Chitkara U，Berkowitz R. Multiple gestations. In：Gabbe SG，Niebyl JR，Simpson JL，eds. *Obstetrics*：*Normal and Problem Pregnancies*. 5th ed. New York，NY：Churchill Livingstone；2007：736.

区分单绒毛膜双胎和双绒毛膜双胎重要吗?

当然重要，因为单绒毛膜双胎的妊娠并发症的发生率比双绒毛膜双胎妊娠高。几乎所有的单绒毛膜双胎（单绒毛膜单羊膜囊或单绒毛膜双羊膜囊）的胎盘都有血管相通。由于血供平衡，这些吻合支对胎儿影响并不大。然而，更深的血管吻合支可导致血液从一个胎儿（供血儿）输向另一个胎儿（受血儿），发生双胎输血综合征（twin-twin transfusion syndrome，TTTS）。供血儿通常是个体更小、出现贫血和低血容量，以及产尿减少。由于尿液是羊水的主要成分，供血儿周围的羊水会减少。重度羊水过少会导致

"贴附儿现象"（即出现胎儿以一个固定的姿势"贴附"于子宫壁）[14]。受血儿也可能产生并发症；他或她得到了来自供血儿的额外的血液，可能出现羊水过多、红细胞增多症、心脏衰竭。与供血儿相反，受血儿尿量产出的增加会导致羊水过多。

大约 15% 单绒毛膜双胎妊娠的 TTTS 并发症是出现在妊娠期18 至 26 周之间[14]。并发症包括明显的胎儿神经系统损伤甚至胎儿死亡。目前对 TTTS 的治疗方法包括：对过量液体的引流（羊膜腔穿刺）；激光分离胎盘部位血管交通支［选择性激光凝固血管交通支（SLPCV）］；羊膜囊造口术（建立羊膜囊之间的交通）和选择性减胎术。羊膜腔穿刺术的目的是通过减少受血儿囊内的羊水从而减少早产的可能性。相反，羊膜囊造口术使两羊膜腔之间的压力平衡。

怎样区分单绒毛膜双胎和双绒毛膜双胎？

在妊娠早期（如妊娠第 14 周前），通过超声扫描能 100% 准确地区分单绒毛膜双胎和双绒毛膜双胎。在怀孕晚期，区分变得更加困难，并且能否区分取决于绒毛膜的厚度。

多胎妊娠的风险

胎儿并发症

多胎妊娠是高危妊娠。在新生儿出生一个月内，双胞胎的死亡率是单胎的 5 倍，三胞胎的死亡率是单胎的近 15 倍[16]。影响多胎妊娠新生儿结局的主要因素包括早产、低出生体重、胎儿宫内发育迟缓。分娩时的平均孕龄为双胎 35 周，三胞胎 32 周，四胞胎 30 周[14]。双胞胎共用一个胎盘（单绒毛膜）时，严重的胎儿宫内发育迟缓和胎儿死亡的风险显著增加。TTTS 综合征发生在单绒毛膜 / 单羊膜囊和单绒毛膜 / 双羊膜囊双胞胎妊娠。

据统计，脑瘫在双胞胎婴儿的发生率是单胎儿的 4 倍，三胞胎儿则是单胎儿的 17 倍。脑损伤风险的增加可能是由于双胎儿的早产和低出生体重发病率比单胎儿高[17]。

先天性畸形在双胎中也比单胎更常见。这些缺陷通常涉及中枢神经系统、心血管系统和胃肠系统。单卵双胎由于孪生、血管吻合和宫内挤压导致畸形的发生率增加[18]。

双胎消失综合征也可能发生。多达一半的双胎妊娠孕妇在分娩时只娩出一个胎儿，双胎中的另一个"消失"。双胞胎中存活的胎儿会向已经死亡的胎儿的低阻力的循环中急性输血，这可能导致存活胎儿在宫内发生中枢神经系统缺血[15]。

多胎妊娠在产房的管理需配备充足的掌握新生儿复苏技能的医务人员。多胎妊娠胎位不正的发生率和剖宫产率显著增加；胎位不正增加脐带脱垂的风险。

母体并发症

母体病死率与胎儿数量成正比。胎膜早破/早产、子痫前期/子痫、妊娠期糖尿病、胎盘早剥、弥散性血管内凝血、肺栓塞、手术分娩和产后出血发生率的增加与多胎妊娠相关。

多胎妊娠的妇女，在孕 30 周后体重增长速度加快[19]。因为多胎妊娠的生理变化巨大，与单胎妊娠的妇女相比，多胎妊娠的妇女发生困难插管、胃内容物反流误吸和仰卧位低血压综合征的风险更高。

例如，心输出量增加了 20%，血容量增加了 500 ml，相对于单胎妊娠，多胎妊娠的妇女发生贫血的概率更高。氧耗的增加和功能残气量的减少增加了母体呼吸暂停期发生低氧血症的风险。因此，全麻诱导前适当的去氮吸氧很有必要。

当发生早产时，孕妇可以接受子宫收缩抑制剂治疗，如 β-肾上腺素能激动剂和镁剂治疗。那些宫缩抑制剂治疗失败的孕妇可能需要在麻醉辅助下分娩。宫缩抑制剂的副作用在这类孕妇中表现更明显，包括肺水肿和产后出血的风险增加，以及对麻醉药物的反应发生改变。

通常，分娩方式取决于孕龄和双胞胎中 A 胎儿（第一个胎儿）的先露，以及母亲与胎儿的临床情况。如果双胞胎都是头先露，大多数产科医生允许试产。当双胞胎中的一个不是头先露时，美国妇产科学会（ACOG）目前建议实施剖宫产[20]。双胎中的一个胎儿经阴道娩出后，另一个胎儿分娩的方法取决于该胎儿的先露、胎心率和产妇的出血。在阴道分娩或剖宫产术时，为了安全娩出胎儿，可能需要对胎儿行宫内操作。剖宫产是三胎以上妊娠妇女（例如，三胞胎、四胞胎）分娩的常用方法。

麻醉管理

双胎输血综合征的手术治疗

腹壁的局部浸润麻醉通常足以应对经皮的手术操作，如羊膜穿刺术和SLPCV。可以用咪达唑仑、阿片类药物或小剂量丙泊酚输注给产妇辅助镇痛和抗焦虑。这些药物还可透过胎盘对胎儿产生镇痛和制动作用。瑞芬太尼持续输注也被用于胎儿制动和母体镇静。

产程和分娩

区域阻滞麻醉是最有效的分娩镇痛方法，在双胎试产时具有一些优势。它可以防止早期屏气和便于控制产程，减少娩出胎头时产生的损伤。由于双胎妊娠剖宫产风险较大，在分娩过程中发现硬膜外导管出现任何可疑的问题应立即更换导管。

多胎妊娠的分娩应在可实施紧急剖宫产的手术室（两套设备）进行。有效的椎管内麻醉有利于内倒转、有利于双胎中第二个臀位胎儿的阴道分娩、有利于必要时硬膜外追加药物满足紧急剖宫产的需要。预防低血压和避免腹主动脉、腔静脉受压很重要。在某些情况下，需要子宫松弛以便实施胎儿内倒转术和臀位阴道分娩。在大多数情况下，舌下含服（400～800 μg）或静脉输注（50～250 μg）硝酸甘油可保证子宫足够松弛。如果子宫松弛不够和（或）需要紧急剖宫产，选择快速顺序诱导的气管插管全身麻醉以及强效吸入麻醉药。

异常胎先露

简介

胎先露是指在第二产程中最先下降的胎儿身体部分，能够通过阴道检查触诊到。胎儿必须通过产妇的解剖骨盆才能成功地经阴道分娩。通常，胎儿的头部首先进入，紧接着通过一连串的六个转动通过产道。异常胎先露可能引起更严重的产痛、产程停止、胎心率异常，进而需要紧急的、急诊的或"即刻的"剖宫产。充分了解各种类型的异常胎先露及其产科处理的相关知识，以便对产妇采取适当的镇痛和麻醉方法及其管理。

定义

制订麻醉计划需要了解各种异常胎先露的定义[19, 22, 23]。

胎先露

进入骨盆入口的胎儿部分——
头先露：头
顶先露：头屈曲，下颌接近胸部
面先露：头部仰伸，枕部接近上背部
额先露：头在屈曲和仰伸之间
臀先露：臀部和（或）下肢
完全性臀先露：髋关节和膝关节屈曲
单臀先露：髋关节屈曲和膝关节伸直
不完全性臀先露：臀部和一侧髋关节和（或）一侧膝关节
足先露：足（单足或双足）在臀部下面
肩先露：肩关节
混合先露：胎儿肢体和胎儿的主要部分一起出现；可能与脐带脱垂有关

胎产式

胎体纵轴和母体纵轴的关系——
纵产式：胎体纵轴与母体纵轴平行
横产式：胎体纵轴与母体纵轴垂直
斜产式：胎体纵轴与母体纵轴交叉

胎方位

胎儿骨的指示点与母体骨盆的关系。用来描述指示点的胎儿骨性标志有——
枕骨：定义枕先露
颏骨：定义面先露
骶骨：定义臀先露
肩胛骨：定义肩先露

胎姿势

胎儿头部和躯干的关系——

头曲位：头向躯干俯曲

军姿位：头在中线位（中度俯曲，译者注）

伸展位：头部后仰远离躯干

入盆

胎先露的直径最大处通过骨盆入口。

胎先露位置

胎先露与坐骨棘的相对位置关系。描述胎儿通过骨盆和阴道的下降过程。坐骨棘水平为 0，幅度为 -5 到 + 5。负数位置是在坐骨棘平面上方，反之正数位置是坐骨棘平面下方。

臀先露

臀先露是非头先露中最常见的，在足月妊娠中的发生率为 3% 到 4%[22]，能通过体格检查或超声诊断。臀先露在孕早期比较常见，但是到 34 周后，大多数胎儿自然转成头先露。臀先露的危险因素包括子宫、骨盆或胎儿的异常以及产科情况。危险因素详见表 10-2[19, 24]。

胎儿和母体的病死率

无论经阴道分娩还是经剖宫产术分娩，臀先露都会增加胎儿和母体发病率。与臀位阴道分娩有关的胎儿并发症主要与先天性发育异常和产伤有关，包括长骨骨折、臂丛神经损伤、产程停滞、

表 10-2　臀先露的危险因素

子宫：纤维瘤、纵隔子宫
骨盆：骨盆肿瘤
胎儿：多胎，巨大儿，早产，脑积水，营养不良性肌强直，关节挛缩
胎盘：胎盘附着在宫角、前置胎盘
其他产科情况：经产妇、臀位妊娠史、羊水过多、羊水过少

胎儿窘迫、惊厥、肌张力减退和死胎[22]。最令人担忧的是脐带脱垂的风险增加（表 10-3）。因为身体较大的部位如头或者臀不能覆盖扩张的宫颈口，在完全性和不完全性臀先露时脐带脱垂更常见。脐带脱垂是产科的一种临床急症，需要紧急或"即刻"剖宫产。

　　经阴道分娩的母体并发症包括绒毛膜羊膜炎，宫颈撕裂伤和产后出血。与非计划的紧急剖宫产有关的并发症包括母体感染，出血和子宫切除术[25]。

产科管理

　　在美国，臀先露首选的分娩方式是剖宫产。2006 美国妇产科医师学会（ACOG）关于足月单臀先露分娩方式的建议指出，由于大部分产科医师对臀位阴道分娩经验欠缺，剖宫产可作为首选分娩方式。如果产科医师具有丰富的处理臀位阴道分娩的经验并严格遵循医院的操作流程，可以选择有计划的阴道分娩[26]。这些建议是基于大量的有关足月臀先露分娩的随机对照研究。研究表明在妊娠 37 周或以上的单臀或完全臀先露中，择期剖宫产的新生儿的发病率和死亡率比计划阴道分娩的显著减少[22]。然而，臀位外倒转术可将臀先露转换为头先露，再进行阴道分娩。

臀位外倒转术

　　臀位外倒转术（external cephalic version，ECV）是产科医生将胎儿从臀先露转为头先露的一种方法。臀位外倒转术的目的是将胎先露转为头先露以便阴道分娩，从而避免剖宫产术。虽然胎儿可能再次转回臀先露，但在妊娠 36 到 39 周期间实施臀位外倒

表 10-3　臀先露类型和脐带脱垂的风险 [a]

臀先露类型	占所有臀先露百分比（%）	脐带脱垂的风险（%）
单臀先露或腿直臀先露	48 ～ 73	0.5
不完全臀先露	12 ～ 38	15 ～ 18
完全臀先露或混合臀先露	5 ～ 12	4 ～ 6

[a] Modified from Koffel B. Abnormal presentation and multiple gestation. In：Chestnut DH，Polley LS，Tsen LC，et al. *Chestnut's Obstetric Anesthesia Principles and Practice*. 4th ed. Philadelphia，PA：Mosby Elsevier；2009：780-781.

转术可增加保持头先露的可能性[24]。ACOG 建议产科医师在适当的时机实施 ECV[26]。ECV 的平均成功率约为 60%。该技术的风险包括胎心率异常、胎膜破裂、阴道出血、母婴出血、胎盘早剥[27]。

麻醉管理　ECV 应该在能迅速、安全地实施紧急剖宫产术的场所开展。椎管内麻醉（脊髓、硬膜外和腰硬联合麻醉）和静脉镇痛（芬太尼）都已经成功地用于该项操作。虽然两种麻醉方法的成功率相似，但椎管内麻醉比静脉麻醉镇痛效果更好，产妇疼痛评分更低，满意度评分更高[28]。除了镇痛满意，椎管内麻醉也提供了完善的腹部肌松，这有助于提高 ECV 的成功率。留置的硬膜外导管（硬膜外或腰硬联合麻醉）可提供臀位外倒转术后满意的分娩镇痛以及紧急剖宫产时的麻醉。用于分娩镇痛的剂量（蛛网膜下腔麻醉：布比卡因 2.5 mg 加芬太尼 20 μg；硬膜外：0.25% 布比卡因）和麻醉剂量（蛛网膜下腔麻醉：布比卡因 7.5 mg；硬膜外：2% 利多卡因加芬太尼 100 μg，达到 T_6 感觉水平）都已被成功地用于臀位外倒转术[27, 29]。尽管研究结果不一致，一般说，与镇痛剂量相比较，麻醉剂量的椎管内阻滞能显著地提高 ECV 成功率[27]。这是因为与镇痛剂量相比，麻醉剂量改善了腹部肌松。ECV 时区域镇痛和麻醉的风险包括与神经阻滞有关的低血压，穿刺后头痛等。

臀位阴道分娩

目前在美国，臀位孕妇已经很少选择阴道分娩。2000 年发表的有关足月臀先露的研究表明，与剖宫产[22] 相比，臀位阴道分娩会显著增加新生儿发病率和死亡率，原因在于产科医生缺乏经验。然而，有经验的产科医师可按照严格医疗操作指南实施臀位阴道分娩。

分娩镇痛和臀位阴道分娩　臀位阴道分娩的麻醉管理包括分娩镇痛、控制第一产程的屏气、第二产程的盆底松弛和做好紧急剖宫产的准备[19]。区域阻滞能满足所有上述麻醉管理目标。

在第一产程，用力屏气可能导致胎儿下肢和腹部进入扩大的宫口。胎头由于较大而留在子宫腔，从而导致胎头下降受阻、胎头头颈被宫颈口卡住。在第二产程，孕妇需要用力屏气、在脐水平运用腹压，才能使得阴道分娩成功。最后，在胎儿娩出过程中，充分的会阴部肌肉松弛是必要的。分娩可能是自然分娩或器械助产[24]。

如果需要产钳助产，则可使用低浓度麻醉药（布比卡因0.0625% ～ 0.125%）的连续椎管内镇痛以有效地缓解分娩痛、保障第二产程适当屏气、维持完善的会阴部肌肉松弛[30-31]。如果需要人工牵引胎头，可经硬膜外导管注射 3% 的 2- 氯普鲁卡因或 2%利多卡因以提供深度麻醉[19]。更重要的是，在分娩过程中，导管可随时用于紧急剖宫产的麻醉。相对于腰硬联合麻醉，更主张采用留置连续的硬膜外导管或蛛网膜下腔导管，因为留置导管的功能（译者注：位置和畅通情况）可以较快地被验证。

如果需要，硝酸甘油［1 ～ 2 次喷雾（400 μg/ 喷或 50 ～500 μg，静脉注射）］可以用于松弛子宫[19]。

在紧急剖宫产时，可通过硬膜外导管注射 3% 2- 氯普鲁卡因建立外科麻醉[19]。在紧急剖宫产中，没有导管的患者可以给予单次的蛛网膜下腔麻醉或腰硬联合麻醉。麻醉必须在侧卧位进行，因为在坐位时可能发生脐带脱垂。如果时间紧急或预先未留置硬膜外导管，紧急剖宫产可能需要全身麻醉。吸入性麻醉药会使子宫松弛，有利于臀位剖宫产，但是在胎儿娩出后必须减量以降低产后出血的风险。

臀位剖宫产的麻醉

择期剖宫产　大多数已知臀先露的产妇主张择期剖宫产。首选椎管内麻醉（单次蛛网膜下腔麻醉、硬膜外麻醉、腰硬联合麻醉、连续蛛网膜下腔麻醉），以避免全身麻醉的相关风险。椎管内麻醉可采用常规麻醉剂量。然而，即使是剖宫产，与非臀先露相比，臀先露也有更高的产伤风险[24]。为了使臀位的新生儿顺利娩出，皮肤和子宫切口都需要更大。如果区域麻醉禁忌，选用全身麻醉，吸入性麻醉药能够使子宫松弛以利于臀位剖宫产时胎儿娩出。

然而，分娩后必须降低吸入麻醉药浓度到遗忘水平，以减少因宫缩乏力引起的产后出血的风险。与头位相比，臀位剖宫产分娩的新生儿需要复苏的概率更高[19]。

自发性胎膜破裂的剖宫产术　臀位自然分娩的孕妇可能因为胎儿情况需要紧急或急诊剖宫产。在臀先露时发生脐带脱垂可表现为胎心率突然减慢。为了保证胎儿安全，椎管内麻醉应首选侧卧位。在非常紧急时或区域阻滞不能实施时可选择全身麻醉。

参考文献

1. American College of Obstetricians and Gynecologists (ACOG). ACOG Committee on Practice Bulletins—Obstetrics. Management of preterm labor. Practice Bulletin No. 43. May 2003. *Int J Gynaecol Obstet*. 2003;82(1):127-135.

2. Muir HA, Wong CA. Preterm labor and delivery. In: Chestnut DH, Polley LS, Tsen LC, et al. *Chestnut's Obstetric Anesthesia Principles and Practice*. 4th ed. Philadelphia, PA: Mosby Elsevier; 2009:749-777.

3. Iams JD, Romero R. Preterm birth. In: Gabbe SG, Niebyl JR, Simpson JL, et al. *Obstetrics: Normal and Problem Pregnancies*. 5th ed. Philadelphia, PA: Churchill Livingstone; 2007. Online version.

4. Hobel, CJ. Obstetric complications: preterm labor, PROM, IUGR, postterm pregnancy, and IUFD. In: Hacker NF, Moore JG, Gambone JC, et al. *Essentials of Obstetrics and Gynecology*. 4th ed. Philadelphia, PA: Elsevier Saunders; 2004:167-182.

5. Horlocker TT, Wedel DJ, Rowlingson JC, et al. Regional anesthesia in the patient receiving antithrombotic or thrombolytic therapy: American Society of Regional Anesthesia and Pain Medicine Evidence-Based Guidelines (3rd ed.). *Reg Anesth Pain Med*. 2010;35(1):64-101.

6. Blumenfeld YJ, Lyell DJ. Prematurity prevention: the role of acute tocolysis. *Curr Opin Obstet Gynecol*. 2009;21(2):136-141.

7. Han S, Crowther CA, Moore V. Magnesium maintenance therapy for preventing preterm birth after threatened preterm labour. *Cochrane Database Syst Rev*. 2010;(7):CD000940.

8. Fox NS, Gelber SE, Kalish RB, Chasen ST. Contemporary practice patterns and beliefs regarding tocolysis among U.S. maternal-fetal medicine specialists. *Obstet Gynecol*. 2008;112(1):42-47.

9. Nassar AH, Aoun J, Usta IM. Calcium channel blockers for the management of preterm birth: a review. *Am J Perinatol*. 2011;28(1):57-66. Epub 2010 July 16.

10. National Institutes of Health. Antenatal corticosteroids revisited: repeat courses—Consensus Development Conference Statement, August 17-18, 2000. *Obstet Gynecol*. 2001;98:144-150.

11. Mardirosoff C, Dumont L, Boulvain M, Tramèr MR. Fetal bradycardia due to intrathecal opioids for labour analgesia: a systematic review. *BJOG*. 2002;109(3):274-281.

12. Creeley CE, Olney JW. The young: neuroapoptosis induced by anesthetics and what to do about it. *Anesth Analg*. 2010;110:442-448.

13. Martin JA, Hamilton BE, Sutton PD, et al. Births: final data for 2007. *Natl Vital Stat Rep*. 2010:58:1-86.

14. Cunningham FG, Leveno KJ, Bloom SL, et al. *Williams Obstetrics*. 22nd ed. New York, NY: McGraw-Hill; 2005:911-948.

15. Quintero RA, Chmait RH. Operative fetoscopy in complicated monochorionic twins: current status and future direction. *Curr Opin Obstet Gynecol*. 2008;20:169-174.

16. Martin JA, Hamilton BE, Sutton PD, et al. Births: final data for 2005. *Natl Vital Stat Rep*. 2007:56:1-103.

17. Blickstein I. Cerebral palsy in multifoetal pregnancies. *Dev Med Child Neurol*. 2002;44:352-355.

18. American College of Obstetricians and Gynecologists (ACOG). Multiple gestation: complicated twin, triplet, and high order multifetal pregnancy. Practice Bulletin No 56. Oct 2004.

19. Koffel B. Abnormal presentation and multiple gestation. In: Chestnut DH, Polley LS, Tsen LC, et al. *Chestnut's Obstetric Anesthesia Principles and Practice*. 4th ed. Philadelphia, PA: Mosby Elsevier; 2009:779-793.

20. Cleary-Goldman J, Chitkara U, Berkowitz R. Multiple gestations. In: Gabbe SgG, Niebyl JR, Simpson JL, eds. *Obstetrics: Normal and Problem Pregnancies*. 5th ed. New York, NY: Churchill Livingstone; 2007:733-770.

21. Van de Velde M, Van Schoubroeck D, Lewis LE, et al. Remifentanil for fetal immobilization and maternal sedation during fetoscopic surgery. A randomized double blind comparison with diazepam. *Anesth Analg*. 2005;101:251-258.

22. Hannah ME, Hannah WJ, Hewson SA, Hodnett ED, Saigal S, Willan AR. Planned caesarean section versus planned vaginal birth for breech presentation at term: a randomised multicentre trial. Term Breech Trial Collaborative Group. *Lancet*. 2000;356(9239):1375-1383.

23. Moore TR. Multifetal gestation and malpresentation. In: Hacker NF, Moore JG, Gambone JC, et al. *Essentials of Obstetrics and Gynecology*. 4th ed. Philadelphia, PA: Elsevier Saunders; 2004:183-196.

24. Lanni SM, Seeds JW. Malpresentations. In: Gabbe SG, Niebyl JR, Simpson JL, et al. *Obstetrics: Normal and Problem Pregnancies*. 5th ed. Philadelphia, PA: Churchill Livingstone; 2007. Online Version.

25. Binghaum P, Lilford R. Management of selected term breech presentation: assessment of the risks of selected vaginal delivery versus cesarean section for all cases. *Obstet Gynecol*. 1987;69:965-978.

26. American College of Obstetricians and Gynecologists (ACOG). ACOG Committee on Obstetric Practice. Mode of term singleton breech delivery. ACOG Committee Opinion No. 340. *Obstet Gynecol.* 2006;108(1):235-237.

27. Lavoie A, Guay J. Anesthetic dose neuraxial blockade increases the success rate of external fetal version: a meta-analysis. *Can J Anaesth.* 2010;57(5):408-414.

28. Sullivan JT, Grobman WA, Bauchat JR, et al. A randomized controlled trial of the effect of combined spinal-epidural analgesia on the success of external cephalic version for breech presentation. *Int J Obstet Anesth.* 2009;18(4):328-334.

29. Yoshida M, Matsuda H, Kawakami Y, et al. Effectiveness of epidural anesthesia for external cephalic versión. *J Perinatol.* 2010;30:580-583.

30. Benhamou D, Mercier FJ, Ben Ayed M, Auroy Y. Continuous epidural analgesia with bupivacaine 0.125% or bupivacaine 0.0625% plus sufentanil 0.25 mg·mL^{-1}: a study in singleton breech presentation. *Int J Obstet Anesth.* 2002;11(1):13-18.

31. Van Zundert A, Vaes L, Soetens M, et al. Are breech deliveries an indication for lumbar epidural analgesia? *Anesth Analg.* 1991;72(3):399-403.

新生儿评估及新生儿复苏

Deborah J. Stein and Thomas E. Bate

朱佳骏 译 陈新忠 校

章目录

1. 引言   162
2. 新生儿复苏   164
3. 研究展望   176
4. 病例分析   176

引言

　　麻醉医师在分娩过程中常常承担多项工作。然而，麻醉医师最基本的职责是为产妇提供安全服务，特别是为剖宫产或难产的孕妇实施麻醉。因此，在分娩过程中，除了手术团队外，至少还需要有一名具有新生儿复苏资质的人员来负责窒息新生儿的复苏工作[1]。这是由于产科医师和麻醉医师的主要任务是负责产妇安全，有时无法分身再去顾及新生儿复苏工作。然而，接受椎管内麻醉的产妇在情况稳定前提下[1]，当新生儿复苏人员未到位或出现新生儿困难气管插管时，麻醉医师也需要参与新生儿的复苏工作。在某些特殊情况下，麻醉医师需要在参加新生儿复苏和保证母亲安全两方面进行充分评估和权衡[2]。大多情况下，产妇接受麻醉后情况是稳定的，如果此时需要进行新生儿复苏，麻醉医师应提供帮助。在某些机构配有麻醉团队（包括一名高年资麻醉医师和一名低年资麻醉医师或一名麻醉护士）负责产妇的麻醉工作。

这时，如果产妇情况稳定，麻醉团队中的一人就能参与新生儿复苏工作。必须牢记的是：一旦分娩后，母亲机体会发生巨大变化，她的状态也瞬息万变。此时，麻醉医师需要根据实际情况，决定下一步工作：是照顾产妇还是照顾新生儿，或者两者兼顾。

历史

新生儿复苏经历了漫长的历史，最早的历史要追溯到 19 世纪，当时采用上下翻转新生儿改变体位以及或者扩张直肠的方法进行复苏[3]。图 11-1 展示了当时的新生儿复苏技术——Schultze 法，据说图片人物就是 Bernhard Schultze 医生本人。

全球每年约有 400 万新生儿死亡，其中 23% 由新生儿窒息导致[4]。为减少新生儿窒息，美国儿科学会（American Academy of Pediatrics，AAP）和美国心脏协会（American Heart Association，

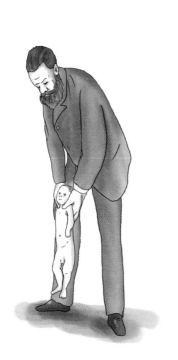
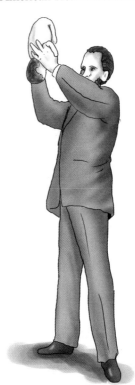

图 11-1　19 世纪的新生儿复苏方法（译者注：现在看来这些方法并不恰当）（From Schultze BS. *Der Scheintod Neugeborener*. Jena：Mauke's Verlag；1871.）

AHA）着力制定新生儿复苏流程（Neonatal Resuscitation Program, NRP），于 1987 年出版了第一本教科书[5]。根据 NRP 要求：在医院内的每次分娩都至少有一名具有新生儿复苏资质的人员在场，对于参与新生儿复苏的医务人员采用统一教程进行培训。至 2010 年底，美国有超过 290 万的医务人员接受了新生儿复苏培训。在美国，只要有可能涉及新生儿复苏的人员都必须接受新生儿复苏培训，而且要知晓新生儿复苏内容的更新。

新生儿复苏技术能降低新生儿死亡率的关键在于：第一，让所有涉及新生儿看护的人员掌握新生儿复苏流程；第二，新生儿复苏团队良好的分工和合作。最新版新生儿复苏指南也提及上述内容。虽然，新生儿复苏技术主要针对新生儿出生时的窒息，但该技术同样适用于生后数周及数月的婴儿。

流行病学

分娩过程中绝大多数新生儿是安全的，当然也有例外。大约 10% 新生儿生后存在适应不良，需要一定程度的帮助（新生儿基础复苏），大约 1% 新生儿可能需要进一步复苏（新生儿高级复苏）[6]。2009 年美国全年注册分娩量为 4 130 655 例，有大约 5000 间产房[7]。根据这些统计数据，我们大致推测：在美国，每年约有 40 万新生儿需要进行新生儿复苏，而且这些复苏后的新生儿绝大多数预后良好。有一点我们必须牢记：复苏的延迟会导致新生儿的不良预后。

新生儿复苏

新生儿复苏应该有计划的开展，包括预判、准备、评估和处理。下面我们将详细介绍每个步骤。

预判：确定高危妊娠或高危胎儿

提前获悉难产或高危妊娠的信息非常重要。这样有助于在分娩过程中更好地监测产程进展、胎儿安危及预测是否需要新生儿复苏。事实上，约 80% 的新生儿复苏是可以预测的[2]。表 11-1 介绍了分娩前或分娩过程中的常见高危因素，存在这些高危因素的分娩，需要新生儿复苏的可能性大大增加[5]。另一个非常有用的

表 11-1　提示新生儿可能需要复苏的高危因素

分娩前高危因素	分娩时高危因素
<ul><li>母亲糖尿病</li><li>妊娠期高血压（包括子痫前期）</li><li>慢性高血压</li><li>母亲慢性原发疾病（如心血管、甲状腺、神经系统、肺部或肾疾病）</li><li>贫血或自身免疫系统疾病</li><li>死胎或新生儿死亡病史</li><li>妊娠中晚期出血</li><li>母亲感染（B 族链球菌，HIV，巨细胞病毒）</li><li>羊水过多</li><li>羊水过少</li><li>胎膜早破 / 早产</li><li>过期产</li><li>多胎妊娠</li><li>胎儿体重与胎龄不符</li><li>特殊药物治疗（碳酸锂，镁制剂，肾上腺素能阻断药 / 肾上腺素激动剂）</li><li>母亲药物滥用</li><li>胎儿畸形（包括胎儿水肿）</li><li>胎动消失</li><li>没有产前检查</li><li>母亲年龄＜ 16 岁或＞ 35 岁</li></ul>	<ul><li>急症剖宫产</li><li>产钳或头吸助产</li><li>肩难产或其他异常先露</li><li>早产</li><li>急产</li><li>绒毛膜羊膜炎</li><li>长时间胎膜早破（＞ 18 h）</li><li>滞产（＞ 24 h）</li><li>第二产程延长（＞ 2 h）</li><li>胎儿心动过缓</li><li>不可靠胎心率模式</li><li>全身麻醉</li><li>子宫强直</li><li>分娩前 4 h 运用阿片类药物</li><li>羊水胎粪污染</li><li>脐带脱垂</li><li>胎盘早剥</li><li>前置胎盘</li><li>产时显性出血（包括创伤 / 低血容量）</li><li>巨大儿</li></ul>

Data from Aucott SL，Zuckerman RL[2] and American Academy of Pediatrics and American Heart Association[5]

预测方法是胎儿头皮血气分析。当分娩过程中出现任何异常的蛛丝马迹，必须通知麻醉医师到场，应对意外情况的发生或紧急分娩。表 11-2 罗列了正常或异常胎儿头皮血气结果，血气的相应解读以及产科的处理计划。

准备

　　犹如麻醉学的大多问题，做到早发现、早预备，就会大大提高解决问题的成功率。创伤后的最初一小时是创伤抢救成功的关键，被称为"黄金 1 小时"；而在新生儿复苏中，出生后的第一分钟，也被喻为"黄金 1 分钟"。在这"黄金 1 分钟"，需要依次完

表 11-2　胎儿血液血气分析

正常
pH：7.25 ～ 7.35 pCO_2：40 ～ 50 mmHg pO_2：20 ～ 30 mmHg 碱剩余：< 10 mmol/L

不安全结果
pH：< 7.20 碱剩余：≤ 12 mmol/L

代谢性酸中毒
pH：< 7.25 pCO_2：45 ～ 55 mmHg pO_2：< 20 mmHg 碱剩余：> 10 mmol/L

呼吸性酸中毒
pH：< 7.25 pCO_2：> 50 mmHg pO_2：结果不一 碱剩余：< 10 mmol/L

建议
胎儿头皮血 pH ≥ 7.25，胎心监护结果异常，继续观察产程。每 2 ～ 3 h 重复胎儿头皮血气。 胎儿头皮血 pH ≥ 7.20，胎心监护结果异常。每 15 ～ 30 min 重复胎儿头皮血气。 胎儿头皮血 pH < 7.20，立即复查胎儿头皮血气。如无改善，立即分娩。

Used with permission from Scott Moses，MD at Fpnotebook.com. Fetal scalp pH. http://www.fpnotebook.com/OB/Lab/FtalSclpPh.htm. Updated July 16，2014[8]

成新生儿复苏的两个步骤，每个步骤大约 30 秒。虽然，已对分娩的高危因素进行预判，但仍然会出现一些"意外的"新生儿复苏。因此，我们必须做好及时应对的准备。AHA 和 AAP 制定的 2010年新生儿复苏指南更新版（译者注：2015 年再次更新）是指导新生儿临床复苏工作较好的教材[6]，该复苏指南的部分内容在本章会进行讨论。值得一提的是：指南并非真理，指南中的内容会不断被质疑和更新。

　　在新生儿复苏的准备工作中，每个人都应熟悉新生儿复苏中所需要的设备，并进行常规检查。保证设备的齐全和功能的完好是新生儿复苏准备的关键。新生儿复苏的主要设备见表 11-3 和图 11-2。

表 11-3　复苏物品

吸引装备

- 冲洗球
- 吸引器和吸引管
- 吸痰管：5 F 或 6 F，8 F，10 F，12 F 或 14F
- 8 F 饲管和 20 ml 注射器
- 胎粪吸引装置

皮囊和面罩装置

- 带有减压阀或压力表的新生儿复苏皮囊（皮囊必须能提供 90% ～ 100% 氧气）
- 面罩：足月儿和早产儿两种大小的面罩（最好面罩周围有垫边）
- 氧气气源
- 压缩空气气源
- 将压缩空气和氧气混合，并能提供稳定流量（流量最高达 10 L/min）的混合器及导管

插管装置

- 喉镜柄和直镜片：00 号（小早产儿），0 号（早产儿），1 号（足月儿）
- 备用的灯泡和电池（译者注：亦可准备一套备用的喉镜柄和各种规格的镜片）
- 直径为 2.5 mm、3.0 mm、3.5 mm、4.0 mm 不带囊的气管插管
- 导丝（可选）
- 剪刀
- 气管插管的胶带或者固定装置
- 酒精棉球
- CO_2 监测仪或 CO_2 分析仪
- 喉罩

药物

- 1：10 000 肾上腺素（0.1 mg/ml）：规格 3 ml/ 安瓿或 10 ml/ 安瓿（译者注：国内需要现配）
- 等张的晶体液（生理盐水或乳酸林格液）用于扩容：100 ml 或 250 ml
- 4.2% 碳酸氢钠液（5 mEq/10 ml）：10 ml/ 安瓿
- 盐酸纳洛酮 0.4 mg/ml：1 ml/ 安瓿或 1.0 mg/ml：2 ml/ 安瓿
- 生理盐水：30 ml
- 10% 葡萄糖：250 ml
- 5F 饲管（可选）

脐血管置管用具

- 灭菌手套 / 帽子 / 口罩 / 手术衣
- 手术刀或剪刀
- 聚维酮碘溶液
- 脐带根部结扎线
- 脐血管导管：3.5 F；5
- 三通管
- 注射器：1 ml、3 ml、5 ml、10 ml、20 ml 和 50 ml
- 针：18 G、21 G 和 25 G 或者特殊的无针穿刺设备

其他

- 手套和其他个人防护用具：如手术衣，口罩和帽子
- 辐射加温器或其他供热装置
- 固定的复苏床垫
- 钟（计时器）
- 预热的床单
- 听诊器
- 胶布：0.5 或 0.75 英寸（译者注：1.27 cm 或 1.905 cm）
- 心电监护仪和垫片和（或）脉搏血氧饱和度监护仪和探头（产房可选择性配置）
- 口咽气道开放装置

对于极早早产儿

- 00 号喉镜片（可选）
- 食品级塑料袋（1 加仑）或塑料薄膜
- 化学触发的加热床热（可选）
- 转运暖箱（有利于早产儿转运过程中体温的稳定）
- 氧气

Data from Aucott SL，Zuckerman RL[2] and American Academy of Pediatrics and American Heart Association.[5]

评估和处理

对分娩后新生儿进行准确而快速的评估，有助于我们识别需要特别关注的新生儿。

三 "T"

在进行新生儿评估时，有三个问题需要立即回答。称之为三 "T" ——是否足月（Term）、是否有肌张力（Tone）、是否啼哭

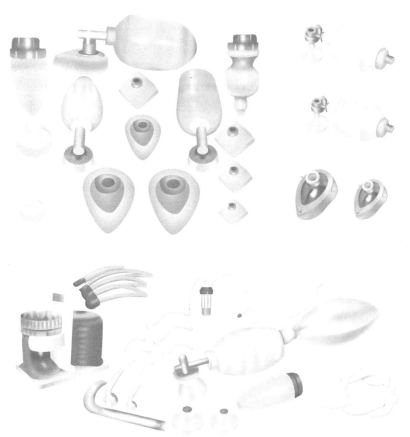

图 11-2　各种通气面罩和皮囊（ Data from http://www.indiamart.com/meditrin-instruments/infant-careequipment.html. ）

(Tantrum)。这些有时也会被翻译为：活力或者松软、胎龄、自主呼吸 / 哭吵。如果对上述提问的答案都为"是"，即肌张力正常，是足月儿和生后啼哭，那就不需要进一步干预。如果对上述问题的回答，有一个"否"，就需要进行新生儿复苏。有时，胎粪的出现也提示新生儿需要一定程度的复苏干预。因新生儿的肤色很难被准确评估，因此，通过肤色来判断新生儿的氧合不是一种好方法[9]。目前新生儿的复苏培训也不再将肤色作为初始评估项目。

　　出生后，新生儿从宫内环境向宫外环境的转变将会经历非常重要的三个过程：①气体取代液体，充满肺泡；②氧分压升高后肺血管扩张；③由于脐带结扎后，胎儿–胎盘低阻力循环终止，导致体循环压力升高[5]。

新生儿生后的啼哭或呼吸能促进上述转变。正常情况下，生后 30 s，新生儿的呼吸频率在 30 ～ 60 次 / 分；生后 90 s，新生儿的呼吸逐渐规则。新生儿没有自主呼吸可以是原发性的，也可能是继发性的。20 世纪 60 年代的动物胎儿模型有助于我们更好地理解胎儿窘迫的病理生理。当胎儿在宫内缺氧时，会试图呼吸，如果缺氧持续存在或加重，会导致原发性呼吸暂停。如果低氧持续 2 ～ 3 min 后，胎儿会出现原始反射性喘息样呼吸。这种不规律且不协调的喘息样呼吸每分钟出现 6 ～ 12 次；如果缺氧情况持续存在，喘息性呼吸亦停止，出现继发性（终末性）呼吸暂停，进而导致心动过缓和低血压[10]。需要强调的是：在原发性呼吸暂停时，给予刺激可以帮助呼吸恢复，而继发性呼吸暂停是一个终末事件，此时给予刺激也无济于事，我们所能做的是尽快给予正压通气。图 11-3 展示了哺乳动物胎儿发生持续缺氧后，生理学改变和机体酸碱平衡变化。因此，新生儿复苏流程强调其评估和复苏过程快速且同步。复苏流程中的每个步骤都强调简洁高效。

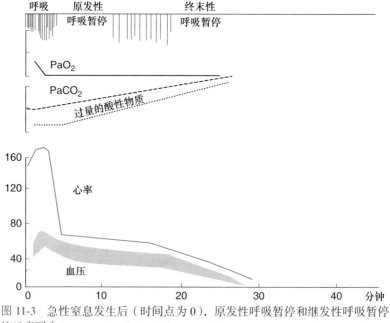

图 11-3　急性窒息发生后（时间点为 0），原发性呼吸暂停和继发性呼吸暂停的示意图［European Paediatric Life support. 3rd ed. 2011：102. Reproduced with the kind permission of the Resuscitation Council（UK）］

新生儿复苏流程图（图 11-4）展示了新生儿复苏的每个过程。根据此流程图，任何异常情况都能被及时发现和处理。深蓝色的框是评估的内容，其他颜色的框内介绍了评估后复苏的方法。对于胎粪吸入的问题，我们的治疗可能与新生儿复苏流程有些不同，后面我们会对其进行阐述。

首先讨论新生儿的评估。Apgar 评分不能用于判断新生儿是否需要复苏。从定义而言，Apgar 评分需要在新生儿出生后 1 min 和

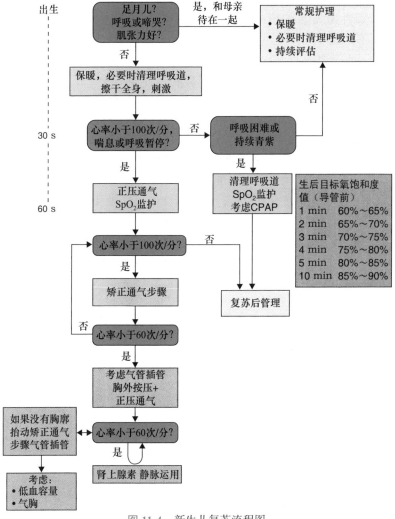

图 11-4　新生儿复苏流程图

5 min 进行。而事实上，出生后 1 min，新生儿评估和复苏的重要内容已经开展。然而，Apgar 评分又十分有用，因为它可以体现新生儿复苏效果。Apgar 评分最高 10 分，从五方面进行评估，具体内容见表 11-4。

在连续的复苏评估进程的各个环节都有评估模块。初始的复苏步骤阐述如下：

模块 A：气道

新生儿复苏的第一步是迅速擦干新生儿并予保暖，摆正头部位置使气道开放，必要时清理呼吸道（详见"刺激方法 / 胎粪"内容），刺激以及重新保持气道开放（译者注：鼻吸气位）。刺激新生儿包括擦干新生儿过程中摩擦皮肤和轻弹足底。在新生儿评估和随后的复苏干预中应该避免过度的刺激（如猛拍背部，摇晃）以及持续刺激已经发生窒息的新生儿。上述评估要求在 30 s 内完成，包括呼吸和心率的两方面。心前区用听诊器听诊是评估心率最佳的方法。触摸脐带根部，在新生儿生后数分钟内可以运用，但是如果新生儿心率小于 100 次 / 分时，此方法可靠性较差。如果新生儿对于刺激没有反应，提示新生儿可能处于继发性窒息中，需要进一步进行干预，如面罩加压通气，必要时行气管插管。

氧气的供应　在新生儿复苏时，随意采用 100% 浓度的氧气是不恰当的。一些研究显示：与采用纯氧复苏比较，采用空气或较

表 11-4　阿普加评分（Apgar 评分）

参数	0	1	2
心率（次 / 分）	无	< 100	> 100
呼吸运动	无	不规则，慢，浅或喘息样呼吸	有力呼吸，啼哭
肌张力	无	四肢轻度弯曲	主动运动
对刺激的反应（鼻腔插管，口咽部吸引）	没有反应	微弱反应	主动咳嗽，打喷嚏
皮肤颜色	发绀	周围性发绀（体红肢紫）	全身红润

From Chestnut MD. Chestnut's Obstetric Anesthesia：Principles and Practice. 4th ed. Philadelphia PA：Elsevier（Mosby）；2009

低浓度氧气复苏的新生儿死亡率低，低氧血症的发生率也低[11-12]。推荐采用空气或空氧混合气复苏窒息新生儿，同时还需要监测导管前水平的脉搏血氧饱和度。通过与图 11-4 中目标氧饱和度对比，可对复苏气体的氧浓度进行调节。

模块 B：呼吸

如果新生儿没有自主呼吸，或者心率小于 100 次 / 分，应该立即给予正压通气。正压通气可通过新生儿复苏皮囊和合适的面罩（如有指证采用气管插管）完成，其通气频率一般为 40 ～ 60 次 / 分。如果正压通气后心率没有明显上升或者发现胸廓抬动差，需要进行及时处理，如重新摆放面罩确保其与面部密闭良好，调整头部位置（保持颈部适当仰伸），清理口咽部分泌物等。假如新生儿存在呼吸困难，则可以考虑给予持续气道正压通气（如有该设备）。尽管目前关于持续气道正压通气是否能改善新生儿预后尚未定论[6]。

所有接受过新生儿复苏培训的人员必须掌握正压通气技术。如果进行正压通气或持续气道正压通气，需要监测脉搏血氧饱和度，这样有利于合理地调整氧浓度。在进行经脉搏血氧饱和度监测时，先将探头与新生儿右手或右手腕连接，以测出动脉导管前水平的氧饱和度[10]，再将探头与机器连接。

正压通气 30 s 后，需要进行再次评估呼吸和心率情况。此时此刻，确保有效的正压通气是复苏的主要目标。大多情况下，通过有效的正压通气，新生儿的心率会上升至 100 次 / 分以上。如前所述，呼吸支持是新生儿复苏成功的关键。如果在有效通气下，新生儿的心率持续下降或者小于 60 次 / 分，则需要进入模块 C 即下一步复苏。

模块 C：循环

有效通气 30 s 后，心率仍然低于 60 次 / 分，则需要进行胸外按压。胸外按压与正压通气的比为 3：1，即每分钟进行 90 次胸外按压和 30 次正压通气。双手法是胸外按压的推荐方法：如图 11-5，操作者的双手环抱新生儿胸部，按压部位为胸骨体下 1/3，按压深度为胸廓前后径的 1/3，如果胸外按压前没有气管插管，则需要进行气管插管。我们可以将胸外按压和气管插管看成是一组

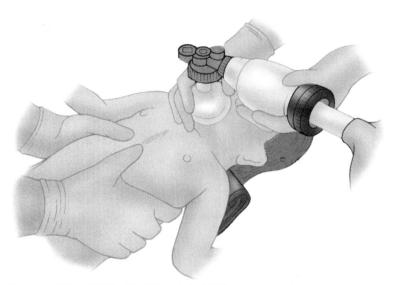

图 11-5 采用双手拇指环绕进行新生儿胸外按压（需要两位操作人员）（Frölich MA. Chapter 41. Obstetric Anesthesia. In：Butterworth JF，IV，Mackey DC，Wasnick JD. eds. Morgan & Mikhail's Clinical Anesthesiology，5e. New York，NY：McGraw-Hill；2013. http：//accessmedicine.mhmedical.com/content.aspx？bookid=564&Sectionid=42800573. Accessed December 22，2014）

操作技术。因为理论上胸外按压可能会影响通气，经气管插管通气能确保通气的有效性[6]。气管插管的指征还包括：面罩加压通气无效，对胎粪污染且低活力的新生儿进行气道内胎粪吸引，或一些特殊病例如先天性膈疝，极低出生体重儿等。为确保气管插管位置准确，在气管插管后还需要运用二氧化碳检测器进行呼出气体检测。但是，当出现肺血流明显减少或缺如时，在呼出气中无法监测到二氧化碳，这一点必须特别关注。还可以用其他方法来判断气管插管位置，如听诊双肺呼吸音，观察胸廓的起伏和气管内是否存在气雾等，但这些方法并非理想。有时还会碰到困难的气管插管，可以考虑用喉罩进行通气[6]。

胸外按压 45 ～ 60 s 后，我们需再次评估心率，如果心率仍低于 60 次 / 分，则进入新生儿复苏模块 D。

模块 D：药物

当胸外按压 45 ～ 60 s 后，心率仍低于 60 次 / 分，需要静脉内注射肾上腺素，剂量为 0.01 ～ 0.03 mg/kg。关于气管内滴入肾上腺素方法目前尚存在争议。在静脉通路无法建立的情况下，一些临床医生仍会选择气管内滴入肾上腺素。与静脉内用药相比，肺毛细血管的吸收较慢，吸收量存在不确定性，因此肾上腺素的用量最高可以达到 0.1 mg/kg。如静脉给药，需要建立脐静脉置管，如果脐静脉置管失败，经骨髓腔给药也可短暂运用[4]。新生儿在每个复苏阶段后都需要进行重新评估，如果心率大于 60 次 / 分，则停止胸外按压，正压通气仍需进行，直到心率大于 100 次 / 分（译者注：并存在有效自主呼吸）。

其他

在一些特殊病例中，需要运用亚低温治疗，可能还会用到其他药物及扩容剂。

小结：常规复苏　根据新生儿复苏流程图（图 11-4），新生儿复苏每 30 s 会中断一次（译者注：胸外按压时每 45 ～ 60 s 进行一次评估）。新生儿复苏每一个步骤的顺利地完成都需要团队的合作。如果预计新生儿分娩后需要复苏，具有复苏能力的人员应该在分娩前到场。所有可能需要设备必须在新生儿出生前就绪。

刺激方法 / 胎粪　出生后，用软毛巾快速且轻柔地擦干全身可以用于刺激新生儿呼吸。对于早产儿分娩后，将其直接置于聚乙烯袋或薄膜内或用其覆盖，可以有效地避免由蒸发导致的热量丢失，而不必先擦干全身。如果早产儿需要触觉刺激，可以隔着塑料袋或塑料薄膜进行。羊水混浊的新生儿，生后如果无活力，需进行气管插管吸引。此时，气管插管应该在新生儿娩出时迅速进行，尽量在首次呼吸前完成，在气管内吸引前，不进行触觉刺激。这样做可以有效地判断新生儿声门下是否有胎粪，因声门下胎粪的存在是胎粪吸入综合征的危险因素。拍打、摇晃、拍臀部或者将新生儿颠倒，这些过去用的方法，目前被认为是有潜在的危险，不应再采用。在对新生儿进行复苏操作过程中，始终要关注新生儿头颈部位置，确保其处于适度仰伸状态，尤其是肌张力低下的新生儿[9]。

药物　在新生儿复苏中很少会用到药物，因为大多数新生儿经过吸氧和正压通气的复苏能恢复。如果新生儿对氧气及正压通气无反应，那么要通过肾上腺素来提高心率，增加心输出量进而增强机体的氧合。麻醉拮抗药物和升压药物可能在新生儿复苏中有效，但是在分娩室中并不推荐使用（肾上腺素除外）。静脉葡萄糖在某些特殊环境下可以运用，以避免新生儿低血糖的发生。

当存在失血或怀疑失血，经过复苏无效的新生儿可以考虑运用扩容药物。采用等张的晶体液或输血，推荐剂量是 10 ml/kg[6]。

诱导性低温治疗　对于胎龄大于 36 周，存在中重度缺氧缺血性脑病的新生儿，推荐使用亚低温治疗。新生儿重症监护室需要制定相关流程和指标来严格规范亚低温治疗的应用范围。应尽快制定相关的指南专家意见，以确保新生儿能转运至具有该项技术的医疗单位。

早产儿复苏　当早产儿准备分娩前，一些特殊的准备需要到位。鉴于早产儿肺发育不成熟，一方面正压通气容易受损伤，另一方面早产儿的通气也相对困难。早产儿的脑血管发育不成熟，也极易发生脑室内出血。早产儿的皮肤菲薄，体表面积相对较大，容易发生热量丢失。为了避免额外的热量丢失，于分娩后可用食品包装级别的塑料袋快速对其进行缠绕。与足月儿相比，早产儿更容易感染，其血容量也相对较少，容易发生低血容量性休克[6]。然而快速地运用大量液体进行扩容又有可能导致脑室内出血[6]。

复苏中止和预后　当新生儿复苏进行 10 min 以上时，一般预后不良。基于这种情况，在评估继续复苏的益处时，需要有继续复苏的理由：是由于胎龄还是父母的希望。

研究展望

以往大多新生儿复苏指南都是基于个人或专业的意见。当今越来越多的随机对照试验正在进行。新生儿复苏的终极目标是所有干预都是基于目前最佳证据。尽管在分娩室或者手术室进行这样的试验比较困难，但是临床医生还是需要努力进一步开展高质量的研究和对结果进行验证，最重要的是通过这些研究达到对指南的不断评估和完善。

病例分析

你被呼叫去分娩室，有一个新生儿即将分娩。你被告知已呼叫儿科医生，但未到位。这是一名足月妊娠的经产妇，已经破膜，羊水有胎粪污染。产程进展非常快，将要急产。

问题

1. 你最初需要评估新生儿什么?

2. 下一步应该做什么?

3. 你认为关键治疗措施是什么?

4. 是否需要进行胸外按压?

5. 如果新生儿心率持续下降,你会怎么做?

6. 这个新生儿应该去哪里? 你对这个新生儿的治疗计划?

答案

1. 新生儿最初评估时必须牢记 3 个 T:肌张力,胎龄和呼吸。该新生儿皮肤上有胎粪,而且呼吸微弱不协调。当你触摸新生儿时会发现其肌张力低下。

2. 无"活力"新生儿存在胎粪吸入危险。需要在刺激该新生儿前评估其心率。虽然新生儿心率在 100 次 / 分以上,但该新生儿有胎粪污染的依据,且肌张力低下,应该给予气管插管和气道吸引。患儿心率为 120 次 / 分,气管插管后,采用胎粪吸引器吸出大量胎粪。如果此时,其心率下降至 80 次 / 分。应进行再次评估,

3. 此时,因为新生儿心率下降至 100 次 / 分以下,需要进行正压通气。但是运用面罩-皮囊加压通气时发现新生儿胸廓抬动不佳,所以选择气管插管。气管插管后正压通气,新生儿胸廓抬动良好,双侧呼吸音对称,呼出气监测到 CO_2。正压通气新生儿 30 s 后,发现心率下降至 50 次 / 分,需进行再次评估。

4. 是的,新生儿心率下降至 60 次 / 分以下,需要进行胸外按压。你已经开放气道,双肺听诊也提示气管插管成功,二氧化碳监测仪也能监测到呼出气二氧化碳,这些都提示目前的通气是理想的。如果还没有监测脉搏血氧饱和度,应立马执行。胸外按压已经开始,再次评估心率发现:心率

110 次 / 分。胸外按压需要停止，继续进行正压通气直到患儿出现自主呼吸。根据评估结果决定是否继续气管插管及吸入氧浓度的调整。

5. 当新生儿建立脐静脉通路后，立即静脉给予肾上腺素。在这种情况下，需要给予扩容药物，因为可能存在分娩过程中失血。

6. 该新生儿进行了高级新生儿复苏，应该将新生儿送至新生儿重症监护室进一步巩固、治疗和监测。

参考文献

1. American Society of Anesthesiologists. Guidelines for Obstetric Anesthesia. Optimal Goals For Anesthesia Care in Obstetrics. 2010. www.asahq.org.

2. Aucott SW, Zuckerman RL. Neonatal assessment and resuscitation. In: Chestnut DH, Polley LS, Tsen LC, Wong CA, eds. *Chestnut's Obstetric Anesthesia: Principles and Practice*. 4th ed. Philadelphia, PA: Elsevier (Mosby); 2009:155-183.

3. O'Donnell CPF, Gibson AT, Davis PG. Review. Pinching, electrocution, ravens' beaks, and positive pressure ventilation: a brief history of neonatal resuscitation. *Arch Dis Child Fetal Neonatal Ed*. 2006; 91:F369-F373.

4. Black RE, Cousens S, Johnson HL, et al. Child Health Epidemiology Reference Group of WHO and UNICEF. Global, regional, and national causes of child mortality in 2008: a systematic analysis. *Lancet*. 2010;375(9730):1969-1987.

5. American Academy of Pediatrics and American Heart Association. *Textbook of Neonatal Resuscitation*. 6th ed. 2011.

6. Kattwinkel J, Perlman JM, Aziz K, et al. Neonatal resuscitation: 2010 American Heart Association Guidelines for cardiopulmonary resuscitation and emergency cardiovascular care. *Pediatrics*. 2010;126(5):e1400-e1413.

7. Martin JA, Hamilton BE, Ventura SJ, et al. Births: final data for 2009. *Division of Vital Statistics*. 2011;60(1).

8. FPnotebook. Fetal scalp pH. http://www.fpnotebook.com/OB/Lab/FtalSclpPh.htm. Updated July 16, 2014.

9. Australian Resuscitation Council (ARC), New Zealand Resuscitation Council (NZRC) Emergency Medicine Australasia Assessment of the Newborn Infant. ARC and NZRC Guideline 2010. 2011;23:426-427.

10. Mackway-Jones K, Molyneux E, Phillips B, Wieteska S. *Advanced Paediatric Life Support: The Practical Approach*. 4th ed. Malden, MA: Blackwell; 2005.

11. Davis PG, Tan A, O'Donnell PF, Schulze A. Resuscitation of newborn infants with 100% oxygen or air: a systemic review and meta-analysis. *Lancet*. 2004;364:1329-1333.

12. Rabi Y, Rabi D, Yee W. Room air resuscitation of the depressed newborn: a systemic review and meta-analysis. *Resuscitation*. 2007;72:353-363.

孕期非产科手术的麻醉

12

Yaakov Beilin

黄绍强 译 孙 申 校

章目录

1. 引言   179
2. 妊娠的生理变化   179
3. 对胎儿的考虑   181
4. 麻醉管理的建议   190
5. 病例分析   191

引言

　　孕期进行非产科手术的概率大约为 0.3% ～ 2%[1-2]。在美国每年的分娩数大约为 400 万，这就意味着每年接近 8 万的孕妇接受麻醉药进行非产科手术。事实上，由于一些已怀孕的女性在实施手术前并未临床诊断为怀孕，所以上述的比例可能被低估了。妊娠过程中任何时间都有手术的可能，阑尾切除术是其中最常见的一种[3]。

　　对于孕妇的麻醉管理是一种比较特殊的情况，因为麻醉医生要同时兼顾两个生命个体：母亲和宫内的胎儿。因此，安全地实施麻醉需要充分了解妊娠后的生理改变和麻醉及手术对发育中胎儿的影响。

妊娠的生理变化

　　妊娠妇女要经历显著的生理变化以适应胎儿的发育。这些变化已在第 1 章做了讨论，现总结于表 12-1。

表 12-1　妊娠的生理变化

器官系统	变化的性质
呼吸系统	
每分通气量	增加 50%
潮气量	增加 40%
呼吸频率	增加 10%
氧耗量	增加 20%
PaO_2	增加 10 mmHg
无效腔	无变化
肺泡通气量	增加 70%
$PaCO_2$	降低 10 mmHg
动脉血 pH	无变化
血清 HCO_3^-	降低 4 mEq/L
功能残气量	降低 20%
补呼气量	降低 20%
残气量	降低 20%
肺活量	无变化
循环系统	
心输出量	增加 30% ～ 40%
心率	增加 15%
每搏量	增加 30%
总外周血管阻力	降低 15%
股静脉压	增加 15%
中心静脉压	无变化
收缩压	降低 0% ～ 15%
舒张压	降低 10% ～ 20%
血管内容量	增加 35%
血浆容量	增加 45%
红细胞容量	增加 20%
消化系统	
活动性	降低
胃的位置	抬高并水平
转氨酶	升高
碱性磷酸酶	升高
假性胆碱酯酶	降低 20%
血液系统	
血红蛋白	降低
凝血因子	增加
血小板计数	降低 20%
淋巴细胞功能	降低

器官系统	变化的性质
肾	
肾血流量	增加
肾小球滤过率	增加
血清肌酐和血尿素氮	降低
肌酐清除率	增加
尿糖	$1 \sim 10$ g/d
尿蛋白	300 mg/d
神经系统	
最低肺泡有效浓度（MAC）	降低 40%
内啡肽水平	增加

对胎儿的考虑

药物的致畸性

　　致畸剂是一种增加出生缺陷发生率的物质，这种缺陷的发生并非偶然现象。要引起出生缺陷，致畸剂一定是在发育的关键节点被足量地应用。对人类来说，这个关键节点是指器官发生期，即从孕 15 天至孕 60 天。每一个器官系统均有各自特定的发育易感期，例如，心脏的分化是在孕 $3 \sim 6$ 周，而上腭分化是在孕 $6 \sim 8$ 周。需要特别指出的是，中枢神经系统直到出生后仍未完全发育成熟，因此这个系统的关键期超越了妊娠期。

　　由于伦理的问题以及研究罕见的出生缺陷所需样本量大的原因，在人类进行致畸性的随机对照研究本质上是不可能的。如果一个先天缺陷的发病率为 1：5000（例如先天无脑畸形），假设某种致畸物可使该发病率成倍增加，那么研究所需样本量至少也要 23 000 例。目前有 4 种方法被用来研究麻醉药物或麻醉技术对孕妇的影响：①动物实验；②回顾性的临床研究；③对手术室工作人员在微量麻醉气体下的长期暴露研究；④对孕期进行手术妇女的预后研究。

　　几乎所有的麻醉药在一些动物模型上都被发现具有致畸性，然而，动物实验的结果类推到临床价值很有限，原因有几方面：①物种的变异性；②动物实验所使用的麻醉药剂量远大于临床应用的剂量；③其他一些因素，比如高碳酸血症、低温、缺氧（已知致畸因素）等在动物实验中往往没有监测或没有很好地控制。物种的变异性尤其重要，反应停（沙利度胺）经大鼠实验未发现致畸效应，因此被美国 FDA 批注用于临床，然而事实证明它在人类确有致畸作用[4]。

美国 FDA 确立了一套风险分级系统来帮助医生在为孕妇选择治疗药物时权衡风险和收益（表 12-2）[5]。迄今仅 5 种药物已知有致畸作用，没有一个是麻醉药。这些药物包括反应停、异维甲酸、香豆素、丙戊酸和叶酸拮抗剂[6]。大多数的麻醉药，包括静脉麻醉药、局麻药、阿片类药物、肌松药等都被归为 B 或 C 类（表 12-3）。事实上只有苯二氮䓬类药物被归为 D 类，而没有药物归为 D 类（译者注：原文如此，应为"没有药物归为 X 类"）。出于本章的目的，对单个麻醉药的讨论仅限于应用有争议的药物：氧化亚氮和苯二氮䓬类药物。

氧化亚氮

氧化亚氮对于哺乳类动物是已知的致畸物，并且可以迅速通过人类的胎盘[7]。据推测氧化亚氮的致畸性与它对维生素 B_{12} 的氧化作用有关，氧化的维生素 B_{12} 不能作为甲硫氨酸合成酶的辅因子，甲硫氨酸合成酶是合成胸腺嘧啶核苷（DNA 的一个亚单位）所必需的。然而有一些证据表明氧化亚氮对动物的致畸效应与对 DNA 合成的影响并不相关，用亚叶酸预处理暴露于氧化亚氮的大鼠（这一步绕过了 DNA 合成过程中甲硫氨酸合成酶环节），并不

表 12-2　美国 FDA 妊娠药物分级[a]

A 类：对照研究证实没有风险。 对照良好的人体研究没有发现对胎儿的风险。

B 类：无证据显示在人类有风险。 动物实验发现风险但人体研究没有发现，或者动物实验是阴性的，但人体实验数据不足。

C 类：风险不能排除。 人体实验数据不足，动物实验阳性或未确定。潜在的益处可能大于风险。

D 类：有证据显示潜在的风险。 有证据显示其对人类有风险，但益处有时可能是可以接受的（比如当处理威胁生命的状况时无其他药物可用）。

X 类：妊娠期禁用。 人体或动物实验表明胎儿风险明显大于对患者可能的益处。

[a] Data from *Physicians' Desk Reference*. 69th ed. Montvale, NJ：PDR Network；2015：211

表 12-3　美国 FDA 麻醉药妊娠分级

麻醉药	分级
诱导药物	
依托咪酯	C
氯胺酮	C
美索比妥	B
丙泊酚	B
硫喷妥钠	C
吸入麻醉药	
地氟烷	B
恩氟烷	B
氟烷	C
异氟烷	C
七氟烷	B
局麻药	
氯普鲁卡因	C
布比卡因	C
利多卡因	B
罗哌卡因	B
丁卡因	C
阿片类药物	
阿芬太尼	C
芬太尼	C
舒芬太尼	C
哌替啶	B
吗啡	C
神经肌肉阻滞剂	
阿曲库铵	C
顺阿曲库铵	B
箭毒	C
米库氯铵	C
泮库溴铵	C
罗库溴铵	B
琥珀胆碱	C
维库溴铵	C
苯二氮䓬类	
地西泮	D
咪达唑仑	D

能完全预防先天性畸形的发生[8]，并且，低浓度氧化亚氮即可抑制甲硫氨酸合成酶[9]，而此浓度在动物致畸实验中是安全的[10]。尽管有这些理论上的顾虑，但尚未发现氧化亚氮与人类的先天畸形有关[1-2]。FDA 并未对氧化亚氮进行分级，因为它是一种医用气体，并不直接由 FDA 管理。

苯二氮䓬类药物

苯二氮䓬类药物通过抑制中枢神经系统 γ- 氨基丁酸（GABA）受体发挥作用。GABA 已被证实可抑制腭板的再定位，从而导致腭裂。一些关于人类的回顾性研究发现孕 6 周内摄入地西泮与腭裂之间存在相关性[11]，然而前瞻性研究并未证实这种相关性[12]。值得注意的是，所有这些研究评估的对象都是长期暴露于苯二氮䓬类药物的女性，而非单次、低剂量的暴露者，后者才更符合孕期手术中应用。FDA 将苯二氮䓬类药物的妊娠用药分级归为 D 类，尽管存在争议，本文作者还是不建议孕期非产科手术使用苯二氮䓬类药物，除非有一个特别强有力的原因支持其使用。

人类研究

有两种方法用于评估麻醉药物对妊娠结局的影响：①针对长期暴露于麻醉气体的妇女大型回顾性流行病学调查；②对比孕期接受手术和未经历手术孕妇的数据库回顾性研究。

流行病学研究

20 世纪 70 年代已有很多流行病学研究来识别长期暴露于麻醉气体的健康危害，包括出生缺陷和自发流产[13]。所有研究的结果是相似的，其中最为一致的发现是暴露于麻醉气体的孕妇流产率比非暴露者高约 25% ～ 30%。这些发现也促使 ASA 发起一项大型研究，结果是相似的[14]。作者调查了 73 496 位曾经孕期暴露于麻醉气体的医务人员，通过邮寄调查问卷的形式收集其暴露程度和生育结局的信息，结果发现，手术室工作人员自发流产和先天畸形的风险明显增加。因此他们建议所有的手术室应该强制性采用一种手段来排放麻醉废气（目前已经是行业标准）。然而，所有这些研究后来因为缺乏对照组、调查问卷的应答率低、回忆偏倚以及统计误差等原因而遭受质疑[15]。另外一个不同设计的研究未能证实这些发现，Ericson 和 Kallen[16] 利用瑞典的出生登记数据库比较在手术室工作的护士和在内科病房工作护士的分娩结局，因为这是一个登记资料研究而非调查研究，相对调查研究而言受到的影响少，尤其是回忆偏倚。研究者并未发现两组人群在流产、围产期死亡和先天畸形方面存在差异。

孕期经历手术者预后研究

已有很多关于孕妇经历手术的回顾性研究来探讨麻醉和手术与出生缺陷、自发流产或胎儿死亡的相关性，结果都惊人地相似。迄今最大的一个研究是 Mazze 和 Kallen 完成的[2]。他们把 1973 至 1981 九年间瑞典的三个健康数据库（医学出生登记处、先天畸形登记处、医院出院登记处）的数据串联起来，从这些数据中查找 4 类不良结局：先天畸形、死胎、新生儿出生 7 天内死亡、新生儿出生体重分别低于 1500 g 和 2500 g。总共 720 000 例孕妇中 5405 例在孕期接受了手术，其中大部分手术（41.6%）是在孕早期实施的，而孕中期和孕晚期所占比例逐渐降低（分别为 34.8% 和 23.5%）。54% 的手术是在全麻下完成，这些全麻几乎都（> 98%）使用了氧化亚氮，结果并未发现在孕期的任何阶段接受手术时先天畸形或死胎的发生率增加。然而在孕期接受手术的孕妇中，新生儿出生体重低于 1500 g 和 2500 g 的数量以及新生儿出生 7 天内死亡的数量明显增加（图 12-1）。孕期三个阶段均是如此。尚不能把这种风险与特定的麻醉药或麻醉技术相关联，胎儿风险的增加首先是来自于孕妇所需手术的本身状况，尤以妇科手术发生率最高。

行为畸胎学与新生脑细胞凋亡

众所周知，卤化吸入麻醉药（尤其是氟烷和恩氟烷）可导致啮齿类动物学习能力低下[17]。大多数的麻醉药通过阻断 NMDA 受体或增强 GABA 活性产生作用。研究表明，在啮齿动物突触发生期给予通过上述这些机制发挥作用的药物（如氯胺酮、氧化亚氮、咪达唑仑、巴比妥类药物和挥发性麻醉药），可引起发育中大脑广泛的神经元凋亡[18]。

尽管动物模型证实了麻醉药和神经元凋亡之间存在关联，但

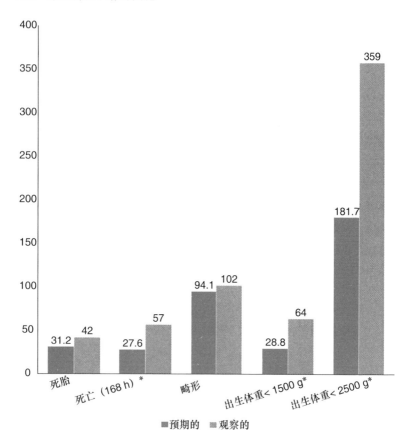

图 12-1　孕期接受非产科手术的孕妇观察和预期结局的总数。新生儿出生低体重和极低体重以及生后 168 h 内死亡的发生率明显增加。* P < 0.05（Modified from Mazze RI，Källén B. Reproductive outcome after anesthesia and operation during pregnancy：a registry study of 5405 cases. Am J Obstet Gynecol. 1989；161：1178.）

从动物研究外推到人仍存疑问。虽然大多数器官系统在孕早期结束时或更早时间已发育完全，但脑的发育一直持续至分娩后。最令人关注的是突触发生或生长突增期，也就是孕晚期至三岁。在人的大脑进行细胞凋亡的随机试验显然不现实，并且评估麻醉对大脑的影响极为复杂。近期两拨独立的作者分别评估了麻醉和手术对远期行为的影响，一个着眼于学习障碍[19]，另一个研究行为异常[20]。两个研究均发现手术和麻醉与观察结局之间存在联系。就此下结论还为时尚早，因为这些并非随机研究，不过他们也确实强调有必要进行设计科学的对照研究。因此，基于目前的数据对临床实践做任何改变都是不成熟的，FDA 在顾问委员会会议上也给出同样结论[21]。

避免胎儿宫内窘迫

对胎儿而言，非产科手术最重要的就是维持子宫内正常的生理环境，避免胎儿宫内窘迫。胎儿的氧合直接取决于母体动脉氧分压、氧的输送能力、氧亲和力和子宫胎盘灌注，因此维持母体正常的 PaO_2、$PaCO_2$ 和子宫血流至关重要。

母体和胎儿的氧合

通常胎儿可以耐受母体轻到中度的低氧血症，因为胎儿血红蛋白对氧有高亲和力，然而，孕妇严重缺氧会致胎儿死亡。全麻对孕妇而言尤其有风险，一是因为气道管理可能存在困难，二是由于功能残气量降低及氧耗增加，孕妇血红蛋白去饱和的速度明显增快。椎管内麻醉同样需要谨慎，因为高的阻滞平面、局麻药毒性反应或过度镇静也会导致缺氧。

全麻过程中母体氧分压升高，但由于胎盘血液的分流，即使孕妇 PaO_2 达到 600 mmHg，胎儿 PaO_2 也绝不会超过 60 mmHg，因此没必要限制孕妇吸入氧浓度。

母体二氧化碳

母体的高碳酸血症和低碳酸血症对胎儿均有害。过度正压通气导致的严重低碳酸血症可增加胸内压、减少静脉回流，从而降低子宫血流。另外，过度通气导致的母体碱中毒可通过直接的血管收缩降低子宫血流，同时通过母体氧合血红蛋白解离曲线左移降低氧的输送。严重的高碳酸血症也是有害的，因为 CO_2 可以很容易地通过胎盘，引起胎儿酸中毒和心肌抑制。

子宫胎盘灌注

药物和麻醉操作均可影响子宫血流。胎盘血流量与跨绒毛间隙的净灌注压成正比，与其阻力成反比。各种原因引起的低血压都会降低胎盘灌注压，包括椎管内麻醉时交感神经阻滞、仰卧位时主动脉腔静脉压迫或者出血。尽管如此，中度的低血压，比如神经外科手术偶有需要，也曾被安全地应用[8]。一些引起血管收缩的药物（比如 α 肾上腺素能药物、超过 2 mg/kg 的氯胺酮）、全麻过度通气引起的低碳酸血症或者因为疼痛、恐惧或麻醉过浅引起儿茶酚胺释放增加都会增加血管阻力、降低子宫胎盘血流，因此均应避免。

去氧肾上腺素是一种血管收缩剂，过去认为它会导致子宫血管收缩，因此不适合用于孕产妇。近来从剖宫产产妇得到的数据提示它可能是首选的升压药[22]。还不清楚这些数据是否可以外推到胎儿未娩出的情况，就像孕妇非产科手术，但是本文作者在这种情况下是使用去氧肾上腺素的。

预防早产

孕妇手术期间的自然流产、早产和提早分娩是对胎儿最大的风险[1-2]。还不清楚这是否是由于手术、麻醉或者本身的疾病造成的，但风险最高的是妇科或盆腔手术触及子宫的操作。关于手术时机，孕中期风险是最低的，因为此时致畸的可能性微不足道，而子宫的催产素受体尚未增殖，因此早产的风险也低。强效吸入麻醉药可降低子宫张力、抑制子宫收缩，所以从这个角度看是有益的。而增加子宫张力的药物，如大于 2 mg/kg 的氯胺酮，理论上应该避免应用。然而，没有研究表明任何特定的麻醉药或操作可增加或降低流产或早产的发生率。

腹腔镜手术

腹腔镜手术曾经被认为在孕期禁忌实施，但现在已成为常规。在一个调查研究中，Reedy 等[23]比较了怀孕 4 至 20 周的孕妇实施开腹手术（2181 例）与腹腔镜手术（1522 例）后胎儿结局的 5 个变量，同时与未经历手术的普通孕妇进行比较，结果发现，两个手术组早产和低出生体重（< 2500 g）的发现高于普通人群，然而任何结局变量在两个手术组之间并无差异。

腹腔镜手术中麻醉的特殊考虑包括维持动脉血 CO_2 正常水平，因为 CO_2 经常被用于维持气腹。调节孕妇通气保持呼末 CO_2 在 30 ～ 35 mmHg 之间，可避免高碳酸血症和胎儿酸中毒。美国胃肠内镜医师协会发布了孕期腹腔镜手术的指南，手术需注意的问题包括谨慎置入套管针、保持低的气腹压（< 15 mmHg）以维持子宫灌注[24]（表 12-4）。

表 12-4　孕期腹腔镜手术的指南 a

1. 妊娠与非妊娠患者处理急腹症的适应证是一样的

2. 腹腔镜手术可以安全地在任何孕期实施

3. 根据患者疾病的严重程度和可获得性，应在术前和（或）术后请产科会诊

4. 妊娠患者应放置子宫左倾位以减少对主动脉和腔静脉的压迫

5. 术前和术后应进行胎心监护

6. 初始通路可以开放的或 Hassan、Veress 气腹针或光学套管针安全建立

7. 气腹压 10 ~ 15 mmHg 可安全用于孕妇

8. 术中应通过 CO_2 描记图监测 CO_2

9. 推荐术中和术后使用充气压力装置、术后早期活动以防止深静脉血栓

10. 子宫收缩松解药不必预防性使用，但当有早产迹象时应该考虑

Data from Guidelines Committee of the Society of American Gastrointestinal and Endoscopic Surgeons，Yumi H[24]

胎心率监测

孕 16 ~ 18 周后即可通过一个外部分娩力计来监测胎心率（FHR），然而其应用的适应证尚不明确，显然它无法用于腹部手术。一个问题就是如何处理获得的信息？如果胎儿娩出无法存活而考虑监测 FHR，所有能做的就是维持其正常的生理环境，但这本来就是无论如何均应做到的，那么还有必要监测 FHR 吗？ Katz 等[25]报道了一例进行眼科手术的孕妇，通过增加吸入氧浓度纠正了异常的 FHR。

另一个问题是谁来解释监测到的 FHR 描记图？麻醉药可改变 FHR 基线、降低变异性，这些变化需要与胎儿窘迫相区别。此外，如果 FHR 改变且胎儿娩出可存活，产科医生会紧急干预立即分娩吗？

针对这个问题，美国妇产科医师学会（ACOG）和 ASA 发布了一份联合声明[26]，内容包括：

1. 需要一个有资质的医务人员来解读 FHR。

2. 如果胎儿尚不能在宫外存活，则术前和术后确认 FHR 已足够，只有在某些可选择的情况下，术中监测有利于体位和氧合的

干预时才考虑。

3. 如果胎儿是娩出后可存活的，那么术前和术后应同时监测 FHR 和宫缩，一旦有胎儿的指征产科医生就应及时干预。

声明的结论认为："应用胎儿监测的决定应该个体化"……"最终，每例手术都需要团队协作以确保母胎安全[26]。"

麻醉管理的建议

术前准备和手术时机

只要可能，孕早期应该避免手术和麻醉。虽然没有麻醉药被证实在人类致畸，但如果可能，尽量减少或避免胎儿麻醉药暴露还是明智的。在实施任何麻醉之前，都应该先咨询产科医生并记录 FHR。孕 12 周开始就要采取措施预防误吸，非颗粒口服抗酸剂、H_2 受体阻滞剂和甲氧氯普胺都可以考虑。如果可能，患者的恐惧应该通过麻醉医生安慰来减轻而非术前用药。患者应被告知在婴儿先天畸形方面并无已知的风险，但是流产或早产的风险会增加，这主要取决于手术部位。此时是很好的机会来教育患者了解早产的先兆症状（比如足月前的背痛），这种情况一直到术后一周都可能会发生。孕 16～18 周后患者转运过程中应该置于子宫左倾位，以避免压迫主动脉和腔静脉。

监测

除了标准的 ASA 术中监测仪外，如果可能，应该监测 FHR 和子宫张力，这是确保维持胎儿正常生理环境的最好的方法。监测和解读应由产科医生或 FHR 解读方面的专业人员进行，而非麻醉医生。不管术中 FHR 监测是否实施，术前和术后都应该监测 FHR 和宫缩。

麻醉技术

麻醉方式的选择应该基于孕妇的适应证、手术部位和性质以及麻醉医生的经验。因为麻醉药的作用在怀孕后可能会增强，无论是区域阻滞还是全麻，麻醉药剂量都应该降低。尽管没有研究发现区域阻滞和全麻在先天畸形或早产等新生儿结局方面有任何不同，区域阻滞可避免肺误吸的风险且减少胎儿的药物暴露，因此还是比全麻更好。此外，即使是动物实验也未发现局麻药具有致畸性。

椎管内阻滞最常见的风险是低血压，这可能降低子宫胎盘灌注。低血压的预防比较困难，因为术前扩容并不能可靠地降低低血压发生率。如果发生低血压，麻黄碱和去氧肾上腺素都可使用，但去氧肾上腺素可优先选择[22]。更重要的不是选择何种药物，而是快速纠正低血压。

全麻前应仔细评估气道，给氧去氮后应用环状软骨压迫进行快速顺序诱导。水肿、体重增加和乳房增大可能造成气管插管困难。应该准备好一系列的喉镜镜片和手柄，包括其他紧急气道处理工具。伴随着妊娠，上呼吸道黏膜毛细血管充血，这就要求在气道操作过程中非常谨慎，气管插管应选择比正常情况小一号的导管。应该避免鼻咽通气管和经鼻气管插管。应该使用较高的吸入氧浓度（至少 50%），$PaCO_2$ 应维持在正常妊娠水平（30 ～ 35 mmHg）。

术后管理

术后应继续监测 FHR 和子宫活动度。硬膜外或蛛网膜下腔应用阿片类药物是疼痛管理的一个极好选择，因为它们镇静作用最小，与肌内或静脉应用相比剂量也更小。非甾体抗炎药（NSAIDs）可引起动脉导管早闭，因此应避免使用[27]。

不管应用何种技术，注重细节、在围术期维持正常的宫内生理环境，包括避免低血压、缺氧、高碳酸血症、低碳酸血症、低温等等，才是成功预后的关键。

病例分析

一个 24 岁、孕 17 周的妇女因为腹痛、恶心和呕吐来到急诊室，体格检查后诊断阑尾炎，准备实施急诊阑尾切除术。

问题

1. 给孕妇实施麻醉时主要关注点是什么？

2. 什么是致畸剂？哪些麻醉药是已知的致畸剂？

3. 应采取哪些措施以避免胎儿宫内窘迫？

4. 孕妇非产科手术时麻醉的一般原则是什么？

答案

1. 给孕妇实施麻醉时麻醉医生必须同时考虑母、胎两个患者。因此，对孕妇而言，麻醉的主要关注点在于妊娠引起的生理改变；对胎儿而言，重点在于麻醉药可能的致畸性、避免胎儿宫内窘迫和预防早产。

2. 致畸剂是一种增加特定缺陷发生率的物质，这种增加并非偶然因素造成。常用的麻醉药没有一个是致畸剂，但苯二氮䓬类药物的应用是有争议的，因回顾性研究发现其与腭裂之间存在关联，所以只有当益处大于风险时才使用该类药物。

3. 避免胎儿宫内窘迫需要维持孕妇正常的 PaO_2、$PaCO_2$ 和子宫血流。子宫血流主要受血压变化的影响。全麻气管插管是明确的易损期，因为此时氧耗增加但氧储备逐渐降低，必须进行仔细的气道评估并准备好专门的气道设备。椎管内麻醉需要仔细关注血压。

4. 只要可能，孕早期应该避免手术和麻醉。在实施任何麻醉之前，都应该先咨询产科医生并记录 FHR。常规的术中监测之外，应该考虑手术期间监测 FHR。麻醉方式的选择应该基于孕妇的适应证、手术部位和性质以及麻醉医生的经验。除非另有禁忌，局麻或区域阻滞可以避免肺误吸的风险并减少胎儿药物暴露，因此优于全麻。不管应用何种技术，围术期自始至终维持正常的宫内生理环境，包括避免低血压、缺氧、高碳酸血症、低碳酸血症、低温等等，才是成功预后的关键。

参考文献

1. Brodsky JB, Cohen EN, Brown BW, et al. Surgery during pregnancy and fetal outcome. *Am J Obstet Gynecol*. 1980;138:1165-1167.

2. Mazze RI, Kallen B. Reproductive outcome after anesthesia and operation during pregnancy: a registry study of 5405 cases. *Am J Obstet Gynecol*. 1989;161:1178-1185.

3. Kort B, Katz VL, Watson WJ. The effect of nonobstetric operation during pregnancy. *Surg Gynecol Obstet*. 1993;177:371-376.

4. Leck IM, Millar EL. Incidence of malformations since the introduction of thalidomide. *Br Med J*. 1962;2:16-20.

5. *Physicians' Desk Reference*. 64th ed. Montvale, NJ: PDR Network; 2009:215.

6. Nava-Ocampo AA, Koren G. Human teratogens and evidence-based teratogen risk counseling: the Motherisk approach. *Clin Obstet Gynecol*. 2007;50:123-131.

7. Marx GF, Joshi CW, Orkin LR. Placental transmission of nitrous oxide. *Anesthesiology*. 1970;32:429-432.

8. Keeling PA, Rocke DA, Nunn JF, et al. Folinic acid protection against nitrous oxide teratogenicity in the rat. *Br J Anaesth*. 1986;58:528-534.

9. Baden JM, Serra M, Mazze RI. Inhibition of rat fetal methionine synthetase by nitrous oxide. *Br J Anaesth*. 1987;59:1040-1043.

10. Mazze RI, Fujinaga M, Rice SA, et al. Reproductive and teratogenic effects of nitrous oxide, halothane, isoflurane and enflurane in Sprague-Dawley rats. *Anesthesiology*. 1986;64:339-344.

11. Safra MJ, Oakley GP Jr. Association between cleft lip with or without cleft palate and prenatal exposure to diazepam. *Lancet*. 1975;2:478-480.

12. Shiono PH, Mills JL. Oral clefts and diazepam use during pregnancy. *New Engl J Med*. 1984;311:919-920.

13. Cohen EN, Bellville JW, Brown BW Jr. Anesthesia, pregnancy, and miscarriage: a study of operating room nurses and anesthetists. *Anesthesiology*. 1971;35:343-347.

14. American Society of Anesthesiologists, Ad Hoc Committee. Occupational disease among operating room personnel: a national study. *Anesthesiology*. 1974;41:321-340.

15. Fink BR, Cullen BF. Anesthetic pollution: what is happening to us? *Anesthesiology*. 1976;45:79-83.

16. Ericson HA, Källén AJ. Hospitalization for miscarriage and delivery outcome among Swedish nurses working in operating rooms 1973-1978. *Anesth Analg*. 1985;64:981-988.

17. Chalon J, Tang CK, Ramanathan S, et al. Exposure to halothane and enflurane affects learning function of murine progeny. *Anesth Analg*. 1981;60:794-797.

18. Young C, Jevtovic-Todorovic V, Qin YQ, et al. Potential of ketamine and midazolam, individually or in combination, to induce apoptotic neurodegeneration in the infant mouse brain. *Br J Pharmacol*. 2005;146:189-197.

19. Wilder RT, Flick RP, Sprung J, et al. Early exposure to anesthesia and learning disabilities in a population-based birth cohort. *Anesthesiology*. 2009;110:796-804.

20. Kalkman CJ, Peelen L, Moons KG, et al. Behavior and development in children and age at the time of first anesthetic exposure. *Anesthesiology*. 2009;110:805-812.

21. Center for Drug Evaluation and Research, Food and Drug Administration, Department of Health and Human Services. Anesthetic and life support drugs. Advisory Committee Meeting, March 29, 2007. Available at www.fda.gov/ohrms/dockets/ac/07/transcripts/2007-4285t1.pdf.

22. Ngan Kee WD, Khaw KS, Ng FF. Prevention of hypotension during spinal anesthesia for cesarean delivery: an effective technique using combination phenylephrine infusion and crystalloid cohydration. *Anesthesiology*. 2005;103:744-750.

23. Reedy MB, Kallen B, Kuehl TJ: Laparoscopy during pregnancy: a study of five fetal outcome parameters with use of the Swedish Health Registry. *Am J Obstet Gynecol*. 1997;177:673-679.

24. Guidelines Committee of the Society of American Gastrointestinal and Endoscopic Surgeons, Yumi H. Guidelines for diagnosis, treatment, and use of laparoscopy for surgical problems during pregnancy: this statement was reviewed and approved by the Board of Governors of the Society of American Gastrointestinal and Endoscopic Surgeons (SAGES), September 2007. *Surg Endosc*. 2008;22:849-861.

25. Katz JD, Hook R, Barash PG. Fetal heart rate monitoring in pregnant patients undergoing surgery. *Am J Obstet Gynecol*. 1976;125:267-269.

26. American College of Obstetricians and Gynecologists (ACOG) Committee on Obstetric Practice. Nonobstetric surgery in pregnancy. ACOG Committee Opinion No. 284, 2003. *Obstet Gynecol*. 2003;102:431.

27. Heymann MA, Rudolph AM. Effects of acetylsalicylic acid on the ductus arteriosus and circulation in fetal lambs in utero. *Circ Res*. 1976;38:418-422.

非分娩期产科操作的麻醉 13

Mieke A. Soens and Lawrence C. Tsen

孙申 译 耿桂启 黄绍强 校

章目录

1. 引言 194
2. 产后输卵管结扎术 196
3. 宫颈环扎术 199
4. 刮宫术和扩张吸引术 201
5. 胎头外倒转术 202
6. 经皮脐带血取样 203

引言

临床产科麻醉最常和胎儿娩出有关，然而也有很多其他的产科操作，麻醉的使用可以优化母亲和胎儿的结局。流产和终止妊娠可以多达妊娠的 30%，当伴随胎儿和胎盘组织残留的时候需行刮宫或吸引术；这些情况通常发生在怀孕后前 12 周。有 1% 到 2% 的妊娠涉及子宫颈内口松弛问题；其中少数病例需要行宫颈环扎术，通常在孕中期完成。由于胎儿的一些原因常需在孕中期或孕晚期行经皮脐带血取样（percutaneous umbilical blood sampling，PUBS），在孕晚期末也常行胎头外倒转术将臀位的胎儿转为头位。输卵管结扎术常在产后 48 h 或妊娠相关的改变已经恢复的产后 6 到 8 周完成。妊娠不同时期解剖、生理变化及相关神经支配的知识（图 13-1），有益于优化麻醉的计划和实施；也可以提高操作的

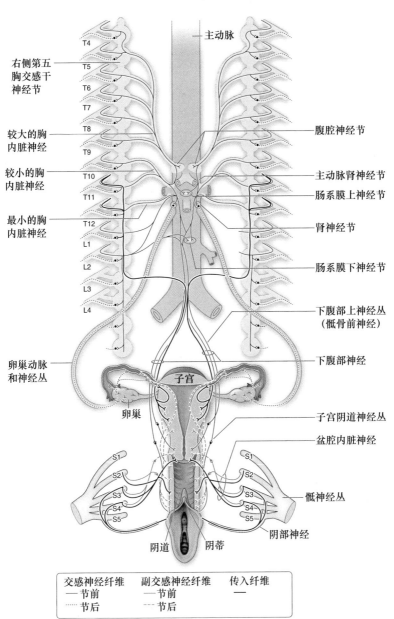

图 13-1　女性生殖器官的神经支配（及相关的产科操作）。输卵管由 $T_{11} \sim L_1$ 节段通过下腹部神经支配。子宫（环扎、刮宫或吸引、胎头外倒转术）由 $T_{10} \sim L_1$ 及 $S_2 \sim S_4$ 通过子宫阴道神经丛和骶神经丛支配。脐带（经皮脐带血取样）已被观察到是无神经支配的。相关的局麻、区域麻醉或椎管内麻醉的感觉阻滞平面需要考虑到外科器械的放置及可能的牵涉痛

安全性和成功率，改善患者的体验、舒适度和满意度。

产后输卵管结扎术

输卵管结扎术是非常有效的永久绝育法，也是美国最流行的避孕方法之一。2006 至 2008 年间的一项名为家庭成长的全国调查显示 21% 的已婚妇女行输卵管结扎术[1]。然而近来这个比例有下降的趋势，这可能是由于可供选择的长效和可逆的避孕方法增加的缘故。

时机

输卵管结扎术可以在产后即刻进行，也可以在与妊娠不相关的任何时候进行（如月经间期绝育）。产后早期输卵管结扎相比于月经间期绝育有以下优势：

- 在产后几天子宫底仍在脐水平，这使得通过脐下小切口容易在腹壁下直接找到输卵管。
- 避免了第二次入院的成本和不便。

行产后输卵管结扎术（postpartum tubal ligation，PPTL）一个可能的缺点是：

- 这些女性较行月经间期绝育的妇女更易于感到后悔[2-3]，因为她们可能没有充足的时间评估新生儿的状况。

PPTL 常常被要求在产后立刻进行，尤其是在患者已放置了硬膜外导管的情况下。然而，如果新生儿需要复苏或意外地转运到新生儿重症监护室，输卵管结扎术应该被推迟。除此之外，当患者合并一些其他方面的问题时，也不应进行输卵管结扎[3-4]。

术前评估

所有患者在手术之前应该进行完整的评估。对即刻进行的产后输卵管结扎术，由于分娩时的出血常常被低估，患者的血流动力学和子宫张力需要仔细评估[5]。根据所摄入食物的类型，患者应该禁食 6～8 h 并考虑预防误吸[4]。产程中和产后固体的胃排空是延迟的，相反，围产期清液体的胃排空并不延迟，除非在产程中使用了阿片类药物[6-9]。

麻醉管理

对多数的输卵管结扎术而言，椎管内阻滞较全麻更受欢迎[4]。椎管内阻滞的选择取决于有功能的硬膜外导管的存在及分娩到输卵管结扎的时间间隔。

硬膜外麻醉

有功能的硬膜外导管可以为紧接着的 PPTL 提供麻醉。输卵管的暴露和操作需要至少 $T_5 \sim T_6$ 的感觉阻滞平面以阻滞内脏痛。最常用添加肾上腺素的 2% 利多卡因复合芬太尼 100 μg。3% 的 2- 氯普鲁卡因，作为一个短效局麻药，也可以使用（表 13-1）。有些硬膜外导管在分娩过程中提供了充分的镇痛，却不能为 PPTL 提供足够的麻醉，特别是当从分娩到手术的时间间隔长时[4]。一项观察性研究证实当分娩后的时间间隔大于 24 h 的时候，硬膜外导管的再激活率显著下降[10]，另一项研究发现当时间间隔小于 4 h 时，再激活成功率最高[11]。因此，如果手术极有可能被推迟到 24 h 之后进行，蛛网膜下腔麻醉可能是一个更好的选择。硬膜外导管的

表 13-1　局麻药

局麻药	剂量	时效 [a]	注释
3% 氯普鲁卡因	S：E：450 ~ 600 mg （15 ~ 20 ml）	短（30 ~ 45 min）	无防腐剂的可用于蛛网膜下腔麻醉，可用于宫颈旁阻滞
2% 利多卡因	S：45 ~ 60 mg（2.5 ~ 3 ml） E：300 ~ 400 mg （15 ~ 20 ml）	中等（45 min ~ 1.5 h）	可用于宫颈旁阻滞，常添加肾上腺素以延长阻滞时间
1.5% 甲哌卡因	S：45 ~ 60 mg（3 ~ 4 ml） E：225 ~ 300 mg （15 ~ 20 ml）	中等（45 min ~ 1.5 h）	可用于宫颈旁阻滞
0.75% 布比卡因	S：10 ~ 15 mg E：不使用	长（1.5 ~ 3 h）	

缩略语：E，硬膜外；S，蛛网膜下腔。

[a] 时效是一个范围，取决于给药部位（如蛛网膜下腔、硬膜外腔、黏膜 / 皮下组织），药物比重（是否添加葡萄糖），患者特征（如身高、体重），其他佐剂的添加（如肾上腺素、阿片类药物）

功能在再激活之前应被仔细的评估；对于分娩镇痛过程中出现过单侧或不全阻滞或镇痛不完善的患者，应放弃使用已有的硬膜外导管。

硬膜外导管再激活失败可能会导致一些并发症，包括高位或全脊麻，常出现在硬膜外给予大容量局麻药（＞10 ml）后马上行蛛网膜下腔麻醉时。PPTL 是一个择期手术；因此当硬膜外麻醉不是最佳选择时，最好待阻滞平面消退后再行蛛网膜下腔麻醉。

蛛网膜下腔麻醉

在不具备有功能硬膜外导管的患者可以行蛛网膜下腔麻醉。一些麻醉医师无论有没有硬膜外导管，都更倾向于蛛网膜下腔麻醉。产后输卵管结扎使用蛛网膜下腔麻醉相对于尝试激活硬膜外导管，可以降低手术室的使用时间和成本[12]。这需要和虽然小但是逐渐增加的硬脊膜穿破后头痛的可能性相权衡。

一些研究显示相对于蛛网膜下腔麻醉下剖宫产，产后输卵管结扎术需要更多的布比卡因才能达到相同的麻醉阻滞平面和时间[13-14]。妊娠会增强局麻药的扩散和敏感性。敏感性的改变是由于椎管内静脉丛充血和腹内压增加所导致的脑脊液容量降低[15-16]，及高孕酮水平导致的局麻药中枢敏感性提高[17-18]。局麻药的剂量需求在产后 24～48 h 恢复到非妊娠水平[13]，这可能与解除腔静脉压迫导致的脑脊液容量增加有关，也可能与产后孕酮水平快速下降有关。然而鉴于这个手术过程很短，有报道低剂量的局麻药对于产后结扎术是足够的。一个关于重比重布比卡因的剂量研究发现 7.5 mg 布比卡因可以为 PPTL 提供充分的麻醉，持续约 60 min。在此研究中，从起效到最高感觉阻滞平面约为 20 min。尽管大剂量局麻药可能延长运动阻滞和恢复时间[19]，12 mg 的重比重布比卡因已被证明对 PPTL 是有效和安全的[14]。为了避免单次蛛网膜下腔麻醉失败而改全身麻醉，建议常规使用大于 10 mg 的重比重布比卡因[14]。

全身麻醉

全麻通常应该避免，特别当输卵管结扎在产后立即进行时，这时妊娠的影响依然存在，包括胃排空缓慢[6-9]、食管下端括约肌张力降低。一旦选择了全麻，特别是在产后即刻，应该使用产科气道管理技术，包括快速顺序诱导，使用可视喉镜插管设备，尤其要注意拔管和苏醒[20]。

与局麻药类似，妊娠时吸入麻醉药的最低肺泡有效浓度（minimum alveolar Concentration，MAC）值降低，这与孕酮水平增加有关。MAC 值通常在产后 12 ～ 24 h 恢复到正常水平[21]。宫缩乏力通常出现在产后即刻，因此吸入麻醉药浓度应该维持在不降低子宫对缩宫素反应的水平（0.5 MAC）[22]。

很多产后手术的患者正在母乳喂养。由于大部分麻醉药的清除很迅速，经乳汁分泌的量少到可以忽略，对新生儿几乎不会产生临床影响。

宫颈环扎术

宫颈环扎术是通过在宫颈做荷包缝合，使得宫颈功能不全的患者妊娠期宫颈口闭合。这些患者的特征是无痛的宫颈扩张伴或不伴有疝和胎膜破裂，通常有反复孕中期流产史。宫颈功能不全有先天的、解剖的、内分泌的原因或弹力蛋白 / 胶原蛋白异常引起，也可能与宫颈的创伤或手术相关。

通过宫颈环扎术来预防早产的益处一直被质疑，但多数诊断为宫颈机能不全的患者仍然选择了此手术[23]。病例的 meta 分析提示在单胎妊娠的产妇该手术并不能显著减少流产和新生儿死亡，而对于少数多胎妊娠的产妇，结局更糟[24]。

产科注意事项

宫颈环扎术可以经阴道或经腹完成。当经阴道操作失败或宫颈组织暴露不佳时会选择经腹操作[25]。最常使用的经阴道宫颈环扎术式是 McDonald 式和改良 Shirodkar 式。这两种术式都在宫颈内口附近将宫颈做圆周缝合。McDonald 式中宫颈黏膜被完整保留，相反在改良 Shirodkar 式中，前、后端的黏膜被切除，并进行黏膜下结扎。

并发症

近期并发症包括出血、胎膜破裂（特别是胎膜膨出的患者）、早产。远期并发症包括感染、宫颈瘢痕和狭窄。

禁忌证

宫颈环扎术不应用于早产、阴道出血、胎儿畸形、死胎、胎膜破裂、绒毛膜羊膜炎的患者。

麻醉选择

麻醉可以选择椎管内麻醉和全身麻醉。

椎管内麻醉

蛛网膜下腔麻醉

蛛网膜下腔麻醉是一个很好的选择，因为它可以提供起效迅速且可预测的骶部麻醉，这对此类手术是非常有益的。如果怀孕大于 18 ～ 20 周，应保持子宫左倾。感觉阻滞平面要求从 T_{10} 到骶部皮肤，以保证宫颈（$T_{10} \sim L_1$）和阴道及会阴（$S_2 \sim S_4$）的阻滞。蛛网膜下腔麻醉可以使用 1.5% 的重比重甲哌卡因（45 ～ 60 mg）、1.5% 利多卡因（45 ～ 60 mg）或 0.75% 布比卡因（7.5 ～ 10 mg）。由于宫颈环扎术时间很短（一般小于 30 ～ 45 min），常常在门诊进行，短效局麻药更为适合。有一例报道仅仅使用了 0.75% 的布比卡因 5.25 mg（0.7 ml）复合 20 μg 芬太尼（使用 0.9% 的生理盐水稀释到 3 ml）成功完成手术[26]。

尽管 20 世纪 80 年代早期有一些与硬膜外氯普鲁卡因鞘内注射可能相关的神经损害病例报道，无防腐剂的 3% 2- 氯普鲁卡因还是可以使用。氯普鲁卡因的神经毒性更可能是由于防腐剂亚硫酸氢钠和药物的高剂量。相对于布比卡因和利多卡因，氯普鲁卡因蛛网膜下腔麻醉时阻滞恢复较快，也较早出院[27-28]。有趣的是，氯普鲁卡因的密度大于脑脊液，因此无需添加葡萄糖就是重比重液。这些特性使得无防腐剂的氯普鲁卡因（45 ～ 60 mg）成为蛛网膜下腔麻醉下宫颈环扎术的药物选择之一。

硬膜外麻醉　也可以选择腰部硬膜外麻醉。然而，偶发的骶神经阻滞不全使得硬膜外麻醉劣于蛛网膜下腔麻醉。

全身麻醉

当孕周大于 18 ～ 20 周时更倾向于选择全麻。在孕早期可使用喉罩进行全麻。有研究报道了在孕周 14 ～ 16 周行宫颈环扎术的患者，芬太尼复合丙泊酚的全凭静脉麻醉下面罩通气保留患者自主呼吸可以安全地替代气管内插管全身麻醉[29]。

一些麻醉医师主张在胎膜膨出需紧急行宫颈环扎术的患者使用全麻，因为吸入麻醉药松弛子宫平滑肌，降低宫内压。然而，全麻尤其是在插管和拔管时，可能导致咳嗽、恶心和呕吐，从而增加宫内压。尽管使用椎管内麻醉能将这种影响降到最低，研究却显示椎管内麻醉和全麻在母亲和胎儿结局方面没有差别[30]。

宫颈环扎拆除术

如果胎膜未破裂或产程未发动，环扎一般在孕 37 ～ 38 周拆除。如果环扎未被拆除时产程已发动，子宫有破裂的可能。通常在环扎拆除后的几天内自发临产或药物引产。Shirodkar 式环扎拆除时，麻醉通常是必需的，而 McDonald 式则不需要。如果需要麻醉并且患者预计需要住院分娩，使用短效局麻药的硬腰联合麻醉是个不错的选择。蛛网膜下腔给药为环扎拆除提供足够的麻醉，留置的硬膜外导管可用于分娩镇痛。如果是门诊患者行此手术，可以选择短效的腰麻药。

刮宫术和扩张吸引术

适应证

刮宫术和扩张吸引手术的相似点在于都要打开宫颈并刮除子宫内膜。扩张吸引手术还包括负压吸引。这些操作通常在自发或选择性流产或妊娠组织残留时进行。多数自发流产临床上在 8 ～ 14 周被证实，没有干预即可以完全排除妊娠组织。选择性流产指的是 20 周之前的妊娠停止或丢失，或胎儿体重低于 500 g。稽留流产可能导致胎儿死亡数周未被发现，可能并发弥散性血管内凝血。

扩张吸引手术也可用于妊娠组织残留导致的产后出血患者。

产科操作

此手术必须在截石位进行。置入窥阴器后，用聚维酮碘或等效消毒剂清洁宫颈。产科医生可以选择宫颈旁阻滞。然而如果同时使用另一种麻醉方法，短效阻滞的意义就比较局限。扩张吸引手术首先要用金属或吸湿扩张器逐步扩张宫颈，然后使用机械的方法毁灭并排出胎儿组织。在胎儿组织完全排出后，用大口径负压刮匙刮除胎盘和残留组织。

麻醉选择

扩张吸引手术的麻醉选择包括宫颈旁阻滞、镇静、蛛网膜下腔麻醉、硬膜外或者全麻。在决定哪种麻醉药最合适时，麻醉医师应该考虑患者的血流动力学是否平稳，是否有明显的失血，是否饱胃，是否有败血症。

对那些在孕早期和孕中期妊娠停止且 6～8 h 没有经口进食的患者，宫颈旁阻滞复合静脉镇静是足够的。应该常规进行监测，包括呼末二氧化碳监测。手术前应备好气道管理设备和吸引器。我们常常使用 2 mg 咪达唑仑、100 μg 芬太尼和丙泊酚来滴定镇静和麻醉深度。在血流动力学稳定、没有明显失血的患者，也可以选择椎管内麻醉。感觉阻滞平面需要从 T_{10} 到骶部皮区。加葡萄糖的 1.5% 甲哌卡因 45～60 mg 或者无防腐剂的 3% 2-氯普鲁卡因 45～60 mg 蛛网膜下腔麻醉可以满足此需求。然而必须记住的是，自发流产和选择性流产从情感上来说都是难以接受的，这样的患者更倾向于选择全麻。对于失血明显的患者，气管内插管全麻可以在大量液体替代治疗（液体渗入外周和气道组织）前保护气道，并使胃内容物误吸的风险降到最低。氯胺酮和依托咪酯是合适的诱导药物，因为它们对心功能的影响最小。全凭静脉麻醉可以使吸入麻醉药剂量依赖性的子宫松弛作用最小化。

胎头外倒转术

足月妊娠的臀位发生率约 3%～4%[31]。即使采用剖宫产，臀位也会增加新生儿的发病率和死亡率。因此美国妇产科医师学会推荐在接近足月的臀位妊娠产妇应实施胎头外倒转术[31]。

产科注意事项

胎头外倒转（external cephalic version，ECV）时，产科医生用手法在患者腹部产生外部压力使胎儿从臀先露变成头先露，最终能够阴道分娩。尽管在孕 34～35 周 ECV 首次成功率更高，多数产科医生仍然愿意等到 37～38 周以减少胎儿重新恢复到臀位或需要提早分娩的风险[32]。与 37～38 周 ECV 相比，早期 ECV 并不能降低剖宫产率[32]。ECV 的成功率尽管变异度较大，但仍可到 60% 左右[31]。宫缩抑制剂和区域阻滞等因素可能可以增加 ECV 的成功率[31]。

风险和并发症

因为 ECV 可能并发一过性的胎心过缓，持续的胎心监测是必需的。其他罕见的并发症包括阴道出血和胎盘早剥。

麻醉注意事项

一项关于 ECV 的 meta 分析显示区域阻滞可显著提高成功率。需治疗人数（number needed to treat，NNT）为 5，意味着每 5 例接受区域阻滞的患者，就会增加一例成功外倒转者[32]。其机制可能是区域麻醉松弛了母亲的腹壁并改善了母亲对操作的耐受。

麻醉剂量的局麻药（蛛网膜下腔 7.5 mg 布比卡因或硬膜外 2% 利多卡因达到 T_6 感觉阻滞平面）与镇痛剂量局麻药（蛛网膜下腔 2.5 mg 布比卡因或硬膜外 2% 利多卡因 45 mg）相比，可以提高操作的成功率[33]。置管的麻醉技术如 CSE 或连续硬膜外麻醉，由于可以在 ECV 成功后继续提供分娩镇痛或提供紧急剖宫产的麻醉，可能是最优的麻醉选择。

经皮脐带血取样

经皮脐带血取样（PUBS）是从胎儿抽血的操作。血样可以用来诊断和治疗严重的贫血和积水，也可用于基因分析来诊断某些感染。

产科操作

此操作在超声引导下完成。在用聚维酮碘或等效消毒剂消毒母亲的腹部后在穿刺部位行局麻。然后用 22 G 的脊髓穿刺针置入脐静脉并抽血。如果存在胎儿贫血，可给胎儿注射神经肌肉阻滞剂然后输血。整个操作过程需要不到 10 min。

麻醉注意事项

多数时候此操作是由产科医生在穿刺部位行局麻后完成。当穿刺针通过子宫到达脐静脉时，患者会有一些不适和挤压感，因此也可以考虑给予 50 ～ 100 μg 芬太尼。

参考文献

1. Mosher WD, Jones J. Use of contraception in the United States: 1982-2008. National Center for Health Statistics. *Vital Health Stat*. 2010;23(29):1-44.

2. Kariminia A, Saunders DM, Chamberlain M. Risk factors for strong regret and subsequent IVF request after having tubal ligation. *Aust N Z J Obstet Gynaecol*. 2002;42:5:526-529.

3. Hills SD, Marchbanks PA, Tylor LR, Peterson HB. Poststerilization regret: findings from the United States Collaborative Review of Sterilization. *Obstet Gynecol*. 1999;93(6):889-895.

4. Bucklin B. Postpartum tubal ligation: timing and other anesthetic considerations. *Clin Obstet Gynecol*. 2003;46:657-666.

5. Practice Guidelines for Obstetric Anesthesia. An updated report by the American Society of Anesthesiologists Task Force on Obstetric Anesthesia. *Anesthesiology*. 2007;106:843-863.

6. Toledo P, McCarthy RJ, Hewlett BJ, et al. The accuracy of blood loss estimation after simulated vaginal delivery. *Anesth Analg*. 2007;105:1736-1740.

7. Wong CA, Loffredi M, Ganchiff JN, et al. Gastric emptying of water in term pregnancy. *Anesthesiology*. 2002;96:1395-1400.

8. Jayaram A, Bowen MP, Deshpande S, Carp HM. Ultrasound examination of the stomach contents of women in the postpartum period. *Anesth Analg*. 1997;84:522-526.

9. Scrutton MJ, Metcalfe GA, Lowy C, et al. Eating in labour: a randomized controlled trial assessing the risks and benefits. *Anaesthesia*. 1999;54:329-334.

10. Carp H, Jayaram A, Stoll M. Ultrasound examination of the stomach contents in parturients. *Anesth Analg*. 1992;74:683-687.

11. Goodman EJ, Dumas SD. The rate of successful reactivation of labor epidural catheters for postpartum tubal ligation surgery. *Reg Anesth Pain Med*. 1998;23:258-261.

12. Vincent RD, Reid RW. Epidural anesthesia for postpartum tubal ligation using epidural catheters placed during labor. *J Clin Anaesth*. 1993;5:289-291.

13. Viscomi CM, Rathmell JP. Labor epidural catheter reactivation or spinal anesthesia for delayed postpartum tubal ligation: a cost comparison. *J Clin Anesth*. 1995;7:380-383.

14. Abouleish EI. Postpartum tubal ligation requires more bupivacaine for spinal anesthesia than does cesarean section. *Anesth Analg*. 1986;65:897-900.

15. Teoh WH, Ithnin F, Sia ATH. Comparison of an equal-dose spinal anesthetic for cesarean section and for post partum tubal ligation. *Int J Obstet Anesth*. 2008;17:228-232.

16. Hirabayashi Y, Shimizu R, Fukuda H, Saitoh K, Igarashi T. Soft tissue anatomy within the vertebral canal in pregnant women. *Br J Anaesth*. 1996;77:153-156.

17. Hogan QH, Prost R, Kulier A, Taylor ML, Liu S, Mark L. Magnetic resonance imaging of cerebrospinal volume and the influence of body habitus and abdominal pressure. *Anesthesiology*. 1996;84:1341-1349.

18. Popitz-Bergez FA, Leeson S, Thalhammer JG, Strichartz GR. Intraneural lidocaine uptake compared with analgesic differences between pregnant and nonpregnant rats. *Reg Anesth*. 1997;22:363-371.

19. Datta S, Hurley RJ, Naulty JS, et al. Plasma and cerebrospinal fluid progesterone concentrations in pregnant and nonpregnant women. *Anesth Analg*. 1986;65:950-954.

20. Huffnagle SL, Norris MC, Huffnagle HJ, Leighton BL, Arkoosh VA. Intrathecal hyperbaric bupivacaine dose response in postpartum tubal ligation patients. *Reg Anesth Pain Med*. 2002;27:284-288.

21. Tsen LC, Kodali BS. Can general anesthesia for cesarean delivery be completely avoided? An anesthetic perspective. *Expert Rev Obstet Gynecol*. 2010;5:517-524.

22. Zhou HH, Norman P, DeLima LGR, Mehta M, Bass D. The minimum alveolar concentration of isoflurane in patients undergoing bilateral tubal ligation in the postpartum period. *Anesthesiology*.

1995;82:1364-1368.

23. Yildiz K, Dogru K, Dalgic H, et al. Inhibitory effects of desflurane and sevoflurane on oxytocin-induced contractions of isolated pregnant human myometrium. *Acta Anaesthesiol Scand*. 2005;49:1355-1359.

24. Smith V, Devane D, Begley CM, Clarke M, Higgins S. A systematic review and quality assessment of systematic reviews of randomized trials of interventions for preventing and treating preterm birth. *Eur J Obstet Gynecol Reprod Biol*. 2009;142:3-11.

25. Jorgensen AL, Alfirevic Z, Smith CT, Williamson PR. Cervical stitch (cerclage) for preventing pregnancy loss: individual patient data meta-analysis. *BJOG*. 2007;114:1460-1476.

26. Beilin Y, Zahn J, Abramovitz S. et al. Subarachnoid small-dose bupivacaine versus lidocaine for cervical cerclaje. *Anesth Analg*. 2003;97:56-61.

27. Zaveri V, Aghajafari F, Amankwah K, Hannah M. Abdominal versus vaginal cerclage after a failed transvaginal cerclage: a systematic review. *Am J Obstet Gynecol*. 2002;187:868-872.

28. Lacasse MA, Roy JD, Forget J, et al. Comparison of bupivacaine and 2-chloroprocaine for spinal anesthesia for outpatient surgery: a double-blind randomized trial. *Can J Anaesth*. 2011;58:384-391.

29. Prasanna, Sarma K, Adhikari RK, et al. A comparative study of conventional general anesthesia with total intravenous anesthesia (TIVA) in cervical cerclage—prospective randomized study. *J Anaesth Clin Pharmacol*. 20110;26(1):27-30

30. Yoon HJ, Hong JY, Kim SH. The effect of anesthetic method for prophylactic cerclage on plasma oxytocin: a randomized trial. Int. J. Obstet. Anesth. 2008;17:26-30.

31. American College of Obstetricians and Gynecologists (ACOG). External cephalic version. ACOG Practice Bulletin No. 13. Washington, DC: American College of Obstetricians and Gynecologists; 2000.

32. Hutton EK, Hannah ME, Ross SJ, et al. The early external cephalic version (ECV) 2 trial: an international multicenter randomized controlled trial of timing of ECV for breech pregnancies. *BJOG*. 2011;118:564-577.

33. Cluver C, Hofmeyr GJ, Sinclair M. Interventions for helping to turn breech babies to head first presentation when using external cephalic version. *Cochrane Database Syst Rev*. 2012 Jan 18;1:CD000184.

第三部分

麻醉并发症

章节

第 14 章	气道管理 / 误吸相关麻醉并发症	208
第 15 章	硬脊膜穿破后头痛	219
第 16 章	分娩相关的周围神经损伤	229
第 17 章	妊娠期过敏反应	237

气道管理 / 误吸相关麻醉并发症

Kamilla Greenidge and Scott Segal

韩飙 朱斌斌 译 占丽芳 张鸿飞 校

章目录

1. 引言 208
2. 上呼吸道及呼吸力学 209
3. 预防性椎管内镇痛与麻醉 210
4. 意外困难气道 212
5. 已知困难气道拔除气管导管 213
6. 产科肺误吸 214
7. 小结 216

引言

困难气道通常是指在直接喉镜下很难将气管内插管通过声门，也包括面罩通气困难[1]。尽管气道管理及抢救技术发展迅速，但据估计孕妇因困难气道而不能插管的发生率仍高达 1/300，为普通人群的 8 倍[2-4]。过去，误吸是导致孕产妇发病和死亡的主要原因[5]；现在，气道管理的并发症及全麻诱导后插管困难或失败可能成为导致近足月孕产妇麻醉相关并发症的重要原因，如何避免困难气道成为产科麻醉医师关注的首要问题。事实上，在 1979—1990 年间，气管插管失败是导致麻醉相关孕产妇死亡的主要原因[6]。历史上也因此导致麻醉医师减少全麻的应用，以降低剖宫产手术麻醉诱导时气道灾难的发生率。然而，最近由于困难气道策略及抢救设备的改进，包括喉罩的应用、区域麻醉使用增加及整体意识增强，因为气道并发症尤其是全麻诱导导致的孕产妇死亡率似乎呈下降趋势[7-8]。下面主要讨论妊娠期呼吸道及胃肠道变化，困难气道处理及误吸。

上呼吸道及呼吸力学

妊娠、分娩及产褥期，上呼吸道解剖及呼吸力学变化明显（表 14-1）。雌激素水平升高及血容量增加引起孕妇气道毛细血管充血、黏膜水肿、组织变脆。子痫前期、呼吸道感染、第二产程中分娩用力及过多输液均明显加重气道水肿。妊娠期 Mallampati 评分增加，分娩过程中增加更多[9]。由于气道发生这些改变，孕妇全身麻醉时通常建议使用更小型号气管内插管[4]。使用直接喉镜时小心操作以减少创伤及出血。谨慎使用经鼻气管内插管，同时注意收缩鼻黏膜血管[10]。

与气道管理相关的妊娠期呼吸生理变化包括每分通气量增加、氧耗增加及功能残气量（functional residual capacity，FRC）在足月妊娠时下降至非孕期的 80%。FRC 下降使肺更接近闭合容量，孕妇更易发生肺不张。因此，呼吸停止时近足月妊娠期女性比非妊娠女性更快发生低氧血症。例如，全麻快速顺序诱导期间，孕产妇 PaO_2 下降速度是非孕期女性的两倍多（139 *vs.* 58 mmHg/min）[11]。

实施麻醉前，对产科患者进行全面气道评估至关重要。Mallampati

表 14-1 妊娠期气道并发症的危险因素 [a]

气道水肿
FRC 下降
氧耗增加
体重增加
乳房增大
牙齿完整
食管下端括约肌张力下降
分娩期间胃排空能力下降

[a] Adapted from Chestnut DH, Polley LS, Tsen LC, Wong CA, eds. Obstetric Anesthesia. 4th ed. Philadelphia, PA: Mosby-Elsevier; 2009: 651

分级、寰枕关节活动度、甲颏距离及下颌前突这四种方法可有效预测喉镜插管的困难度。但由于尚没有一项检查可独立有效评估困难气道，麻醉医师应按照美国麻醉医师学会（American Society of Anesthesiologists，ASA）实践指南对产科患者进行全面的气道评估[1]。分娩及用力均可影响 Mallampati 评分，因此无论首次气道检查何时进行，本次麻醉之前应再次检查。

预防性椎管内镇痛与麻醉

椎管内镇痛技术的普及降低了孕产妇全麻及气道管理的需求，并因此改善孕产妇及胎儿预后[8]。即使在紧急情况下，也能以安全并可预测的方式应用椎管内麻醉实施剖宫产手术。椎管内麻醉更加安全与下列因素有关：①给予硬膜外腔试验剂量；②局麻药稀释后行硬膜外腔阻滞镇痛；③通过硬膜外导管分次追加治疗剂量的局麻药；④充分保持子宫左倾位以预防主动脉与腔静脉压迫；⑤迅速、积极治疗低血压[8]。

对高危孕妇早期或预防性置入硬膜外导管也更加普及。预防性是指置入硬膜外导管后给予小剂量局麻药测试；等到产程启动、患者要求镇痛和（或）需要手术分娩时再进行镇痛。置入的硬膜外导管提供了可随时实施椎管内镇痛或麻醉的通道，尤其是需要快速起效时（如紧急手术分娩），可避免气管插管。如有必要，在发生进一步病理生理改变（例如血小板计数下降、呼吸道水肿加重）之前，尽早在可控情况下允许有足够时间置入及更换硬膜外导管[12]。

如果椎管内麻醉失败，可能需要改为全麻。需要手术治疗的孕妇，无论其采取全麻或椎管内麻醉，通常推荐预防性应用药物以调节胃液 pH 值[12]。妊娠期解剖及生理改变（如食管下段括约肌张力下降、胃排空延迟）增加分娩（虽然很可能不在分娩启动之前）时误吸的风险[13]。插管困难或失败也会导致误吸（见下文：产科肺误吸）。

鉴于椎管内麻醉应用增加，可以预计，气管内插管失败率将下降。但 Rahman 及 Jenkins 的研究显示，在 11 年间内，椎管内麻醉增加的同时剖宫产数量加倍增加，气管内插管的失败率并未改变[3]。这项研究及其他研究显示，气管插管失败的病例大多数出现在紧急情况、非正常工作时间、涉及麻醉培训医师。遗憾的是，目前的培训医师产科全麻经验较少。Hawthorn 等认为，培训医师接触产科全麻机会减少的原因仅仅是因为培训医师数量过多[6]。然而，可以明确的是，区域麻醉技术在产科的压倒性优势导致全麻数量减少及培训医师见习机会减少[14]。这些资料提示，产科麻醉培训项目在麻醉模拟教育方面存在较大提升空间[15]。

气道相关死亡率的病因学似乎正在变化。一项关于密歇根州麻醉相关死亡率的综述中，Mhyre 等回顾了 850 例孕产妇死亡病例，并未发现择期剖宫产患者因气管插管失败而导致死亡的病例。他们发现，与既往结果相同，呼吸道梗阻或通气不足导致的麻醉相关性死亡发生在紧急情况、气管拔管或复苏时，并非全麻诱导过程中。值得注意的是，这项标志性研究同样发现，多数孕产妇死亡与系统性错误有关，尤其是术后未严格执行标准监护及缺乏麻醉医师监管[8]。ASA 术后治疗指南[16]建议，监测脉搏氧饱和度可发现早期低氧血症，推荐在紧急情况及复苏时定期评估气道通畅性、呼吸频率，并通过脉搏血氧定量法检测氧饱和度。这项研究还提示，对气管插管失败率的强调过多，而紧急情况本身就是气管插管失败的显著危险因素[8]。

最新关于孕产妇死亡的保密问卷调查[17]报道了英国 2006—2008 年由于麻醉原因直接导致 7 名孕产妇死亡，2 例死于肺通气失败，1 例全麻时发生胃内容物误吸，1 例发生术后"阿片类药物中毒"。第 1 例通气失败病例，全麻诱导过程中应用插管型喉罩作为抢救措施，后通过喉罩插管过程中发生误入食道而未能发现。第 2 例通气失败病例，已知困难气道且气管切开，术后在重症监护病房气管套管移位。这项最新调查提示，气道管理的警惕性应扩展至整个围术期，而不仅仅局限于全麻诱导及拔除气管导管时。

有作者认为未来产科患者插管失败率会更高[3, 6, 15]。引发这种担忧的一个原因为椎管内镇痛应用的显著增加及产科气道管理必需技能的培训及演练机会有限。另一个原因是产科人群的人口统计学资料变化。肥胖症在世界范围内以惊人速度流行，无论是发达国家或发展中国家。肥胖本身就是妊娠期间与气道管理问题相关的独立危险因素[17]。此外，现在麻醉医师面对的孕妇年龄更大，合并症更多，部分原因是推迟生育及应用辅助生殖技术。这些伴发情况在气管插管延迟或失败时加重低氧血症、高碳酸血症及酸中毒[15, 17]。显然，针对这种情况，需要做更多的工作，许多专家认为产科麻醉团体有责任积极鼓励科学研究并制定专门针对产科人群气道问题的临床规范。

意外困难气道

即使术前评估充分，气道管理过程中仍可能出现意外的困难气道，可能因为未发现的解剖变异、子痫前期引起的呼吸道水肿、分娩过程中气道改变、床旁气道检查技术失败或其他不可预知的原因。所有产科麻醉的场所均应配备各种气道处理设备（表14-2）。早期处理包括调整体位使患者处于嗅花位。应用不同型号的喉镜片、可视喉镜、弹性引导管芯（Eschmann slylet）和（或）小型号气管内导管。有经验的医师操作失败后，接下来应由经验最丰富的医师进行喉镜操作。尝试气管插管不要超过2或3次，且仅在可见部分喉部解剖结构（分级Ⅲ级以上）时才能进行第2次或第3次尝试。如果最初喉镜检查为Ⅳ级，麻醉医师应立即专注于保证孕产妇的通气及氧合（图14-1）[18]。

当出现血氧饱和度下降至90%以下、发绀或2次气管插管失败，应优先通气、保证氧合，而非气管插管。每次由单一操作者尝试置入相关的气道设备，需在1 min内完成。一项对ASA内部索赔数据分析发现，反复尝试气管插管可能引起通气困难加重，并最终导致呼吸道梗阻[18]。

表 14-2   产科麻醉诱导的气道设备推荐

面罩及口咽通气道
纱布和压舌板
两个可正常工作的喉镜柄
3 号、4 号 Macintosh 镜片
6.5 号带管芯的气管导管，同时 10 ml 空注射器与导管充气囊相连接
不同型号备用气管导管
弹性探条
适用于 70 ～ 100 kg 体重的初级声门上气道设备
可有效吸引分泌物的吸引器

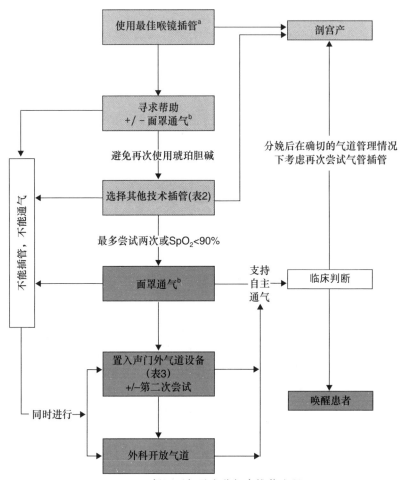

图 14-1 保证通气及充分氧合推荐流程

[a] 调整环状软骨压迫力量；向后、向前、向右压迫（backward, upward, rightward pressure，BURP）；探条；最小的位置调整。[b] 口咽通气道、牵拉下颌、调整环状软骨压迫力量、双手辅助（Used with permission from Mhyre JM, Healy D.[18]）

已知困难气道拔除气管导管

处理困难气道患者时，需考虑拔除气管导管后存在气道功能退化的可能。对于那些气道水肿风险增加、长时间手术、大量输液或血制品、肥胖或阻塞性睡眠呼吸暂停的患者，这一点更为重要[19]。日益增加的麻醉相关死亡病例与术后呼吸道梗阻及通气不足密切相关[17]。因此，术后患者需持续监测脉搏氧饱和度、专人护理，可能时行呼气末二氧化碳浓度监测或其他通气监测，尤其是有前文所述危险因素的患者。

有研究试图将气管导管拔除困难的危险因素进行分级，但目前尚无定论。许多医师通过泄漏试验判断患者的拔管时机，评估是否存在气道水肿并可能导致拔管后气道梗阻。目的是评估气道的口径是否足以维持充分通气。试验时，抽出气管导管套囊内气体，同时封闭导管近端开口，评估患者通过导管周围空隙自主呼吸的能力或套囊萎陷后潮气量变化。试验失败提示发生拔管后呼吸道梗阻的可能性更大。但需要说明，泄漏试验阴性并不一定意味着患者会拔管失败。有学者已经质疑该试验在预测再插管风险方面的有效性[20-21]。建议在可控环境下，对患者力量、意识水平及遵从指令的能力进行全面评估后再考虑拔除气管导管。

产科肺误吸

胃内容物误吸入肺是麻醉尤其是产科麻醉最可怕的并发症之一。事实上报道的第 1 例麻醉并发症可能就是误吸事件[22]。现代的产科误吸观点是由 Mendelson 提出[23]，这位麻醉学家及科学家于 1946 年通过系列病例及动物实验阐述了酸性误吸综合征的病理生理学机制。他的研究成果促使预防性抑酸药物的广泛应用、分娩期间禁食策略及由经过良好训练的麻醉医师施行区域麻醉。

历史上，接受剖宫产的女性在麻醉时发生误吸风险比普通人群至少高三倍。但最近的数据表明，急诊手术及肥胖均明显增多，这比妊娠本身更加明显地增加了误吸风险[24]。事实上，关于孕产妇死亡的内部调查表明，产科肺误吸引起的死亡已非常少见，低于 1/320 万例分娩[17]。最近一项在英国对产科 720 000 例分娩的大规模筛查中，其中约 12 800 例行全身麻醉，5 例发生误吸，其中 4 例在插管失败情况下发生[25]。据估计，非妊娠人群误吸整体发生率为 1/2560 或约 4/10 000。但也有一项大规模观察性研究发现，剖宫产全身麻醉后发生误吸事件的比率更高，为 1/1000。值得注意的是有 8 例发生了有证实的反流，其中 5 例发生在拔管期间。这也强调了在紧急情况下需要同麻醉诱导时一样保持警惕性[2]。

误吸事件减少可能是多因素的结果。首先，椎管内麻醉的应用增加及全身麻醉相应减少。当分娩患者需要全身麻醉时，通常应用快速顺序诱导。其次，常规应用抑酸药物，组胺（H_2）受体拮抗剂和（或）质子泵抑制剂减少胃液量并增加胃液 pH 值。再次，误吸风险意识提高及改善麻醉医师培训。最后，禁食策略的建立及加强也可能有所帮助。除了区域麻醉技术的流行和应用增加获得一致认可外，其他方法在减少误吸发生中的作用仍存在争议[13, 26-27]。

病理生理学

妊娠本身不会显著改变基础胃酸分泌或胃排空率。但分娩晚期胃排空能力下降，推测部分原因与分娩相关疼痛及紧张引起胃排空延迟有关。此外，全身性应用阿片类药物会延迟患者胃排空，无论妊娠与否[28]。已经明确，分娩时硬膜外腔单次注射 50 ~ 100 μg 芬太尼会延迟胃排空，但持续硬膜外腔输注含有芬太尼的低剂量局麻药并未发现胃排空延迟，除非芬太尼总量超过 100 μg[28]。

吸入颗粒状或酸性胃内容物会导致急性肺损伤，即吸入性肺炎。一般发生在全麻诱导或紧急情况下，但麻醉、镇静、癫痫或吸毒导致患者意识下降时，可能随时发生。较大程度上误吸引起的发病率和死亡率取决于误吸量、误吸的 pH 值及误吸物是固体、颗粒状或液体。当误吸 pH 值小于 2.5 或含颗粒状物质时会导致严重肺损伤。小量中性液体误吸导致的发病率和死亡率非常低，而大量中性液体误吸导致的死亡率较高，可能是由于大量液体对肺表面活性物质的破坏所致[29]。

20 世纪 40 年代 Mendelson 首次阐述了误吸综合征的病理生理学改变。这是一种急性炎性过程，介导急性肺损伤，而并非全身性感染。炎症反应最常见于误吸酸性及小颗粒物质后[30]。误吸介导的化学烧伤，常导致支气管痉挛，并引起由水肿、白蛋白、纤维蛋白、细胞碎片及红细胞组成的肺泡渗出。最后，肺泡内水及蛋白量增加，肺容量减少，肺内血液分流，肺顺应性下降。最终导致低氧血症及肺血管阻力增加。最初损伤发生后，细胞因子、白细胞介素及肿瘤坏死因子释放，炎症反应强烈。随之而来的病理生理过程与急性肺损伤或急性呼吸窘迫综合征相似。多数患者胸部 X 线片检查异常，但可能几个小时后才会变得明显。

预防与治疗

酸性误吸的预防仍存在争议，由于其发生率非常低，很难设计满足显著统计学意义的研究。但多数作者建议将口服非颗粒状的抑酸药物作为药物性预防产科患者误吸的最常用方法。全身麻醉诱导 30 min 内使用柠檬酸钠（0.3 M）30 ml 以获得最佳的胃酸中和效果。其他药物如 H_2 阻滞剂及质子泵抑制剂应用较少，与口服非颗粒状抑酸药物相比是否具有优势尚不清楚。不过这些注射用药物与口服抑酸药联合应用可更加可靠地增加胃 pH 值[26]。全身麻醉快速顺序诱导，避免面罩通气并压迫环状软骨，被作为标准治疗广泛推荐，同样存在争议，至少在禁食、择期病例是否必要仍不清楚[13, 27, 31]。有多篇研究近 5000 例剖宫产病例，应用喉罩通气而未发生误吸[32, 34]。另一个关于产科患者的争议是禁食策略。传统上，一旦进入分娩活跃期或硬膜外腔阻滞镇痛起效后，孕产妇即严格禁食或只能含服碎冰屑。但最近，ASA 及美国妇产科医师学会（American College of Obstetricians and Gynecologists，ACOG）同时提议在分娩过程中或择期剖宫产前 2 h 可服用少量清亮液体[35]。ASA 建议更严格的策略适用于高风险患者（例如糖尿病、困难气道、病理性肥胖）。部分自然分娩支持者主张分娩过程中进食固体食物。但两项随机对照试验并没有发现其在分娩进展或新生儿预后方面的任何益处[36-37]。已经进食的患者胃内容量更大，其呕吐量也高于那些虽然进食但已发生呕吐的患者[37]。ACOG 及 ASA 均建议分娩期间不应进食固体食物。

妊娠患者发生误吸的处理与非妊娠人群相似，主要为支持治疗。气管内充分吸引，不推荐支气管肺泡灌洗，因为可能导致颗粒状误吸物进一步扩散至肺深部。有大颗粒状误吸物时可应用支气管镜清除。误吸可能伴随支气管痉挛，如果有指征，需要进行治疗。除非临床提示存在感染，否则不推荐预防性抗生素治疗。不推荐应用糖皮质激素。

小结

过去，全身麻醉诱导过程中插管失败是导致麻醉相关孕产妇死亡的重要原因。实际上，1991—1997 年，气道管理的相关问题（有时因误吸而更加复杂）成为麻醉相关孕产妇死亡的最重要原因。这也引起了麻醉实践的重大变革，包括产科区域麻醉应用增多及困难气道处理流程的产生。现在，多数剖宫产手术在椎管内麻醉下施行。这种从全身麻醉到区域麻醉的转变极大地减少了产科气道处理的需求。但麻醉医师仍要面对气道管理问题的挑战，尤其是急诊产科手术更易发生困难插管和（或）误吸事件。因此，麻醉医师需要在整个围产期保持警惕，以避免这些可能的致命性并发症发生。

参考文献

1. Apfelbaum JL, Hagberg CA, Caplan RA, et al. Practice guidelines for management of the difficult airway: an updated report by the American Society of Anesthesiologists Task Force on Management of the Difficult Airway. *Anesthesiology*. 2013;118(2):251-270.

2. McDonnell NJ, Paech MJ, Clavisi OM, Scott KL. Difficult and failed intubation in obstetric anaesthesia: an observational study of airway management and complications associated with general anaesthesia for caesarean section. *Int J Obstet Anesth*. 2008;17(4):292-297.

3. Rahman K, Jenkins JG. Failed tracheal intubation in obstetrics: no more frequent but still managed badly. *Anaesthesia*. Feb 2005;60(2):168-171.

4. Munnur U, de Boisblanc B, Suresh MS. Airway problems in pregnancy. *Crit Care Med*. 2005;33 (10 suppl):S259-S268.

5. Merrill RB, Hingson RA. Study of incidence of maternal mortality from aspiration of vomitus during anesthesia occurring in major obstetric hospitals in United States. *Curr Res Anesth Analg*. 1951;30(3):121-135.

6. Hawthorne L, Wilson R, Lyons G, Dresner M. Failed intubation revisited: 17-yr experience in a teaching maternity unit. *Br J Anaesth*. 1996;76(5):680-684.

7. Cooper GM, McClure JH. Anaesthesia chapter from Saving Mothers' Lives; reviewing maternal deaths to make pregnancy safer. *Br J Anaesth*. 2008;100(1):17-22.

8. Mhyre JM, Riesner MN, Polley LS, Naughton NN. A series of anesthesia-related maternal deaths in Michigan, 1985-2003. *Anesthesiology*. 2007;106(6):1096-1104.

9. Kodali BS, Chandrasekhar S, Bulich LN, Topulos GP, Datta S. Airway changes during labor and delivery. *Anesthesiology*. 2008;108(3):357-362.

10. Arendt KW, Khan K, Curry TB, Tsen LC. Topical vasoconstrictor use for nasal intubation during pregnancy complicated by cardiomyopathy and preeclampsia. *Int J Obstet Anesth*. 2011;20(3):246-249.

11. Archer GW, Jr, Marx GF. Arterial oxygen tension during apnoea in parturient women. *Br J Anaesth*. 1974;46(5):358-360.

12. Practice guidelines for obstetric anesthesia: an updated report by the American Society of Anesthesiologists Task Force on Obstetric Anesthesia. *Anesthesiology*. 2007;106(4):843-863.

13. de Souza DG, Doar LH, Mehta SH, Tiouririne M. Aspiration prophylaxis and rapid sequence induction for elective cesarean delivery: time to reassess old dogma? *Anesth Analg*. 2010;110(5):1503-1505.

14. Palanisamy A, Mitani AA, Tsen LC. General anesthesia for cesarean delivery at a tertiary care hospital from 2000 to 2005: a retrospective analysis and 10-year update. *Int J Obstet Anesth*. 2011;20(1):10-16.

15. Arendt KW, Segal S. Present and emerging strategies for reducing anesthesia-related maternal morbidity and mortality. *Curr Opin Anesthesiol*. 2009;22(3):330-335.

16. Apfelbaum JL, Silverstein JH, Chung FF, et al. Practice guidelines for postanesthetic care: an updated report by the American Society of Anesthesiologists Task Force on Postanesthetic Care. *Anesthesiology*. 2013;118(2):291-307.

17. Cantwell R, Clutton-Brock T, Cooper G, et al. Saving mothers' lives: reviewing maternal deaths to make motherhood safer: 2006-2008. The eighth report of the confidential enquiries into maternal deaths in the United Kingdom. *BJOG*. 2011;118 (suppl 1):1-203.

18. Mhyre JM, Healy D. The unanticipated difficult intubation in obstetrics. *Anesth Analg*. 2011;112(3):648-652.

19. Rout CC. Anaesthesia and analgesia for the critically ill parturient. *Best Pract Res Clin Obstet Gynaecol*. 2001;15(4):507-522.

20. Shin SH, Heath K, Reed S, Collins J, Weireter LJ, Britt LD. The cuff leak test is not predictive of successful extubation. *Am Surg*. 2008;74(12):1182-1185.

21. Zhou T, Zhang HP, Chen WW, et al. Cuff-leak test for predicting postextubation airway complications: a systematic review. *J Evid Based Med*. 2011;4(4):242-254.

22. Simpson JY. Remarks on the alleged case of death from the action of chloroform. *Lancet*. 1848;1:175.

23. Mendelson CL. The aspiration of stomach contents into the lungs during obstetric anesthesia. *Am J Obstet Gynecol*. 1946;52:191-205.

24. Kluger MT, Short TG. Aspiration during anaesthesia: a review of 133 cases from the Australian Anaesthetic Incident Monitoring Study (AIMS). *Anaesthesia*. 1999;54(1):19-26.

25. Quinn AC, Milne D, Columb M, Gorton H, Knight M. Failed tracheal intubation in obstetric anaesthesia: 2 yr national case-control study in the UK. *Br J Anaesth*. 2013;110(1):74-80.

26. Paranjothy S, Griffiths JD, Broughton HK, Gyte GM, Brown HC, Thomas J. Interventions at caesarean section for reducing the risk of aspiration pneumonitis. *Int J Obstet Anesth*. 2011;20(2):142-148.

27. Holmes N, Martin D, Begley AM. Cricoid pressure: a review of the literature. *J Perioper Pract*. 2011;21(7):234-238.

28. Zimmermann DL, Breen TW, Fick G. Adding fentanyl 0.0002% to epidural bupivacaine 0.125% does not delay gastric emptying in laboring parturients. *Anesth Analg*. 1996;82(3):612-616.

29. James CF, Modell JH, Gibbs CP, Kuck EJ, Ruiz BC. Pulmonary aspiration—effects of volume and pH in the rat. *Anesth Analg*. 1984;63(7):665-668.

30. Knight PR, Rutter T, Tait AR, Coleman E, Johnson K. Pathogenesis of gastric particulate lung injury: a comparison and interaction with acidic pneumonitis. *Anesth Analg*. 1993;77(4):754-760.

31. El-Orbany M, Connolly LA. Rapid sequence induction and intubation: current controversy. *Anesth Analg*. 2010;110(5):1318-1325.

32. Yao WY, Li SY, Sng BL, Lim Y, Sia AT. The LMA Supreme in 700 parturients undergoing Cesarean delivery: an observational study. *Can J Anaesth*. 2012;59(7):648-654.

33. Han TH, Brimacombe J, Lee EJ, Yang HS. The laryngeal mask airway is effective (and probably safe) in selected healthy parturients for elective Cesarean section: a prospective study of 1067 cases. *Can J Anaesth*. 2001;48(11):1117-1121.

34. Halaseh BK, Sukkar ZF, Hassan LH, Sia AT, Bushnaq WA, Adarbeh H. The use of ProSeal laryngeal mask airway in caesarean section—experience in 3000 cases. *Anaesth Intensive Care*. 2010;38(6):1023-1028.

35. Amercian College of Obstetricians and Gynecology (ACOG). ACOG Committee Opinion No. 441: Oral intake during labor. *Obste Gynecol*. 2009;114(3):714.

36. Scrutton MJ, Metcalfe GA, Lowy C, Seed PT, O'Sullivan G. Eating in labour. A randomised controlled trial assessing the risks and benefits. *Anaesthesia*. Apr 1999;54(4):329-334.

37. O'Sullivan G, Liu B, Hart D, Seed P, Shennan A. Effect of food intake during labour on obstetric outcome: randomised controlled trial. *BMJ*. 2009;338:b784.

硬脊膜穿破后头痛 15

Jonathan Epstein and Jacquiline Geier

孙 申 译 王婷婷 黄绍强 校

章目录

1. 硬脊膜穿破后头痛的原因 220
2. 硬脊膜穿破后头痛的发生率和易感人群 220
3. 硬脊膜穿破后头痛的症状和并发症 221
4. 治疗 223
5. 与硬脊膜穿破无关的头痛：颅内积气，可逆性脑后部
   白质病变综合征，皮质静脉血栓，颅内静脉窦血栓 226
6. 结语 227

硬脊膜穿破后头痛（postdural puncture headache，PDPH）一直是产科椎管内麻醉最常见的并发症之一。对产科麻醉医师来说关键的是要能将发生率约 40% 的 PDPH 与其他原因引起的产后头痛相区别[1]。PDPH 也是由于椎管内麻醉导致诉讼的第三大原因[2]。事实上，孕产妇死亡和新生儿死亡 / 脑损伤相关的索赔在 1990 年后已经稳定地下降，但 PDPH 却一直稳定增长[3]。回顾性研究发现导致患者决定采取法律行动的最常见原因是对于 PDPH 发生的可能性缺乏充分告知和（或）麻醉医师缺少随访[2]。尽管头痛本身是常见的主诉，医生和患者之间缺乏良好的沟通和换位思考往往导致患者诉诸法律。因此在每一次椎管内麻醉前，都应告知患者 PDPH 的风险。如果 Tuohy 针意外穿破了硬脊膜，再次向患者解释头痛的潜在风险是必要的，同时向患者建议一些可选

择的治疗措施并保证充分的随访。

硬脊膜穿破后头痛的原因

PDPH 的症状被认为是由于硬脊膜穿破后硬膜缺损导致脑脊液漏所产生。如果脑脊液漏的速率大于脑脊液生成的速率（约 550 ～ 700 ml/d，任何时候都有 120 ～ 150 ml 脑脊液在蛛网膜下腔），直立位时向下的牵引力作用于对疼痛敏感的颅内静脉、脑膜和脑神经从而导致头痛。其他可能导致患者不适的因素有脑脊液丢失后机体为了维持颅内容量的平衡而产生的代偿性的血管扩张[4]。

硬脊膜穿破后头痛的发生率和易感人群

必须记住的是 PDPH 既可以来自于蛛网膜下腔麻醉这样的有意穿破硬脊膜，也可以来自硬膜外穿刺时意外硬脊膜穿破。在一些地方硬脊膜意外穿破的发生率在 0.5% 到 2.0% 之间，与临床医生的经验和患者的特征有关[5]。患者最终是否会发生头痛与很多因素有关。Vandam 等的具有里程碑意义的研究证实在一般人群中硬脊膜意外穿破后发生头痛的独立危险因素有三个：使用同样的穿刺针，女性、年轻人、妊娠状态较男性、老年人、非妊娠状态更易发生硬脊膜穿破后头痛[6]。

穿刺针的规格是另一个是否发生头痛的决定因素。正如人们所预料的，越是大口径的针脑脊液漏越多，头痛越明显。更多相关信息见表 15-1 和图 15-1[7]。

穿刺针影响头痛发生率的另外一个特征是它为切割式还是笔

表 15-1　穿刺针的规格和类型对 PDPH 发生率的影响[a]

蛛网膜下腔麻醉穿刺针的规格和类型	PDPH 发生率（%）
18G Tuohy	70 ～ 80
22G Quincke	20 ～ 40
25G Quincke	10 ～ 15
22G pencil point	1 ～ 2
25G pencil point	< 1

[a] Data from Cesarini M，Torrielli F，Lahaye F，et al[7]

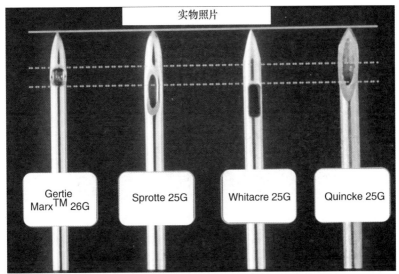

图 15-1　从左至右：三个笔尖式穿刺针（Gertie Marx、Sprotte 和 Whitacre）和一个切割式穿刺针（Quincke）

尖式。笔尖式针穿破硬膜后头痛的低发生率是由于其推开了硬脊膜纤维，而不是像传统的 Quincke 针切割硬膜纤维，这理论上使得硬脊膜愈合更快。见图 15-2。

　　许多年来，传统观点认为病态肥胖是 PDPH 的保护因素。起初这个假设的依据是接受硬膜外血补丁治疗的女性患者肥胖的相对少，然而，这可以有两种解释：一种情况是肥胖患者发生严重头痛的少；另外一种情况相反，操作者对于给已经出现问题的肥胖患者做血补丁往往更犹豫。还有个混杂因素是病态肥胖女性较非肥胖女性剖宫产率更高，结果为了术后镇痛都接受了椎管内吗啡，这可能改变了头痛的自然进程。近来更多的文献支持肥胖人群 PDPH 发生率较正常体重患者低，但其原因是与腹内压增加导致硬膜外腔压力增加，从而减少了脑脊液基础量和漏出量有关[8]。

硬脊膜穿破后头痛的症状和并发症

　　PDPH 的自然病程是自限性的。70% ～ 80% 的病例症状在 7 天内缓解或消失，88% ～ 95% 的头痛在 6 周内消失。少数病例的症状可以持续数周或数个月[6]。

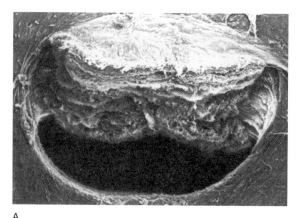

A

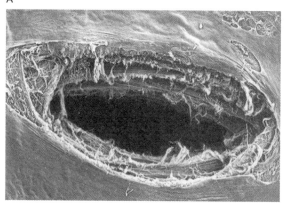

B

图 15-2 （**A**）25G Quincke 针造成的硬脊膜破孔扫描电镜照片。（**B**）25G Whitacre 针造成的硬脊膜破孔扫描电镜照片［Used with permission from Covino BG，Scott DB，Lambert DH. Handbook of Spinal Anaesthesia and Analgesia. WB Saunders，Philadelphia（1994）］

    PDPH 的典型症状包括额部或枕部体位性头痛，其他症状包括复视、耳鸣（可能包括听力改变）、眩晕和颈项部肌痛。大部分症状可以用脑脊液丢失和机体的代偿反应来解释。例如脑脊液丢失后第六对脑神经受到牵拉产生复视，内耳听毛细胞的位置改变导致听力下降。

    除了影响日常生活外，PDPH 也可能是一些严重问题的前驱症状。脑脊液丢失后的颅内低压产生的牵拉作用，可能会导致硬膜下桥静脉断裂，从而发生硬膜下血肿。其发生率目前不清楚，但如果发生，可以用外科减压或硬膜外血补丁治疗。由于硬膜下血肿往往是在出现神经病学改变或头痛加重后才诊断，因此面对更多严重症状时许多医生更倾向于积极的治疗（如硬膜外血补丁）[9]。

听力下降和复视可能是 PDPH 最初症状的一部分，很少比头痛本身持续时间更长，偶尔会持续数月，也有听力改变无限期持续的病例报道[10]。

治疗

PDPH 的治疗可以分为保守治疗和积极治疗两大类。

保守治疗

保守治疗包括平卧、补液、咖啡因、非甾体抗炎药和布他比妥-对乙酰氨基酚-咖啡因合剂（Fioricet）。平卧可以减轻症状但不能降低头痛的发生率。需要记住的是低血容量的患者脑脊液的生成较少，因此补液是重要的；但一旦患者血容量正常，额外的补液迫使患者经常步行去卫生间，只会加重头痛症状。如果患者可以方便地喝水，额外的静脉补液就没有指征。其他的保守治疗措施集中在对抗机体代偿性的颅内血管扩张。咖啡因是脑血管收缩剂，常规口服尽管有一些暂时的益处，却不能降低远期头痛的严重程度或对硬膜外血补丁的需要[11]。然而咖啡因作为一种中枢神经系统兴奋剂，在大剂量静脉应用后有癫痫发作的报道，特别是在抽血做血补丁时。

其他的脑血管收缩剂使用后的成功率变化不一，如茶碱和舒马普坦。meta 分析提示茶碱可以降低疼痛的视觉模拟评分，但舒马普坦和安慰剂没有区别。加巴喷丁在给药后 1 到 4 天可以降低疼痛的视觉模拟评分。原因尚不清楚，可能是它的结构与 γ-氨基丁酸类似或它对钙离子通道的影响。Cochrane 系统综述提示这个 meta 分析纳入的文献数量较少，大部分的效能（power）较低[12]。

Fioricet 常常作为一线治疗药物，其成分中对乙酰氨基酚有镇痛作用，布他比妥和咖啡因起到血管收缩作用。

积极治疗

积极治疗包括改行连续蛛网膜下腔麻醉以减少头痛的发生。如果头痛发生，可以行硬膜外血补丁治疗。

鞘内导管

2003 年 Ayad 等的研究纳入了三组硬脊膜意外穿破的女性患者：第一组换间隙进行硬膜外腔置管[13]；第二组在原穿刺点鞘内置管，阴道分娩后拔除；第三组同样鞘内置管，产后 24 h 拔除。三组 PDPH 的发生率分别为 91%、51.4% 和 6.2%[13]。作者推测鞘内置管减少头痛与机械性的堵塞脑脊液流出有关，而在导管延迟拔除的患者，可能会有炎症反应加速硬膜穿破处的愈合。但也有人不赞同此观点，认为所有的医用塑料在人体使用前都经过严密检测以确保其惰性特征。迄今为止，还没有高效能、大样本、前瞻性的研究来确认这些结论，并且，误用鞘内导管的可能性仍然值得关注。的确，在 Rosenblatt 等写给编者的一封信里就质疑了在繁忙的产房（既有主治医生又有实习生）鞘内置管的安全性。作者指出，硬膜外剂量的药物注入鞘内导管很容易导致产妇和胎儿的死亡，而重新硬膜外置管最差也就是一个自限性的头痛，绝大部分都是可治疗的[14]。

2013 年，Heesen 等的纳入 9 个研究的 meta 分析发现，硬脊膜意外穿破后鞘内置管能显著减少需行硬膜外血补丁治疗的患者数量[15]。Ayad 研究的效应量在此 meta 分析中没有显示出来，对全部研究（包括 Ayad 的研究）进行分析发现 PDPH 的发生率无显著差异。然而鞘内置管对于降低 PDPH 的严重程度是有价值的。

硬膜外血补丁

硬膜外血补丁（epidural blood patch，EBP）是四十多年来治疗 PDPH 最成功的方法。其机制并不十分清楚，因为在 EBP 治疗后头痛的症状常常立刻缓解，所以除了使脑脊液容量恢复之外一定还有另外的机制。有一种假说认为最初的头痛缓解是由于增加的腰部脑脊液压力传递到了颅内[16]，继而增加了颅内压，减轻了颅内血管的扩张。长效的减轻头痛作用可能是由于血凝块在硬脊膜破口处的补丁作用维持了脑脊液容量。以往认为 EBP 有效率可以达到 90%。最近的大样本研究提示血补丁总体的有效率更接近 61% ~ 75%[17]。一般来说初次有效率可达 90%，但接下来 24 h 总体有效率会回到 60% ~ 75%。如果行二次 EBP，这一次的有效率仍然是 60% ~ 75%，但两次 EBP 的总体有效率可达 90% 左右[18]（见图 15-3）。

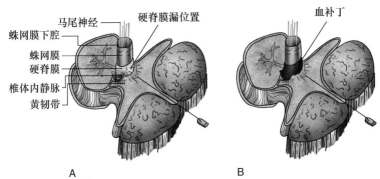

图 15-3　脊柱的横截面图，显示应用硬膜外血补丁前（**A**）后（**B**）马尾神经及硬脊膜漏周围的膜。(From Oedit R，van Kooten F，Bakker SLM，Dippel DWJ.[18])

必须签署一份详细完整的知情同意书，涉及包括再次穿破硬脊膜的风险，以及其他硬膜外穿刺相关的风险，如出血、感染、神经系统损伤。与任一区域阻滞一样，禁忌证包括患者拒绝、凝血功能障碍、穿刺点感染、全身感染及颅内高压。

确认硬膜外腔后将无菌的 15～20 ml 血液注入。注射必须缓慢，如果背部、向下到腿部或头颈部感觉压力增大或疼痛，注射应停止。血补丁的最佳剂量尚待确定。一般来说 12～20 ml 是足够的，如果患者可以耐受，剂量越大效果越好[19]。用锝标记红细胞的研究证实血向头端较尾端扩散的多，12～15 ml 的血液通常可以扩散 5～9 个脊髓节段。如果血液注射后患者立刻平卧 1～2 h，有效率可以提高[20]。一些观察性研究提示在硬脊膜穿破后的 24 h 内行 EBP 并不那么有效[21]，原因有以下几点：首先，硬脊膜的破孔越大头痛发生得越早，理论上，治疗的难度也大。其次也有可能与 24 h 内血凝块的形成能力有关，例如，局麻药和脑脊液可能的抗凝作用会阻止血凝块在硬脊膜破孔处形成。此外，从穿破到 EBP 的长时间间隔利于破孔的自我愈合可能也起到一定的作用。

虽然 EBP 目前是治疗的金标准，但并非没有风险。风险可以分为感染性和神经性。尽管高体温或败血症是 EBP 的禁忌证，经抗生素治疗的低热是否是禁忌证目前尚不清楚。然而已有一些应用 EBP 后发生脑膜炎的报道，由于血液是特殊的培养基，必须特别关注操作过程中的无菌原则。在 HIV 病毒感染的患者，由于初次感染时病毒已经在中枢神经系统出现，所以无需过多担心。肿瘤患者的血源播散也需要关注。和其他的治疗一样，EBP 的潜在益处需要和中枢神经系统的肿瘤播散风险相权衡。在一个病例报道中，一个非产科的白血病患者成功地使用纤维蛋白胶代替患者自体血做 EBP 治疗[22]。

神经系统并发症 EBP 的神经系统并发症可以分为腰骶部、颅内和炎症介导三大类。可能的腰骶部并发症包括短暂下腰部疼痛、神经根性背痛、马尾综合征和腰椎管综合征（伴下肢神经损伤的背痛）。在一个病例系列报道中，Diaz 等描述了神经压迫症状与 EBP 容量超过 35 ml 之间的联系，与之相对，无压迫症状（神经根刺激）者平均 EBP 容量 17 ml[23]。Abouleish 等对 118 例行 EBP 的患者纵向研究发现，最常见的神经系统症状是下腰部疼痛，16% 的患者有此症状，平均持续 27 天[24]。颅内并发症是少见的，包括硬膜下血肿、脑神经麻痹和癫痫。Diaz 等认为有脑神经症状（复视、听力改变）的患者治疗不及时可能导致迁延不愈。他们描述了 2 例在脑神经症状出现 4 天内接受血补丁治疗的患者，症状在 6 周内消失，而 3 例在脑神经症状出现 9 ~ 11 天治疗的患者，出现了持续 3 ~ 4 个月的脑神经麻痹[23]。当患者发生癫痫时排除颅内病变和迟发的子痫也是非常重要的。炎症反应可能会和 PDPH 的症状相混淆，包括急性脑膜刺激、蛛网膜炎。蛛网膜炎是由血红蛋白降解产生的自由基损害神经根造成，诊断依据病史和磁共振检查发现神经根的聚集和黏附。和任一新发的神经系统问题一样，与 EBP 相关的都需要及时的诊断和处理。

与硬脊膜穿破无关的头痛：颅内积气，可逆性脑后部白质病变综合征，皮质静脉血栓，颅内静脉窦血栓

颅内积气表现为突发的剧烈头痛伴或不伴颈、背痛和精神状态的改变，常常是由于确认硬膜外腔时无意将空气注入蛛网膜下腔。在 CT 上可以看到颅内的气体。症状可以是体位性的，通常在 1 周内消失。给患者吸氧可以缩短头痛的病程[25]。由于氧化亚氮有扩张气泡的作用，在颅内积气的患者应避免使用。

可逆性脑后部白质病变综合征（posterior reversible encephalopathy syndrome，PRES）是个奇怪的疾病名称，因为这个疾病既不一定

位于后部也不是可逆性的。其症状包括头痛、癫痫、精神状态改变、视觉改变和局灶性神经学的缺陷。它可在不同的人群中出现。高危人群可能有子痫前期、尿毒症、溶血性尿毒症综合征或使用免疫抑制剂。25% 的 PRES 发生在妊娠人群。放射学的特征包括包绕脑后部血管的脑白质对称性水肿，可能是由于类似高血压脑病的血脑屏障完整性破坏造成。因此，高血压的治疗和癫痫的预防措施对于逆转病情和预防不可逆的细胞毒性水肿是必需的[26]。

由于妊娠导致的高凝状态，产妇容易发生皮质静脉血栓（cortical vein thrombosis，CVT）。由于此疾病也有体位性特征，故难于同 PDPH 相鉴别。CVT 在发达国家产妇中的发生率为 10 ~ 20/100 000，但在发展中国家可能更高[27]。症状包括局灶性的神经系统体征、癫痫、昏迷，如果诊断不及时可能会出现脑梗死。MRI 可以帮助诊断。治疗主要是对症的，目的在于抗凝和预防癫痫[28]。更积极的治疗措施如溶栓还在研究当中。

较 CVT 更为少见的是颅内静脉窦血栓。症状可能包括头痛、视觉改变以及卒中和癫痫的任一表现。CT 和 MRI 的放射性对照可以使得静脉窦的栓塞可视化，从而明确诊断。当高度怀疑时须考虑此罕见的诊断。处理应包括抗凝治疗。

结语

PDPH 是椎管内麻醉最常见的并发症之一。鉴于围产期头痛的高发生率，当被咨询时，产科麻醉医师有必要考虑所有可能的病因。尽管有一些围产期头痛的病因是无害的，硬脊膜穿破后头痛也不应该被轻视。大多数头痛可以自愈，或者通过保守的或积极的治疗缓解，但也有严重发病的可能性。因此，在头痛的每个阶段，患者都应该知晓他们的选择和相应治疗。

参考文献

1. Goldszmidt E, Kern R, Chaput A, Macarthur A. The incidence and etiology of postpartum headaches: a prospective cohort study. *Can J Anaesth*. 2005;52:971-977.
2. Chadwick HS, Posner KL, Caplan RA, Ward RJ, Cheney FW. A comparison of obstetric and nonobstetric anesthesia malpractice claims. *Anesthesiology*. 1991;74:242-249.
3. Davies JM, Posner KL, Lee LA, Cheney FW, Domino KB. Liability associated with obstetric anesthesia: a closed claims analysis. *Anesthesiology*. 2009;110(1):131-139.
4. Grant R, Condon B, Patterson J, et al. Changes in cranial CSF volume during hypercapnia and hypocapnea. *J Neurol Neurosurg Psychiatry*. 1989;52:218-222.

5. Choi PT, Galinski SE, Takeuchi L, et al. PDPH is a common complication of neuraxial blockade in parturients: a meta-analysis of obstetrical studies. *Can J Anaesth*. 2003;50:460-469.

6. Vandam LD, Dripps RD. Long term follow up of patients who received 10,098 spinal anesthetics. *JAMA*. 1956;161:586-590.

7. Cesarini M, Torrielli F, Lahaye F, et al. Sprotte needle for intrathecal anaesthesia for Caesarean section: incidence of postdural puncture headache. *Anaesthesia*. 1990;45:656-658.

8. Ray A, Hildreth A, Esen UI. Morbid obesity and intra-partum care. *J Obstet Gynecol*. 2008;28:301-304.

9. Zeidan A, Farhat O, Maaliki H, Baraka A. Does postdural puncture headache left untreated lead to subdural hematoma? Case report and review of the literature. *Int J Obst Anesth*. 2006;15:50-58.

10. Nishio I, Williams BA, Williams JP. Diplopia: a complication of dural puncture. *Anesthesiology*. 2004;100:158-164.

11. Camann WR, Murray RS, Mushlin PS, Lambert DH. Effects of oral caffeine on postdural puncture headache: a double-blind, placebo controlled trial. *Anesth Analg*. 1990;70:181-184.

12. Basurto Ona X, Martínez García L, Solà I, Bonfill Cosp X. Drug therapy for treating post-dural puncture headache. *Cochrane Database Syst Rev*. 2011;8:CD007887.

13. Ayad S, Demian Y, Narouze SN, Tetzlaff JE: Subarachnoid catheter placement after wet tap for analgesia in labor: influence on the risk of headache in obstetric patients. *Reg Anesth Pain Med*. 2003;28:512-515.

14. Rosenblatt MA, Bernstein HH, Beilin Y. Are subarachnoid catheters really safe? *Reg Anesth Pain Med*. 2004;29:298.

15. Heesen M, Klohr S, Rossaint R, Walters M, Straub S, van de Velde M. Insertion os an intrathecal catheter following accidental dural puncture: a meta-analysis. *Int J Obstet Anesth*. 2013;22:26-30.

16. Coombs DW, Hooper D: Subarachnoid pressure with epidural blood patch. *Reg Anesth*. 1979;4:3-6.

17. Taivainen T, Pitkanen M, Tuominen M, Rosenberg PH. Efficacy of epidural blood patch for postdural puncture headache. *Acta Anaesthesiol Scand*. 1993;37:702-705.

18. Oedit, R, van Kooten F, Bakker SLM, Dippel DWJ. Efficacy of the epidural blood patch for the treatment of post lumbar puncture headache BLOPP: a randomised, observer-blind, controlled clinical trial [ISRCTN 71598245]. *BMC Neurology*. 2005;5:12.

19. Szeinfeld M, Ihmeidan IH, Moser MM, et al. Epidural blood patch: evaluation of the volume and spread of blood injected into the epidural space. *Anesthesiology*. 1986;64:820-822.

20. Martin R, Jourdain S, et al. Duration of decubitus position after epidural blood patch. *Can J Anaesth*. 1994;41:23-25.

21. Safa-Tisseront V, Thormann F, Malassine P, et al. Effectiveness of epidural blood patch in the management of post-dural puncture headache. *Anesthesiology*. 2001;95:334-339.

22. Decramer I, Fuzier V, Franchitto N, Samii K. Is use of epidural fibrin glue patch in patients with metastatic cancer appropriate? *Eur J Anaesthesiol*. 2005;22:724-725.

23. Diaz JH, Weed JT. Correlation of adverse neurological outcomes with increasing volumes and delayed administration of autologous epidural blood patches for postdural puncture headaches. *Pain Pract*. 2005;5:216-222.

24. Abouleish E, Vega S, Blendinger I, Tio TO. Long-term follow-up of epidural blood patch. *Anesth Analg*. 1975;54:459-463.

25. Smarkusky L, DeCarvalho H, Bermudez A, Gonzalez-Quintero VH. Acute onset headache complicating labor epidural caused by intrapartum pneumocephalus. *Obstet Gynecol*. 2006;108:795-798.

26. Pande AR, Ando K, Ishikura R, et al. Clinicoradiological factors influencing the reversibility of posterior reversible encephalopathy syndrome: a multicenter study. *Radiat Med*. 2006;24:659-668.

27. Lockhart EM, Baysinger CL. Intracranial venous thrombosis in the parturient. *Anesthesiology*. 2007;107:652-658.

28. Bousser MG. Cerebral venous thrombosis: diagnosis and management. *J Neurol*. 2000;247:252-258.

分娩相关的周围神经损伤　16

Barbara Orlando and Jonathan Epstein

耿桂启　译　聂玉艳　黄绍强　校

章目录

1. 流行病学 229
2. 周围神经损伤的机制 230
3. 周围神经损伤的危险因素 230
4. 症状 231
5. 周围神经损伤的类型 231
6. 小结 236

　　分娩相关的外周神经损伤性并发症绝大多数和麻醉操作无关，而更多的是源于产科因素。一项对 6057 名在芝加哥分娩产妇的调查[1]表明，下肢神经损伤的发生率约为 1%（24 例股外侧皮神经、22 例股神经、3 例腓神经、3 例腰骶丛、2 例坐骨神经、3 例闭孔神经和 5 例神经根损伤）。周围神经损伤（peripheral nerve injury，PNI）的危险因素包括初产妇以及第二产程延长，但不包括椎管内麻醉。这项调查的结果验证了 Leeds[3]等人的研究，说明"如果特别关注，产后神经功能障碍的发生率会更高，且支持这一临床观点，即无论是否使用区域麻醉，都可能发生显著的神经功能异常。"

流行病学

　　为了发现椎管内麻醉操作相关的并发症（如硬膜穿破后头痛，

硬膜外血肿，神经根损伤），麻醉团队产后即刻常规随访，这可能使得 PNI 惊人地增加。另一方面，随着产科临床实践尽量避免滞产以及困难产钳分娩，这些并发症的发生率可能会降低。新的产科指南在这些情况下反对延长产程和产钳助产，更倾向于选择剖宫产。

产妇因分娩所导致的神经并发症发生率为 1.6 ～ 4.8/10 000，而其中归因于区域麻醉操作相关的神经损伤性并发症发生率为 0 ～ 1.2/10 000[3]。

周围神经损伤的机制

急性神经损伤可由于横断、牵拉、压迫神经或者血管损伤而引起[4]。

- 对神经的压迫或者牵拉可能导致神经周围的血供降低引起缺血，后者可能导致神经局灶性脱髓鞘以及传导阻滞。但是这些症状通常是暂时的，因为局灶性脱髓鞘是可逆的。
- 一些更严重的损伤中，神经的轴突被破坏，这种情况下，损伤可能是永久性的，或者即使是暂时的，其症状消退也可能会非常慢。
- 椎管内麻醉可能会掩盖 PNI 的早期症状。残存的麻木或无力感可能会被错误地归因于残余局麻药的作用。因此在面对意外延长的感觉或运动神经阻滞时，要警惕 PNI 的可能。

周围神经损伤的危险因素

与母亲或胎儿有关的危险因素[5-6]：

- 产妇肥胖
- 胎位异常
- 持续性枕后位
- 巨大儿 / 相对孕周胎儿偏大

与分娩相关的危险因素[5-6]：

- 硬膜外分娩镇痛中的爆发性疼痛
- 第二产程延长
- 困难器械助产
- 截石位时间过长

症状

PNI 的典型症状为相应外周神经分布区神经功能缺陷。如果对于麻醉时间延长的病因有任何疑问，都应请神经内科或神经外科会诊并立即进行影像学检查。排除椎管内血肿是有必要的，因 PNI 可与硬膜外血肿混淆。提示 PNI 而非硬膜外血肿的症状包括无后背疼痛、单侧阻滞以及症状逐渐缓解而不是逐渐加重。当继发椎管内麻醉的神经损伤位于脊髓水平的根部时，其症状的分布范围可能更广；对于 PNI，损伤的症状和范围依赖于受损的神经而不同[7-8]（图 16-1）。

周围神经损伤的类型

腰骶干：L_4 和 L_5 神经根

解剖

腰骶干（lumbosacral trunk，LST）在靠近骶髂关节处紧贴骶骨翼。腰大肌对 LST 具有保护作用，但其终端靠近骨盆边缘处除外，在这里有 S_1 神经并入 LST 组成坐骨神经[9]（图 16-2）。LST 在此处容易受下降的胎头压迫（通常是前额）。

危险因素

这种并发症更可能发生于头盆不称以及产程延长的难产 / 器械助产、巨大儿、胎先露异常（枕后位或额先露）等情况下。另外扁平型骨盆、骶骨翼前部浅以及骶骨岬扁平等特征性骨盆也易于发生。

症状

包括足下垂以及不同程度的下肢软弱无力，$L_4 \sim L_5$ 支配区域感觉改变、疼痛以及反射减弱。

坐骨神经损伤

解剖

坐骨神经（sciatic nerve，SN）是由 $L_4 \sim S_3$ 前支组成，在梨状肌下方通过坐骨大孔穿出骨盆，然后向后走行至臀部和大腿，在大腿分为胫神经和腓总神经。

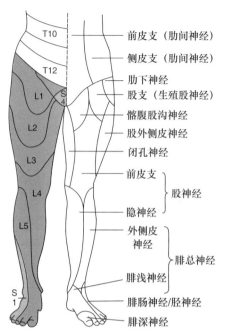

前皮支（肋间神经）
侧皮支（肋间神经）
肋下神经
股支（生殖股神经）
髂腹股沟神经
股外侧皮神经
闭孔神经
前皮支 ⎫
　　　⎬ 股神经
隐神经 ⎭
外侧皮神经 ⎫
　　　　　⎬ 腓总神经
腓浅神经 ⎭
腓肠神经/胫神经
腓深神经

		L1	L2	L3	L4	L5	S1	S2	S3	S4
髋关节	屈曲	■	■	■						
	伸展				■	■	■			
	外展					■	■			
	内收		■	■	■					
	旋内	■	■							
	旋外					■	■	■		
膝关节	屈曲					■	■	■		
	伸展			■	■					
踝关节	背曲				■	■				
	大拇趾背曲						■	■		
大拇趾背曲					■	■	■			
肛提肌								■	■	■
尾骨肌									■	■

图 16-1　下肢的感觉神经支配。损害的精确定位有助于病因学诊断以及评估改善情况

　　SN 主要支配小腿肌肉，包括小腿、踝和膝后面。其也支配足底和足侧面、小腿侧面及大腿后面的感觉。

危险因素

　　长时间髋关节过度屈曲以及过度外旋的高截石位是造成坐骨

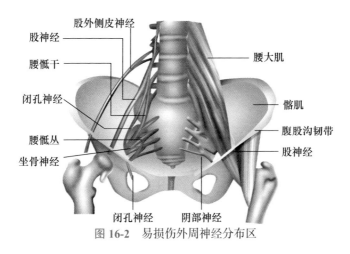

图 16-2　易损伤外周神经分布区

神经损伤的危险因素，主要见于困难阴道分娩。另外，随着胎头下降进入骨盆，胎头在骨盆边缘处也可能会压迫到坐骨神经。剖宫产时 SN 受压也曾有报道。可能是由于左倾仰卧位时手术操作台对神经的长时间压迫造成的。

症状

坐骨神经损伤会导致大腿后侧、小腿以及足肌肉运动功能丧失（见"腓总神经损伤"），也会引起上述部位的感觉缺失。

腓总神经损伤

解剖

腓总神经（common peroneal nerve，CPN）是坐骨神经的两大分支之一，在腘窝上与坐骨神经的胫后肌分支分离，然后经由腓骨头侧面并沿小腿外侧下行，分为腓浅神经及腓深神经。其在环绕腓骨颈走行的位置表浅，非常容易受损（图 16-3）。腓深神经及腓浅神经支配小腿前面、侧面及足背部的感觉，他们也支配足外翻和背曲及脚趾伸展的肌肉。

危险因素

CPN 损伤的危险因素包括分娩过程中长时间下蹲、膝关节过度屈曲以及产妇抱腿时手指放在胫骨前、手掌紧贴腓骨头对经过

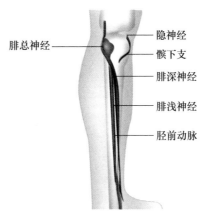

腓总神经 —— 隐神经
髌下支
腓深神经
腓浅神经
胫前动脉

图 16-3 骨盆腰骶丛（译者注：原文如此，应为腓总神经）

腓骨头的腓总神经直接压迫。同样的，在第二产程时方便产妇屏气的特定类型的脚蹬也可能压迫 CPN，尽管这种因素较妇科手术截石位对神经的影响较小。

症状

腓总神经损伤的主要症状包括足下垂以及足背部、小腿前外侧区感觉异常。

股神经损伤

解剖

股神经（femoral nerve，FN）是腰丛的分支，在腹股沟韧带下方进入大腿，位于股静脉和股动脉的外侧，三者的位置关系可简记为 NAV，即从外侧向内侧依次为神经（N）、动脉（A）和静脉（V）。FN 终止为隐神经，这是其最大的分支，为感觉神经，支配腿中部以及脚部。腿部其余部分由坐骨神经支配。

危险因素

FN 损伤的危险因素包括过度屈曲位长时间用力屏气。同其他周围神经损伤不同的是，头盆不称不是 FN 损伤的原因，因其不穿过真骨盆。

症状

FN 支配大腿前面、小腿和足内侧至大拇趾的感觉。FN 受损主要表现为髋关节屈曲乏力以及膝关节伸展乏力。患者最常见的主诉是"由坐位站立起来有困难"。

股外侧皮神经损伤

解剖

股外侧皮神经（lateral femoral cutaneous nerve，LFCN）是股神经的分支，于腹股沟韧带下方出骨盆，位于髂前上棘内侧。

危险因素

髋关节屈曲状态下长时间用力屏气是 LFCN 损伤的危险因素，因为此时该神经在腹股沟韧带下方受压。临床医生应该建议产妇分娩时频繁地变换腿的位置，同时避免长时间髋关节屈曲以及减少第二产程用力屏气的时间。理想的情况是在开始用力屏气之前，胎儿应被动下降。剖宫产时长的 Pfannenstiel 切口可能横断 LFCN，此神经也可能受到自动拉钩的压迫。

症状

LFCN 没有运动成分，当损伤时出现股痛感觉异常综合征，表现为大腿前外侧区烧灼感、疼痛和（或）者麻木感。

闭孔神经损伤

解剖

闭孔神经（obturator nerve，ON）起源于 L_2、L_3、L_4 脊神经前支，通过腰大肌纤维下降，于骨盆内侧缘出现，在髂总动脉后方通过至闭孔上部，此处穿闭膜管入股部，然后分为前、后两支。ON 支配大腿内侧皮肤的感觉和下肢内收肌群的运动。

危险因素

胎头下降进入骨盆时可能压迫 ON，产钳助产以及长时间截石体位也能损伤 ON（因为此神经离开闭孔时形成角度）。另外，阴部神经阻滞引起的血肿，也能造成闭孔神经损伤。

症状

ON 损伤的症状包括大腿内侧或腹股沟疼痛，腿内收无力，及受损伤侧的大腿内侧感觉缺失。

上肢神经损伤

这些神经损伤主要见于全身麻醉下行剖宫产手术（由于区域麻醉的发展全麻越来越少），因上肢在臂板上摆放位置不当所造成，包括臂丛神经损伤（过度外展）或尺神经损伤（肘部在臂板上受压）。阴道分娩过程中产妇将手臂倚靠在分娩床栏上休息时，桡神经因在肱骨螺旋沟（即桡神经沟）水平受压可能发生损伤。

小结

产科临床实践中的大多数 PNI 是由于产妇因素（例如病态肥胖）或两个产科因素（产程延长以及胎位不正）导致的。事实上，产妇的非生理性体位使下肢神经出骨盆时受到牵拉或压迫，这是PNI 最可能的原因。

参考文献

1. Wong CA, Scavone BM, Dugan S, et al. Incidence of postpartum lumbosacral spine and lower extremity nerve injuries. *Obstet Gynecol*. 2003;101:279-288.

2. Dar AQ, Robinson AP, Lyons G. Postpartum neurological symptoms following regional blockade: a prospective study with case controls. *Int J Obstet Anesth*. 2002;11:85-90.

3. Zakowski MI. Postoperative complications associated with regional anesthesia in the parturient. In: Norris M, ed. *Obstetric Anesthesia*. 2nd ed. Philadelphia, PA: Lippincott Williams & Wilkins; 1999.

4. McDonald A. Obstetrical nerve injury. *Perinatal Outreach Program of Southwestern Ontario*. Spring 2008;31:1-4.

5. Bamgbade OA, Rutter TW, Nafiu OO, Dorje P. Postoperative complications in obese and nonobese patients. *World J Surg*. 2007;31:556-560.

6. Chestnut DH, Wong CA, Tsen LC, eds. *Chestnut's Obstetric Anesthesia: Principles and Practice*. 4th ed. Philadelphia, PA: Mosby/Elsevier; 2009.

7. Redick LF. Maternal perinatal nerve palsies. *Postgrad Obstet Gynecol*. 1992;12:1-6.

8. Russell R. Assessment of motor blockade during epidural analgesia in labour. *Int J Obstet Anesth*. 1992;4:230-234.

9. Cole JT. Maternal obstetric paralysis. *Am J Obstet Gynecol*. 1946;52:374.

妊娠期过敏反应

17

Kal Chaudhuri

胡丽娟 译 陈新忠 校

章目录

1. 引言 237
2. 病理生理学 238
3. 致病因子 238
4. 临床表现 239
5. 处理 239
6. 病例分析 245

引言

过敏一词（ana 意为"反向"；phylaxis 意为"保护"或"防御"）最初是由 Paul Portier 和 Charles Richet 两位科学家提出。他们在给实验犬注射海葵触须毒素产生抗毒素疫苗的过程中意外引起急性过敏反应[1]。过敏是一种迅速发作的超敏反应，是严重的、可危及生命的全身性反应。虽然怀孕期间发生过敏反应不常见，但可能对母亲和胎儿产生致命影响，有必要及时识别和迅速处理。严重的过敏反应发生率通常为 0.1‰ ～ 0.3‰[2]，但有报道认为在麻醉过程中严重过敏反应的发生率高达 1/4000 至 1/25 000[3]。在妊娠患者中，过敏反应发生率约为 3/100 000 次分娩[4]。

病理生理学

过敏反应由免疫球蛋白 E（IgE）介导，促使肥大细胞和嗜碱性粒细胞释放介质，进而引起速发型全身性超敏反应。当易感个体暴露于过敏原可发生一系列反应，包括辅助性 T2 细胞（Th2 细胞）活化和 IgE 分泌型 B 细胞的激活进而分泌 IgE，IgE 通过 FcεRI 受体结合于肥大细胞和嗜碱性粒细胞表面。当过敏原再次进入机体，与细胞表面的 IgE 结合，触发肥大细胞释放介质，包括组胺、类胰蛋白酶、肿瘤坏死因子等，这些介质作用在各器官系统产生相应的临床表现，比如呼吸系统（喘鸣、支气管痉挛、缺氧）、心血管系统（低血压、心动过速、心律失常）、皮肤系统（红斑、瘙痒、荨麻疹、血管性水肿）和消化系统（恶心、呕吐、腹泻）[5]。

由于妊娠期孕激素水平提高，细胞免疫发生改变，孕妇容易发生过敏反应[6]。另外，母体胎儿交界处的母体 T 细胞产生的 Th2 型细胞因子的增加（启动速发型超敏反应），同时抑制 Th1 细胞产生细胞因子（通常在怀孕期间起到排斥反应的作用），有助于维持妊娠并防止流产[7-8]。

致病因子

在麻醉过程中，肌松剂（琥珀胆碱、罗库溴铵）、乳胶（手套、止血带）、抗生素（青霉素类、头孢菌素类和其他）是发生过敏反应最常见的致敏原。其他较罕见的致敏原包括胶体溶液、丙泊酚、氯己定、碘造影剂、局麻药等[9-10]。

最早的一篇报道显示琥珀胆碱是导致孕妇过敏反应的原因[11]。自那之后已经有很多物质被报道可导致孕妇过敏反应，包括肌肉松弛剂[12]、麻醉诱导剂[13]、蜂螫[14]、乳胶[15-18]和氯己定[19]、合成的胶体溶液[20-21]、雷尼替丁[22-23]、铁剂[24]、抗蛇毒血清[25]、海藻棒（由天然海藻的茎根部为原料制成的吸湿性宫颈扩张器）[26-27]和合成的缩宫素[28]。然而，引起过敏反应的最常见药物是肠外抗生素包括氨苄西林[29-32]、青霉素[33-35]和头孢菌素类[36-38]。也有流行病学的研究发现，β-内酰胺类抗生素是在怀孕期间发生过敏反应最常见的致病药物[4]。已报道 β-内酰胺类抗生素发生过敏反应会产生明显的神经系统后遗症，尤其是氨苄西林。

临床表现

　　在麻醉过程中，麻醉本身可导致多种临床并发症：如心血管系统可表现为低血压、心动过缓、心脏停搏；皮肤可表现为荨麻疹、红斑；呼吸系统可表现为支气管痉挛、通气困难。过敏反应也出现心血管虚脱、支气管痉挛或皮肤等临床症状[39]。麻醉期间的过敏反应可能没有皮肤症状的表现，或由于患者被手术单覆盖而未发现皮肤症状。在大多数情况下，麻醉期间过敏反应发生在注射敏感药物后即刻[10]。

　　过敏反应的临床症状分为四个等级[9, 40]：

- 1 级：仅涉及皮肤和黏膜的反应（全身性红斑、荨麻疹、血管性水肿）
- 2 级：多器官系统受累（心血管系统：低血压、心动过速；呼吸系统：支气管痉挛、通气困难；胃肠道：恶心）
- 3 级：严重危及生命的症状（心动过缓、心律失常、心脏衰竭、支气管痉挛）
- 4 级：心脏和（或）呼吸骤停

　　经筛选的已发表的有关妊娠期过敏反应的病例报告详见表17-1。妊娠期过敏反应最常见的临床表现是心脏的表现，尤其是母体低血压。

处理

　　一旦怀疑过敏反应应立即采取积极的处理措施以降低母亲和胎儿的发病率和死亡率。处理的目标应该是抑制介质的释放和调节各种介质的作用。外周血管扩张和毛细血管渗出以及由于下腔静脉受妊娠子宫压迫而导致静脉回流减少，是低血压的主要原因。母体子宫的血流直接影响胎儿的灌注，产妇低血压可能会导致婴儿中枢神经系统的缺血性损害。低血压的程度和持续时间可能是中枢神经系统缺血性损害严重程度的决定因素。

基本处理

　　基本处理包括快速评估气道、呼吸和循环（ABC）[9, 41-43]；停止使用可能的致敏物质；告知妇产科医生（或外科医生）；纯氧

表 17-1 妊娠期过敏反应的临床表现

作者	过敏原	孕周	治疗性管理	孕产妇预后	新生儿预后
Sitarz (1974)[11]	琥珀胆碱	41 周行剖宫产术	去甲肾上腺素、氢化可的松、液体、异丙嗪、麻黄碱、呋塞米	低血压，迅速解决，预后良好	剖宫产术，45 min 内娩出，预后良好
Baraka 和 Sfeir (1980)[13]	丙洋尼地	剖宫产术终止妊娠	心脏按压、机械通气、肾上腺素、氢化可的松	心脏骤停，复苏时间 < 3 min，预后良好	剖宫产术，10 min 内娩出，预后良好
Erasmus 等 (1982)[14]	蜂蜇	30 周	氢化可的松	昏迷 2 h，低血压 > 4 h，预后良好	5 周后经阴道分娩，多囊性脑软化
Entman 和 Moise (1984)[25]	抗蛇毒血清	28 周	肾上腺素、甲泼尼龙、异丙肾上腺素负荷量和持续输注、苯海拉明	低血压 > 3 h，预后良好	胎动减少，6 周后经阴道分娩，新生儿抑制，颅内出血
Gallagher (1988)[29]	氨苄西林	36 ~ 37 周自然分娩	苯海拉明、甲泼尼龙、产后静脉使用用肾上腺素	低血压 < 1 h，新发心内膜下心肌缺血，预后良好	胎儿心动过缓，10 min 内经阴道分娩，预后良好
Heim 等 (1991)[30]	氨苄西林	40 周自然分娩	糖皮质激素类、钙、抗组胺药	低血压，迅速解决，预后良好	胎心率 100 次 /min，用时不详，剖宫产术，神经系统损伤

作者	过敏原	孕周	治疗性管理	孕产妇预后	新生儿预后
Powell 和 Maycock (1993) [22]	雷尼替丁	足月	异丙嗪, 氢化可的松	喘息, 面部和眶周水肿	短暂的胎儿心动过缓, 4 h 后经阴道分娩, Apgar 评分正常
Edmondson (1994) [12]	琥珀胆碱	36 周行藏毛窦脓肿切开引流	氢化可的松, 肾上腺素	低血压 10 min, 及时解决, 预后良好	胎心率 100 次 /min, 剖宫产术, 用时不详, 神经系统损伤
Konno 和 Nagase (1995) [36]	头孢唑啉	36 周自然分娩	麻黄碱, 甲泼尼龙	低血压 < 30 min, DIC 前期, 预后良好	胎儿心动过缓, 剖宫产, 30 min 内娩出, 预后正常
Luciano 等 (1997) [24]	铁剂	27 周	药物使用具体不详	严重心血管衰竭, 复苏超过 5 天	10 周后经阴道分娩, 多囊性脑软化
Porter 等 (1998) [19]	乳胶和氯己定	39 周	静脉注射肾上腺素	休克, 及时解决, 预后良好	2 天后剖宫产术, 预后正常
Dunn 等 (1999) [33]	青霉素	35 周自然分娩	麻黄碱	复发性低血压, DIC, 无尿, 肺炎, 伤口裂开	胎儿心动过缓, 剖宫产术, 用时不详, 基础生命支持, 预后良好
Cole 和 Bruck (2000) [26]	海藻棒	21 周人工流产	抗组胺药、糖皮质激素 - β 受体激动剂雾化	呼吸窘迫, 误吸, 抽搐, 呼吸支持, 预后良好	N/A

续表

作者	过敏原	孕周	治疗性管理	孕产妇预后	新生儿预后
Chanda 等 (2000) [27]	海藻棒	8～20 周人工流产	苯海拉明、泼尼松-β受体激动剂雾化、肾上腺素皮下注射	血管性水肿、呼吸窘迫，预后良好	N/A
Eckhout 和 Ayad (2001) [16]	乳胶	32 周早产	氢化可的松、麻黄碱、苯海拉明	低血压、呼吸窘迫，及时解决，预后良好	胎儿心动过缓，数周后经阴道分娩，预后正常
Gei 等 (2003) [31]	氨苄西林	40 周自然分娩	苯海拉明、甲泼尼龙、法莫替丁、肾上腺素	持续性低血压，液体复苏	胎儿心动过缓 <5 min，5 h 后经阴道分娩，预后良好
Berardi 等 (2004) [32]	氨苄西林	37 周自然分娩	抗组胺药、类固醇、依替福林	严重低血压	持续性胎儿心动过缓，剖宫产术，用时不详，神经系统损伤
Jao 等 (2006) [37]	头孢唑啉	足月	肾上腺素、糖皮质激素	低血压，预后良好	紧急剖宫产，预后正常
Draisci 等 (2007) [17]	乳胶（4 位患者）	不明孕周剖宫产	抗组胺药、类固醇、（肾上腺素和机械通气 1 例）	低血压（其中一位患者心脏衰竭症状，皮肤，预后良好）	剖宫产术? 预后正常
Sheikh (2007) [34]	青霉素	自然分娩	肾上腺素	呼吸困难、不适、严重低血压	剖宫产术，新生儿死亡
Sengupta (2008) [38]	头孢唑啉	剖宫产	液体和类固醇	咳嗽、呼吸困难	胎儿死亡

续表

作者	过敏原	孕周	治疗性管理	孕产妇预后	新生儿预后
Chaudhuri 等 (2008)[35]	青霉素	自然分娩	麻黄碱、肾上腺素	红斑、低血压	明显的神经损伤
Turillazzi 等 (2008)[18]	乳胶	剖宫产	液体、正性肌力药	支气管痉挛、心搏呼吸骤停、产妇死亡	预后正常
Karri 等 (2009)[21]	胶体溶液	剖宫产	肾上腺素、氢化可的松、氯苯那敏	低血压、呼吸困难	预后正常
Pant 等 (2009)[28]	催产素	剖宫产	肾上腺素、液体、心肺复苏	低血压、支气管痉挛、无脉电活动	

a Modified from Chaudhuri K, Gonzales J, Jesurun CA, et al[35]

吸入；子宫左倾；给予肾上腺素；液体复苏（快速输注晶体液 1 ～ 2 升）；必要时行剖宫产终止妊娠。

肾上腺素是治疗过敏反应最重要的用药，应尽早通过静脉途径输注。没有及时应用肾上腺素，或者肾上腺素使用剂量错误，是处理过敏反应效果不佳的常见原因[10]。

1 级过敏反应不使用肾上腺素。2 级过敏反应出现严重临床表现时（如低血压、支气管痉挛）肾上腺素的初始剂量是 10 ～ 20 μg，必要时可增加剂量。对于 3 级过敏反应，初始剂量应为 100 ～ 200 μg（必要时每隔 1 ～ 2 min 重复一次）。如果需要重复给药，可考虑静脉持续输注肾上腺素（1 ～ 4 μg/min）。4 级过敏反应（如心脏骤停），除应用肾上腺素外，还应进行积极的心肺复苏和容量复苏。4 级过敏反应肾上腺素剂量应为 1 ～ 3 mg 静脉注射（3 min），然后 3 ～ 5 mg 静脉注射（3 min），最后 4 ～ 10 μg/min 持续输注。若出现无脉性电活动应快速进行高级心脏生命支持。

对于肾上腺素抵抗的患者，通常是指接受 β 受体阻滞剂治疗的患者，可静脉注射胰高血糖素（每 5 min 1 ～ 2 mg），也可使用垂体后叶素（2 ～ 10 IU 静脉滴注，可重复使用）或去甲肾上腺素 [0.05 ～ 0.1 μg/（kg·min）]。

由于胎儿中枢神经系统可能会受到严重的永久性缺血性损伤，因此长时间低血压主要影响新生儿，而不是母亲。如果条件许可应慎重考虑急诊剖宫产。如果发生母亲心搏骤停，为了便于胸外心脏按压，也应考虑急诊剖宫产。

进一步处理

进一步处理包括对于有支气管痉挛的患者吸入支气管扩张剂（沙丁胺醇），抗组胺药（苯海拉明 25 ～ 50 mg，H₁ 阻滞剂）和糖皮质激素（氢化可的松 250 mg 或甲泼尼龙 80 mg 静脉注射）[9, 41]。还没有证据证明抗组胺药和糖皮质激素在急性过敏反应的治疗中有价值。糖皮质激素有助于防止急性期后 4 ～ 6 h 再次发生超敏反应（双相反应）。

进一步的处理，包括将患者转移至重症监护病房以防止发生 2 级及以上过敏反应，收集血液样本以确诊过敏反应，在过敏反应发生 4 ～ 6 周后进行可疑药物的皮肤测试。

实验室检查关于急性过敏反应的指标包括血清组胺测定（过敏

反应发生后立即达到峰值，半衰期为 20 min），血清类胰蛋白酶（过敏反应发生 20 min 后达到峰值，半衰期为 90 min），常见过敏原（如 β 内酰胺类抗生素、罗库溴铵、吗啡等）特异性 IgE 的测定[9, 43]。

皮肤点刺试验和皮内试验可用于围术期常见过敏原的检测，包括罗库溴铵、琥珀胆碱、青霉素、头孢菌素类、阿片类[9]。

虽然酰胺类局部麻醉剂发生急性过敏反应较少见，但是既往有此类药物过敏史的孕妇应该引起注意。由于怀孕导致的敏感性增加和对胎儿潜在的损伤，不推荐对孕妇使用局部麻醉剂进行皮试[44]。过敏原诊断测试应在治疗药物以及急救设备完全就位的前提下进行，以确保发生过敏反应时能够积极有效的处理[45]。

可能是因为缺乏明确的诊断和及时的报告，麻醉中发生的过敏反应比报道的要多。然而因为这种并发症在怀孕期间可能会对婴儿造成毁灭性的伤害，因此掌握相关知识、保持警惕性和过敏反应发生后的积极处理是必要的。

病例分析

患者，女，27 岁。G1P0，孕 40 周，因"胎膜早破"入院待产。既往史和手术史无殊，自述无任何食物或者药物过敏史。怀孕期间无其他并发症。因为未进行任何正规的产前护理，给予静脉注射青霉素预防 B 组链球菌感染导致的绒毛膜羊膜炎。青霉素注射开始后几分钟，患者出现全身性红斑，继而心动过速，心率增加至 160 ～ 170 次 /min。血压下降至约 60 ～ 50/20 ～ 30 mmHg，但是依然可自主呼吸，无呼吸困难。你怀疑她的临床症状可能是对青霉素的速发型超敏反应所致。

问题

1. 下列哪种免疫物质（介质）参与速发型超敏反应的发病机制？

A. IgM　　　　　　　　B. Th1 细胞

C. IgE　　　　　　　　D. IgG

2. 下列哪一种物质是孕产妇过敏反应最常见的致敏原？

A. 肌肉松弛剂　　　　　B. β - 内酰胺类抗生素

C. 乳胶　　　　　　　　D. 胶体溶液

3. 该患者属于过敏反应临床分级的第几级？

    A. 1 级   B. 2 级

    C. 3 级   D. 4 级

4. 以下哪一处理措施是该患者初期处理中最重要的方法？

    A. 肾上腺素 10 mg IV   B. 苯海拉明 25 mg IV

    C. 肾上腺素 100 μg IV   D. 肾上腺素 1 mg IV

答案

1. 正确答案是 C。速发型超敏反应（或过敏反应）的主要介质是免疫球蛋白 E，或 IgE。当机体暴露于过敏原后，Th2 细胞被激活并刺激 B 细胞产生 IgE，IgE 通过 FcεRI 受体结合于肥大细胞和嗜碱性粒细胞表面，当过敏原再次进入机体，与细胞表面的 IgE 结合触发其释放血管活性介质。通常认为 IgM 参与的是类过敏反应。IgG 在过敏反应中不起任何重要作用。

2. 正确答案是 B。肌肉松弛剂，尤其是罗库溴铵，已被报道是导致围术期过敏反应最常见的过敏原。然而，对于怀孕的患者，β - 内酰胺类抗生素、青霉素和氨苄西林也是最常见的过敏原。乳胶和胶体溶液在麻醉过程中也是导致过敏反应的重要物质。

3. 正确答案是 C。过敏反应临床表现分为四级。该患者累及两个或更多器官系统（皮肤和心血管）和严重危及生命的低血压（50/20 mmHg）应归类为 3 级。1 级：仅涉及皮肤和黏膜的反应（全身性红斑、荨麻疹、血管性水肿）；2 级：多器官系统受累（心血管系统：低血压、心动过速；呼吸系统：支气管痉挛、通气困难；胃肠道：恶心）；4 级：心脏和（或）呼吸骤停。

4. 正确答案是 C。急性过敏反应或 IgE 介导的超敏反应包括快速评估 ABC，停止可能导致过敏反应的药物，肾上腺素的应用和液体复苏（1 ~ 2 L 晶体）。及时使用肾上腺素以及正确的剂量是急性过敏反应重要的处理。肾上腺素不推荐用于 1 级过敏反应。2 级过敏反应出现严重临床表现，肾上

腺素的初始剂量是 10 ～ 20 μg，必要时可增加剂量。对于
3 级过敏反应（严重低血压、心动过缓、心律失常、通气困
难），初始剂量应为 100 ～ 200 μg（必要时每隔 1 ～ 2 min
重复一次）。如果需要重复给药，可考虑静脉滴注肾上腺素
（1 ～ 4 μg/min）。若为心搏骤停，心肺复苏术应该与肾上
腺素（1 ～ 3 mg）和液体复苏同时开始。

参考文献

1. Cohen SG, Zelaya-Quesada M. Portier, Richet and the discovery of anaphylaxis: a centennial. *J Allergy Clin Immunol*. 2002;110(2):331-336.

2. Moneret-Vautrin DA, Morisset M, Flabbee J, Beaudouin E, Kanny G. Epidemiology of life-threatening and lethal anaphylaxis: a review. *Allergy*. 2005;60:443-451.

3. Lieberman P, Kemp SF, Oppenheimer J, Lang DM, Bernstein IL, Nicklas RA. The diagnosis and management of anaphylaxis: an updated practice parameter 2005. *J Allergy Clin Immunol*. 2005;115:S483-S523.

4. Mulla ZD, Ebraheim MS, Gonzalez JL. Anaphylaxis in the obstetric patients: analysis of a statewide hospital discharge database. *Ann Allergy Asthma Immunol*. 2010;104:55-59.

5. Abbas AK, Lichtman AH, eds. *Cellular and Molecular Immunology*. 5th ed. Philadelphia, PA: Saunders; 2003:432-452.

6. Meggs WJ, Pescovitz OH, Metcalfe D, et al. Progesterone sensitivity as a cause of recurrent anaphylaxis. *N Engl J Med*. 1984;311:1236-1238.

7. Wegmann TG, Lin H, Guilbert L, Mosmann TR. Bidirectional cytokine interactions in the maternal–fetal relationship: is successful pregnancy a TH2 phenomenon? *Immunol Today*. 1993;14:353-356.

8. Chaouat G., Meliani AA, Martal J, et al. IL-10 prevents naturally occurring fetal loss in the CBA X DBA/2 mating combination, and local defect in IL-10 production in this abortion-prone combination is corrected by in vivo injection of IFN-τ[1]. *J Immunol*. 1995;154:4261-4268.

9. Mertes PM, Tajima K, Regnier–Kimmoun MA, et al. Perioperative anaphylaxis. *Med Clin North Am*. 2010;94(4):761-794.

10. Krigaard M, Garvey LH, Gillberg L, et al. Scandinavian clinical practice guidelines on the diagnosis, management and follow-up of anaphylaxis during anesthesia. *Acta Anesth Scand*. 2007;51:655-670.

11. Sitarz L. Anaphylactic shock following injection of suxamethonium. *Anaesth Resus Intens Therap*. 1974;2:83-86.

12. Edmondson WC, Skilton RW. Anaphylaxis in pregnancy—the right treatment? *Anaesthesia*. 1994; 454-455.

13. Baraka A, Sfeir S. Anaphylactic cardiac arrest in a parturient: response of the newborn. *JAMA*. 1980;243:1745-1746.

14. Erasmus C, Blackwood W, Wilson J. Infantile multicystic encephalomalacia after maternal bee sting anaphylaxis during pregnancy. *Arch Dis Child*. 1982;57:785-787.

15. Deusch E, Reider N, Marth C. Anaphylactic reaction to latex during cesarean delivery. *Obstet Gynecol*. 1996;88:727.

16. Eckhout GV, Ayad S. Anaphylaxis due to airborne exposure to latex in a primigravida. *Anesthesiology*. 2001;95:1034-1035.

17. Draisci G, Nucera E, Pollastrini E, et al. Anaphylactic reactions during cesarean section. *Int J Obstet Anesth*. 2007;16: 63-7.

18. Turillazzi E, Greco P, Neri M, et al. Anaphylactic latex reaction during anesthesia: the silent culprit in a fetal case. *Foren Sci Int*. 2008;179:e5-e8.

19. Porter BJ, Acharya U, Ormerod AD, Herriott R. Latex/chlorhexidine–induced anaphylaxis in pregnancy. *Allergy*. 1998; 53:455-457.

20. Fanous LH, Gray A, Flemingham J. Severe anaphylactoid reaction to Dextran 70. *Br Med J*. 1977;2: 1189-1190.

21. Karri K, Raghavan R, Shahid J. Severe anaphylaxis to Volplex, a colloid solution during cesarean section: a case report and review. *Obstet Gynecol Int.* 2009;ID 374791.

22. Powell JA, Maycock EJ. Anaphylactoid reaction to ranitidine in an obstetric patient. *Anaesth Intensive Care.* 1993;21:702-703.

23. Kaneko K, Maruta H. Severe anaphylactoid reaction to ranitidine in a parturient with subsequent fetal distress. *J Anesth.* 2003;17:199-200.

24. Luciano R, Zuppa AA, Maragliano G, Gallini F, Tortorolo G. Fetal encephalopathy after maternal anaphylaxis. *Biol Neonate.* 1997;71:190-193.

25. Entman SS, Moise KJ. Anaphylaxis in pregnancy. *South Med J.* 1984;77:402.

26. Cole DS, Bruck LR. Anaphylaxis after laminaria insertion. *Am J Obstet Gynecol.* 2000;95:1025.

27. Chanda M, Mackenzie P, Day JH. Hypersensitivity reactions following laminaria placement. *Contraception.* 2000;62:105-106.

28. Pant D, Vohra VK, Pandey SS, Sood J. Pulseless electrical activity during caesarean delivery under spinal anaesthesia: a case report of severe anaphylactic reaction to Syntocinon. *Int J Obstet Anesth.* 2009;18:85-88.

29. Gallagher JS. Anaphylaxis in pregnancy. *Obstet Gynecol.* 1988;71:491-493.

30. Heim K, Alge A, Marth C. Anaphylactic reaction to ampicillin and severe complication in the fetus. *Lancet.* 1991;337:859-860.

31. Gei AF, Pacheco LD, Vanhook JW, Hankins GDV. The use of continuous infusion of epinephrine for anaphylactic shock during labor. *Obstet Gynecol.* 2003;102:1332-1335.

32. Berardi A, Rossi K, Cavalleri F, et al. Maternal anaphylaxis and fetal brain damage after intrapartum chemoprophylaxis. *J Perinat Med.* 2004;32:375-377.

33. Dunn AB, Blomquist J, Khouzami V. Anaphylaxis in labor secondary to prophylaxis against group B streptococcus: a case report. *J Reprod Med.* 1999;44:381-384.

34. Sheikh J. Intrapartum anaphylaxis to penicillin in a woman with rheumatoid arthritis who had no prior penicillin allergy. *Ann Allergy Asthma Immunol.* 2007;99:287-289.

35. Chaudhuri K, Gonzales J, Jesurun CA, et al. Anaphylactic shock in pregnancy: a case study and review of the literature. *Int J Obstet Anesth.* 2008;17:350-357.

36. Konno R, Nagase S. Anaphylactic reaction to cefazolin in pregnancy. *J Obstet Gynecol.* 1995;21:577-579.

37. Jao MS, Cheng PJ, Shaw SW, Soong YK. Anaphylaxis to cefazolin during labor secondary to prophylaxis for group B Streptococcus: a case report. *J Reprod Med.* 2006;51:655-658.

38. Sengupta A, Kohli JK. Antibiotic prophylaxis in cesarean section causing anaphylaxis and intrauterine fetal death. *J Obstet Gynaecol Res.* 2008;34(2):252-254.

39. Laxenaire MC, Mertes PM, et al. Anaphylaxis during anesthesia. Results of a two-year survey in France. *Br J Anaesth.* 2001;87:549-558.

40. Ring J, Messmer K. Incidence and severity of anaphylactoid reactions to colloid volume substitutes. *Lancet.* 1977;1:466-469.

41. Harper NJN, Dixon T, Dugue P, et al. Guidelines: suspected anaphylactic reactions associated with anaesthesia. *Anaesthesia.* 2009;64:199-211.

42. American Heart Association. Guidelines for cardiopulmonary resuscitation and emergency cardiovascular care. Part 10.6: Anaphylaxis. *Circulation.* 2005;112:IV(143–145).

43. Hepner DL, Castells M, Mouton-Faivre C, et al. Anaphylaxis in the clinical setting of obstetric anesthesia: a literature review. *Anesth Analg.* 2013;117:1357-1367.

44. Hepner D, Castells MC, Tsen L. Should local anesthetic allergy testing be routinely performed during pregnancy? (Letter to the Editor.) *Anesth Analg.* 2003;97:1852-1858.

45. Bernstein I, Storms WW. Practice parameters for allergy diagnostic testing. Joint task force on practice parameters for the diagnosis and treatment of asthma. The American Academy of Allergy Asthma and Immunology and the American College of Allergy, Asthma and Immunology. *Ann Allergy Asthma Immunol.* 1995;75(6 pt 2):543-625.

第四部分

产科并发症

章节

第 18 章　发热和感染　　　　　　　　　　　　　　　250
第 19 章　妊娠栓塞性疾病与羊水栓塞　　　　　262
第 20 章　产科出血的管理　　　　　　　　　　　280

发热和感染

James Brown and Joanne Douglas

胡丽娟 译 陈新忠 校

章目录

1. 引言 250
2. 发热的感染性因素 252
3. 孕产妇全身性感染：对麻醉的影响 255
4. 病例分析 258

引言

体温调节的控制

通过下丘脑的调控，机体温度（体温）稳定在 36.5～38℃之间。发热的定义为体温 > 38℃，是由下丘脑体温调节中枢调定点上调（例如，感染导致致热原释放）引起的热量产生异常（例如，恶性高热）或散发异常。体温调节示意图见图 18-1。

妊娠期发热的原因

妊娠期发热的病因很多，包括感染性和非感染性原因，可能与妊娠直接相关或与妊娠无直接相关，需要鉴别诊断（表 18-1）。感染性疾病的类型、发病率和结局在发达地区和欠发达地区差异很大。

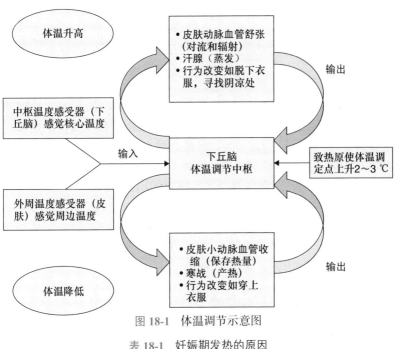

图 18-1　体温调节示意图

表 18-1　妊娠期发热的原因

		妊娠相关原因	非妊娠相关原因
感染性	细菌	● 绒毛膜羊膜炎 ● 感染性流产 ● 环扎缝合处感染 ● 产后子宫内膜炎 ● 切口感染（剖宫产术或者会阴切开术） ● 胎盘滞留	● 尿路感染 ● 肾盂肾炎 ● 社区获得性肺炎 ● 胆汁淤积 ● 外科感染（如阑尾炎）
	病毒		● HIV ● 单纯疱疹病毒 ● 风疹病毒 ● 水痘带状疱疹
	其他		● 疟疾
非感染性	医源性	● 分娩室的环境温度 ● 硬膜外分娩镇痛	● 恶性高热 ● 药物的使用（如：前列腺素类，可卡因）
	非医源性	● 脱水	● 炎症性关节炎 ● 结缔组织病 ● 肿瘤（淋巴瘤尤其显著）

感染的易感性

产妇容易感染有多重原因。其一是生理性的：相对于母亲来说，胎儿是抗原，为了容受胎儿抗原，防止和避免胎儿流产和死胎，孕妇往往处于免疫抑制状态[1-2]；阴道上皮 pH 值的变化可能会改变微生物生长的环境[1]。其二是解剖学方面的原因：妊娠期子宫增大、孕激素水平升高，往往导致尿道扩张和尿潴留，是尿路感染（UTI）的危险因素[1-2]；另外，增大的子宫导致腹内压的增加和横膈向上移位，使肺基底段不张，增加发生肺炎的可能性[1]。

而在围产期，还存在其他发生感染的因素：

- 胎膜早破（PROM）。
- 难产：产程延长和反复的阴道检查。
- 免疫抑制药物的使用（例如，用于早产的糖皮质激素）。
- 其他干预措施，如留置尿管。

妊娠期发热对母儿的影响

妊娠期发热对产妇的影响包括需氧量增加、抗生素使用增加、器械助产率增加、剖宫产率增加；对胎儿的影响包括需氧量增加、脓毒症筛查增加[3]、预防性抗生素使用增加[3]、新生儿进入重症监护病房可能性增加[3]以及缺氧性脑病发生率增加[3-4]。

胎儿的体温取决于母体的体温，通常较产妇高 0.5℃[2]。如果产妇发热是感染性的，则胎儿有垂直传播感染的风险。

发热的感染性因素

在发达国家，孕产妇脓毒症的发生率为 0.3% ~ 0.6%[1]，因此不应该低估脓毒症对母儿的影响。产科处理不妥及由此导致产妇死亡的主要原因是未能认识到脓毒症的严重程度。国际妇产科杂志的一篇题为"拯救母亲的生命"（CMACE 2006—2008）的文章指出在英国导致孕产妇直接死亡的主要原因是脓毒症[5]。

产科脓毒症不仅仅是在妊娠足月阶段需要关注的问题。脓毒症也可发生在妊娠早期（可导致胎儿的流产）、分娩期或在产后（例如，胎盘残留宫内发生感染）。

为了便于研究和医务人员之间的沟通，脓毒症相关的术语已经有精确的定义（表 18-2）。与正常妊娠相关的生理变化（呼吸急促和中性粒细胞增多症，在妊娠三个月时可达 17 000 个细胞 /mm³）和分娩时交感神经反应（心动过速、呼吸急促、宫缩导致的体温升高）往往类似全身炎症反应综合征（systemic inflammatory response syndrome，SIRS）的诊断标准（表 18-2）。这些因素使得评估脓毒症严重程度的难度增加。因此，我们需要一个产科特定的生理预警评分来早期识别脓毒症和对产妇进行监护[6]。更重要的是，脓毒症可导致孕产妇特别是有显著免疫抑制的孕产妇发生低体温。

　　因为随机对照试验往往将孕产妇排除在外，相关治疗是根据普通人群的数据为参考的，所以对于产科脓毒症患者的管理目前仍缺乏相关的数据。早期目标导向治疗旨在恢复组织灌注，在诊断脓毒症 1 h 内开始使用广谱抗生素（包括厌氧菌、革兰阳性菌和革兰阴性菌）、病源控制和对症治疗，是脓毒症救治指南中推荐的主要治疗方法[7]。治疗的目的是在考虑不同孕周胎儿存活力的同时最大限度地维持产妇的生理平衡[8]。治疗的指导原则是改善母体的预后从而改善胎儿的预后。应该在保证母亲病情稳定后再进行手术，包括剖宫产手术。

表 18-2　脓毒症的相关定义 [a]

术语	定义
菌血症	血液中有存活细菌
感染	微生物引起的炎症反应
全身性炎症反应综合征（SIRS）	指的是由多种因素引起的一种全身性炎症反应，并具有以下两项或两项以上的体征： 1. 体温 > 38℃或 < 36℃ 2. 心率 > 90 次 / 分 3. 呼吸 > 20 次 / 分 4. 白细胞计数 > 12.0×10⁹/L 或 < 4.0×10⁹/L
脓毒症	由感染引起的 SIRS
严重脓毒症	脓毒症经足量液体复苏仍出现持续性低血压
感染性休克	脓毒症引起的低血压（收缩压 < 90 mmHg）

[a] Adapted from Bone RC，Balk RA，Cerra FB，et al. American College of Chest Physicians/Society of Critical Care Medicine Consensus Conference：Definitions for sepsis and organ failure and guidelines for the use of innovative therapies in sepsis. Crit Care Med. 1992；20：864-874

感染性休克

感染性休克是指心血管系统不稳定、组织缺氧和潜在的凝血功能障碍。与普通人群比较，孕产妇感染性休克的预后相对较好（不到 20% 的死亡率，而普通人群为 30% ～ 60%）[1]。感染性休克应避免椎管内麻醉的诸多原因将在下文进行阐述。

妊娠期特有的感染

绒毛膜羊膜炎

绒毛膜羊膜炎为胎膜感染性炎症，通常是阴道细菌上行性感染的结果。诊断主要依据临床表现，大概约 1% 的孕妇可发生绒毛膜羊膜炎[9]。

体温 > 38℃ 是诊断绒毛膜羊膜炎的必需条件，同时还需具备以下诊断标准中的两项[3]：

- 母亲室性心动过速（心率 > 100 次 /min）或胎儿心动过速（心率 > 160 次 /min），持续时间 > 5 min
- 子宫压痛
- 羊水过多
- 孕妇白细胞增多 > 16×10^9/L

绒毛膜羊膜炎增加孕产妇和新生儿的发病率和死亡率。产妇的风险包括早产、产后出血、产后子宫内膜炎、败血症、脓毒症、感染性休克、盆腔血栓性静脉炎和死亡。新生儿的风险包括肺炎、脑膜炎和脑瘫的风险增加[2]。

治疗使用广谱抗生素。此类患者的剖宫产率增加（某研究数据显示高达 46%）[10]。

B 组链球菌感染

10% ～ 30% 的产妇可感染 B 组链球菌并可垂直传播给新生儿[11]。这种微生物可导致孕妇发生感染性并发症（如尿路感染或绒毛膜羊膜炎），更重要的是，它是新生儿感染发病和死亡最常见的原因[11]。孕 35 ～ 37 周进行的细菌检测和预防性抗生素的使用可降低 B 组链球菌的发病率。

孕产妇全身性感染：对麻醉的影响

椎管内麻醉

许多麻醉医师担心对感染的孕产妇进行椎管内穿刺可能会引起出血和导致细菌进入硬膜外腔或蛛网膜下腔进而导致硬膜外脓肿或细菌性脑膜炎。然而，在怀孕期间发生短暂的菌血症是常见的（9.9% 左右）[1]。幸运的是，椎管内麻醉导致的感染性并发症是罕见的[12-13]。

应该基于风险效益评估对发热产妇选择具体麻醉和镇痛技术。分娩镇痛中，硬膜外镇痛优于其他方法，理由如下：

- 镇痛更有效。
- 减轻高危孕妇（如既往有心脏病史）分娩时的应激反应。
- 可作为紧急剖宫产手术时的麻醉选择，从而避免了不必要的全身麻醉。
- 有利于更完善的术后镇痛。

最终的麻醉方案应根据孕产妇的诉求和个体差异综合考虑。可能影响硬膜外镇痛风险效益评估的因素包括：存在可能导致椎管内感染性并发症的危险因素［如糖尿病、人类免疫缺陷病毒（HIV）感染或既往非法静脉注射毒品史］和可能增加全身麻醉风险的情况（如病态肥胖、心血管病史）。

寻找潜在的感染源和评估感染的严重程度是至关重要的临床评价。仅有发热可能会误导医生的判断，因为发热和白细胞增多在围产期并不能用于预测菌血症[10]。血培养不会立即有结果。在实践中，大多数麻醉医师对椎管麻醉的选择是保守谨慎的，当孕产妇高热（温度 > 39℃）或抗生素治疗疗效差（持续性高热或心动过速），他们会避免选择进行椎管内穿刺。孕产妇出现感染性休克及心脏功能衰竭是椎管内麻醉的绝对禁忌证[6]。

预防感染仍然是最好的治疗方法。以下是降低椎管内感染性并发症风险的建议：

- 椎管内穿刺操作过程严格无菌[14]。
- 对高危人群预防性应用抗生素（如感染性发热、有临床证据的菌血症）。这种方法在对败血症大鼠行腰椎穿刺（lumbar puncture，LP）的研究中得到验证[15]。

- 提高椎管内麻醉成功率的方法（例如，使用硬膜外超声波）可能会降低风险，因为硬膜外穿刺困难或者反复穿刺使硬膜外产生血肿的风险增大，潜在地增加感染性并发症的发生率。

- 有研究结果表明，腰-硬联合麻醉（CSE）感染性并发症的发生率更大，因此应避免对高危孕产妇进行 CSE。有一个大的前瞻性研究纳入了 700 000 多例椎管内麻醉病例，其中 CSE 虽然只占 6%，但是相关感染性并发症却占 13% 以上。蛛网膜下腔穿刺或硬膜外穿刺导致的感染风险可累积，联合应用可增加引起细菌性脑脊髓膜炎或硬膜外脓肿风险[12]。

硬膜外脓肿

相对普通外科，产科患者通常更年轻，并发症更少，硬膜外导管放置时间一般 < 24 h。因此，产科硬膜外脓肿的发生率相对较低[12]。

从理论上讲，硬膜外麻醉较蛛网膜下腔麻醉有更大的感染风险。对于感染高危产妇，更粗的硬膜外穿刺针增加了出血的风险，硬膜外出血和硬膜外导管（异物）都增加感染的风险。

发生率 硬膜外脓肿的确切发病率难以统计，各个研究报告显示在 0.2 ～ 3.7/100 000 之间[9]。一个包含 13 项研究涉及 120 万例产妇的 meta 分析显示产科硬膜外脓肿发生率为 0.9/100 000[13]。

临床表现 硬膜外脓肿传统的三大症状中，发热和背痛通常在神经功能异常之前出现，三大症状在同一时间出现是罕见的[12, 16]。大多数症状出现在硬膜外穿刺 2 周内但可以延迟长达 16 周[12]。症状往往是模糊的，尤其是在早期阶段，所以临床医师需要高度警惕。迟发型症状可能会导致延误诊断，因为术后阶段往往是由产科医师管理，而不是对硬膜外脓肿警觉性较高的麻醉医师管理。

诊断 神经影像学检查首选磁共振成像技术。感染的标志物（C 反应蛋白，白细胞增多，红细胞沉降率）有助于诊断，但是是非特异性的。血培养阳性可指导抗生素的使用。

治疗 为保留神经功能，应尽早进行神经外科手术。治疗方法有：减压手术（通常是后路椎板切除），X 线引导下穿刺置管引流，或全身性抗生素的使用[16]。所有的治疗方法都需要长疗程的抗生素治疗。

预后　硬膜外脓肿治疗的转归与治疗前症状的持续时间有关。瘫痪提示预后不良[16]。

细菌性脑膜炎

有病例报告硬膜外麻醉后出现细菌性脑膜炎，但更多病例报告是意外硬脊膜穿破后的蛛网膜下腔麻醉后出现细菌性脑膜炎。

发生率　英国国家统计结果显示，产科蛛网膜下腔麻醉发生脑膜炎的概率为百万分之五（95% 置信区间为 0 ~ 3.5/100 000）[12]。

临床表现　头痛是最常见的临床症状。当患者在椎管内麻醉后出现头痛，临床医生应该有高度的警觉性。鉴别是更常见的术后并发症（即硬膜穿刺后头痛）还是细菌性脑膜炎。脑膜的典型刺激症状（颈项强直、畏光、发热）可能会延迟出现[12]。

诊断　诊断根据临床症状［即发热、心动过速、假性脑膜炎（脑膜刺激三联征、畏光、头痛）、嗜睡］，感染标志物和细菌培养（血液培养，LP）。

治疗　如果没有颅内压增高的迹象（即无新发癫痫、视乳头水肿、意识改变或局灶性神经功能缺损），既往也没有中枢神经系统疾病，则应立即进行败血症防御措施［血液和脑脊液培养（和细胞计数）］。糖皮质激素（地塞米松）和广谱抗生素治疗应尽早开始。如果为了安全，在血培养之前进行 CT 检查，也不应该推迟地塞米松和抗生素的使用[17]。

预后　与蛛网膜下腔麻醉相关的细菌性脑膜炎患者多数完全恢复。然而，也有个别因为诊断和治疗延迟而导致健康孕产妇死亡的病例[12, 18]。

硬膜外非感染性发热

最初的文献报道并未确定分娩镇痛后发生发热是否由于硬膜外镇痛所致，因为要求硬膜外分娩镇痛的孕妇往往存在许多可能导致感染的混杂风险因素（例如，难产时频繁的阴道检查）。随后的随机对照试验证实，硬膜外麻醉是引起产妇发热一个独立的危险因素（高达 33%）[4]。通常在剖宫产硬膜外麻醉后 5 h 发生发热且可能发展很快[4]。

硬膜外导致发热的确切原因尚未明确，据推测，存在几种可能的机制[4, 19]：

- 对体温调节的直接影响。
- 硬膜外相关寒战使产热增加。
- 交感神经的抑制减弱机体的散热能力。下半身出汗受抑制。血管舒张导致血液从中心向外周的重新分配可导致体温下降，随着时间推移体温恢复正常，但此时皮肤血管仍然处于最大限度扩张状态，并可导致热量进一步散发。
- 因分娩疼痛导致呼吸频率加快，但是硬膜外麻醉的镇痛效果可降低呼吸频率，因此通过呼吸气体散发的热量减少。
- 硬膜外腔留置导管引起的全身炎症反应。

硬膜外麻醉相关的发热具有与其他原因导致的发热相同的潜在后果。关于它的诊断、对母亲或新生儿使用抗生素以预防脓毒症都至关重要[3]。

至今尚没有明确有效的关于硬膜外相关发热治疗方法[4]。已有的研究报道的治疗方法要么是无效的（对乙酰氨基酚），要么存在不可接受的副作用（糖皮质激素治疗）。

病例分析

你是产房的住院医师。护士打电话向你报告：26 岁的健康初产妇，孕 38 周，因胎膜早破被送往病房观察。应用缩宫素引产，要求硬膜外分娩镇痛。护士报告产妇体温为 38.8℃，心率为 120 次 / 分。

问题

1. 对于该患者实施硬膜外镇痛，你的关注点是什么？

2. 你还需要了解更多的信息么？

3. 在签署知情同意书时你会告知硬膜外镇痛相关感染性并发症的发生率为多少？

4. 在硬膜外穿刺前，你需要警惕什么？

5. 腰-硬联合麻醉和硬膜外麻醉发生感染的概率一样么？

答案

1. 由于产妇存在高危因素，需高度警惕绒毛膜羊膜炎（如，PROM），并可能发生菌血症。因此需关注：
   - 硬膜外分娩镇痛发生硬膜外脓肿的风险增加。
   - 由于已经存在全身血管张力降低，硬膜外交感神经阻滞可能会导致脓毒症患者的心血管系统功能衰竭。

2. 进一步需要了解包括既往史、体格检查及其他检查，应重点包括以下几个方面：
   - 特别排除引起产妇免疫抑制和椎管内感染的其他因素，包括：
     - 糖尿病
     - HIV
     - 非法静脉注射药物的历史
   - 寻找进一步的证据来支持绒毛膜羊膜炎的临床诊断：
     - 子宫压痛
     - 羊水过多
     - 孕妇白细胞增多 $> 16 \times 10^9/L$
   - 确定产科计划
   - 确定已实施的治疗、时间和疗效，比如：
     - 抗生素
     - 液体复苏
   - 考虑心血管系统功能的辅助评估：
     - 临床评估，包括中心毛细血管回流程度
     - 体位性血压下降的评估
     - 液体复苏的心血管反应
     - 监控每小时尿量
     - 血乳酸检测

   其他注意事项：
   - 潜在的紧急剖宫产，如胎儿胎心率令人放心吗？
   - 与全身麻醉相关的高危风险因素：
     - 气道评估可预测的困难气道
     - 高体重指数（BMI）
   - 产妇的意愿、期望和对风险的态度以及分娩镇痛的替代

方案

3. 所有的产妇，硬膜外脓肿的发生率约为 1/100 000。考虑到该产妇存在高危风险因素，从文献的数据悲观估计硬膜外脓肿的发生率为 1/27 000[9, 13]。细菌性脑膜炎的发生率是 1/28 000[12]。

4. 最后你还应该：
   - 排除心血管系统不稳定性。
   - 确保在硬膜外穿刺之前已进行广谱抗生素的治疗和等待治疗的反应（例如，体温下降，心率降低）。
   - 确保产妇的知情同意。
   - 硬膜外穿刺过程严格无菌。
   - 产后定期复查患者。
   - 由于硬膜外脓肿可能会在出院后数周出现症状，因此要告知患者硬膜外穿刺后潜在的症状并引起重视。如果她有以下症状应立即就医：
     ○ 腰椎压痛或疼痛的增加
     ○ 感觉不适伴发热
     ○ 腿麻木或无力
     ○ 膀胱或肠道功能障碍
   - 加强书面指导[12, 16]。

5. 有证据表明，虽然发病率仍很低，但相较硬膜外麻醉，CSE 可增加感染性并发症的发生率[12]。

参考文献

1. Fernandez-Perez ER, Salman S, Pendem S, Farmer C. Sepsis during pregnancy. *Crit Care Med*. 2005;33(10 suppl):S286-S293.

2. Kuczkowski KM, Reisner LS. Anesthetic management of the parturient with fever and infection. *J Clin Anesth*. 2003;15(6):478-488.

3. Apantaku O, Mulik V. Maternal intra-partum fever. *J Obstet Gynecol*. 2007;27(1):12-15.

4. Segal S. Labor epidural analgesia and maternal fever. *Anesth Analg*. 2010;111:1467-1475.

5. Centre for Maternal and Child Enquiries (CMACE). Saving Mothers' Lives. Reviewing maternal deaths to make motherhood safer: 2006-2008. *Br J Obstet Gynaecol*. 2011;118(suppl 1):1-203.

6. Cooper G, McClure J. Anaesthesia chapter from Saving mothers' lives; reviewing maternal deaths to make pregnancy safer. *Br J Anaesth*. 2008;100(1):17-22.

7. Dellinger R, Levy M, Carlet J, Bion J, Parker M, Jaeschke R. Surviving sepsis campaign: international guidelines for management of severe sepsis and septic shock. *Crit Care Med*. 2008;36(1):296-327.

8. Guinn D, Abel D, Tomlinson M. Early goal directed therapy for sepsis during pregnancy. *Obstet Gynecol Clin North Am.* 2007;34(3):459.

9. Loo CC, Dahlgren G, Irestedt L. Neurological complications in obstetric regional anaesthesia. *Int J Obstet Anesth.* 2000;9(2):99-124.

10. Goodman EJ, DeHorta E, Taguiam JM. Safety of spinal and epidural anesthesia in parturients with chorioamnionitis. *Reg Anesth.* 1996;21(5):436-441.

11. American College of Obstetricians and Gynecologists (ACOG). Prevention of early-onset group B streptococcal disease in newborns. ACOG Committee Opinion No. 485.*Obstet Gynecol.* 2011;117(4): 1019-1027.

12. Royal College of Anaesthetists. Major complications of central neuraxial block in the United Kingdom.*The Third National Audit Project of the Royal College of Anaesthetists*, 2009.

13. Ruppen W, Derry S, McQuay H, Moore A. Incidence of epidural hematoma, infection, and neurologic injury in obstetric patients with epidural analgesia/anesthesia. *Anesthesiology.* 2006;105(2):394–399.

14. Hebl J. The importance and implications of aseptic techniques during regional anesthesia. *Reg Anesth Pain Med.* 2006;31(4):311–323.

15. Carp H, Bailey S. The association between meningitis and dural puncture in bacteremic rats. *Anesthesiology.* 1992;76(5):739-742.

16. Grewal S, Hocking G, Wildsmith J. Epidural abscesses. *Br J Anaesth.* 2006;96(3):292-302.

17. Tunkel AR, Hartman BJ, Kaplan SL, et al. Practice guidelines for the management of bacterial meningitis. *Clin Infect Dis.* 2004;39(9):1267-1284.

18. Baer E. Post-dural puncture bacterial meningitis. *Anesthesiology* 2006;105(2):381-393.

19. Alexander JM. Epidural analgesia for labor pain and its relationship to fever. *Clin Perinatol.* 2005;32(3):777-787.

妊娠栓塞性疾病与羊水栓塞

19

Laura Y. Chang

白云 译 陈新忠 校

章目录

1. 血栓栓塞性疾病 262
2. 羊水栓塞 270
3. 小结 275
4. 病例分析 275

血栓栓塞性疾病

流行病学

与非妊娠状态相比，妊娠期血栓栓塞的风险增加了 4 ～ 5 倍[1]。该风险在产后升高至 20 倍，大约到产后 6 周才会逐渐恢复到非妊娠水平[1-2]。妊娠期大多数血栓栓塞的栓子来源于静脉。妊娠至分娩期间静脉血栓栓塞（venous thromboembolism，VTE）的平均发生率为 5/10 000 ～ 12/10 000[1]。由 VTE 导致的妊娠期死亡率为 1.1/100 000，约占所有孕产妇死亡率的 10%[3]。

静脉血栓栓塞的类型

妊娠期静脉血栓栓塞通常表现为肺栓塞或深静脉血栓（deep venous thrombosis，DVT）。DVT 占全部血栓栓塞病例的 80%，而肺栓塞则占剩余的 20%[4]。

肺栓塞

肺栓塞（PE）是发达国家导致孕产妇直接死亡的主要原因，占妊娠相关死亡的 20%[3]。妊娠期 PE 的发生率为 0.01%～0.05%，并且产后发生的风险更大，43%～60% 妊娠相关的肺栓塞发生在产后 4～6 周。剖宫产术后 PE 的发生率比阴道分娩后 PE 的发生率高出 2.5～20 倍，致死性 PE 的发生率高出 10 倍[2]。

深静脉血栓形成

妊娠时 DVT 的发生率占所有妊娠的 0.02%～0.36%。一项 meta 分析表明，三分之二的 DVT 发生在产前以及孕期的各个时段[5]。妊娠相关的 DVT 85% 以上发生在左侧。这种好发于左腿的机制可能与右髂总动脉和妊娠子宫对左髂总静脉的压迫有关（图 19-1）[1]。

盆腔静脉血栓形成

单发的盆腔静脉血栓形成（pelvic vein thrombosis，PVT）在妊娠期更常见。一项多中心前瞻性研究结果显示，11%（6/53）的孕期或产后发生 DVT 的妇女为单发 PVT，而非妊娠患者的单发 PVT 的发生率仅占 1%（17/5451）[1]。卵巢静脉血栓形成是一种

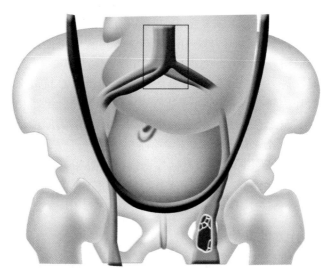

图 19-1　左下肢深静脉血栓好发机制可能与右侧髂总动脉和妊娠子宫压迫左髂总静脉有关（From Bourjeily G，Paidas M，Khalil H.1，with permission.）

感染性 PVT，其发生率在阴道分娩的产妇中不到 0.05%，而在剖宫产产妇可高达 1% ～ 2%。90% 的 PVT 在产后 10 天内即发生，但也可以延长至产后 10 周内发生。症状包括抗生素无效的发热（80%）、盆腔疼痛（66%）和可触及的腹部包块（46%）[6]。

浅静脉血栓形成

在怀孕期间偶尔会发生累及下肢的浅静脉血栓形成（superficial vein thrombosis，SVT）。一项回顾性研究认为围产期 SVT 的发生率约为 47/72 000，大多数发生在产后初期。肢体远端 SVT 的治疗包括压迫和镇痛。然而，近端 SVT 会增加深静脉扩张的风险，可能需要抗凝治疗[7]。

静脉血栓栓塞的病因

Virchow 三要素

Virchow 三要素（血液淤滞、血管损伤和高凝状态）在妊娠期和产后都存在。

血液淤滞 静脉淤血从妊娠早期开始，并在妊娠 36 周达到峰值。增大的子宫压迫盆腔静脉以及孕酮水平增高可使静脉扩张而加剧血液淤滞。妊娠 25 ～ 29 周，下肢静脉血流速度减少约 50%，并且至产后 6 周左右才恢复至非孕时的血液流速。

血管损伤 经阴道分娩和剖宫产手术过程中可能发生盆腔静脉的局部损伤。胎盘的分离也可导致血管损伤。

高凝状态 蛋白 S 的抗凝血活性降低和蛋白 C 抗凝血活性的增强。凝血因子包括凝血因子 V、Ⅶ、Ⅸ、Ⅹ 和纤维蛋白原的水平升高导致凝血酶的水平增加。此外，组织纤溶酶原激活物的活性降低导致纤溶减少降低了血栓溶解能力[1]。

血栓病与妊娠期间静脉血栓栓塞的高风险相关。大约 50% 的妊娠期静脉血栓栓塞与遗传性或获得性血栓病有关[2]。血栓栓塞的发生率和相对风险取决于血栓病的类型（表 19-1）。

静脉血栓栓塞的其他风险

除了血栓形成的 Virchow 三要素以外，识别其他的危险因素有助于更好地评估及预防血栓形成（表 19-2）。

表 19-1　静脉血栓形成的相对危险度取决于血栓病的类型 [a]

易栓状态	静脉血栓形成的相对危险度
正常	1
高同型半胱氨酸血症，纯合子	2 ～ 4
凝血酶原基因突变，杂合子	3
口服避孕药（OCP）	4
抗凝血酶Ⅲ缺乏，杂合子	5
蛋白 S 缺陷，杂合子	6
蛋白 C 缺失，杂合子	7
Leiden 因子 V，杂合子	5 ～ 7
Leiden 因子 V，杂合子，同时 OCP	30 ～ 35
Leiden 因子 V，纯合子	80
Leiden 因子 V，纯合子，同时 OCP	＞ 100
凝血酶原基因突变，杂合子同时 OCP	16
高同型半胱氨酸血症，杂合子加上 Leiden 因子 V，杂合子	20

[a] Data from University of Illinois，Urbana/Champaign，Carle Cancer Center，Hematology Resources，Patient Resources，Factor V Leiden. http://www.med.illinois.edu/hematology/PtFacV2.htm

表 19-2　妊娠期静脉血栓栓塞的危险因素 [a, b]

危险因素	优势比（OR）
已存在静脉血栓栓塞	24.8
肥胖（体重指数 BMI ＞ 30）	2.65 ～ 5.3
年龄＞ 35 岁	1.3
产次	1.5 ～ 4.03
吸烟	2.7
辅助生殖技术受孕	4.3
子痫前期	2.9
缺乏活动	7.7 ～ 10.3
多胎妊娠	1.8 ～ 2.6
剖宫产手术	3.6
产后出血	9
产后感染	4.1

[a] 调整优势比与没有危险因素的妇女比较。
[b] Adapted from Gray G, Nelson-Piercy C [44]

静脉血栓栓塞诊断

临床表现

深静脉血栓的最常见的临床症状为腿部的疼痛和压痛，主要发生在左腿。其他的临床症状包括大腿肿胀、红斑、小腿浅静脉曲张和被动背屈大腿引起的小腿疼痛（Homans 征阳性）。由于妊娠期肺栓塞的准确临床诊断存在一定困难（由于妊娠期的生理变化和肺栓塞二者的体征和症状有重叠），因此排除患者的相关症状是一个重要的诊断方法。肺栓塞的症状包括呼吸困难（62%）、胸膜炎性胸痛（55%）、伴或不伴咯血的咳嗽（24%）以及出汗（18%）。其他临床症状包括心动过速、呼吸急促、低氧血症、气喘、呼吸音减低或发热。当右心功能衰竭时，可听到第二心音增强。大面积肺栓塞（定义为 50% 以上的肺循环梗阻）可能出现低血压、晕厥或心血管虚脱[2]。

诊断方法

妊娠期肺栓塞的诊断既要及时和准确，又要最大限度地减少胎儿暴露于电离辐射的时间。当怀疑有肺栓塞时，即使是妊娠状态也应该选择使用最合适的影像学检查进行诊断，因为对母亲和胎儿来说，肺栓塞病死率的很高[2]（图 19-2）。

以下的检查方法可能有帮助：

- 加压超声。这是疑似肺栓塞患者和深静脉血栓栓塞（DVT）阳性体征患者的首选检查方法，因为它避免了产妇暴露于辐射。
- 胸部 X 线平片检查。没有 DVT 阳性体征的患者，可用于排除其他（气胸、胸膜炎等）诊断并能进一步建立排他性诊断[2]。
- 通气灌注扫描。在进行正常胸片的检查中，建议同时进行通气灌注扫描。静脉注射用锝标记的白蛋白，随后在肺毛细血管床中被捕获，用于描绘肺血流量的分布。该灌注扫描与通气扫描耦合以增强特异性。在一项研究通气灌注扫描在肺栓塞诊断中用途的一项大型前瞻性多中心临床试验中，他们发现，临床评估和通气灌注扫描的结合提高了诊断的准确性[8]。
- 计算机断层扫描与肺血管造影（即：肺血管造影 CT）。这

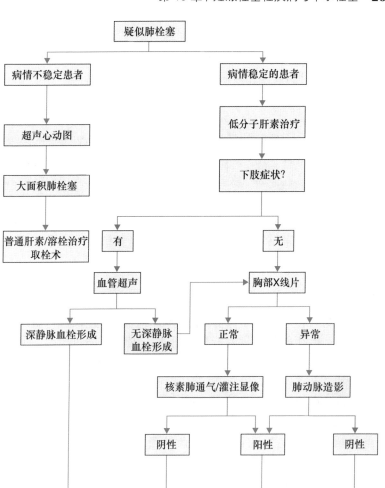

图 19-2　妊娠期肺栓塞的诊断与治疗（From Gray G，Nelson-Piercy C，44 with permission.）

是用在非诊断性通气灌注扫描的设置。

- D-二聚体。当用于排除非妊娠人群中的 PE 时，D-二聚体具有很高的阴性预测值[9]。然而，D-二聚体在妊娠期间逐渐增加，并在产后立即下降，于产后 6 周恢复到基线水平。因此，D-二聚体不推荐用于妊娠时肺栓塞的排除[10]。

血栓预防和治疗

妊娠期和围产期血栓的患病率和严重性需要特别注意，包括急性血栓事件时的处理和对血栓高危患者的预防[4]。

血栓预防

没有进行血栓预防的妊娠患者静脉血栓栓塞（VTE）的复发率高于非妊娠患者（10.9% *vs.* 3.7%）[4]。一些国际组织如美国胸内科医师学会最近公布了关于在妊娠期间使用抗栓药物治疗静脉血栓栓塞（VTE）的指南[8]。推荐曾经发生过静脉血栓栓塞或有血栓形成病史的患者在怀孕期间进行预防性抗凝治疗[4]。然而，对于大多数产妇来讲，使用肝素或低分子肝素抗凝治疗导致出血并发症的风险（2%）大于其产生的益处[5]。

治疗

妊娠期间和产后发生深静脉血栓或肺栓塞者建议进行抗凝治疗。肝素，包括普通肝素或低分子肝素，因为不通过胎盘，是妊娠期间可以选择的抗凝药物。华法林可以通过胎盘，被认为具有致畸作用。

深静脉血栓形成　目前对于妊娠期间急性深静脉血栓的治疗方法是用普通肝素（UFH）或低分子量肝素（LMWH）。UFH 的优点包括半衰期更短和可用硫酸鱼精蛋白拮抗。LMWH 的优点是其更可预测的量效关系，更少的出血概率，肝素引起的骨质疏松症和血小板减少症的风险低[1]。通常不需要调整剂量，并且不需要进行抗 Xa 检测。因为普通肝素和低分子量肝素通过肾和肝代谢，所以建议对肾功能或肝功能不全的患者采取额外的预防措施。目前的指南推荐使用低分子肝素取代普通肝素用于妊娠和产后抗凝[8]。

肺栓塞　急性期治疗包括迅速静脉注射肝素进行抗凝治疗，循环支持和提供充足的氧合。因为三分之二的肺栓塞表现为在 30 min 内的急性病程，如果患者有很典型的肺栓塞临床表现，则应在进行诊断之前开始抗凝治疗[2]。首先静脉注射负荷剂量 110 ~ 120 U/kg 的肝素，然后静脉连续输注 15 ~ 25 U/（kg·h），将活化部分凝血活酶时间（PTT）维持在正常值的两倍。如果患者在急性治疗期间需要分娩，则完全停止抗凝，一旦进入产程活跃期或准备剖宫产手术时，可用鱼精蛋白拮抗[2]。

有持续抗凝治疗的禁忌者，考虑放置下腔静脉滤器。对于妊娠期或产后患者，过滤器应放置在肾静脉开口以上的腔静脉位置，而不是标准的下腔静脉最下肾静脉开口以下的位置，因为左卵巢静脉汇入到左肾静脉。

溶栓治疗在妊娠期间应相对禁忌。因为有出血的风险，分娩时和产后近期应该避免进行溶栓治疗。然而，对于大面积肺栓塞和血流动力学不稳定的患者，这种治疗方法是恰当的，并且能挽救生命。现已报道的，在孕妇中成功溶栓的药物有尿激酶、链激酶和组织型纤溶酶原激活剂[11]。

当溶栓治疗是禁忌并且肺栓塞危及生命时，应进行手术取栓。

麻醉管理

抗凝治疗的患者在分娩时存在出血的风险。对计划实行区域麻醉分娩患者的抗凝治疗需要在麻醉要求与患者病情需要之间进行权衡以尽量减少风险。理想地，在预产期、引产或剖宫产前至少 1 ～ 2 周将预防性低分子肝素转换为 5000 ～ 7500 U 的普通肝素。通常在患者规律宫缩开始时尽量避免继续应用肝素抗凝。分娩时，应进行血栓弹力图检测[3]。

美国区域麻醉和疼痛医学学会指南推荐[12]：

- 最后一次预防性用药 12 h 后或治疗剂量的低分子肝素 24 h 后［依诺肝素每 12 h 1 mg/kg 或依诺肝素 1.5 mg/（kg·d）］才可行椎管内麻醉。
- 接受肝素治疗超过 4 天的患者在行椎管内阻滞和椎管内导管拔管时应评估血小板计数以排除是否存在肝素诱导的血小板减少症。
- 在最后一次使用肝素 2 ～ 4 h 后并评估患者的凝血状态后才可拔除留置的硬膜外导管，导管拔除 1 h 后可再次给予肝素治疗。
- 术后监测患者以早期发现运动阻滞，考虑使用最低浓度的局麻药以提高椎管内血肿的早期检测。
- 在椎管内麻醉前 6 h 停用静脉注射肝素，并在进行阻滞之前确认 PTT 正常。如果急诊行剖宫产手术患者 PTT 不在正常范围内时，首选全身麻醉[2]。

羊水栓塞

羊水栓塞（amniotic fluid embolism，AFE）是一种孕产妇病死率极高的罕见疾病。

机制

栓塞

起初，AFE 被认为是羊水对母体肺循环的机械阻塞引起的。然而，缺乏肺血管阻塞的病理证据、临床表现的高度变异性、在动物模型中不能模拟疾病的发病过程等表明对循环的机械性阻塞不再是 AFE 的主要机制[13]。

免疫学机制

Hammerschmidt 等发现羊水可激活补体，导致肺萎缩的发生[14]。1993 年，Benson 认为 AFE 可能是由于胎儿组织进入母体循环引起过敏反应的结果，然而随后的研究并不支持这一假设[13]。另一个假设是，羊水进入循环导致炎症介质的激活，这些介质包括组胺、缓激肽、内皮素和白三烯可引起生理紊乱为特征的综合征。然而，由于AFE 的发病率低，证据主要来自于个案报道、尸检和非对照病例。

发病率

根据最近的大规模人口研究[15-17]，AFE 的发病率，包括致命和非致命的羊水栓塞，英国为 1.8/10 000[17] 而美国为 7.7/10 000[2]。然而，AFE 准确的发病率很难确定，可能存在漏报非致命病例或过度诊断，因为 AFE 的诊断是排除性的[18]。

在发达国家，与 AFE 相关的产妇的死亡率为 0.5 ～ 1.7/100 000，在发展中国家为 1.8 ～ 5.9/100 000。目前，AFE 占发达国家中所有孕产妇死亡的 5% ～ 15%，是美国孕产妇死亡的主要原因[19, 21]。在AFE 病例中，产妇死亡率从 1979 年的 86% 降至 1988—1994 年的61%[22]，最近的研究报告为 13% ～ 44%。这可能是与报道的改进、对疾病的定义修正或治疗水平提高有关[18]。

危险因素

基于人群的回顾性队列研究[15-16]，在控制混杂变量的影响后研究了 AFE 和潜在危险因素之间的独立关联（表 19-3）。研究发现 35 岁及以上的产妇、剖宫产、产钳辅助和真空辅助阴道分娩、前置胎盘、胎盘早剥、子痫和胎儿窘迫与 AFE 具有临床相关性。研究中认为产妇年龄小于 20 岁和难产是 AFE 的保护性的因素。

症状和体征

大多数羊水栓塞发生于分娩过程中或经阴道分娩或剖宫产后短时间内[18]。

前驱症状

英国关于产妇死亡的报告指出，17 名发生 AFE 的产妇中有 11 名出现下列一些或全部症状：呼吸困难、胸痛、发冷、头痛、不适感、烦躁不安、手指针刺样的感觉、恶心和呕吐。这些症状的发生到出现心血管虚脱之间的时间从立即出现到超过 4 h 不等[23]。

表 19-3　羊水栓塞的临床易感因素[a]

产妇	产妇年龄 ≥ 35 岁
	子痫前期 / 子痫
	糖尿病
新生儿	巨大儿
	胎儿窘迫
妊娠相关	剖宫产手术
	引产
	钳刮术
	真空吸引术
	前置胎盘
	胎盘早剥
	绒毛膜羊膜炎
	胎膜早破
	羊水过多
	宫颈裂伤

[a] Data from Lewis G.[23]

临床表现

AFE 的症状和体征因情况而异。它们可以单独或多个同时发生，严重程度可以各有不同（表 19-4）[24]。AFE 的典型临床表现包括伴有严重低血压或呼吸心搏骤停的急性心血管衰竭、肺水肿、急性呼吸困难、发绀、抽搐伴或不伴胎儿窘迫。

凝血功能障碍

AFE 引起弥散性血管内凝血（disseminated intravascular coagulation, DIC）的确切机制仍不清楚。目前的推测是，羊水中组织因子与因子Ⅶ结合激活外源性凝血途径，从而触发凝血因子Ⅸ和Ⅹ，随后发展为消耗性凝血疾病[25]。凝血功能异常可以在最初的几个小时内发生。到底是由于消耗性凝血疾病还是大量纤维蛋白溶解仍具有争议。然而，使用血栓弹力图分析研究没有发现纤维蛋白溶解的证据，这表明 AFE 中出血的主要原因是大量凝血因子消耗[26]。

诊断

在最初的一例 AFE 患者的母体肺循环中发现大量的胎儿组织，这导致人们认为在母体循环中发现任何胎儿组织即可诊断

表 19-4　羊水栓塞的症状和体征 [a]

低血压
肺水肿 / 急性呼吸窘迫综合征
心肺骤停
急性呼吸困难
发绀
凝血功能障碍
抽搐
烦躁不安
胎儿窘迫
突发心动过速
脉搏氧饱和度突然无法测出
气管插管时呼气末二氧化碳消失

[a] Used with permission from Dean LS, Rogers RP, Harley RA, et al [24]

AFE。有许多报告称从被诊断患有 AFE 的患者的肺动脉导管吸出羊水碎片[27-28]。相反，21% ～ 100% 没有发生 AFE 的妊娠妇女的循环中也发现了胎儿组织[29-30]。AFE 的诊断仍然是一种排他性诊断。

实验室检查

尽管没有一项可靠的检查方法可以用于疑似患者中确诊 AFE，但是已经有一些检查能进一步加强 AFE 的诊断，它们包括：

- 锌粪卟啉（Zn-CPI）：是胎粪的组成成分。在 4 名 AFE 患者中，均发现其增加，但在没有被诊断为 AFE 的 50 个对照病例中仅有 1 例锌粪卟啉增加[31]。
- STN 抗原（神经氨酸 -N- 乙酰氨基半乳糖抗原，一种存在于胎粪和羊水中的胎儿抗原）：血清浓度大于 50 U/ml 为阳性，灵敏度达 78% ～ 100%，特异性高达 97% ～ 99%[32]。
- 血清类胰蛋白酶（肥大细胞脱颗粒的标记物）：这种标记物目前还存在争议，因为这种标记在一些研究中已经证实存在[33]，但在另一些研究中没有发现类胰蛋白酶的存在[34]。
- 补体因子 C3 和 C4 补体的血清水平降低可用于诊断 AFE，其敏感性在 88% ～ 100%，特异性为 100%[32]。

放射检查

AFE 的主要影像学表现是双肺弥漫性浸润影，但与其他原因引起的急性肺水肿无法区分[29]。

经食管超声心动图

在 AFE 的早期阶段，经食管超声心动图（transesophageal echocardiography，TEE）提示有严重的肺血管收缩和右心室扩张导致的急性右心室衰竭。AFE 的晚期可能出现继发于心肌缺血的左心室衰竭[35]。

麻醉管理

麻醉管理的主要目标是维持氧合、循环支持和纠正凝血功能障碍。

心肺复苏

当母体心脏骤停时，应立即开始心肺复苏并将子宫左移。妊娠子宫会干扰产妇血流动力学，当发生心搏呼吸骤停时，无论孕周如何，应在 5 min 内行剖宫产术娩出新生儿。这样增加了新生儿神经功能恢复的机会和提高了母体的存活率。胎儿的生存率有赖于产妇的生存率[36]。

监测

对疑似 AFE 的患者的监测应包括连续心电图监测（以检测和治疗心律失常）、脉搏血氧饱和度监测，有创的连续动脉血压监测，以及有条件的可放置肺动脉导管监测肺动脉压。必要的中心静脉通路用于输注液体和血液制品。TEE 也有助于指导容量复苏和评估心脏收缩力。

实验室检查

初始实验室数据应包括全血血小板计数，血型和交叉配血试验，动脉血气和电解质。还应检测凝血功能，包括凝血酶原时间、PTT、纤维蛋白降解产物、D- 二聚体和抗凝血酶 III 水平。

输血

成分输血是纠正 AFE 相关的凝血功能障碍的一线治疗方法。因为 DIC 常与严重的出血有关，因此首先应输注浓缩红细胞。通过输注新鲜冷冻血浆，血小板和（或）冷沉淀对症治疗相关的凝血功能异常。冷沉淀物含有纤维粘连蛋白，其可以帮助清除细胞和颗粒物质，例如通过单核细胞或巨噬细胞系统将血液中的羊水物质清除。

重组活化凝血因子 VII a 曾被用于治疗 AFE 患者发生严重 DIC 时常规血液制品的替代治疗。然而，最近的病例报告显示其可能会使患者预后不良[37]。

一些不常用的治疗方法包括使用抑肽酶治疗 DIC[38]，用于控制严重产后出血的子宫动脉栓塞术[39]，体外循环和肺动脉血栓清除术[40]和连续血液透析以从母体血液循环中清除羊水物质[41]。

当子宫出血无法控制，可能考虑子宫切除以控制出血。

结局或并发症

母体

产妇死亡主要是由于羊水栓塞引起心脏骤停，凝血功能障碍导致大出血，或发展为急性呼吸窘迫综合征和（或）多系统脏器功能衰竭[22]。虽然 AFE 的死亡率下降，但幸存者中仍有明显的并发症发生。在 48 名英国幸存者中，4 名有神经损伤，2 名发生血栓栓塞，1 名有肾衰竭并发症，另一名患有败血症[42]。在 Clark等的研究中[22]，幸存者中，61% 的妇女存在持续的神经功能损伤。在英国的一项研究中[20]，31 名存活的妇女中，6% 有永久的神经损伤。通过多学科团队合作，进行早期诊断和及时、积极治疗可以改善 AFE 患者的预后[43]。

胎儿

胎儿的发病率和死亡率也非常显著。分娩前发生 AFE，新生儿死亡率为 10%[44]。在英国注册登记中心，15 名死于 AFE 的产妇中，其中有 11 名新生儿死亡。在已知新生儿结局的 31 名幸存产妇中，9 名新生儿死亡或遭受严重损伤[21]。在 Clark 等在美国国家注册登记中心报告[22]，50% 的存活婴儿存在持续性神经功能损伤。英国的注册登记中心的数据报告[20]，33 例存活的婴儿中有18% 发生缺氧缺血性脑病，6% 发生脑瘫。

小结

大多数现有的关于 AFE 的文献主要基于病案报告或病例分析。尽管在过去几十年中对 AFE 的认识已经有所提高，但它仍然与很高的产妇死亡率和围产期死亡率相关。临床早期发现羊水栓塞并积极治疗可以提高母体和胎儿的存活率。

病例分析

38 岁初产妇，妊娠 41 周，因为择期引产过程中发现胎心监护异常而选择剖宫产术。除了妊娠期糖尿病病史控制饮食外，其他方面正常。分娩过程实施硬膜外分娩镇痛，留置有硬膜外导管。

给予 18 ml 2% 利多卡因与肾上腺素混合液和 100 μg 芬太尼用于手术麻醉，麻醉平面在 T_4 水平。剖宫产手术正常进行并娩出一个男婴，阿普加评分（Apgar score）是 8 分。

在胎盘娩出后不久，产妇开始主诉头晕。随即失去意识并开始抽搐。SpO_2 下降至 78%，紧接着测量血压为 60/38 mmHg。

问题

1. 鉴别诊断是什么？

2. 首先应做什么？

3. 其他监测有什么？

4. 产科医生发现子宫出血难以控制，此时患者静脉注射的部位有渗血。如何解释这种临床现象，下一步应如何做？

答案

1. 在剖宫产过程中心血管性虚脱和（或）抽搐的鉴别诊断包括羊水栓塞、空气栓塞、血栓性肺栓塞、局麻药中毒反应、全脊麻、子痫、脓毒血症休克、急性心肌梗死、心肌病、过敏反应、吸入性肺炎和脑出血。AFE 的诊断是排除性的诊断，但在这种情况下应及早考虑，因为对 AFE 的早期诊断和迅速、积极的治疗可以改善母体和胎儿的预后[42]。

2. 首先应维持氧合功能，保证通气和循环支持。下面的流程图描绘了 AFE 管理的临床流程（图 19-3）[24]。

3. 开通静脉通路，包括大的外周血管以及中心静脉，用于输注升压药和监测中心静脉压。进行有创的连续动脉血压监测并方便随时抽血。如果可以的话，早期行 TEE 检查，发现肺动脉高压，同时右心室扩张导致室间隔左移进而引起左心室减小可以协助诊断[35]。TEE 还用于指导复苏工作。

4. 应根据 DIC 的临床表现和实验室检查输注不同的血制品。因为 DIC 常常与严重出血相关，所以首先输注浓缩红细胞。其他特定的实验室凝血功能异常通过输注新鲜冷冻血浆、

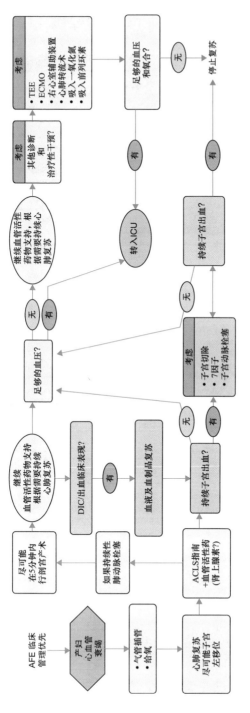

图 19-3　AFE 临床诊疗流程图（From Dean LS，Rogers RP，Harley RA，et al [24] with permission.）

冷沉淀和血小板进行纠正治疗。血液回收和重组因子例如因子Ⅶ可以用于对常规血液制品治疗无效的严重 DIC[37]。如果子宫出血难以控制，需要切除子宫以控制出血。

参考文献

1. Bourjeily G, Paidas M, Khalil H. Pulmonary embolism in pregnancy. *Lancet*. 2010;375:500-512.

2. Brown HL, Hiett AK. Deep vein thrombosis and pulmonary embolism in pregnancy: diagnosis, complications and management. *Clin Obstet Gynecol*. 2010;53:345-359.

3. James AH. Prevention and management of venous thromboembolism in pregnancy. *Am J Med*. 2007; 120:S26-S34.

4. James A. Practice bulletin no. 123: thromboembolism in pregnancy. *Obstet Gynecol*. 2011;118(3): 718-729.

5. Benedetto C, Marozio L, Tavella AM, et al. Coagulation disorders in pregnancy: acquired and inherited thrombophilias. *Ann N Y Acad Sci*. 2010;1205:106-117.

6. Klima DA, Snyder TE. Postpartum ovarian vein thrombosis. *Obstet Gynecol*. 2008;111:431-435.

7. Kupelian AS, Huda MS. Pregnancy, thrombophlebitis and thromboembolism: what every obstetrician should know. *Arch Gynecol Obstet*. 2007;275:215-217.

8. Bates SM, Greer IA, Pabinger I, et al. Venous thromboembolism, thrombophilia antithrombotic therapy, and pregnancy: American College of Chest Physicians Evidence-Based Clinical Practice Guideline (8th ed.) *Chest*. 2008;133:844S-886S.

9. Mavromatis BH, Kessler CM. D-Dimer testing: the role of the clinical laboratory in the diagnosis of pulmonary embolism. *J Clin Pathol*. 2001;54:664-668.

10. Duran-Menduciti A, Sodickson A. Imaging evaluation of the pregnant patient with suspected pulmonary embolism. *Int J Obstet Anesth*. 2011;20:51-59.

11. Harris T, Meek S. When should we thrombolyse patients with pulmonary embolism? A systematic review of the literature. *Emerg Med J*. 2005;22:766-771.

12. Horlocker TT, Wedel DJ, Rowlingson JC. Regional anesthesia in the patient receiving antithrombotic or thrombolytic therapy: American Society of Regional Anesthesia and Pain Medicine Evidence-Based Guidelines. *Regl Anesth Pain Med*. 2010;35:64-101.

13. Benson MD. A hypothesis regarding complement activation and amniotic fluid embolism. *Med Hypotheses*. 2007;68(5):1019-1025.

14. Hammerschmidt DE, Ogburn PL, Williams JE. Amniotic fluid activates complement—a role in amniotic fluid embolism syndrome? *J Lab Clin Med*. 1984;104:901-907.

15. Kramer MS, Rouleau J, Baskett TF, Joseph KS. Maternal health study group of the Canadian perinatal surveillance system: amniotic-fluid embolism and medical induction of labour: a retrospective, population-based cohort study. *Lancet*. 2006;368:1444-1448.

16. Abenhaim HA, Azoulay L, Kramer MS, et al. Incidence and risk factors of amniotic fluid embolisms: a population-based study on 3 million births in the united states. *Am J Obstet Gynecol*. 2008;199:49.

17. Knight M. Amniotic fluid embolism: active surveillance versus retrospective database review. *Am J Obstet Gynecol*. 2008;9:199.

18. Conde-Agudelo A, Romero R. Amniotic fluid embolism: an evidence-based review. *Am J Obstet Gynecol*. 2009:201(5).

19. Berg CJ, Callaghan WM, Syverson C, Henderson Z. Pregnancy-related mortality in the United States, 1998 to 2005. *Obstet Gynecol*. 2010;116(6):1302-1309.

20. Tuffnell DJ. United Kingdom amniotic fluid embolism register. *Br J Obstet Gynecol*. 2005;112(12): 1625-1629.

21. Oi H, Naruse K, Noguchi T, et al. Fatal factors of clinical manifestations and laboratory testing in patients with amniotic fluid embolism. *Gynecol Obstet Invest*. 2010;70(2):138-144.

22. Clark SL, Hankins GD, Dudley DA, et al. Amniotic fluid embolism: analysis of the national registry. *Am J Obstet Gynecol*. 1995;158:1167.

23. Lewis G. The confidential enquiry into maternal and child health (CEMACH). Saving mothers' lives: reviewing maternal deaths to make motherhood safer—2002-2005. CEMACH 2007.

24. Dean LS, Rogers RP, Harley RA, et al. Case scenario: amniotic fluid embolism. *Anesthesiology*. 2012;116:186-191.

25. Uszyński M, Zekanowska E, Uszyński W, et al. Tissue factor (TF) and tissue factor pathway inhibitor (TFPI) in amniotic fluid and blood plasma: implications for the mechanism of amniotic fluid embolism. *Eur J Obstet Gynecol Reprod Biol*. 2001;95:163-166.

26. Harnett MJ, Hepner DL, Datta S, et al. Effect of amniotic fluid on coagulation and platelet function in pregnancy: an evaluation using thromboelastography. *Anaesthesia*. 2005;60:1068-1072.

27. Duff P, Engelsgjerd B, Zingery LW, et al. Hemodynamic observations in a patient with intrapartum amniotic fluid embolism. *Am J Obstet Gynecol*. 1983;146:112-115.

28. Kuhlman K, Hidvegi D, Tamura RK, et al. Is amniotic fluid material in the central circulation of peripartum patients pathologic? *Am J Perinatol*. 1985;2(4):295-299.

29. Mulder JI. Amniotic fluid embolism: an overview and case report. *Am J Obstet Gynecol*. 1985;152(4):430-435.

30. Lee W, Ginsburg KA, Cotton DB, et al. Squamous and trophoblastic cells in the maternal pulmonary circulation identified by invasive hemodynamic monitoring during the peripartum period. *Am J Obstet Gynecol*. 1986;155:999-1001.

31. Kanayama N, Yamazaki T, Naruse H, et al. Determining zinc coproporphyrin in maternal plasma—a new method for diagnosing amniotic fluid embolism. *Clin Chem*. 1992;38:526-529.

32. Benson MD, Kobayashi H, Silver RK, et al. Immunologic studies in presumed amniotic fluid embolism. *Obstet Gynecol*. 2001;97:510-514.

33. Nishio H, Matsui K, Miyazaki T, et al. A fatal case of amniotic fluid embolism with elevation of serum mast cell tryptase. *Foren Sci Int*. 2002;126:53-56.

34. Marcus BJ, Collins KA, Harley RA. Ancillary studies in amniotic fluid embolism: a case report and review of the literature. *Am J Foren Med Pathol*. 2005;26:92-95.

35. James CF, Feinglass NG, Menke DM, et al. Massive amniotic fluid embolism: diagnosis aided by emergency transesophageal echocardiography. *Int J Obstet Anesth*. 2004;13:279-283.

36. Vanden Hoek TL, Morrison LJ, Shuster M, et al. 2010 American Heart Association Guidelines for Cardiopulmonary Resuscitation and Emergency Cardiovascular Care Science. *Circulation*. 2010;122:5829-5861.

37. Prosper SC, Goudge CS, Lupo VR. Recombinant factor VIIa to successfully manage disseminated intravascular coagulation from amniotic fluid embolism. *Obstet Gynecol*. 2007;109:524-525.

38. Stroup J, Haraway D, Beal JM. Aprotinin in the management of coagulopathy associated with amniotic fluid embolus. *Pharmacotherapy*. 2006;26:689-693.

39. Goldszmidt E, Davies S. Two cases of hemorrhage secondary to amniotic fluid embolus managed with uterine artery embolization. *Can J Anaesth*. 2003;50:917-921.

40. Esposito RA, Grossi EA, Coppa G, et al. Successful treatment of postpartum shock caused by amniotic fluid embolism with cardiopulmonary bypass and pulmonary artery thromboembolectomy. *Am J Obst. Gynecol*. 1990;163:572-574.

41. Kaneko Y, Ogihara T, Tajima H, et al. Continuous hemodiafiltration for disseminated intravascular coagulation and shock due to amniotic fluid embolism: report of a dramatic response. *Intern Med*. 2001;40:945-947.

42. Knight M, Tuffnell D, Brocklehurst P, et al. Incidence and risk factors for amniotic-fluid embolism. *Obstet Gynecol*. 2010;115(5):910-917.

43. Tuffnell DJ. Amniotic fluid embolism. *Curr Opin Obstet Gynecol*. 2003;15;119-122.

44. Gray G, Nelson-Piercy C. Thromboembolic disorders in obstetrics. *Best Pract Res Clin Obstet Gynaecol*. 2012;26:53-64.

产科出血的管理

20

Ruth Landau, Christopher G. Ciliberto, and Pascal H. Vuilleumier

白 云 译 陈新忠 校

章目录

1. 引言	280
2. 产后出血和严重产科出血的定义和分类	281
3. 流行病学和危险因素	282
4. 可预见和意外产科出血的药物管理	292
5. 麻醉注意事项	299
6. 小结	301

引言

产后出血（postpartum hemorrhage，PPH）仍然是目前全世界范围内产妇发病和死亡的主要原因。流行病学研究显示，由于子宫收缩乏力和胎盘植入的病例增加，在过去的十年中 PPH 的发生率和严重程度越来越高。PPH 的管理需要迅速和有效的多学科干预，以改善子宫收缩力；提供充足的液体及血液制品，以保证血流动力学稳定，以及决定是否需要进一步的治疗，例如介入放射学治疗或手术。PPH 的优化管理需要所有团队成员之间充分沟通（护士、助产士、产科医生、麻醉医生、血液科医生 / 血库、外科医生、介入放射科医生和重症监护治疗病房工作人员）。应当制定并严格执行合适的处理流程、配备完整的救治团队、制定应用血液制品、纤维蛋白原、凝血因子Ⅶ（rFⅦa）、氨甲环酸、自体血回输装置和其他保守操作（Bakri 球囊，B-Lynch 手术，介入放射学治疗）的规范，以减少子宫切除术和大量输血的发生。应详细记录临床救治过程、及时讨论并评估救治流程的合理性、成功率。

在过去 5 至 8 年中，国家机构和组织制定了若干实践指南和建议，以协助临床医生预防和治疗 PPH，其中包括 2006 年美国妇产科学会（ACOG）的实践公告[1]、2006 年国际助产士联合会及国际妇产科联合会（FIGO）倡议[2]、2009 年加拿大妇产科学会（SOGC）临床实践指南[3]、2010 年加利福尼亚孕产妇质量关怀协作（CMQCC）指南[4]、2011 年皇家妇产科学院（RCOG）指南[5]和 2012 年最新的世界卫生组织（WHO）建议[6]。

本章的目的是介绍最新的知识更新，以改善对可预见及不可预见的产科出血的管理，并防止母亲及其婴儿严重的不良预后。

产后出血和严重产科出血的定义和分类

临床上估算分娩过程中的失血量通常是不准确的，失血量往往被低估，并且羊水可能作为混杂因素而存在。重要的是要记住，健康的妇女不会在大量的失血发生之前出现任何症状。换言之，当发现明显的产科出血时，患者可能已经失去了其循环血量的 10% 至 15%。虽然症状、血流动力学参数、血细胞比容值或对血液制品的需求对于诊断有临床意义的出血是有价值的，但出血的诊断通常仅基于估计的失血量（表 20-1）。

- ACOG 对 **PPH** 定义为在阴道分娩后出血量超过 500 ml 或在剖宫产后出血量超过 1000 ml[1]。WHO 将 PPH 定义为不论其分娩方式如何，在分娩后 24 h 内失血量大于或等于 500 ml，严重的 PPH 定义为产后最初 24 h 的失血量大于或等于 1000 ml[6]。
- 当失血大于 2000 ~ 2500 ml 时，则考虑**严重的 PPH**（severe PPH）。
- **产前出血**（antepartum hemorrhage）定义为妊娠 24 周后的产科出血，通常但不仅仅表现为阴道出血，与前置胎盘，胎盘早剥和子宫破裂或创伤相关。
- **原发性 PPH**（primary PPH）定义为在分娩前（产前）和分

表 20-1　产后出血（PPH）和严重产科出血（MOH）的定义及分类

出血分类	失血量	出血时间
PPH（ACOG[1]）	> 500 ml，阴道分娩后 > 1000 ml，剖宫产后	
严重的 PPH（ACOG[1]）	> 2000 ～ 2500 ml，产后	
PPH（WHO[6]）	> 500 ml，产后	在分娩后第一个 24 h 内
严重的 PPH（WHO[6]）	> 1000 ml，产后	在分娩后第一个 24 h 内
分娩前出血	阴道出血	自妊娠 24 周起
原发性 PPH	分娩时发生的出血	分娩后第一个 24 h 内
继发性 PPH	任何来自产道的过量出血	分娩后 24 h 至产后 6 周
MOH	> 2000 ～ 2500 ml	产前或产后

娩后 24 h 内的出血。

- **继发性 PPH**（secondary PPH）被认为在产后 24 h 至产后 6 周之间出现的任何异常或过度出血。继发性 PPH 最常见的病因是胎盘组织残留。（译者注：国内也称之为晚期 PPH）

- **严重产科出血**（major obstetric hemorrhage，MOH）是在英国和欧洲通常用于描述严重的产前或产后出血的术语。对于严重失血的标准尚未达成共识。建议的诊断标准是：血液损失超过 1500 ml，血红蛋白减少超过 4 g/dl，或短时间内需要输注超过 4 个单位红细胞。

流行病学和危险因素

在过去十年中，PPH 的发病率在美国稳步增加[7]，并且是仅次于心血管疾病的导致产妇死亡的第二大原因。PPH 发生率为 2.9%，是孕妇进入重症监护病房治疗的第二大原因。在美国医院内死亡的产妇中近 20% 与 PPH 有关。子宫收缩乏力是目前 PPH 的主要原因，无论何种分娩方式，占所有 PPH 的 79%。

PPH 的病因分类如下（四 T）：

1. 产力（Tone）：异常子宫收缩力或任何原因的子宫扩张、子宫肌疲劳、子宫畸形或异常、绒毛膜羊膜炎或药物导致的子宫收缩乏力。

2. 组织（Tissue）：残留的胎盘组织或病态贴壁胎盘（例如，

黏连性胎盘、穿透性胎盘植入、植入性胎盘）导致在第三产程中异常胎盘剥离。

3. 创伤（Trauma）：生殖道损伤（撕裂）或子宫损伤（子宫破裂或反转）。

4. 凝血酶（Thrombin）：先天性［例如血友病、血管性血友病（von Willebrand's disease，VWD）］或获得性凝血功能异常［严重先兆子痫、溶血、肝酶升高、低血小板（HELLP）；弥散性血管内凝血（disseminated intravascular coagulation，DIC）］或抗凝治疗。

全面的产前筛查可能有助于识别 PPH 的危险因素，以便对高危患者做好充分的准备。值得一提的是，对于瘢痕子宫合并前置胎盘的患者在行再次剖宫产时评估胎盘植入的风险是非常重要的。其他显著增加 PPH 风险的产前因素包括：

- 疑似或确诊的胎盘早剥。
- 前置胎盘。
- 多胎妊娠。
- 妊娠期高血压疾病（子痫前期）。

子宫收缩乏力

子宫收缩乏力的特征是子宫肌层在分娩后失去收缩力，与胎盘植入部位的大量出血相关。PPH 在过去几十年的上升势头是由于子宫收缩乏力导致的 PPH 发病率增加所导致的，虽然这种趋势的具体原因仍在调查中[8]。

不像其他原因的产科出血，如胎盘异常，可以通过产前筛查发现，虽然在阴道分娩后子宫收缩乏力发生的危险因素是可以确定的，但子宫收缩乏力可能难以预测。

与子宫收缩乏力有关的人口因素包括：

- 高龄产妇。
- 肥胖。
- 种族（西班牙裔，亚洲 / 太平洋岛民）。

与子宫收缩乏力相关的产科因素包括：

- 子宫过度膨胀（多发性妊娠、多胎妊娠、巨大胎儿）。
- 引产和长期使用缩宫素。
- 长时程分娩和第二产程延长。

- 绒毛膜羊膜炎。
- 先兆子痫。
- PPH 病史。
- 子宫松弛剂（子宫收缩抑制剂、硫酸镁、卤素麻醉剂）。

积极的第三产程管理对促进胎盘剥离和娩出至关重要，并能促进子宫收缩以及缩短第三产程，防止子宫收缩乏力和过度出血。第三产程的持续时间已经显示与 PPH 的风险相关；超过 18 min 的第三产程与 PPH 发生率显著相关，如果第三产程超过 30 min，PPH 的发生率将提高 6 倍。积极管理的三个主要干预措施是：

- 预防性宫缩剂（分娩时使用缩宫素）[9]。
- 早期脐带结扎：虽然证据表明，它不一定有益并不再推荐[2]。
- 控制脐带牵引力：虽然最近这也被驳斥。

应用药物处理子宫收缩乏力是必要的，基于临床情况和在二线子宫收缩药物禁忌证的情况下，推荐单独使用缩宫素或与其他子宫收缩剂联合使用。

胎盘残留

阴道分娩发生胎盘（或妊娠产物）残留的概率为 0.1% ~ 3.3%，这是与子宫收缩乏力相关 PPH 的第二大主要原因。残留胎盘的病因包括前置胎盘或胎盘植入而导致的子宫收缩乏力。鉴于完全不同的病因和基础病理，管理应基于有超声图像支持的疑似诊断。

舌下或静脉内硝酸甘油的应用以及可控的脐带牵引已被认为是促进胎盘剥离的有效方法。也有研究显示缩宫素或其他子宫收缩药物脐带内注射也产生了一定的效果，但并不能减少手工去除宫内妊娠残留物的需求。

最后，人工去除残留的胎盘需要确切的区域阻滞麻醉，可通过留置的硬膜外导管或单次蛛网膜下腔麻醉（腰麻），使阻滞平面达到 T_6 水平，以确保患者的舒适，如果需要子宫下段阻塞，还能提供合适的子宫松弛[10]。

胎盘早剥

胎盘早剥是指胎盘过早的完全或部分剥离，是妊娠过程中发生的严重的产科并发症，发生率超过 1%。超过 50% 的胎盘早剥可导致早产。胎盘早剥的总体围产期胎儿死亡率高（每 1000 个出生中有 119 个），7% 归因于早剥本身，大多数死亡发生在子宫内（77%）。胎盘早剥的病因仍不清楚，但被认为是异常滋养层侵袭导致螺旋动脉破裂所致胎盘过早剥离的结果。超声成像可以显示胎盘后血凝块或出血，但似乎不能预测胎盘早剥的程度，并且根据临床标准诊断为早产，其包括伴有有胎儿心动过速或期前收缩的阴道出血（子宫高压）、腹部压痛和疼痛。

已经报道了超过 50 种不同的胎盘早剥的危险因素或标志物，吸烟（母亲和父亲）、先兆子痫和胎盘早剥史是最强的。其他因素包括母亲年龄、慢性高血压、可卡因的使用、高同型半胱氨酸血症、遗传性或获得性血栓形成、腹部创伤、胎膜早破和绒毛膜羊膜炎。

胎盘早剥，特别是在先兆子痫的情况下，可导致 DIC、溶血、急性肾衰竭和肺水肿，并且发生严重的母体并发症也并不罕见。急诊剖宫产的麻醉管理将取决于病情的紧急程度（胎儿和母亲）以及母亲的血流动力学和凝血状态。

前置胎盘

前置胎盘是指胎盘的附着位置异常低，部分或完全覆盖子宫颈内口。可以进一步根据胎盘与子宫颈口的距离来分类前置胎盘的类型：

- 完全前置：完全覆盖宫颈内口。
- 部分性前置胎盘：部分覆盖宫颈内口。
- 边缘性前置胎盘：接近但不覆盖宫颈内口。
- 低置胎盘：胎盘靠近宫颈内口的边缘（值得注意的是，90% 在妊娠早期诊断的低置胎盘将在妊娠中后期消失）。

前置胎盘的发病率是 0.5%，但在多次妊娠、自然以及人工流产、吸烟和亚洲妇女中发病率较高[11]。前置胎盘的其他的独立危险因素是剖宫产史、高龄产妇和不孕治疗。目前上述这些因素的上升趋势导致前置胎盘的发病率有所增加。与胎盘早剥的危险因素相比，前置胎盘与怀孕前的状况相关，而胎盘早剥则更可能受怀孕期间发生的情况的影响。

分娩方式的选择应取决于胎盘下缘与宫颈内口之间的距离，在没有产前出血的情况下，可以安排择期剖宫产术。

用于初次剖宫产分娩的麻醉技术与择期剖宫产分娩的常规麻

醉技术相同（腰麻或腰硬联合麻醉），如果预计有大量失血的可能（潜在失血量达 1000 ～ 1500 ml）则需准备血液制品并确保足够的静脉通路。可以考虑自体血液回输（血液保护），特别是当患者具有罕见血型或拒绝使用血液制品（某些宗教信仰）时。

与前置胎盘相关的其他重要注意点：

- 即使没有剖宫产分娩史（或瘢痕子宫），也有高达 3% 的前置胎盘与胎盘植入相关联。因此，特定的超声筛查［以及可能的磁共振成像（MRI）；见下文］是必不可少的。
- 如果怀疑胎盘植入（有或没有剖宫产分娩史），实施剖宫产需要一个完善的多学科诊疗计划，包括子宫切除术的可能性（见下一节胎盘植入）。

胎盘植入

胎盘异常可能会危及生命，因为在分娩时有大量出血的风险。此外，胎盘植入可导致母体以下风险，如：可能需要围产期切除子宫，应用血液制品，邻近重要脏器可能受损伤和延长住院时间，包括可能会转入重症监护病房。临床上，当胎盘没有完全从子宫分离并且随后发生大量出血（通常 3 ～ 5 L 的失血）时，植入性的胎盘将成为分娩期严重的问题。胎盘植入可分为以下几种：

- **粘连性胎盘**：系底蜕膜缺失，胎盘部分或完全侵入或紧密黏附子宫壁。
- **植入性胎盘**：系胎盘绒毛侵入子宫肌层内。
- **穿透性胎盘植入**：系胎盘绒毛可能侵入子宫浆膜面，以及相邻的器官，如膀胱。

据报道，在 1982—2002 年期间[12]，胎盘植入的发生率为 533 例妊娠妇女中发生 1 例，这显著高于先前报道的发生率，可能与剖宫产率上升的情况相一致。许多流行病学研究已经证明前置胎盘的产妇以及有剖宫产史的产妇（有或没有前置胎盘覆盖子宫瘢痕）的胎盘植入发生率增加。事实上，在前置胎盘以及四次以上剖宫产术的产妇中，胎盘植入的发生率至少为 60%。最近的一项研究表明，与产时急诊剖宫产相比，未进入产程的择期剖宫产更可能保留生育力并有机会再次妊娠，从而发生胎盘植入的风险更高[13]。这项研究表明，未进入产程时的择期剖宫产，子宫切口部位的子宫平滑肌未发生收缩、肌层较厚，可能影响后续妊娠时胎盘植入的风险，但有待后续研究。

最近 ACOG 委员会对胎盘植入的共识如下[14]：

- 胎盘植入的**诊断**通常需要产前超声检查，偶尔需要 MRI 补充。在一项涉及超声和 MRI 检查的研究中发现超声具有 93% 的灵敏度和 73% 的特异性，而 MRI 的灵敏度和特异性分别为 80% 和 65%（无显著性差异）[15]。最近一项评估胎盘 MRI 在胎盘植入的诊断和手术治疗中作用的研究表明，MRI 可能比超声更准确，能提供胎盘植入区域精确的，特别是与血管解剖结构和血液供应相关的结构图，这在子宫切除术期间能提供非常有用的外科解剖学支持[16]。

- 如果高度怀疑胎盘植入，并且在小型医院或血库供应不足或亚专科（血液科医生、妇科肿瘤外科医生、泌尿科医生、重症监护医生、麻醉医生）设置不全及医生不足的机构，产科医生和放射科医生应**将患者转移到三级围产期保健中心**。

- **分娩的时机**选择应该个体化。然而，综合母亲和新生儿的预后来看，稳定妊娠的患者在 34 周结束妊娠是合适的（即使没有羊膜穿刺术以证明胎儿肺成熟）。目标是择期剖宫产，因为急诊剖宫产行子宫切除术较择期剖宫产行子宫切除术出血量更大、并发症更多。

- 对于**手术方式**而言，推荐的疑似胎盘植入的管理是行择期的早产儿剖宫产及子宫切除术，让植入的胎盘留在原位，因为胎盘的移除会导致显著的出血。然而，对于强烈希望保留生育能力的女性，可考虑采用其他方法。一般来说，应避免尝试人工剥离胎盘。如果必须行子宫切除术，标准的方法是在远离胎盘的位置，用连续缝合手法快速关闭子宫切口，并进行子宫切除术。

- 胎盘植入患者的**失血量**通常会高于预计值。事实上，尽管没有可靠的个血液损失的个性化预测方法，但是高达 42% 的胎盘植入患者的失血量超过 5000 ml[17]。目前对输血治疗的建议是应用 1 : 1 : 1 的浓缩红细胞（PRBC）与新鲜冷冻血浆（FFP）和血小板，因此在手术开始前应准备这些血液成分。应遵循学会制定的大输血协议。根据患者的生命体征以及血流动力学变化，快速输注其他必要的血液制品和凝血因子。针对大出血的多学科综合演练是很有益处的。

- 自体血液回输装置（血液保护）在救治严重产科出血（MOH）中是安全和有价值的。
- 现有的关于剖宫产前应用**放射介入手术**的证据还不能强烈建议为了减少失血量或改善手术结局在剖宫产前使用球囊导管闭塞或栓塞。然而，在特殊情况下应用上述技术是有必要的。
- **甲氨蝶呤**已被提议作为胎盘植入的辅助治疗药物。然而，没有足够的证据推荐其常规使用，虽然在应用甲氨蝶呤的早期可以使一些患者避免切除子宫，但患者之后可能会继发 PPH 并需行子宫切除术。

对于疑似胎盘植入患者剖宫产的麻醉选择，目前尚无共识。如今，大多数产科麻醉医师会选择连续椎管内麻醉（腰硬联合或连续硬膜外阻滞或腰麻），可以通过分次注入局麻药以满足长时间手术的麻醉需要。椎管内麻醉有以下优点：保持产妇清醒以便分娩胎儿，如果临床条件允许可让其配偶陪护，并且避免了对母亲和胎儿的全身麻醉。椎管内麻醉另一个优点是，它们可以通过留置硬膜外导管为之后可能的子宫切除术提供术中及术后镇痛。如果发生大量出血或是患者感觉不适，也可根据需要改为全身麻醉。

创伤

产前腹部外伤

因腹部创伤而入院的孕妇需要适当的监护和处理。大约有 25% 的患者会发生早产、胎盘早剥、子宫破裂或其他可能需要及时终止妊娠的情况。

子宫颈、阴道或会阴撕裂伤

阴道分娩期间的阴道和子宫颈撕裂常见于急产、巨大儿、肩难产、产钳助产和外阴切开术（特别是内侧外侧）。宫颈裂伤的危险因素是低龄产妇、引产、宫颈环扎和胎头吸引。在阴道分娩后，亚洲妇女似乎有更大的阴道和会阴撕裂（三度和四度）的风险。

子宫内翻

子宫内翻是一种极其罕见的情况，但可导致严重的后果。这通常与产程延长、多产、基底胎盘和第三产程过度牵引胎盘相关，在此期间子宫的内表面可以部分或完全地通过子宫颈。随着第三产程诊疗指南的积极推广，急性子宫内翻的发生率已经大大降低。子宫内翻的治疗有两个关键的组成部分：立即将子宫恢复到正常位置和治疗出血性休克。立即将子宫恢复到正常位置防止大量失血和血流动力学不稳定，但并不总是成功。由于子宫下段通常存在机械嵌顿，而硝酸甘油可促使适当的子宫松弛所以有助于子宫复位。区域阻滞麻醉虽不能使子宫松弛，但可以通过提供镇痛来协助治疗。在过去，有病例报告建议使用全凭吸入麻醉来进行子宫复位。在难治性子宫内翻中，可能需要进行手术矫正；也有少量腹腔镜下手术复位的报道[18]。

子宫破裂或裂开

子宫破裂被定义为子宫壁与其表面覆盖的浆膜全层裂开。可表现为子宫出血，胎儿心动过缓（和胎儿心率的其他异常），以及胎儿、胎盘或两者突出或排出到腹腔中。相比之下，瘢痕子宫的破裂并不累及子宫表面覆盖的浆肌层，而是子宫肌层的断裂。

完全子宫破裂的发生率极低，最重要的危险因素是剖宫产导致的瘢痕子宫、扩宫和刮宫、子宫息肉切除术、子宫内膜切除术等病史或宫内节育器等。其他危险因素包括多次剖宫产分娩、妊娠间隔短、纵向子宫切口和单角子宫。为了避免产妇和新生儿的不良预后，具有纵向子宫瘢痕（分娩后或肌瘤切除术）的妇女应该在妊娠 37 周时行择期剖宫产术。

子宫破裂的发生率在有剖宫产史并尝试经阴道分娩（trial of labor after previous cesarean delivery，TOLAC）的患者中波动较大[19-20]，估计在 0.5% 到 4% 之间。没有的预测模型来评估在 TOLAC 的患者中子宫破裂的风险，尽管用于催产的前列腺素被认为增加子宫破裂的风险，但是证据相对稀少[21]。有人提出产程的持续时间是诱发子宫破裂的最重要因素，而并不是分娩本身。最近的研究评价得出结论，目前没有结论显示对有剖宫产史的产妇选择何种分娩方式更好。

子宫破裂的典型临床特征是：①突然出现与宫缩无关的持续性疼痛；②异常胎心；③产前出血（可能隐匿）。这种疼痛通常不能被低剂量硬膜外分娩镇痛（即低浓度的局麻药）的方案所缓解；

然而，对于 TOLAC 的患者频繁的硬膜外给药（缓解突发性疼痛）以及出现肩痛，则应高度警惕子宫破裂的发生。

2010 年，ACOG 和 ASA 达成共识后，ACOG 关于 TOLAC 的声明如下："因为 TOLAC 和子宫破裂相关的风险的不可预测性，最佳的方法是事先准备即刻可用的适当的设施和人员（包括……能够监测产程并执行剖宫产分娩包括急诊剖宫产分娩的医生）"[19]。围绕"即刻可用性"要求的问题已经出现[23]，因为对于胎儿和母体其他紧急产科并发症例如胎盘早剥或脐带脱垂与子宫破裂一样是灾难性的，但这些情况往往不强调"即刻可用性"。ACOG 支持在 TOLAC 期间使用硬膜外阻滞用于分娩镇痛，因为如果更多的产妇可以缓解分娩的痛苦，那么就会有更多的产妇会尝试经阴道分娩。一般认为，硬膜外阻滞既不会掩盖症状和体征，也不会延迟子宫破裂的诊断；胎心率和子宫形态的变化，特别是胎儿心动过缓，是子宫破裂的最常见症状。

在 2007 年公布的 ASA 指南建议中指出，"应该向有剖宫产史并尝试阴道分娩的患者提供椎管内镇痛技术""可考虑早期放置硬膜外导管，用于分娩镇痛或手术分娩的麻醉"[24]。

最近一篇关于麻醉医师在 TOLAC 中的作用的综述强调[23]：

- 麻醉医师应参与计划进行 TOLAC 的妇女的产前咨询。
- 应该在产程早期进行麻醉评估。
- 妇女可饮用少量的清饮；但是，如果她们有潜在困难气道、胎儿监测结果异常或分娩活跃期，则要求禁食禁饮。
- 应鼓励早期椎管内分娩镇痛。
- 位置良好的硬膜外导管可用于剖宫产术，并且可以减少对全身麻醉的需要，甚至可用于紧急剖宫产术（全身麻醉已显示增加 PPH 的风险[25]）。

先天性或获得性凝血功能障碍

增加 PPH 风险的凝血功能障碍可以是遗传性的（例如血友病、VWD、格氏血小板增多症），或者是在怀孕期间（严重先兆子痫、HELLP 综合征）和分娩时（DIC）获得。此外，在怀孕期间有血栓形成倾向或其他需要抗凝治疗的患者可能会增加 PPH 的风险。

妊娠会使凝血因子以及纤维蛋白原水平逐步增加，包括：凝血因子Ⅶ、Ⅷ、Ⅹ和Ⅻ以及 von Willebrand 因子（vWF）。妊娠期间，这些凝血因子的增加是渐进性的，并在妊娠晚期加速增加。在正常妊娠期间，因子Ⅱ、Ⅴ、Ⅸ、Ⅺ和ⅩⅢ水平轻微升高或不变。类似的变化也可以在具有遗传性出血性疾病的患者中看到，这可能会使具有出血性疾病如 VWD 或血友病 A 患者的凝血功能正常化。在罕见的出血事件中，凝血功能异常似乎持续存在于整个怀孕期间，特别是当缺陷十分严重时。

当评估患有凝血功能障碍的孕妇出血的可能性时，应详细了解出血史、家族史和产科史，以及进行凝血功能和凝血因子水平的检查。患有严重的出血性疾病的患者不具有剖宫产分娩的指征，并且在大多数情况下，这些患者可以进行正常的阴道分娩。在一些情况下，产科医生可能认为剖宫产更为安全。制订诊疗计划应该个体化，并且应当在妊娠末期建立书面的多学科参与的分娩计划，所有参与患者诊疗的人员（包括患者自己）都可以使用。血液科医生、产科医生、麻醉医生、助产士和新生儿医生之间的良好沟通对分娩的安全管理是至关重要的。

对于有凝血功能障碍的患者，由于存在脊髓/硬膜外血肿形成的潜在风险，故常常不合理地拒绝为此类患者实施无痛分娩等椎管内麻醉。对于妊娠期凝血因子达到正常水平或经过治疗能达到正常水平的患者可实施硬膜外阻滞或腰麻，但是应当全面地告知患者应用椎管内技术进行分娩镇痛的风险和益处。

在拔除硬膜外导管时，凝血因子水平也需要保持在正常范围内。不应该在凝血功能严重异常的情况下实施椎管内麻醉，例如未经治疗纠正的严重凝血功能缺陷的患者或者出血风险与凝血因子水平相关性较差的患者。

在分娩管理中的几个重要点包括：

- 如果胎儿存在出血风险，应避免有创性监测如胎儿血液采样、胎儿头皮电极，以及避免使用胎头吸引和中位产钳。
- 第二产程延长也增加了新生儿出血的风险。因此，建议在可能的情况下尽早行剖宫产术。
- 分娩时应尽量减少对产妇生殖和会阴区域的损伤。

遗传性凝血因子缺乏的孕妇在围产期将面临特殊的挑战。罹患有此类疾病患者的妊娠处理应由高危产科专家实施，由一个多学科团队协助，其中包括具有止血及麻醉专业知识的血液病专家甚至包括儿科血液病专家，如有必要，分娩应在具有血友病中心的医院进行。应该在妊娠 28 周和 34 周以及在需要侵入性操作前检查凝血因子水平。如果要在怀孕期间进行预防性影响因子治疗，可能需要频繁的随访。所有有凝血功能缺陷的患者应该在一个可以随时接受血库和病理服务的单位内进行所需的凝血因子治疗和实验室检查。根据缺乏凝血因子的水平进行凝血功能障碍的靶向治疗（本章不讨论）[26-27]。

最后，在分娩时，胎盘剥离、羊水栓塞和残留的胎盘组织可导致急性血管内凝血因子活化，引起广泛的血管内血栓栓塞，由于大量凝血物质消耗而导致的严重出血[28]。妊娠期间母体的高凝状态和胎盘、羊水中的促凝物质进入母体血液循环是这些综合征的病理生理学基础。DIC 是一种极其严重的并发症，尽管在 DIC 的凝血功能处理中缺乏相应的证据，但目前 rFⅦa 也作为有效的处理方案运用于临床[29]。

可预见和意外产科出血的药物管理

药物应用

子宫收缩剂（表 20-2）

宫缩剂 缩宫素（催产素）至今仍然是一线的宫缩剂用于预防和管理阴道分娩后以及剖宫产断脐后的子宫收缩乏力。

表 20-2　子宫收缩剂

药物	剂量	注意事项
缩宫素（催产素）	$10 \sim 20$ IU/500 ml，$> 1 \sim 2$ h IV 目前推荐低剂量[31]：3 UI/10 ml，> 30 s ＋每 3 min 3 UI/10 ml，大于 30 s，两次 ＋ 3 UI/L，100 ml/h 微泵维持	低血压-心动过速，ST 段改变，肺水肿，水中毒（大剂量）
麦角新碱（甲基麦角新碱）	0.2 mg IM（每 5 min 可重复）	禁忌证：高血压，冠心病，子痫前期
卡前列素（欣母沛）	0.25 mg IM（可子宫肌层注射）	胃肠道紊乱。禁忌证：哮喘，肺动脉高压
米索前列醇（赛特泰克）	0.8 mg（4 片）直肠、阴道、口服皆可	胃肠道紊乱，寒战，发热

目前已经研究了缩宫素的给药时间、剂量和给药方式以预防经阴道分娩后的子宫收缩乏力。有人主张，对胎儿肩先露的分娩应尽早应用缩宫素；然而，最近的 Cochrane 综述认为，在胎盘娩出前后应用缩宫素不显著改变 PPH 的发生率[9]。经脐带注射缩宫素被认为是处理胎盘滞产的有用方法，已经研究了不同的剂量方案。然而，不建议常规应用经脐带给药。

最近的研究表明，在择期剖宫产，甚至在急诊剖宫产分娩的患者中静脉使用低于标准 5 ～ 10 UI 的缩宫素即可达到令人满意的子宫收缩。同样地，最近评估了缩宫素持续输注的问题，建议修改当前的指南建议（包括 ACOG 的[1]），因为当前的指南建议每 4 ～ 6 h 静脉内输注 20 UI，是根据产科医生经验而不是通过临床试验得出的结果。此外，已证实缩宫素受体的脱敏作用在诱导或分娩期间增加缩宫素用量后 6 ～ 8 h 发生。

越来越多的麻醉学文献提到缩宫素剂量可能需要在临床实践中有所调整[30]。剖宫产分娩时缩宫素应用的风险与优势已经被充分地评价并得出结论，先静脉内给予 3 UI，然后是两个挽救剂量（3 UI 静脉注射），之后维持输注（3 UI/L，100 mL/h）就足够了[31]。减少静脉缩宫素剂量的依据是缩宫素静脉应用会导致产妇低血压及心动过速，目前的研究显示在健康产妇中应用缩宫素，副作用并不明显[32]，但在患有严重先兆子痫、ST 段压低的患者中，这些症状与缩宫素剂量相关[33]。

卡贝缩宫素（缩宫素的合成类似物）具有较长的作用时间。卡贝（Duratocin 或 Pabal）在美国没有销售，但在欧洲和加拿大作为剖宫产术后一线子宫收缩剂使用。在使用相对高剂量的卡贝（100 μg）时，与缩宫素一样具有预防 PPH 的作用[34]，并且有相似的血流动力学特征[32]。已有的研究证明低于 100 μg 的剂量是有效的，目前正在进行的研究试图确定有效的给药（剂量）方案[35]。最后，一项研究报告了女性使用卡贝缩宫素具有内在镇痛特性，而催产素没有。

前列腺素类　卡前列素是人工合成的 $PGF_2\alpha$（15- 甲基前列腺素 $F_2\alpha$）（欣母沛）前列腺素类似物，能刺激子宫肌层产生类似于分娩期宫缩的收缩。它主要的适应证是在妊娠中期终止妊娠，以及由于子宫收缩乏力并且常规治疗效果不理想的 PPH 的治疗。其给药途径为肌内注射 0.25 mg，30 min 达到血药浓度的峰值。绝对禁忌证包括哮喘和心血管不良事件（高血压和肺水肿）。胃肠道副作用（腹泻、恶心和呕吐）已有报道。

米索前列醇是一种合成的前列腺素 E_1- 类似物（喜克馈），用于预防非甾体抗炎药物导致的胃溃疡以及用于引产或流产。因为具有热稳定性（即不需要冷藏）、价格便宜、给药途径可以是舌下、口服、阴道或直肠，与其他缩宫剂相比，米索前列醇临床优势明显。米索前列醇可引起轻度至中度腹泻、胃痉挛和（或）恶心、发热和寒战。

麦角衍生物

马来酸甲基麦角新碱是一种半合成麦角生物碱（甲基麦角新碱），直接作用于子宫肌层，增加子宫肌层的收缩强度、幅度和频率。它能产生快速和持续的强直性子宫收缩效应，能缩短第三产程并减少失血量，用于预防和治疗 PPH。当 0.2 mg 的剂量肌内注射后，起效时间为 2～5 min。其不能通过静脉给药。绝对禁忌为：高血压、先兆子痫或心血管疾病的患者，因为应用麦角新碱有心肌缺血和突发性高血压以及脑血管意外的风险。在服用 CYP3A4 抑制剂的女性中应考虑药物相互作用，因为 CYP3A4 可能降低甲基麦角新碱的药理作用。

纤维蛋白原

低纤维蛋白原水平已被证明与 PPH 的严重程度相关，并且作为需要介入治疗的独立预测指标。

最近的一篇综述认为，由于妊娠期凝血功能的特殊性改变，纤维蛋白原在 PPH 的病理生理学过程中起着关键性作用[36]。一些病例系列报道了早期使用纤维蛋白原浓缩物的优势和安全性[37]，一个非随机试验比较了纤维蛋白原和冷沉淀的效果，发现它们在校正低纤维蛋白原血症中同样有效[38]。FIB-PPH 试验是一项正在进行的随机对照临床试验，用于评估纤维蛋白原浓缩物（2 g 静脉内给药）是否能减少 33% 的血液制品需求，这项研究为 PPH 的治疗提供了有益的结果[39]。

重组因子Ⅶa

在没有遗传性凝血功能障碍患者的 PPH 管理中使用 rFⅦa（诺

奇）已经被广泛报道了 10 年之久。2007 年，发布了关于在产科中使用 rFⅦa 的建议。从那时起，一些来自北美及其他国家关于 rFⅦa 对 PPH 管理的有效性和安全性的报告已经使其更广泛地应用于临床（尽管是标签化的）。

开始实施 rFⅦa 治疗之前的建议如下[41]：

- 输注红细胞维持血红蛋白水平为 9 ～ 10 g/L。
- 保持血小板计数高于 $70×10^9$/L。
- 输注 FFP/ 纤维蛋白原 / 冷沉淀物以维持纤维蛋白原水平高于 2 g/L。
- 输注 FFP 维持活化部分凝血活酶时间（aPTT）至少小于 1.5 倍。
- 避免或纠正低体温和酸中毒。
- 纠正低钙血症。
- 排除动脉出血。

目前没有在针对 PPH 的治疗中使用 rFⅦa 剂量的研究，并且现有的大多数报告使用的剂量范围是在 60 ～ 90 μg/kg 之间的单次用药。法国有项多中心试验"重组人凝血因子Ⅶ在严重产后出血的患者中的补救治疗"（NCT00370877）使患有 PPH 的患者随机分入接受 60 μg/kg rFⅦa 的治疗组或对照组，目前还在等待该试验的最终结果。

氨甲环酸

目前所有涉及 PPH 治疗的指南都建议早期使用氨甲环酸。

第一个有关氨甲环酸在治疗阴道分娩后 PPH 的随机对照试验证明，给予高剂量的氨甲环酸（在第一个 1 小时内给予 4 g，并在之后 6 h 内给予 1 g/h）可以有效减少失血量和其他干预手段的实施[42]。一个旨在评估氨甲环酸优势和安全性的大规模国际试验（WOMAN 试验）的结果将提示关于氨甲环酸在 PPH 治疗中的益处 / 安全性 / 并发症等方面的见解[43]。

目前大多数的文献集中在健康妇女的 PPH 预防。氨甲环酸已经被建议作为预防阴道分娩中第三产程并发症的辅助治疗，并且在包含四个对照组的健康产妇剖宫产分娩临床试验中证明其能减少出血量和减少缩宫素的用量。通常氨甲环酸 1 ～ 2 g 在 30 ～ 60 min 内静脉给予。

输血治疗和凝血功能监测

直到最近，人们才认识到失血的有效复苏有赖于晶体液和浓缩红细胞的应用。然而，这种治疗策略易导致稀释性凝血功能障碍，并会造成低体温以及酸中毒而使凝血功能障碍进一步恶化。最近基于美国多中心研究搜集的来自非妊娠创伤患者的证据[44]建议采用大量输血协议，在临床上提高了新鲜冰冻血浆、浓缩红细胞的使用比例，并且在早期使用rFⅦa。大量输血协议指导下的治疗结果已经显示其能改善患者的预后，并可能减少对介入治疗的需要[40, 45]。

血液制品

目前关于应用血液制品复苏的建议如下：
- 启动产科大出血协议（通知血库，送检第一份血液样本进行血交叉试验，接收"紧急血液制品"）。
- 应早期实施"经验性"血液制品治疗，而不应等待实验室测试结果。
- 输注浓缩红细胞 / 新鲜冰冻血浆 / 血小板之比为 1∶1∶1。
- 当实验室报告第一组结果后，应对输血治疗进行重新评估。

自体血回输

尽管曾经因为担心羊水和其他胎儿细胞污染而认为产科禁用自体血回输（译者注：回收式自体输血），但目前确认在严重产科出血（MOH）的情况下只要去除羊水，使用自体血回输是安全的，所有的国家指南都鼓励应用产科自体血回输。尽管如此，自体血回输还是应该由训练有素的团队进行，这也是限制其临床应用的主要原因——各项条件不成熟。与同种异体血输注相比，术中自体血回输的优点是可以减少输血反应和输血相关感染的发生率。当交叉配血（罕见血型）有困难或患者拒绝输注同种异体血液（某些宗教信仰）时，自体血回输技术是很有必要。在剖宫产术期间由吸引器吸出的血液往往含有羊水和胎儿细胞，所以在该过程期间应该充分洗涤血液（可能两次），并且使用白细胞过滤器。

已经报道了几例与羊水栓塞相关的严重低血压和凝血功能障碍的病例，这提醒了我们自体血回输技术的应用管理非常重要。

输血的监测需求和止血

迅速给予血液制品和纠正凝血功能障碍是治疗 PPH 的关键。在大多数情况下，由于标准实验室测试结果往往受时间限制——从获得血液样品到接收结果存在时间延搁，所有临床处理和输血治疗并不是根据实际的凝血状况而定。此外，常规检测指标（APTT、凝血酶原时间和国际标准化比率）在预测产科患者是否存在输血需求方面并不理想[46-47]。虽然如此，但是在大量失血期间明确凝血功能障碍的病因非常重要，因为促凝剂和抗凝剂，纤维蛋白溶解和抗纤维蛋白溶解活性之间的不平衡状态是动态进展的。确定血液稀释与消耗性凝血功能障碍的程度（特别是在产科急症的情况下，羊水栓塞和胎盘早剥可以发展为 DIC），对于复苏的成功也是至关重要的。另外，产科患者发生失血的量大且速度快，有必要频繁和及时的监测。随着最近的技术发展，可以使用脉搏氧饱和度仪连续监测血红蛋白水平[48]以及采集血栓弹力图（TEG；Haemonetics Corp., Braintree，MA）和血栓监测仪（ROTEM；Tem International GmbH，Munich，Germany）[49]即时检测凝血功能。TEG/ROTEM 相对于常规凝血试验的主要优点是它们在全血而不是在血浆上进行，因此它们能评估从凝血开始到血凝块溶解的过程，包括血凝块强度和稳定性。因为这些医疗设备在产科大量失血患者中的应用价值还没有被研究，所以在严重产科出血（MOH）中尚未广泛采用。目前还缺乏理想的目标值，故应用 TEG/ROTEM 结果指导止血治疗还为时过早[36, 46]。

介入放射学

作为一种微创的、且能保留生育功能的治疗手段，在过去十年中放射介入治疗在 PPH 治疗中的作用日益提高，甚至代替常规外科手术方式[50]。2007 年 RCOG 发布了临床应用建议[51]。

当产前疑似或确诊胎盘异常时，一些医疗机构会在双侧髂内动脉放置球囊导管，待胎儿娩出后可立即球囊注水以阻断血流。有些单位在放射科常规放置球囊导管后就在放射台上实施剖宫产[52]。理论上，气囊充盈会导致双侧血管闭塞，阻断血流；然而，这种方法仍有争议，因为其风险（并发症）和获益之间的关系仍不清楚。大多数并发症与栓塞和球囊阻断相关，而与导管插入术本身关系不大。一些研究报告的并发症包括足部缺血、小肠缺血、假性动脉瘤、髂内动脉穿孔、深静脉血栓形成、腘动脉血栓形成、右股动脉血栓形成和各种神经病变[53]。放射介入治疗在预防大量失血中的作用仍在辩论中，

RCOG 建议在分娩后出现以下紧急情况时采用放射介入治疗[51]：

- 长产程分娩（阴道分娩或剖宫产分娩）后，子宫收缩乏力。
- 剖宫产术时发生外科并发症或子宫撕裂伤。
- 在麻醉复苏室或在产后（阴道或剖宫产后）的急性出血。
- 子宫切除术后出血。

手术干预

在大多数情况下，起初应避免子宫切除术，尝试保留生育能力的外科手术。证明有效的方法如下：

- 子宫内球囊填塞（可以在阴道分娩后或在剖宫产分娩期间置入）。Bakri 球囊，早在 2001 年首次介绍，已被证明是非常有效的工具，其用于 PPH 的治疗可减少手术治疗的需求。有关这项治疗并发症的报告很少，虽然存在导管移位、子宫穿孔等并发症可能。
- 使用壳聚糖纱布填塞子宫是一种新的方法，其已经被证明能减少产妇子宫切除的需要。它可以通过阴道内插入或通过子宫切口在剖宫产分娩的情况下置入。
- 保留生育能力的手术选择如下：
  ○ 双侧子宫动脉结扎术是有效的方法，由产科医生实施。
  ○ 髂血管结扎术是另一种手术方法，但它需要一位熟练的外科医生。
  ○ B-Lynch 方法在 1997 年首次描述，并且已被证明是在控制子宫收缩乏力中较好的缝合技术。目前已经报道了该技术的各种版本[54]，并且该技术可以与 Bakri 球囊组合应用，以避免子宫切除。
- 如果严重产科出血（MOH）患者在分娩后情况复杂且放射介入治疗不成功的时候，子宫切除术将无法避免。根据实际临床情况（紧急程度，凝血功能障碍，失血严重程度），麻醉技术可以选择椎管内麻醉（在分娩期间或在分娩后留置了硬膜外导管可选择硬膜外，腰硬联合或连续腰麻）[55]。

麻醉注意事项

处理阴道分娩后 PPH 包括以下内容：

- 查找病因（基于 4T），并与产科医生、护士和血库交流沟通。
- 确保静脉通路开放（两路外周 14 G 或 16 G 静脉）以便液体和血液复苏。
- 子宫收缩剂（催产素、甲基麦角新碱、欣母沛、喜克馈）。
- 如果需要人工移除残留的妊娠组织或需要扩宫口清宫术（应在手术室中进行手术，并确保适当的监测），则给予麻醉，并维持适当的椎管内阻滞平面（阻滞平面达 T_6 水平）。
- 如果出血不能快速控制，应启动积极的大出血抢救方案：
  ○ 根据方案开始输血（经验性，1 : 1 : 1 比例）；根据需要应用氯化钙纠正低钙血症。
  ○ 考虑可行的方法（Bakri 球囊、放射介入）。
  ○ 考虑应用氨甲环酸、纤维蛋白原、冷沉淀物和 rFⅦa。
  ○ 将患者转送到放射科或手术室。
    - 动脉穿刺置管。
    - 如果需要，可使用血管活性药物（去氧肾上腺素，50 ～ 100 μg/min 输注）。
    - 加温装置（Bair Hugger，快速输液泵）。
    - 便携式血液气体分析仪。
  ○ 如果决定手术（B-Lynch、动脉结扎、子宫切除术），
    - 则应提供麻醉（椎管内阻滞或全身麻醉，如果全麻应优先选择全凭静脉麻醉，以避免进一步子抑制宫收缩力）。
    - 自体血回输。
  ○ 考虑术后送往 ICU，保障严密监测。
    - 完善术后镇痛（椎管内镇痛或其他镇痛方式）。

对于疑似胎盘植入和可能需要切除子宫的患者行择期剖宫产术，应该多学科讨论，制订手术方案，决定是否预先放置血管内球囊或使用其他预防措施。组建最佳的手术团队（产科医生、妇科 / 肿瘤外科医生、泌尿科医师），并且在手术当天，确保血液科和血库、新生儿学和重症监护团队处于待命状态。手术室中应该配备有自体血回输经验的技师：

药物和血液制品包括：

- 椎管内麻醉用药（布比卡因，芬太尼，吗啡，利多卡因，可乐定）。
- 镇静药（咪达唑仑，氯胺酮）。
- 全身麻醉药，优选全凭静脉麻醉（丙泊酚，瑞芬太尼）。
- 血管活性药（去氧肾上腺素，血管升压素，肾上腺素）和钙剂。
- 缩宫素（催产素，甲基麦角新碱，欣母沛，喜克馈）。
- 手术室中的血液制品［红细胞（RPC），新鲜冷冻血浆（FFP），血小板，冷沉淀物］。
- 氨甲环酸，纤维蛋白原，rFⅦa。

必要设备包括：

- 静脉通路（至少两个大口径外周通路）
- 动脉置管
- 椎管内麻醉（腰硬联合，连续硬膜外阻滞）
- 加温器
- 保暖产品
- 给药微泵
- 自体血回输装置
- 动脉血气分析仪，如果条件允许（TEG/ROTEM）
- 重症监护床

如果条件允许，应该配备三名产科麻醉医师，各自分配的任务为：

1. 一位麻醉医师实施麻醉（椎管内阻滞，镇静，做全身麻醉准备）和监测血流动力学。
2. 第二位麻醉医师负责输血治疗（监测失血，决定自体血回输的时机，管理血液制品的应用，并与产科医生 / 外科医生连续评估病情，根据需要请求更多的血液，并决定是否应用 rFⅦ）。与血液科和实验室保持沟通，以连续监测患者的凝血状况。
3. 第三位麻醉医师通常协助麻醉和输血过程。

术后，为了改进和提高治疗流程，需进行病例讨论，这有助于提高疾病的救治成功率和为医学教育提供宝贵的资料[4]。

小结

理想的 PPH 诊疗流程是护士 / 助产士、产科医生和麻醉医生能早期发现，并启动"严重产科出血（MOH）抢救预案"，抢救团队的每一个成员都能在病情进展的各个阶段遵守预案的规定，按照流程完成自己的具体任务。虽然有子宫手术史和异常胎盘（胎盘植入）的患者不断增加也会增加产科大出血发生率，PPH 的主要病因仍然是子宫收缩乏力。

有必要确认 PPH 管理的每一个环节和步骤：从实施大出血抢救方案到分配任务、充分沟通、及时汇报和记录，以及充分认识到麻醉医师在各个环节中的重要作用（图 20-1）。在进行其他方案之前要先使用子宫收缩剂，缩宫素作为第一给药方案，之后也可以使用麦角衍生物和（或）前列腺素。输血指南强调了在获得任何实验室结果之前即启动"出血紧急方案"的必要性，血库应提供足够量的血液制品，遵循 1∶1∶1 的比例早期经验性治疗。纤维蛋白原、氨甲环酸和 rFⅦa 已被广泛使用并被认为是非常有益的。如果预计出血，自体血回输（如果有的话）可能是有用的，

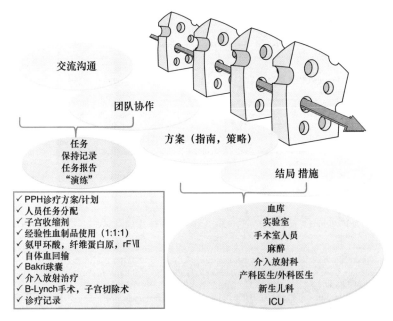

图 20-1 应用"瑞士奶酪模型"以确保产科出血的最佳管理

例如当已经诊断出胎盘植入时，强烈推荐使用。保守性治疗方案减少了大量输血和子宫切除的必要，包括 Bakri 球囊。通过腹腔镜或开腹方法进行的 B-Lynch 手术以及通过介入放射学进行的子宫动脉结扎或子宫动脉栓塞术，能减少子宫切除的需要。最后，严重产科出血的患者应进入重症监护室进一步治疗随访。

参考文献

1. American College of Obstetricians and Gynecologists (ACOG). ACOG Practice Bulletin No. 76. Postpartum hemorrhage. *Obstet Gynecol*. 2006;108:1039-1047.

2. Lalonde A, Daviss BA, Acosta A, Herschderfer K. Postpartum hemorrhage today: ICM/FIGO initiative 2004-2006. *Int J Gynaecol Obstet*. 2006;94:243-253.

3. Leduc D, Senikas V, Lalonde AB, et al. Active management of the third stage of labour: prevention and treatment of postpartum hemorrhage. *J Obstet Gynaecol Can*. 2009;31:980-993.

4. Bingham D, Melsop K, Main E. QMQCC Obstetric Hemorrhage Hospital Level Implementation Guide. The California Maternal Quality Care Collaborative (CMQCC) Stanford University, Palo Alto, CA; 2010.

5. Green Top Guidelines 52. 2009;52 http://www.rcog.org.uk/womens-health/clinical-guidance/prevention-and-management-postpartum-haemorrhage-green-top-52.

6. World Health Organization (WHO). WHO Recommendations for the Prevention and Treatment of Postpartum Haemorrhage. Geneva; 2012.

7. Bateman BT, Berman MF, Riley LE, Leffert LR. The epidemiology of postpartum hemorrhage in a large, nationwide sample of deliveries. *Anesth Analg*. 2010;110:1368-1373.

8. Mehrabadi A, Hutcheon J, Lee L, Kramer M, Liston R, Joseph K. Epidemiological investigation of a temporal increase in atonic postpartum haemorrhage: a population-based retrospective cohort study. *BJOG*. 2013;120:853-862.

9. Soltani H, Hutchon DR, Poulose TA. Timing of prophylactic uterotonics for the third stage of labour after vaginal birth. *Cochrane Database Syst Rev*. 2010:CD006173.

10. Adams L, Menon R, Dresner M. Anaesthetic protocol for manual removal of placenta. *Anaesthesia*. 2013;68:104-105.

11. Rao KP, Belogolovkin V, Yankowitz J, Spinnato JA II. Abnormal placentation: evidence-based diagnosis and management of placenta previa, placenta accreta, and vasa previa. *Obstet Gynecol Surv*. 2012;67:503-519.

12. Wu S, Kocherginsky M, Hibbard JU. Abnormal placentation: twenty-year analysis. *Am J Obstet Gynecol*. 2005;192:1458-1461.

13. Kamara M, Henderson J, Doherty D, Dickinson J, Pennell C. The risk of placenta accreta following primary elective caesarean delivery: a case-control study. *BJOG*. 2013;120:879-886.

14. American College of Obstetrics and Gynecology (ACOG). Placenta accreta. ACOG Committee Opinion No. 529. *Obstet Gynecol*. 2012;120:207-211.

15. Dwyer BK, Belogolovkin V, Tran L, et al. Prenatal diagnosis of placenta accreta: sonography or magnetic resonance imaging? *J Ultrasound Med*. 2008;27:1275-1281.

16. Palacios-Jaraquemada JM, Bruno CH, Martin E. MRI in the diagnosis and surgical management of abnormal placentation. *Acta Obstet Gynecol Scand*. 2013;92:392-397.

17. Wright JD, Pri-Paz S, Herzog TJ, et al. Predictors of massive blood loss in women with placenta accreta. *Am J Obstet Gynecol*. 2011;205:38.e1-38.e6.

18. Vijayaraghavan R, Sujatha Y. Acute postpartum uterine inversion with haemorrhagic shock: laparoscopic reduction: a new method of management? *BJOG*. 2006;113:1100-1102.

19. American College of Obstetrics and Gynecology (ACOG). Vaginal birth after previous cesarean delivery. ACOG Practice Bulletin No. 115 *Obstet Gynecol*. 2010;116:450-463.

20. National Institutes of Health (NIH). NIH Consensus Development Conference Statement. Vaginal birth after cesarean: new insights, March 8-10, 2010. *Semin Perinatol*. 2010;34:293-307.

21. Ophir E, Odeh M, Hirsch Y, Bornstein J. Uterine rupture during trial of labor: controversy of induction's methods. *Obstet Gynecol Surv*. 2012;67:734-745.

22. Cahill AG, Odibo AO, Allsworth JE, Macones GA. Frequent epidural dosing as a marker for impending uterine rupture in patients who attempt vaginal birth after cesarean delivery. *AmJ Obstet Gynecol.* 2010;202:355,e1-e5.

23. Hawkins JL. The anesthesiologist's role during attempted VBAC. *Clin Obstet Gynecol.* 2012;55:1005-1013.

24. American Society of Anesthesiologists Task Force on Obstetric Anesthesia. Practice guidelines for obstetric anesthesia: an updated report. *Anesthesiology.* 2007;106:843-863.

25. Chang CC, Wang IT, Chen YH, Lin HC. Anesthetic management as a risk factor for postpartum hemorrhage after cesarean deliveries. *Am J Obstet Gynecol.* 2011;205:462,e1-e7.

26. Chee YL, Townend J, Crowther M, Smith N, Watson HG. Assessment of von Willebrand disease as a risk factor for primary postpartum haemorrhage. *Haemophilia.* 2012;18:593-597.

27. Chow L, Farber MK, Camann WR. Anesthesia in the pregnant patient with hematologic disorders. *Hematol Oncol Clin North Am.* 2011;25:425-443, ix-x.

28. Levi M. Pathogenesis and management of peripartum coagulopathic calamities (disseminated intravascular coagulation and amniotic fluid embolism). *Thromb Res.* 2013;131 (suppl 1):S32-S34.

29. Franchini M, Manzato F, Salvagno GL, Lippi G. Potential role of recombinant activated factor VII for the treatment of severe bleeding associated with disseminated intravascular coagulation: a systematic review. *Blood Coag Fibrinolysis.* 2007;18:589-593.

30. Dyer RA, Butwick AJ, Carvalho B. Oxytocin for labour and caesarean delivery: implications for the anaesthesiologist. *Curr Opin Anaesth.* 2011;24:255-261.

31. Tsen LC, Balki M. Oxytocin protocols during cesarean delivery: time to acknowledge the risk/benefit ratio? *Int J Obstet Anesth.* 2010;19:243-245.

32. Rosseland LA, Hauge TH, Grindheim G, Stubhaug A, Langesaeter E. Changes in blood pressure and cardiac output during cesarean delivery: the effects of oxytocin and carbetocin compared with placebo. *Anesthesiology.* 2013.

33. Langesaeter E, Rosseland LA, Stubhaug A. Haemodynamic effects of oxytocin in women with severe preeclampsia. *Int J Obstet Anesth.* 2011;20:26-29.

34. Julie D, Elodie C, Anne D, Pauline S, Anne-sophie D, Damien S. Systematic use of carbetocin during cesarean delivery of multiple pregnancies: a before-and-after study. *Arch Gynecol Obstet.* 2013;287:875-880.

35. Cordovani D, Balki M, Farine D, Seaward G, Carvalho JC. Carbetocin at elective Cesarean delivery: a randomized controlled trial to determine the effective dose. *Can J Anaesth.* 2012;59:751-757.

36. Butwick AJ. Postpartum hemorrhage and low fibrinogen levels: the past, present and future. *Int J Obstet Anesth.* 2013;22:87-91.

37. Bell SF, Rayment R, Collins PW, Collis RE. The use of fibrinogen concentrate to correct hypofibrinogenaemia rapidly during obstetric haemorrhage. *Int J Obstet Anesth.* 2010;19:218-223.

38. Ahmed S, Harrity C, Johnson S, et al. The efficacy of fibrinogen concentrate compared with cryoprecipitate in major obstetric haemorrhage—an observational study. *Transfus Med.* 2012;22:344-349.

39. Wikkelsoe AJ, Afshari A, Stensballe J, et al. The FIB-PPH trial: fibrinogen concentrate as initial treatment for postpartum haemorrhage: study protocol for a randomised controlled trial. *Trials.* 2012;13:110.

40. Gutierrez MC, Goodnough LT, Druzin M, Butwick AJ. Postpartum hemorrhage treated with a massive transfusion protocol at a tertiary obstetric center: a retrospective study. *Int J Obstet Anesth.* 2012;21:230-235.

41. Ahonen J. The role of recombinant activated factor VII in obstetric hemorrhage. *Curr Opin Anaesth.* 2012;25:309-314.

42. Ducloy-Bouthors AS, Jude B, Duhamel A, et al. High-dose tranexamic acid reduces blood loss in postpartum haemorrhage. *Crit Care.* 2011;15:R117.

43. Cook L, Roberts I. Post-partum haemorrhage and the WOMAN trial. *Int J Epidemiol.* 2010;39:949-950.

44. Saule I, Hawkins N. Transfusion practice in major obstetric haemorrhage: lessons from trauma. *Int J Obstet Anesth.* 2012;21:79-83.

45. Shields LE, Smalarz K, Reffigee L, Mugg S, Burdumy TJ, Propst M. Comprehensive maternal hemorrhage protocols improve patient safety and reduce utilization of blood products. *Am J Obstet Gynecol.* 2011;205:368,e1-e8.

46. de Lange NM, Lance MD, de Groot R, Beckers EA, Henskens YM, Scheepers HC. Obstetric hemorrhage and coagulation: an update. Thromboelastography, thromboelastometry, and conventional

coagulation tests in the diagnosis and prediction of postpartum hemorrhage. *Obstet Gynecol Surv.* 2012;67:426-435.

47. Stocks G. Monitoring transfusion requirements in major obstetric haemorrhage: out with the old and in with the new? *Int J Obstet Anesth.* 2011;20:275-278.

48. Butwick A, Hilton G, Carvalho B. Non-invasive haemoglobin measurement in patients undergoing elective Caesarean section. *Br J Anaesth.* 2012;108:271-277.

49. Macafee B, Campbell JP, Ashpole K, et al. Reference ranges for thromboelastography (TEG®) and traditional coagulation tests in term parturients undergoing caesarean section under spinal anaesthesia. *Anaesthesia.* 2012;67:741-747.

50. Rao AP, Bojahr H, Beski S, MacCallum PK, Renfrew I. Role of interventional radiology in the management of morbidly adherent placenta. *J Obstet Gynaecol.* 2010;30:687-689.

51. Royal College of Obstetricians and Gynaecologists. The role of emergency and elective interventional radiology in postpartum haemorrhage. Good Practice No. 6 2007. http://www.rcog.org.uk/womens-health/clinical-guidance/role-emergency-and-elective-interventional-radiology-postpartum-haem.

52. Jeffrey A, Clark V. The anaesthetic management of caesarean section in the interventional radiology suite. *Curr Opin Anaesth.* 2011;24:439-444.

53. Sadashivaiah J, Wilson R, Thein A, McLure H, Hammond CJ, Lyons G. Role of prophylactic uterine artery balloon catheters in the management of women with suspected placenta accreta. *Int J Obstet Anesth.* 2011;20:282-287.

54. Matsubara S, Yano H, Ohkuchi A, Kuwata T, Usui R, Suzuki M. Uterine compression sutures for postpartum hemorrhage: an overview. *Acta Obstet Gynecol Scand.* 2013;92:378-385.

55. Gallos G, Redai I, Smiley RM. The role of the anesthesiologist in management of obstetric hemorrhage. *Semin Perinatol.* 2009;33:116-123.

第五部分

妊娠期常见并存疾病

章节

第 21 章	妊娠期心血管疾病管理	306
第 22 章	妊娠期高血压疾病	338
第 23 章	妊娠期间糖尿病的麻醉管理	352
第 24 章	血液病和凝血功能障碍	380
第 25 章	合并神经 / 神经肌肉疾病产妇的麻醉管理	400
第 26 章	合并呼吸系统疾病产妇的麻醉管理	435
第 27 章	肥胖产妇的麻醉管理	451
第 28 章	药物滥用和人类免疫缺陷病毒	465

妊娠期心血管疾病管理

21

Elsje Harker and Richard Smiley

周 磊 孙捷豪 译 占丽芳 张鸿飞 校

章目录

1. 瓣膜疾病		306
2. 先天性心脏病		315
3. 心肌病		324
4. 肺高压		328
5. 小结		332
6. 病例分析		332

随着医学和产科的发展,越来越多的心脏病女性患者可以怀孕并有望顺利分娩。本章分为4个部分,主要内容为妊娠期女性可能发生的4种心脏或心肺疾病:瓣膜疾病、先天性心脏病、心肌病和肺动脉高压。尽管缺血性/冠状动脉性心脏病的发病率有所增加,但因可用于指导治疗的相关经验和文献较少,故本章不做讨论。

瓣膜疾病

在发达国家,由于风湿性疾病得到控制,妊娠女性心脏瓣膜疾病的发病率逐渐降低。尽管此类病例并不常见,但严重瓣膜疾病增加母亲、胎儿和新生儿预后不良的风险。妊娠女性和发育中胎儿的风险增加程度取决于瓣膜损害程度及由此引发的心功能损害。理想状况下，已知心脏瓣膜疾病的女性决定妊娠前必须接受评估，包含详细病史、体格检查、12 导联心电图（electrocardiogram，ECG）和多普勒超声心动图检查。患者结局和妊娠期并发症与孕前纽约心脏协会（New York Heart Association，NYHA）心功能分级以及妊娠期 NYHA 心功能分级水平的恶化情况密切相关。总的来说，对于产妇，瓣膜狭窄性疾病比瓣膜反流性疾病更难耐受，原因在于妊娠本身会导致心输出量增加，而瓣膜狭窄情况下心输出量降低，更易发生失代偿。

二尖瓣狭窄

病因 / 危险因素

二尖瓣狭窄（mitral stenosis，MS）是妊娠期最常见的瓣膜疾病[1]。MS 常继发于幼儿时期的风湿性疾病，也可见于先天性心脏病。

病理生理学

超声心动图描记的正常二尖瓣瓣口面积为 $4 \sim 5 cm^2$。瓣口面积在 $1.5 \sim 2 cm^2$ 被定义为轻度狭窄，$1 \sim 1.5 cm^2$ 为中度狭窄，小于 $1 cm^2$ 者被视为重度狭窄。二尖瓣狭窄阻碍血液由左心房流入左心室，并在瓣膜两侧形成压力梯度。随着左心室充盈受限，为了维持左心室前负荷并保证心脏输出，需要更长的左心室舒张充盈时间。同时，左心房也会发生扩张并引起肺内血管压力增加，最终导致肺水肿和右心衰。左心房增大会导致房性心律失常，尤其是心房颤动（房颤），可引起左心房收缩异常，从而影响左心室充盈，导致突发严重的血流动力学紊乱。

由于妊娠期相关的心率和血容量增加，狭窄的二尖瓣两侧的压力梯度也会随之增加。心动过速缩短心脏充盈时间，左心室充盈受限，进而引起每搏量减少。血容量增加也可导致肺水肿。许多二尖瓣狭窄患者在妊娠期即可出现心脏疾病的首发症状，大部分患者出现心脏相关症状加重，尤其是那些 NYHA 心功能分级水平较高的孕妇[2]。心脏相关症状包括：呼吸困难、胸痛、心悸、端坐呼吸、肺水肿和运动能力减退。

二尖瓣轻度狭窄的产妇（NYHA 1 级或 2 级）一般可较好地耐受妊娠过程且顺利分娩。中、重度二尖瓣狭窄的产妇发生以下情况的风险明显增加：心律失常、心力衰竭（心衰）、需要开始和（或）调整药物治疗，以及需住院治疗。尽管如此，此类患者发生死亡的可能性在目前情况下仍比较罕见，但其胎儿发生早产和宫内发育迟缓的风险明确增加[2]。

治疗与麻醉管理

二尖瓣重度狭窄患者如希望怀孕，则需在妊娠前行经皮二尖瓣球囊扩张或置换术。已经怀孕的二尖瓣狭窄患者需要控制心率（一般小于80次/分）和左心房压力。控制心率的方法一般为β受体阻滞剂和限制活动。房颤患者可使用地高辛。如果房颤患者发生血流动力学不稳定，应立即治疗以控制心率或实施电复律。可使用利尿剂治疗此类患者的容量过负荷，但应注意避免低血容量和子宫胎盘的低灌注[1]。

对于药物难以控制的重度二尖瓣狭窄患者，即使已经怀孕，仍可推荐进行经皮二尖瓣球囊扩张术，已经有相关成功的报道。可通过下列措施降低胎儿暴露于射线的风险：缩短透视时间、增加孕妇腹部和盆腔的放射防护、推迟手术至早期妊娠（前三月）后进行。妊娠期进行球囊扩张术的最常见时间为孕28～32周。因为从胎儿角度，必要时可选择分娩而相对最为安全；从母体角度，此时许多产妇重度瓣膜狭窄相关的症状加重。与心肺转流下的瓣膜修补或置换术相比，妊娠女性可安全有效地接受经皮二尖瓣球囊扩张术，胎儿死亡率降低[3-4]。

经阴道分娩较剖宫产更被临床接受，原因在于剖宫产常伴发更多的失血和液体转移，尤其是术后产妇受关注度下降，其体内实际液体转移量可能大大高于预期。对于有产科指征或血流动力学不稳定而无法耐受分娩的产妇，仍需选择剖宫产。常使用产钳或胎头吸引助娩以缩短第二产程，也可避免过度屏气引起的静脉回流突然增加。

对于二尖瓣狭窄产妇，可通过硬膜外腔给予稀释的局麻药和阿片类药物实施分娩镇痛。为抑制器械辅助分娩过强的屏气反射，可硬膜外腔给予小剂量多次推注2%利多卡因或3%氯普鲁卡因。对于交感神经阻滞发生的低血压，可谨慎选择液体输注或缩血管药物治疗。

对于中重度二尖瓣狭窄产妇或者其他影响心输出量和前向血流的心血管疾病情况（比如部分先天性心脏病、肺动脉高压、心肌病、主动脉缩窄），常用策略是待产妇宫口开全后给予更高浓度的硬膜外腔镇痛药物（2% 利多卡因 5 ～ 10 ml，加或不加芬太尼，也可加入 50 ～ 100 µg 可乐定）。益处是使胎儿被动下降，用产钳更顺利地助娩，尽量减少推挤（Valsalva 动作）导致的静脉回流受阻。对于局麻药引起的交感神经阻滞伴发的低血压，更推荐使用缩血管药物如去氧肾上腺素收缩血管，而液体治疗往往导致容量过多，特别是胎儿娩出后。硬膜外麻醉或使用低剂量药物的腰硬联合麻醉［combined spinal-epidural（CSE）anesthesia］可用于此类产妇的剖宫产术，需要小心缓慢增加剂量达到外科手术要求。单次蛛网膜下腔阻滞由于血压下降过快，产妇无法耐受，且更可能发生于比较依赖前负荷的患者，故不被推荐用于此类剖宫产。如选择全身麻醉，为避免喉镜置入和气管插管时的心血管交感神经反射，可使用短效 β 受体阻滞剂（艾司洛尔）和（或）阿片类药物（瑞芬太尼）。

　　根据心脏疾病的严重程度和症状，选择对此类产妇合适的术中监护。对于怀疑存在心律失常的产妇均应给予持续的心电监护，也应在分娩或剖宫产期间给予有创动脉血压监测，尤其是对于重度二尖瓣狭窄产妇或其他严重心脏疾病产妇，其获益（即使只是单纯的动脉采血）大于风险。肺动脉（pulmonary artery，PA）漂浮导管在产科乃至其他临床中的适应证尚不清楚，仅被推荐用于最为严重的心脏病产妇接受剖宫产术或不明原因的严重肺水肿患者。心脏超声检查比肺动脉导管可能更适合于血流动力学异常原因的判断。

产后治疗

　　由于围产期失血和体内液体转移，重度或有症状的二尖瓣狭窄产妇容易发生血流动力学失代偿或者肺水肿，与分娩方式无关。轻至中度的肺水肿常发生在产后最后几小时或手术后，利尿剂处理通常有效。催产素、麦角新碱和 15- 甲基前列腺素 $F_2\alpha$ 等可产生潜在的心血管效应，改变全身或肺血管阻力，应谨慎使用。重度二尖瓣狭窄产妇产后需要进入重症监护病房或类似单位监护 1 ～ 2 天，尤其是剖宫产患者。

主动脉瓣狭窄

病因 / 危险因素

　　妊娠期主动脉瓣狭窄最常继发于先天性主动脉瓣膜异常，包括前后瓣异常、主动脉前瓣或后瓣狭窄。风湿性主动脉狭窄并不常见。

病理生理学

正常主动脉瓣口面积为 $3 \sim 4 \ cm^2$。瓣口面积缩小，左心室压力增高，继发心肌肥厚以维持心输出量。随着疾病进展，每搏量相对固定，心输出量的改变依赖于心率变化。典型症状如心绞痛、呼吸困难、晕厥等与瓣膜狭窄程度有关，多在疾病进展后期才会出现。重度主动脉瓣狭窄（瓣口面积 $< 1 \ cm^2$）的产妇非常罕见。

20 年前认为主动脉瓣狭窄的产妇比二尖瓣狭窄预后结局更为凶险，但最近越来越多的研究提示两种疾病的预后相似，取决于疾病严重程度。轻至中度主动脉瓣狭窄产妇经严密观察处理常能较好地耐受妊娠。严重心脏疾病的产妇常无法耐受妊娠相关的血容量和心输出量增加，这些患者更易发展为充血性心力衰竭和肺水肿。此外，其胎儿也易发生早产和低于孕龄的情况。妊娠合并主动脉瓣狭窄的发病率虽然增加，但因此发生死亡的情况依然罕见。

治疗与麻醉管理

理论上重度主动脉瓣狭窄的患者在妊娠前应接受球囊瓣膜成形或置换术。对于已怀孕的严重主动脉疾病患者，可采取的治疗措施包括使用利尿剂和选择性应用 β 受体阻滞剂。充分治疗后仍然症状严重的患者可能需要中止妊娠或接受瓣膜修复手术。与二尖瓣狭窄类似，主动脉瓣狭窄患者应首选球囊瓣膜成形术而非瓣膜置换术，因为前者的胎儿风险明显降低[1]。

主动脉瓣狭窄患者分娩时的治疗目标包括维持正常心率和窦性节律、避免低血压和主动脉或腔静脉受压、维持血管内容量并保证静脉回流通畅。此类患者由于每搏量相对固定，发生心动过缓时心输出量显著降低，而心动过速则导致心肌耗氧增加和心室舒张充盈期缩短。

与二尖瓣狭窄产妇分娩类似，主动脉瓣狭窄的产妇第二产程时通过器械辅助经阴道分娩优于剖宫产；同样，主动脉瓣狭窄的产妇在产程早期即可接受低浓度的硬膜外药物镇痛，而剖宫产仅适用于有产科指征或循环不稳定而无法自然分娩的产妇。单次蛛网膜下腔阻滞是重度主动脉瓣狭窄产妇的禁忌，也是瓣膜中度狭窄产妇的相对禁忌。有多篇研究报道了严重主动脉瓣狭窄的产妇使用缓慢追加剂量的硬膜外腔阻滞或蛛网膜下腔连续麻醉而顺利实施剖宫产。剖宫产术中小心使用缩血管药物（一般为去氧肾上腺素）和液体治疗，避免体循环血管阻力（systemic vascular resistance，SVR）和前负荷降低。局麻药中不推荐添加肾上腺素，以避免误入血管引起严重的心动过速，而全身缓慢吸收也可引起轻度心动过速和低血压。有许多全麻诱导策略推荐用于主动脉瓣狭窄患者，多包括使用中至大剂量快速起效的阿片类药物（芬太尼、阿芬太尼、瑞芬太尼），以减少麻醉诱导、气管插管、切皮及胎儿娩出时可能出现的交感神经系统活性增强和心动过速。

中至重度主动脉瓣狭窄产妇推荐使用有创动脉持续监测血压。肺动脉漂浮导管备受争议而使用有限，也可放置中心静脉导管监测中心静脉压力（central venous pressure，CVP）评估容量状态。重度主动脉瓣狭窄产妇，低血压的风险高于肺水肿的风险，所以 CVP 应维持在较高水平。全麻患者可使用经食管超声心动图（transesophageal echocardiography，TEE）。

产后治疗

主动脉瓣狭窄产妇可能无法耐受产后子宫收缩引起的血容量和心输出量增加，产后早期可能发生肺水肿，需要进行利尿治疗。相反，产妇更难耐受产后出血导致的低血容量，需积极处理，此时宁可给予稍多容量，避免容量不足。重度主动脉瓣狭窄或产后仍存在症状的产妇，需转入重症监护病房治疗 1～2 天。

二尖瓣反流

病因 / 危险因素

育龄女性发生二尖瓣反流（mitral regurgitation，MR）的原因一般为二尖瓣黏液样变性或风湿性疾病。总体而言，由于妊娠引起 SVR 下降，促进心脏前向血流，所以 MR 患者可以较好地耐受妊娠。但心内膜炎或乳头肌腱索断裂引起的急性 MR，虽然在妊娠女性中非常罕见，但后果严重。

病理生理学

急性 MR 时，左心房内血液容积突然增加，肺静脉回流受阻，继发肺充血和水肿。由于部分血液通过不能完整闭合的二尖瓣回流入左心房，心输出量因此下降。如果 MR 病程长达数月甚至几年（如二尖瓣黏液样变性或风湿性疾病导致），左心房逐渐代偿扩张以适应反流所致的容量增加，但左心房扩张也增加患者房颤和血栓形成的风险。随着 MR 进展，最终可导致患者发生左心室功能不全和充血性心力衰竭的表现。即使重度 MR 患者，只要孕前没有相关心脏症状，一般均能较好地耐受妊娠。

治疗与麻醉管理

无临床症状的 MR 孕妇无需治疗，但发生心脏功能衰竭的孕妇可给予利尿剂和扩血管药物（如肼屈嗪）治疗。血管紧张素转化酶（angiotensin-converting enzyme，ACE）抑制剂或血管紧张素受体拮抗剂（常用于降低后负荷）有致畸作用，妊娠期禁用。

麻醉管理的主要目标：①避免 SVR 增加；②维持窦性心律，避免心动过缓；③保证静脉回流通畅。麻醉方式首选硬膜外腔阻滞，可将疼痛所致的 SVR 增加降至最低。剖宫产患者接受硬膜外腔阻滞和蛛网膜下腔阻滞麻醉，SVR 均降低，前向血流增加，耐受良好。值得注意的是，麻醉后静脉回流减少需认真处理，一般给予液体输注或缩血管药物（去氧肾上腺素）。对于严重合并症状的 MR 患者，需要有创监测。

产后治疗

如上所述，多数产妇并不需要额外的治疗措施。有心脏症状或已知心律失常的患者可能产后需要监测 1～2 天。

主动脉瓣关闭不全

病因 / 危险因素

主动脉瓣关闭不全（aortic insufficiency，AI）常见病因为风湿性疾病，可与二尖瓣疾病伴发。其他病因包括主动脉瓣先天性异常、心内膜炎和胶原性血管病。

病理生理学

AI 导致容量过负荷，常引起左心室进行性扩张和心肌肥厚，最后进展为左心室功能衰竭。呼吸困难、端坐呼吸、心悸和心绞痛等症状常在疾病严重时才会出现。AI 患者一般可耐受妊娠和分娩。妊娠引起的 SVR 下降可促进前向血流，同时妊娠引起的心率增快也会减少心室舒张期瓣膜关闭不全时的回流。

治疗与麻醉管理

AI 患者分娩期间的麻醉目标主要为保持心率正常或轻度增快，避免 SVR 增加。推荐硬膜外镇痛，其可降低疼痛引发的 SVR 增加。与 MR 患者类似，硬膜外腔和蛛网膜下腔阻滞麻醉均可选择，SVR 降低，促进前向血流。值得注意的是，蛛网膜下腔阻滞麻醉会导致血流动力学剧烈波动，重度反流患者推荐使用硬膜外腔阻滞麻醉。心动过缓（例如因胸段交感神经阻滞所致）可致反流增加，需积极处理。此类患者一般不需要有创监测。

产后治疗

分娩后血容量增加和 SVR 变化可引起容量过负荷和左心室功能衰竭，需要积极的利尿和降低后负荷［使用硝酸酯类药物和（或）肼屈嗪］。

二尖瓣脱垂

二尖瓣脱垂（mitral valve prolapse，MVP）是二尖瓣瓣叶疾病的一种变异类型，一般发生于育龄期女性。该类患者一般没有症状，但部分患者可出现胸痛或心悸，仅有小部分女性患者进展为二尖瓣反流。MVP 患者如果不伴发其他心脏疾病，甚少需要改变麻醉或镇痛方法。

肺动脉瓣狭窄

肺动脉瓣狭窄（pulmonary stenosis，PS）是一种更常见的先天性心脏缺陷，然而许多患者直至成年也未出现症状。理论上严重 PS 可导致右心室功能衰竭，但临床中妊娠期甚少发生此类情况。非常重要的一点是 PS 患者的临床表现和肺血管源性疾病患者（肺动脉高压）**差异较大**，后者在妊娠与分娩过程中风险巨大。单纯 PS 患者一般均能较好地耐受妊娠和分娩，仅在符合产科指征情况下实施剖宫产手术。单纯 PS 的稳定患者麻醉和产科治疗与普通患者无明显差异。

人工心脏瓣膜置换术后

人工心脏瓣膜置换术后的孕妇，其管理相当有挑战性。母体和胎儿均可能发生严重并发症，如血栓栓塞性疾病、瓣膜故障、心内膜炎、抗凝药导致的胎儿出血性疾病及畸形。年轻女性如果选择生物瓣膜可减少血栓栓塞的风险，但在孕期仍需服用抗凝药物。相比而言，机械瓣膜比生物瓣膜更为持久耐用[5]，很少需要再次更换，但缺陷是需要终身服用抗凝药物。因为妊娠引起血液高凝状态，使用机械瓣膜的患者服用抗凝药物时药物调整难度较大，产后出血风险增加。

华法林可以通过胎盘，导致自发性流产、死胎和胎儿出血性疾病的风险明显升高。尽管有人认为在妊娠 6 周内和早孕期后使用华法林是安全的，但胚胎于妊娠 6 周到 12 周期间暴露于华法林后导致的胚胎源性疾病风险不容忽视。普通肝素（unfractionated heparin，UFH）不能透过胎盘，一向被认为引起胚胎疾病和胎儿出血的风险不高，可安全用于妊娠女性，但孕妇血栓性疾病，尤其是致死性瓣膜血栓的风险，发生率明显升高[6]。低分子肝素（low-molecular-weight heparin，LMWH）也不能透过胎盘，同时半衰期更长，量效关系更易预测。尽管行机械瓣膜置换术的孕妇逐渐使用相对大剂量的 LMWH，但也有治疗失败的报道。

根据美国胸科医师协会的推荐，目前并没有一种单一的抗凝治疗方式可用于机械瓣膜置换术后的孕妇，所选择的抗凝治疗均需经过慎重讨论，平衡风险和获益。目前可供选择的方案包括：①妊娠期全程使用华法林，足月前替换为 LMWH 或 UFH；②妊娠 6 周至 12 周、足月前使用 LMWH 或 UFH，其余时间使用华法林；③妊娠全程积极调整 UFH 剂量；④妊娠全程积极调整 LMWH 剂量[7]。

分娩前或分娩期间可能需要停止抗凝治疗，但有时也需要继续抗凝，产后出血的风险增加。受抗凝药物类型和剂量的影响，可能导致激活全血凝固时间（activated partialthromboplastin time，aPTT）延长、国际标准化比值（international normalized ratio，INR）升高或肝素导致的血小板减少症，椎管内麻醉禁忌。

先天性心脏病

美国目前孕妇最常见的心脏疾病为先天性心脏病（congenital heart disease，CHD）。多数 CHD 患者由于医疗技术的进步可活到生育年龄，其中许多人希望能够生育。总的来说，没有临床症状的轻度心脏缺陷患者及在幼年已接受手术治愈的患者，能够耐受妊娠和分娩，这些产妇不需要特殊治疗或只需要适度治疗即可。对于心脏缺陷未能纠正或仅部分纠正的患者，以及残留明显心脏缺陷的患者，可能无法耐受妊娠期病理生理变化，给产科医师和麻醉医师带来挑战。

对于幼年时接受过治愈性或姑息性手术的患者，理解患者实际的心脏解剖非常重要。与该患者的心脏科医师沟通非常重要，同时评估患者最近的心脏超声或心脏导管介入的检查结果。令人吃惊的是，经常发生医师未能准确理解此类患者实际的心脏解剖和功能状态（比如，"血液最终流向哪里？"）。对复杂解剖、残留缺陷及目前心脏功能状态的理解，可指导麻醉和有创监测的决策。

虽然产妇妊娠期整体死亡率非常低，但 CHD 产妇仍会发生不良事件。妊娠期间孕妇发生并发症的危险因素包括[8-9]：

- NYHA 心功能分级大于 II 级。
- 发绀。
- 左心梗阻症状。
- 孕前发生心脏事件或心律失常。
- 全心室功能障碍。

本部分讨论的 CHD 包括：左向右分流、法洛四联症、Fontan 单心室、大血管转位、主动脉缩窄、马方综合征。二叶主动脉瓣和肺动脉狭窄已在瓣膜疾病部分讨论。

左向右分流（房间隔缺损、室间隔缺损和动脉导管未闭）

左向右分流包括房间隔缺损（atrial septal defect，ASD）、室间隔缺损（ventricular septal defect，VSD）和动脉导管未闭（patent ductus arteriosus，PDA）。较大的缺陷常导致充血性心力衰竭，所以在患者幼年时即可诊断并得到矫治。心脏缺陷较小时可能到成年都不会出现临床症状，也能较好地耐受妊娠。成年后先天性心脏缺陷中约 1/3 为 ASD，且患者多为女性[10]。ASD 一般不会自然闭合，可同时伴发其他心脏异常（二尖瓣瓣叶下垂、MR、部分肺静脉异常引流）。VSD 是最常发生的先天性心脏缺陷，发病率性别差异不大。高达 40% 的 VSD 会在 2 岁前自然闭合，90% 的 VSD 会在 10 岁前自然闭合。PDA 大约占先天性心脏缺陷的 10%，婴儿期后还未闭合者一般无法自然闭合。

病理生理学

不管缺损位于何处（原发孔型、继发孔型或静脉窦型），ASD 总的生理学效应为血液从左心房分流至右心房。大部分 ASD 一开始并没有临床症状，且可能长达数年不被发现，而 ASD 缺损的大小决定了其对血流动力学的影响程度。直径小于 0.5 cm 的缺损一般没有症状，也不需要修补。中到大的 ASD（直径大于 2 cm）可能直到 30 ～ 40 岁才会出现导致明显症状的严重血流动力学改变[10]。右心系统长时间接受增多的血流会导致右心房和右心室扩张且继发肺动脉高压。ASD 患者存在发生心律失常和反常性血栓的风险，严重时导致艾森门格综合征。这一综合征的发生率很低，更多见于 VSD 患者。

VSD 可单独发生，也可伴发其他心脏缺陷，如法洛四联症。VSD 可发生在室间隔的所有部位，根据缺损位置分为：膜周部、干下型（流出道）、房室管型（流入道）及肌部。与 ASD 类似，缺损大小决定了对血流动力学的影响程度。小的缺损仅导致肺动脉血流轻度增加，而大的缺损则会明显增加肺动脉血流，最终导致左心室容量过负荷和左心室扩张。肺循环阻力（pulmonary vascular resistance，PVR）会逐渐增大，当其超过体循环阻力时，缺损处血流方向发生反转（从右向左），患者出现发绀症状（艾森门格综合征）。大缺损如果不进行外科手术，患者很少能存活到成年。外科手术多在患者年幼时进行，需要切开右心房或右心室，可能继发明显的心脏传导异常。

患儿出生后短时期内动脉导管不能闭合的情况下即发生 PDA。胎儿期，动脉导管连接主动脉和肺动脉，使血液直接到达肺部。出生后动脉导管不能闭合时血液从主动脉直接流向肺动脉。与 VSD 类似，PDA 时的左向右分流，导致左心室容量过负荷和左心室扩张。如果 PDA 未经矫治，最终肺动脉的压力改变也会导致分流方向反转而出现发绀症状。患有 PDA 的婴儿常因出现心衰症状或发育停滞而诊断，但 PDA 患者到成年后再出现心衰或发绀症状的情况甚为罕见。

治疗与麻醉管理

SVR 和 PVR 间的平衡决定分流量，两者任意一项的急剧变化均可改变分流的方向和容量。分娩时尽早进行硬膜外镇痛可减少疼痛导致的 SVR 增高，而 SVR 增高会加剧左向右的分流，可能导致右心室功能衰竭。也应避免 SVR 急剧降低，因其可能导致右向左分流和低氧血症。所以对较大心脏缺损的剖宫产产妇，小剂量逐渐增加的硬膜外腔阻滞麻醉优于蛛网膜下腔阻滞麻醉。此类患者需要吸氧并避免高碳酸血症，防止发生 PVR 升高。常规监测包括脉搏血氧饱和度和 ECG。对出现心脏症状者应考虑 CVP 和有创动脉监测。不需要常规放置 PA 导管。心脏左向右分流情况下，很难准确放置 PA 导管，同时具有一定危险。

空气栓塞是这类患者面临的潜在巨大危险，所有静脉通路均需仔细检查气泡。此外，硬膜外腔阻滞麻醉时推荐使用生理盐水进行阻力消失试验，以避免空气通过硬膜外静脉进入循环而形成气栓。子宫收缩剂如甲基麦角新碱会增加 SVR，必须慎用或不用。

法洛四联症

法洛四联症（tetralogy of Fallot，TOF）约占 CHD 总数的 10%，也是发绀型 CHD 中最常见的原因[11]。TOF 通常在孕期或婴儿期出现发绀症状时即可被诊断，而大部分患者接受矫正手术后临床症状消失，同时矫正术后 35 年的远期生存率约为 85%[11]。

病理生理学

该疾病主要包括：VSD、右心室流出道梗阻（right ventricular outflow tract obstruction，RVOTO）、右心室肥厚（right ventricular hypertrophy，RVH）和主动脉骑跨。右心室流出道梗阻会导致血流通过 VSD 从右向左分流，导致发绀。RVOTO 的严重程度（有差异）和 SVR 的变化决定分流量。

传统的治疗方法为首先进行姑息手术，建立体循环-肺循环分流（比如 B-T 分流）以增加肺循环血流，以后再进行二期完全矫正手术。这种处理方式并发症包括慢性缺氧、分流手术失败及其他长期后遗症，最终带来了外科治疗方式的更新。目前的临床处理是在婴儿期即进行一期完全矫正手术，内容包括：关闭 VSD、解除 RVOTO。TOF 矫治手术的长期并发症包括：心室节律异常、右束支传导阻滞、肺动脉反流、RVOTO 再发和残留 VSD[10]。虽然大部分 TOF 矫治术患者能耐受妊娠，但妊娠相关的心输出量、血容量和 SVR 变化可能会导致部分之前未能发现的心脏缺陷出现症状。近期系列报道中，此类患者心血管事件发生率约为 8%，心律失常最为常见[12]。

治疗与麻醉管理

此类患者需在妊娠前和妊娠期间进行心脏超声检查，以评估心脏功能并鉴别是否残留心脏缺陷。由于妊娠早期血容量和心输出量的变化，可能出现心脏功能衰竭和心律失常。因为心律失常的风险增加，分娩时应持续监测 ECG。此外，法洛四联症矫治术后无心脏症状的产妇分娩时不需要特殊治疗。

未行手术矫治的 TOF 患者和有残留心脏缺陷的矫治术后患者的管理难度增加。应避免 SVR 的剧烈波动，所以产程早期即推荐硬膜外腔镇痛以避免产痛带来的 SVR 变化。蛛网膜下腔阻滞麻醉可快速、显著地阻断交感神经系统，故应避免使用。患者应给予吸氧和避免高碳酸血及酸中毒，从而避免因此带来的 PVR 升高。保持血容量正常，发生低血压时立即纠正。如果发生心室右向左分流增加，可给予去氧肾上腺素持续输注而非间断单次注射来提高 SVR。对于循环不稳定的患者，必须进行有创监测（至少动脉测压）。对于外科手术建立的体循环到肺循环的分流术，有创动脉监测必须建立在对侧肢体。

Fontan 术后单心室

最初 Fontan 手术被作为三尖瓣闭锁患者的姑息性治疗措施，后来又被用于不能完成双心室修补的复杂性先天性心脏病患者，包括左心室双入口、右心室双出口和左心发育不全综合征。

病理生理学

Fontan 手术作为姑息性的一期治疗措施，手术方式虽有差异，但最终目的均为使肺循环和体循环血流各自独立。这一手术原理的独特之处在于将体循环静脉回流血流直接引入肺动脉。肺血流完全被动依靠相对较高的体循环静脉内压力。自主呼吸时产生的胸内负压也有助于维持肺前向血流。心输出量源于肺静脉回流。Fontan 手术的远期并发症包括：房性心律失常、心功能不全、血栓相关事件、肝功能障碍及蛋白丢失性肠病[13]。尽管使用 Fontan 式血液循环的患者长期生存率显著降低，同时并发症较多，但仍有部分女性患者存活到成年并有妊娠愿望。目前仅有小样本的报道提示，Fontan 术后的妊娠患者存在较高的自发性流产和心脏并发症（心律失常和心功能减退），但没有母体死亡的报道[14]。

治疗与麻醉管理

此类患者肺动脉血流被动依赖于较高的体循环静脉压力，因此必须保证前负荷。应避免低血容量和主动脉–腔静脉的压迫。任何可能引起 PVR 升高的因素均将影响肺部前向血流，尤其注意避免高碳酸血症和酸中毒，需要给予吸氧。虽然任何可能降低静脉回流的方法均非常有害，仍推荐产程早期即给予硬膜外腔镇痛以减少疼痛诱发的血流动力学紊乱。可以采用小剂量局麻药合并阿片类药物缓慢滴定的方法，降低对 SVR 和前负荷的影响，为治疗争取时间。对于需要剖宫产的此类产妇也推荐使用缓慢推注局麻药的硬膜外腔阻滞麻醉。缺乏右心室驱动情况下，前负荷作为肺血流的主要驱动力，保证其正常至关重要，常需使用血管收缩剂（去氧肾上腺素或去甲肾上腺素）支持循环。有创动脉监测和中心静脉置管有助于监测患者前负荷及缩血管药物的快速安全使用。尽管中心静脉置管存在争议，但此类 Fontan 患者在分娩或剖宫产术中进行有创动脉血压监测仍然有益，可指导医务人员更准确地调控去氧肾上腺素或去甲肾上腺素的剂量，维持 CVP 在产前或麻醉前的基础水平（一般为 15 ~ 20 mmHg）。另一无创的做法是对血压降低均立即给予积极的液体输入和血管收缩剂支持。不推荐使用蛛网膜下腔阻滞，甚至仅仅是镇痛剂量，原因在于其引发的交感神经阻滞和前负荷降低，而此类患者几乎完全依赖于前负荷。

Fontan 术后患者的血栓相关事件明显上升，加上妊娠引起的血液高凝状态，许多患者需抗凝治疗。此类患者常由于腔静脉充血导致慢性肝功能不全，计划实施区域阻滞时应评估凝血功能。

常规监测应包括氧饱和度和持续 ECG 监测。对于剖宫产术，最好保留患者自主呼吸（区域麻醉），以维持呼吸时胸内负压对肺前向血流的动力辅助。应尽可能避免 PVR 升高，维持单心室的功能。

大血管转位

大血管转位（transposition of the great vessels，TGV）非常罕见，但先天性矫正术后的 TGV 女性和经手术完全性 TGV 矫正术后的患者常可生存到生育年龄。

病理生理学

先天性矫正型大血管转位（congenitally corrected TGV，L-TGV）的特点是房室和心室大血管的对接关系错位。血液从右心房流入心脏形态学上的左心室，经肺动脉进入肺，回流至左心房，流入形态学上的右心室，然后从主动脉发出供应全身。L-TGV 常伴其他先天性缺陷，最常见为心内分流，但也可不伴其他畸形（患者可直至成年才出现临床症状）。患者形态学上的右心室由于发挥左心室的功能使用而出现心肌肥厚和心功能不全。

完全性大血管转位（complete TGV，D-TGV）包含了两个互相独立的平行循环系统。体循环静脉血液依次流入右心房和右心室，再经主动脉发出；肺静脉血液依次流入左心房和左心室，再经肺动脉流入肺部。这种心脏畸形患者必须依靠心内分流（PDA、ASD 或 VSD）的存在才能存活。传统的心房调转术（Mustard 术或 Senning 术）包含心房内屏障的建立，从而在心房水平将静脉血液引导向正确的心室（译者注：属于功能性矫治）。这类术式的并发症包含：屏障处狭窄、心律失常及右心室功能衰竭（右心室仍被作为体循环心室使用）。大动脉调转术或 Jatene 术则包含将错位的大血管调整至正确的解剖位置，并对冠状动脉的位置进行再造（译者注：属于解剖学矫治）。

成功施行大血管转位的患者可较好地耐受妊娠。对于右心室仍被作为体循环心室使用的患者，由于妊娠期的血容量和心输出量增加而发展为心衰的风险增加。Connolly 等报道了 22 名 L-TGV 女性患者的 60 次妊娠，只有 2 名患者不能较好地耐受妊娠。其中一名妊娠患者在产后发生了房室连接处瓣膜功能异常而需要瓣膜置换，另一位患者之前有 11 次妊娠史，本次发生了多种心脏并发症，包含充血性心力衰竭、心内膜炎和一次心肌梗死[15]。

治疗与麻醉管理

妊娠前及妊娠早期应进行心脏超声检查以评价心脏瓣膜和心室功能及心房分隔的效能。此类患者接受心脏手术后常继发心律失常，分娩时必须持续监测 ECG。

有证据提示心力衰竭的患者在分娩时必须进行仔细的有创动脉和中心静脉监测。患者对容量变化非常敏感，有创血流动力学监测有助于指导液体管理。产程早期即给予硬膜外腔镇痛可减少疼痛引起的 SVR 与心输出量增加。产钳可用于第二产程以缩短产程并降低心脏负荷。与剖宫产术相比，经阴道分娩后对血流动力学的影响甚微，推荐使用。

幼年时即成功接受大血管调转术的患者可较好地耐受妊娠和分娩，治疗与正常产妇类似。

主动脉缩窄

主动脉缩窄占先天性心脏疾病的 6% ～ 8%，男性发病多于女性[16]。婴儿期或幼年一般该疾病即被诊断，但也偶见成年后再被诊断者。最常伴发的异常是主动脉瓣二叶畸形，也可合并 VSD、PDA、二尖瓣狭窄和 Willis 环动脉瘤[10]。

病理生理学

主动脉缩窄的特点通常是延伸至左锁骨下动脉起始部的主动脉内狭窄，常表现为上肢高血压。血管内狭窄偶尔靠近左锁骨下动脉起始部，仅表现右上肢高血压。缩窄远端的灌注常依靠广泛的侧支循环维持，包括胸内、肋间、锁骨下和肩胛动脉的侧支循环。该类患者在新生儿期即可由于喂养困难或发育障碍而诊断，严重者也可见循环衰竭或休克。更多患者在幼年被诊断，出现上肢高血压、下肢脉搏减弱、脉压差过大、ECG 显示左心室肥厚。成年患者可出现严重高血压（头痛）、跛行或心力衰竭的典型表现。

此类疾病的并发症包括：左心室肥厚和衰竭、冠状动脉疾病、主动脉夹层形成、感染性心内膜炎及脑卒中[10]。治疗包括球囊扩张或外科手术修复。狭窄段压力梯度超过 30 mmHg 的患者考虑外科手术治疗。成年之前如未接受外科矫治，常见持续性高血压。

主动脉缩窄患者（无论是否接受外科手术）一般均可较好地耐受妊娠。Beauchesne 等报道了 50 名主动脉缩窄的女性患者进行了 118 次妊娠，仅有一名既往做过狭窄修复术的患者发生了致命性的主动脉夹层，其余患者没有严重心血管并发症发生。高血压常见，且与缩窄形成的血管内压力梯度改变相关[16]。

治疗与麻醉管理

对于未经外科修复或残留缩窄的患者，妊娠期血压控制难度较大。高血压控制不佳，增加胎儿发育迟缓、胎盘早剥、早产、心力衰竭、主动脉破裂或夹层形成的风险。然而，如果缩窄远端出现较大的压力梯度或侧支循环不足，胎盘灌注则依赖于狭窄近端的较高母体血压。β 受体阻滞剂可用于降低血压并减轻血流动力学对主动脉壁的压力。使用任何抗高血压药物均必须认真调整，以避免影响狭窄远端的胎盘血供。

对于主动脉缩窄修复术后或仅轻度主动脉狭窄患者，与剖宫产术相比，推荐使用经阴道分娩，其对血流动力学和液体转移的影响甚微。硬膜外腔阻滞镇痛可降低血流动力学应激，推荐在产程早期即可使用，而第二产程可使用产钳辅助缩短产程。如需选择剖宫产，必须少量缓慢给予局麻药和阿片类药物，避免 SVR 突然降低及狭窄远端的低血压。对于严重主动脉缩窄未修复的患者，择期剖宫产可能更为安全。分娩期间与疼痛相关的血流动力学变化增加主动脉破裂或夹层形成的风险，而硬膜外腔分娩镇痛导致的 SVR 下降可能影响胎盘灌注。如果狭窄严重足以影响分娩方式，诱导前即应进行上肢有创动脉压力监测，全身麻醉下行剖宫产手术。硬膜外腔阻滞麻醉也可考虑，必要时缓慢慎重的给予去氧肾上腺素以避免胎盘灌注不足。除了上肢有创动脉监测外，可同时进行下肢有创压力监测，判断硬膜外腔阻滞麻醉产生的狭窄远端压力灌注改变，持续监测胎心以判断胎盘灌注是否充足。

马方综合征

　　马方综合征是一种常染色体显性遗传的遗传性结缔组织疾病。由于该病临床表现的多样性，可能在妊娠前并未明确诊断，或只有出现明显并发症时才被诊断[17]。

病理生理学

　　肌原纤维蛋白合成缺陷导致多种骨骼肌、眼部、心血管系统的异常，其中主动脉扩张最严重。常见二尖瓣脱垂，且由于主动脉根部扩张可导致主动脉瓣关闭不全。

　　进行性主动脉扩张可引起主动脉夹层动脉瘤甚至发生主动脉破裂。妊娠增加主动脉夹层的风险，除了妊娠引起的血流动力学变化，可能与激素介导的主动脉壁组织学改变有关[18]。夹层发生原因在于主动脉壁内膜破裂，血流进入主动脉壁内膜和中膜层或外膜层之间的错误腔隙，其主要症状是剧烈的胸部或背部疼痛。该病主要风险因素包括：主动脉根部直径超过 40 mm、急性主动脉扩张或既往夹层病史[17]。妊娠期发生主动脉夹层者死亡风险高，主动脉破裂多为致死性。

治疗与麻醉管理

　　马方综合征的女性患者妊娠前即需由心脏专科医生进行评估，并通过心脏超声判断主动脉直径和心脏瓣膜功能。妊娠前推荐实施预防性的主动脉修补手术，其适应证包含升主动脉扩张直径超过 50 mm、急性主动脉扩张、孕期发生主动脉夹层的家族史、轻度以上的主动脉瓣关闭不全。包括使用 β 受体阻滞剂在内的治疗措施以减轻血管壁剪切力导致的撕裂，减缓主动脉根部的扩张及降低心血管并发症发生率。妊娠期定期通过超声心动图监测主动脉根部扩张情况。

　　马方综合征患者的最佳分娩方式尚无共识。患者如没有明显心血管症状，同时主动脉正常大小且不伴扩张，可较好地耐受妊娠和分娩。应尽早实施硬膜外腔镇痛，以避免疼痛引起的心血管应激增加，第二产程可使用产钳加速产程。对于有高风险发生夹层的患者（上文所述），考虑到产程过长和产妇分娩用力对心血管系统的影响，强烈推荐采用剖宫产，这也是剖宫产手术心血管因素作为适应证的罕见疾病之一。尽管多数马方综合征患者选择剖宫产手术预后良好，但对于主动脉扩张的患者，剖宫产是否安全尚不清楚。硬膜外腔阻滞麻醉是此类患者剖宫产手术的最佳方法，避免了全麻时置入喉镜和气管插管时的心率和血压升高。如果必须选择全麻，应尽可能地避免喉镜置入和气管插管所致的交感神经反应，与暂时性的低血压和心动过缓相比，短时间的心动过速 / 高血压更应避免。血流动力学管理的核心在于合适使用 β 受体阻滞剂并控制心率和血压。同时应提前准备短效血管扩张剂和 β 肾上腺素受体阻滞剂，处理高血压与心动过速，实施有创动脉血压监测也是进行快速血压管理的必须步骤。

先天性心脏病产妇产后治疗

由于 CHD 疾病特点和严重程度的不同，很难对患有此类疾病的产妇给出普适性的产后治疗建议，因为对其做出的治疗决策取决于疾病严重程度和产程阶段及分娩方式。对于非复杂性 ASD 或 VSD 病例，可能仅需给予常规的产后观察和处理。对于大多数情况相对不严重的 CHD 患者，产后也仅需适当加强观察而无需特殊处理。但对于有严重心脏疾病的患者，尤其是在妊娠期间或产程及分娩时发生并发症（比如心力衰竭或心律失常）的情况，则需要在高危监护室或重症监护病房观察治疗 1 ～ 2 天。

对于心脏功能受损的患者，常需要在产后数小时至 1 ～ 2 天的时间内使用利尿剂。总的原则，剖宫术中或分娩时采取的有创监测，需要持续监测 24 ～ 48 h。因为这段时间常会发生显著的血流动力学改变，尤其是容量过负荷及产后出血的风险增加，均可导致患者心脏功能失代偿。

心肌病

围产期心肌病

围产期心肌病（peripartum cardiomyopathy，PPCM）是一种排除其他已知心血管疾病，但与妊娠相关的心脏功能衰竭。欧洲心脏病协会 PPCM 工作组近期对 PPCM 做了如下定义："围产期心肌病是由于左心室（left ventricular，LV）收缩功能障碍继发心衰的特发性心肌病，发生于妊娠晚期或产后数月，并且排除了其他心衰原因。以上定义属于排除性诊断。左心室可能并不扩张，但心脏射血分数（ejection fraction，EF）常低于 45%。"[19] 既往的诊断标准包括心力衰竭发生于妊娠的最后一月或产后 5 月内。严格的时间设定可能导致部分 PPCM 未能诊断，因为妊娠期早期出现 PPCM 的情况并非罕见。

流行病学

PPCM 的准确发病率尚不清楚，有单中心研究提示 PPCM 在某些地理区域更为常见（海地，南非，西非），但缺乏基于人口的前瞻性流行病学研究的支持[19]。近期有研究提示美国产妇 PPCM 的发病率约为 1/3200 次分娩，非洲裔美国女性发病率更高[20]。PPCM 与孕妇年龄增加、高血压疾病、多胎妊娠、多次生产史有关。与心肌病相关的产妇死亡率上升，而其他原因导致的产妇心源性死亡率则呈下降趋势。

病因

PPCM 病因尚不明确，可能的理论病因包括病毒性心肌炎、妊娠导致的自身免疫或炎症反应异常、妊娠伴随的血流动力学负荷增加导致的异常心肌反应和营养不良。近期研究发现，PPCM 的机制与妊娠期氧化应激加强及催乳素裂解为抗血管增生的细胞凋亡因子片段有关，进而引发心肌功能受损[21]，同时也有研究提示 PPCM 与子痫前期的病理生理机制存在联系和相似性[22]。

病理生理学

该病病程中心力衰竭常发生于妊娠最后一月或产后 5 月内，由于心力衰竭的早期表现（气短、疲乏和周围性水肿）也可发生于正常妊娠的晚期，所以很难依据这些指标早期诊断 PPCM。咳嗽、胸痛、颈静脉压力增高、二尖瓣和三尖瓣反流引起的心脏新发杂音及胸部体格检查发现水泡音，提示可能发生心力衰竭。PPCM 的确切诊断必须依靠排除心肌病的其他原因及心脏超声提示左心室功能下降。左心室扩张常为该病典型症状，但部分患者可不明显；EF 值小于 35% 的患者，左心室血栓并非罕见。PPCM 的预后存在地区差异，在美国约 50% 的患者在 6 个月内左心室功能恢复，但非洲裔美国人和诊断时 EF 值小于 30% 的患者恢复比率较低。虽然许多患者可出现心功能的恢复，但 PPCM 病程中常伴发严重并发症，包括进行性心力衰竭、心源性休克、血栓性并发症及死亡。该病在美国的报道死亡率为 0% ~ 19%，心脏移植率约 6% ~ 11%[20]。

治疗与麻醉管理

迅速处理妊娠期急性心力衰竭非常必要，处理方法与其他原因导致的心力衰竭类似，包括吸氧、利尿剂和降低后负荷（ACE 抑制剂禁用于妊娠期，但产后可以使用）。低血压患者可考虑使用正性肌力药。对于药物无法控制的快速恶化患者，可给予主动脉内球囊泵或左心室辅助装置以支持康复或桥接至心脏移植。对于血流动力学不稳定的患者，需要尽快娩出胎儿，这种情况下常发生胎盘低灌注而影响胎儿正常发育，同时胎儿娩出后母体也可接受更积极的有创治疗。由于该病发生血栓栓塞事件的风险较高，明确诊断后即建议给予患者抗凝治疗（妊娠期使用 UFH 或依诺肝素，产后使用华法林）直至左心室功能恢复（EF 值大于 35%）。

与其他严重终末期心力衰竭患者发生明显血流动力学变化（本病例中为分娩）时的处理方式类似，对于出现严重症状的 PPCM 患者，必须实施有创血流动力学监测，包括外周动脉和 PA 导管等。经阴道分娩时给予硬膜外腔镇痛，可减少心率的升高并缓慢降低 SVR。产程早期即可实施硬膜外腔镇痛，并建议在第二产程中使用产钳或负压吸引以缩短产程。如果时间允许，施行剖宫产的患者给予硬膜外腔阻滞麻醉时需缓慢少量追加药物。对突发失代偿的患者（比如对利尿剂无反应的严重肺水肿）可采取全麻；为避免发生心肌抑制，最佳的麻醉方案为给予大剂量的短效阿片类药物（瑞芬太尼）。全麻时强烈推荐使用 TEE，以评价心脏功能及指导治疗、诊断 / 预后判断。

产后治疗

产后由于子宫收缩引起的自身输血增加前负荷，可能需要给予利尿剂。麦角新碱引起 SVR 增加，应尽量避免使用。产后治疗包括限制液体、利尿剂、ACE 抑制剂、β 受体阻滞剂和抗凝药物。总体来说，PPCM 患者在以后妊娠中 PPCM 恶化的风险较高，对于诊断时 EF 值小于 25% 或心功能无法恢复正常的患者一般不建议再次妊娠。

肥厚型心肌病

肥厚型心肌病（hypertrophic cardiomyopathy，HCM）属于遗传性心血管疾患，导致左心室肥厚（left ventricular hypertrophy，LVH）和动力性左心室流出道梗阻（left ventricular outflow tract obstruction，LVOTO）。诊断依据为心脏图像（一般为超声心动图）和基因检测。

流行病学

HCM 属于全球性疾病，总发病率约为 0.2%[23]。临床中该病并不常见，提示多数患者可能并无症状或未被诊断。然而，该病是年轻患者发生猝死的首要病因[24]。

病因

HCM 是编码肌原纤维蛋白的基因突变引起的常染色体遗传性疾病。父母一方患 HCM 时发生子代遗传的概率为 50%，家族史中出现 HCM 者需要进行基因筛查来排除疾病。

病理生理学

HCM 患者的典型症状是 LVH 伴不对称性室间隔肥厚；LVOTO 变异很大，约 1/3 患者在休息时即出现梗阻症状，1/3 患者完全没有梗阻，另外 1/3 患者有不确定性梗阻[23]。LVOTO 程度决定于负荷状态和左心室收缩力；心室收缩力增强、心室容量缩减和 SVR 下降可能导致梗阻加重。左心室心肌肥厚和僵硬常导致左心室舒张功能障碍，同时心肌由于氧供需失衡而易发生缺血。患者突发室性心动过速可能诱发猝死。

尽管妊娠带来的 SVR 下降和心肌收缩力增强可能加重 LVOTO，使有些患者症状加重，但一般来说 HCM 女性患者可较好地耐受妊娠。妊娠带来的循环容量增加可能有益。Autore 等研究了 100 名 HCM 孕妇的 199 次妊娠。尽管与普通人群对比，HCM 孕妇死亡率增加，但母体绝对死亡率较低。这一情况在所有心脏疾病的流行病学和预后方面均一致，死亡病例更多见于妊娠前即出现心脏症状的孕妇[25]。

治疗与麻醉管理

治疗方法主要包括降低心肌收缩力、维持血容量和避免 SVR 降低。β 受体阻滞剂和钙通道阻滞剂可用于降低心肌收缩力并延长心室充盈时间，孕期仍需要持续使用。利尿剂和血管舒张剂需避免使用。室间隔缩减治疗可用于药物不能缓解症状的患者。麻醉管理的主要目标包括：保持血容量稳定、避免 SVR 降低、防止心率和心肌收缩力增加。区域阻滞（硬膜外腔阻滞麻醉或 CSE）可用于患者分娩。前负荷（比如心室容量）的减少可能产生问题，但也必须注意疼痛应激引起的交感兴奋也会加重 LVOTO，所以最佳方案是保持前负荷平衡的镇痛，这一点和本章其他疾病的处理相同。去氧肾上腺素由于单纯缩血管作用而明确优于麻黄碱，加强心肌收缩力会加重流出道梗阻。联合使用 β 受体阻滞剂和 α_1 激动剂常被用于保证左心室流出道通畅。对于剖宫产的选择主要考虑是否存在产科指征。硬膜外腔阻滞麻醉（或小剂量 CSE）优于单次蛛网膜下腔阻滞麻醉，后者常带来显著的交感神经阻滞。如果采取全麻，短效 β 受体阻滞剂和阿片类药物可缓解喉镜暴露和气管插管时的应激。不管使用何种麻醉方式，均需使用去氧肾上腺素维持 SVR，而有创监测仅当患者出现严重症状或有加重趋势时选择使用。

产后治疗

产后子宫收缩引起的自体输血可能改善心脏症状，而产妇很难耐受产后出血引起的低血容量状态，所以需要尽快使用液体输注和去氧肾上腺素纠正。体液平衡方面，轻度容量超载优于低血容量。缩宫素会引起血管舒张，需缓慢使用；麦角新碱是首选的子宫收缩剂，其引起 SVR 增加，对患者有益。

肺高压

流行病学

原发性肺高压（pulmonary hypertension）比较罕见，年发病率约 4/100 万，患者人群主要为年轻女性。心脏或呼吸疾病引起的肺高压发病率可能更高[26]。尽管肺高压发病率不高，但妊娠期肺血管疾病孕妇的死亡率可高达 30% ～ 50%[27]。

病因 / 危险因素

肺高压定义为平均肺动脉压力大于 25 mmHg，而平均肺毛细血管楔压（pulmonary capillary wedge pressure，PCWP）低于 15 mmHg。根据病理学和临床表现的不同，肺高压分为 5 类：①肺动脉高压（pulmonary arterial hypertension，PAH），为原发性、遗传性或与先天性心脏病或结缔组织病相关；②继发于左心疾病的肺高压；③肺部疾病和（或）缺氧相关的肺高压；④慢性血栓性肺高压；⑤其他原因[28-29]。PCWP 高于 15 mmHg 的患者一般存在继发于心脏疾病的肺高压。

病理生理学

肺高压患者血管 NO 和环前列腺素合成减少，同时内皮素和血栓素合成增加。组织学上表现为患者肺动脉血管内膜纤维化、中层增厚和外膜增殖，同时出现小动脉闭塞。肺血管壁的增厚和纤维化导致 PVR 增加，继发右心室肥厚、扩张，最终导致右心室功能衰竭。随着右心压力的增加，室间隔在收缩期向左心室位移，从而影响左心室充盈。左心室充盈障碍伴右心室衰竭导致心输出量减少，进一步发展为心肌缺血并使左、右心室功能恶化。心输出量和肺循环血量减少引起的组织缺氧进一步增加 PVR。随着疾病的进展，PVR 继续增加而心输出量持续减少，右心室功能衰竭，最终导致死亡。

肺高压患者较难耐受妊娠期常见的心血管改变。这些变化包括心输出量增加 40% ～ 50%、血容量增加 50% 及氧耗量增加 20%。患者受损的右心室功能无法耐受这些改变，所以之前未能诊断的患者会在妊娠期进行性地出现呼吸困难、心悸、右心室缺血引起的胸痛、疲乏和晕厥或眩晕。患者右心室过负荷引起右心室输出量降低，伴发妊娠期出现的血液高凝状态，容易导致肺栓塞或血栓形成。血小板活性增强，肺高压患者常出现肺小动脉栓塞的表现[30]。即使是"亚临床状态"的肺栓塞，由于肺循环状态已经受损，患者的临床症状也会急剧恶化。因此，对怀疑肺高压的妊娠患者，常通过超声心动图评估肺动脉压力，但其测量结果缺乏稳定性，常与直接测量的压力数值大相径庭[31]。

治疗与麻醉管理

肺高压患者多被建议避免或终止妊娠，但对于已经怀孕的患者，需要包括高危产科、麻醉科、心脏科和血液科等多学科联合治疗，更需要整个孕期多次就诊。对于分娩时机和方式的把握、尽早入院治疗及目标导向治疗可提升安全分娩的把握。

分娩时麻醉和血流动力学管理目标包括：①避免缺氧、酸中毒和高碳酸血症，从而避免 PVR 增加；②维持血管内容量稳定和保证静脉回流通畅；③避免主动脉-腔静脉受压；④保持足够的 SVR；⑤全麻时避免心肌抑制。达到这些目标并不容易，尽管 PAH 的药物治疗领域有最新进展，但关于最佳治疗措施，目前还没有相关共识。

PAH 产妇的最佳治疗措施存在争议，通常认为经阴道分娩引起的血流动力学变化较小，同时出血和血栓并发症也较少，但近期有文献报道择期剖宫产可改善预后[28]。疾病严重程度的差异经常导致不同研究的结局差异很难比较。例如：虽然肺动脉压力并非疾病严重程度的唯一评价指标，但 PA 高达 110/70 mmHg 的患者肯定比 60/30 mmHg 的患者情况更危险，显然两者均符合 PAH 诊断标准。分娩早期实施硬膜外腔镇痛和器械辅助分娩，可减少疼痛和屏气用力导致的 PVR 增加。第一产程早期鞘内使用阿片类药物可提供有效镇痛，同时避免交感神经的广泛阻滞。随着产程进展，可调控椎管内局麻药的使用，以保证最佳的效果。输注缩宫素虽可引起 SVR 下降和增加 PVR，但也有将其成功用于诱导分娩同时避免血流动力学剧烈波动的几篇报道。

通常认为手术分娩会增加此类产妇死亡率，但 Kiely 等通过早期肺血管目标导向治疗并在区域阻滞麻醉下尽早择期剖宫产，产妇生存率提高[28]。剖宫产避免了较长的第二产程和屏气用力引发的血流动力学波动，但大量出血引起的低血容量和胎儿娩出后子宫快速收缩引起的循环高血容量状态，其潜在危害值得关注。单次蛛网膜下腔阻滞麻醉引起 SVR 剧烈下降，禁用于此类患者；硬膜外腔阻滞麻醉缓慢用药，观察效果，同时加强液体管理并使用血管活性药物保证静脉回流，患者通常可以较好地耐受。

一般认为肺高压患者较难耐受全身麻醉（不论妊娠与否）。正压通气影响静脉回流，喉镜暴露和气管插管应激增加肺动脉压力，吸入麻醉剂降低心肌收缩力和减少 SVR。以阿片类药物为主的气管插管技术能最大程度地抑制喉镜暴露和气管插管引起的交感神经反射，但其不利作用是机械通气时间延长。氧化亚氮（笑气）增加 PVR，应避免使用。总的来说，可能增加 PVR 的因素如缺氧、高碳酸血症、低体温、酸中毒、高通气压力和拟交感药物均需避免。全麻的优势之一是可使用一氧化氮降低肺动脉压力，尤其是对于一氧化氮敏感或有反应的患者。监测方面，不管采取何种分娩方式，必须监测动脉和中心静脉压力。肺动脉导管可持续监测肺动脉压，也能判断心输出量，但需注意避免引起可能致命的并发症如肺动脉破裂或血栓形成。所有 PAH 患者必须常规持续监测动脉氧饱和度和心脏节律。全麻患者强烈推荐进行 TEE 检查。

PAH 患者的脉管系统对血管舒张药物具有反应性，不同于艾森门格综合征患者。PAH 的治疗包括内皮素受体拮抗剂、前列环素、前列环素类似物、磷酸二酯酶抑制剂、钙通道阻滞剂和吸入一氧化氮。少数患者使用钙通道阻滞剂和内皮素受体拮抗剂存在致畸风险，故在妊娠期禁用[26]。该类患者妊娠期呈高凝状态和血栓风险，推荐使用 LMWH。对于 PAH 孕妇的治疗尚缺乏大规模研究，但有几例成功使用前列环素类似物的个案报道。依前列醇是天然的血管舒张药物，需持续输注；而伊洛前列素为前列环素类似物，通过雾化吸入，每天多次使用。前列环素不仅有强效的血管扩张作用，同时抑制血小板聚集。吸入一氧化氮选择性扩张肺动脉，产程和分娩中成功使用的研究报道较多。

产后治疗

孕妇一般在孕中期由于血流动力学的改变使肺动脉高压呈加重趋势，但与此疾病相关的产妇死亡多数发生在产后一个月内，尤其是产后一周最为危险[27]。所有肺动脉压力显著增高的产妇，需要在重症监护病房观察 48 ～ 72 h，针对产后心输出量和 SVR 变化的情况给予肺动脉扩张治疗，必要时采取药物和机械性血流动力学支持治疗。此时可能的紧急处理措施包括体外膜肺、心肺转流术和心脏-肺联合移植手术。

显著肺高压的产妇可能是麻醉医师所遇到的最高危病例，死亡率在 50% 范围。需要在当地高级别医疗中心救治，多学科高度协作，使用各种目前可能有效的手段，包括吸入前列腺素、一氧化氮，必要时备用心肺转流术。

小结

多数患有心脏疾病的女性患者在妊娠期发生心脏相关并发症的风险并不高。麻醉医师会对此类患者提出必要的建议，并最大程度地降低其分娩相关并发症的风险，很少需要增加常规监测和处理以外的其他医疗手段介入。患有中度心脏疾病（比如二尖瓣和主动脉瓣狭窄、心肌功能受损、未纠正或只部分纠正的先天性心脏疾病）的小部分患者存在中度风险。通常，这部分患者的最佳处理策略为：早期有效镇痛下阴道分娩；根据（心脏）病变情况仔细管理血流动力学并特别关注预扩容；第二产程提供良好镇痛以最大程度地降低屏气力量和时间；以及提供助产（技术）。高风险产妇，尤其是存在肺高压、终末期心力衰竭或严重症状性狭窄患者，需要在拥有先进心血管治疗措施的医学中心由多学科进行积极的联合治疗，即使这样，也必须告知患者无法保证或预测预后。

病例分析

30 岁女性，G_3P_2（分别于 10 年和 8 年前经阴道分娩），3 年前诊断为原发性肺高压（primary pulmonary hypertension，PPH），近期出现恶化症状（休息或轻微活动后气短），孕 26 周时出现间歇宫缩。目前出现右心功能衰竭表现（周围性水肿、肝肿大、颈静脉扩张）。孕 6 周时曾因 PPH 被医生建议终止妊娠，但患者拒绝。2 年前 PA 为 65/40 mmHg，当时症状提示该患者在妊娠前或期间可能出现情况恶化。目前患者 NYHA 分级为 3 级。入院前接受持续前列环素静脉输注；呋塞米 40 mg，每天 2 次；夜间鼻导管吸氧。入院后给予依诺肝素 40 mg，每天 2 次。目前由产科麻醉团队治疗并跟进患者进展。针对患者情况，包括她的心脏科医师、一位右心功能衰竭和 PPH 专家、母胎医学医师、产科麻醉医师和助产士在内的多学科会诊已举行两次。

患者孕 30 周时因出现中等强度的宫缩入院，呼吸空气状态下

SpO_2 为 93%，决定终止妊娠。考虑患者为经产妇，优先给予阴道试产，由于担心特布他林和镁剂中断或减轻宫缩的同时对血流动力学的不利变化，降低分娩成功率，所以并未使用。宫口开至 3 cm 时宫缩间歇 4 ～ 6 min，血压为 120/70 mmHg（同时给予袖带和桡动脉测压）、心率 105 次 / 分。肺动脉导管置入后测 PA 为 100/50 mmHg，CVP 28 mmHg。最后一次给予依诺肝素的时间为 10 h 前，权衡出血风险和患者镇痛获益之后实施硬膜外腔镇痛，置管顺利，即给予 0.25% 布比卡因 3 ml，追加 0.125% 布比卡因和 50 μg 芬太尼溶液共计 10 ml，分两次给予。15 min 后 CVP 降至 12 mmHg，血压降至 95/45 mmHg，PA 无变化。继续给予静脉输注乳酸林格液 500 ml 后 CVP 升至 18 mmHg，血压 110/55 mmHg。热稀释法测心输出量（cardiac output，CO）为 3.0 L/min。实验室报告转氨酶超过 300 U/L，凝血时间为 19 s，INR 为 1.45（3 天前正常）。

　　考虑患者 CO 不足以支撑正常分娩，决定增加 CO。多巴酚丁胺 5 μg/min 输注，CO 基本无变化（2.8 L/min），但 PA 压力增至 150/100 mmHg，停止多巴酚丁胺后血流动力学恢复至给药前。给予米力农泵注（未使用负荷剂量），PA 压力再次增至 135/100 mmHg，但 CO 仍无明显增加。

　　由于患者血管对变力扩血管药无反应，同时右心功能衰竭加重，低 CO，考虑患者无法经阴道分娩，决定实施剖宫产。虽然患者留了了效果确切的硬膜外腔导管，但考虑术中可能需要通过气管导管吸入一氧化氮（nitric oxide，NO），心脏科医生认为患者产后仍需要机械通气和吸入 NO，因此决定采取全麻。

　　全麻诱导给予芬太尼 1.5 mg、咪达唑仑 2 mg 和罗库溴铵 100 mg，辅助通气。为保证最佳的通气效果，未给予环状软骨按压。诱导时血压降至 60/40 mmHg，PA 压力为 60/40 mmHg，CVP 为 10 mmHg（几乎均为诱导前的 50%）。由于担心发生心脏骤停，同时患者并非困难气道，产科医生在插管前即开始切皮手术。患者气管插管顺利，纯氧通气和 40 ppm NO 吸入，给予麻黄碱 25 mg×2、去氧肾上腺素 240 μg、静脉输注垂体后叶素，患者血压升至 170/95 mmHg，PA 压力 95/50 mmHg，CVP 14 mmHg。诱导后 6 min 切开子宫，1 min 后取出胎儿（1 min 和 5 min Apgar 评分分别是 5 分和 9 分）。胎儿取出即刻，患者血流动力学情况为血压 120/70 mmHg、PA 压力 95/50 mmHg、CVP15 mmHg、心率

80 次 / 分，此时患者吸入 0.25% 异氟烷维持麻醉，同时一氧化氮 40 ppm 吸入。胎盘娩出时（胎儿取出后 20 ~ 30 s），患者血压降低至 40 mmHg，动脉压力或 PA 压力波形消失。此时 ECG 显示为窦性心率，心率 110 次 / 分，判断为心脏无脉性电活动，紧急给予心肺复苏（cardiopulmonary resuscitation，CPR）和高级心脏支持方案（Advanced Cardiac Life Support，ACLS），但循环灌注始终无法恢复，25 min 后停止复苏，患者死亡。

问题

1. 关于该患者分娩前的病死风险情况，产科麻醉团队（及产科团队）应该告知患者哪些内容？

2. 为何多巴酚丁胺和米力农引起 PA 压力增高？

3. 你认为剖宫产术中引起心搏骤停的原因是什么？

4. 有无其他办法避免发生心搏骤停？

5. 本病例中麻醉诱导未采用快速顺序诱导及在插管前即开始切皮手术是否合理？

答案

1. 患者被告知其产前死亡发生率为 30% ~ 60%，医疗团队认为选择经阴道分娩可降低风险。

2. 这两个变力性血管舒张药物对心肌收缩力增强的效应大于肺血管舒张效应，原因可能是该患者肺血管的脉管系统已处于狭窄状态因此对该类药物无反应。如果药物在增强右心室收缩力的同时而对肺血管并无明显的舒张作用，结果即为肺动脉压力增高而 CO 变化轻微或无变化。此时临床医师认为患者需要增加 CO，正常分娩会引起 CO 翻倍而达到 10 ~ 12 L/min，而患者表现为右心室功能衰竭（如肝功能检测指标上升）。回顾评价（及当时讨论）认为，患者 CO 为 3.0 L/min 的情况下，医疗团队试图提升 CO 的必要性尚不完全清楚，因为当时胎儿状态可以接受。

3. 引起心搏骤停的病因并不明确，但 PPH 或其他原因引起的肺动脉高压患者对于前负荷的变化非常敏感。右心室需要较高的前负荷（CVP）以对抗升高的 PA 压力，但过高的容量 / 压力会使本来已经高压的右心室过度膨胀反而影响有效的前向血流。此外，PPH 患者一旦发生心搏骤停，由于肺动脉压力过高，血液难以通过胸部按压从右心经过肺部流到左心，所以**很难**进行有效的 CPR/ACLS。本例中可能的病因是产后出血引起前负荷突然**降低**，或产后子宫收缩引起的自体输血导致前负荷突然**增加**。但心搏骤停发生在胎盘娩出即刻的突然性让医疗团队认为最大的可能性为发生栓塞。主要怀疑空气栓塞，这一情况在剖宫产中较常见（约超过 75% 的剖宫产），尤其在全麻时。对于普通产妇可能并无明显症状，但对于肺动脉阻力很高的患者，气栓可引起肺循环阻力进一步急剧升高，并可直接阻断右心室射血。另一可能因素是血栓栓子，此类患者由于血流淤滞，易发生血栓，而娩出胎儿或外科操作可能使盆腔栓子脱落。循环衰竭情况下如本例患者，可导致不可逆的心搏骤停。

4. 如果本例心搏骤停的病因是空气栓塞，由于全麻中空气栓塞比区域阻滞麻醉中更多见，故选择区域阻滞麻醉可能相关风险更小。术中暴露子宫于腹腔外的操作或任何使手术部位高于心脏水平的操作均会增加空气栓塞的风险。该医疗团队目前应对类似高风险产妇时采用轻度头高足低位并避免将子宫暴露于腹腔外。以上所有的分析完全是推理性的，考虑到本例患者在分娩时血流动力学"数值"还"完美"，看似难以排除大部分其他可能的原因，或者需要采用与本例实际采用的方法很不一样的处理措施。

5. 本医疗团队认为标准的剖宫产快速顺序诱导（如 150 mg 丙泊酚联合琥珀胆碱）在本病例中并不可取，极有可能引起前负荷和心肌收缩力的突然降低而立即诱发心搏骤停。即使小心应用基于阿片类药物的诱导方式也会使血压降低 50%，而必须依靠大量缩血管药物支持。本团队认为如果暂时忽略本病例的结局，选择血流动力学变化最小的慢诱导显然是本病例的首选方法，甚至可采用保留自主呼吸的方式进行诱导，原因为正压通气对于严重的肺高压患者是一个大问题（如本例患者），可急剧降低右心室前负荷。问题的关键点是对于这一类高风险产妇，采取针对正常产妇不常用或有争议的措施，反而可能是完全合适的选择。对于临床医师和患者而言，庆幸的是此类患者相对罕见。

参考文献

1. Elkayam U, Bitar F. Valvular heart disease and pregnancy part I: native valves. *J Am Coll Cardiol.* 2005;46(2):223-230.
2. Hameed A, Karaalp IS, Tummala PP, et al. The effect of valvular heart disease on maternal and fetal outcome of pregnancy. *J Am Coll Cardiol.* 2001;37(3):893-899.
3. de Souza JA, Martinez EE Jr, Ambrose JA, et al. Percutaneous balloon mitral valvuloplasty in comparison with open mitral valve commissurotomy for mitral stenosis during pregnancy. *J Am Coll Cardiol.* 2001;37(3):900-903.
4. Esteves CA, Munoz JS, Braga S, et al. Immediate and long-term follow-up of percutaneous balloon mitral valvuloplasty in pregnant patients with rheumatic mitral stenosis. *Am J Cardiol.* 2006;98(6):812-816.
5. Elkayam U, Bitar F. Valvular heart disease and pregnancy: part II: prosthetic valves. *J Am Coll Cardiol.* 2005;46(3):403-410.
6. Castellano JM, Narayan RL, Vaishnava P, Fuster V. Anticoagulation during pregnancy in patients with a prosthetic heart valve. *Nat Rev Cardiol.* 2012;9:415-424.
7. Bates SM, Greer IA, Pabinger I, et al. Venous thromboembolism, thrombophilia, antithrombotic therapy, and pregnancy: American College of Chest Physicians Evidence-Based Clinical Practice Guidelines (8th Edition). *Chest.* 2008;133(6 suppl):844S-86S.
8. Jastrow N, Meyer P, Khairy P, et al. Prediction of complications in pregnant women with cardiac diseases referred to a tertiary center. *Int J Cardiol.* 2011;151(2):209-213.
9. Siu SC, Sermer M, Colman JM, et al. Prospective multicenter study of pregnancy outcomes in women with heart disease. *Circulation.* 2001;104(5):515-521.
10. Brickner ME, Hillis LD, Lange RA. Congenital heart disease in adults. First of two parts. *N Engl J Med.* 2000;342(4):256-263.
11. Lovell AT. Anaesthetic implications of grown-up congenital heart disease. *Br J Anaesth.* 2004;93(1):129-139.
12. Balci A, Drenthen W, Mulder BJ, et al. Pregnancy in women with corrected tetralogy of Fallot: occurrence and predictors of adverse events. *Am Heart J.* 2011;161(2):307-313.
13. Walker F. Pregnancy and the various forms of the Fontan circulation. *Heart.* 2007;93(2):152-154.
14. Drenthen W, Pieper PG, Roos-Hesselink JW, et al. Pregnancy and delivery in women after Fontan palliation. *Heart.* 2006;92(9):1290-1294.
15. Connolly HM, Grogan M, Warnes CA. Pregnancy among women with congenitally corrected transposition of great arteries. *J Am Coll Cardiol.* 1999;33(6):1692-1695.
16. Beauchesne LM, Connolly HM, Ammash NM, Warnes CA. Coarctation of the aorta: outcome of pregnancy. *J Am Coll Cardiol.* 2001;38(6):1728-1733.
17. Goland S, Elkayam U. Cardiovascular problems in pregnant women with marfan syndrome. *Circulation.* 2009;119(4):619-623.
18. Meijboom LJ, Drenthen W, Pieper PG, et al. Obstetric complications in Marfan syndrome. *Int J Cardiol.* 2006;110(1):53-59.
19. Sliwa K, Hilfiker-Kleiner D, Petrie MC, et al. Current state of knowledge on aetiology, diagnosis, management, and therapy of peripartum cardiomyopathy: a position statement from the Heart Failure Association of the European Society of Cardiology Working Group on peripartum cardiomyopathy. *Eur J Heart Fail.* 2010;12(8):767-778.
20. Elkayam U. Clinical characteristics of peripartum cardiomyopathy in the United States: diagnosis, prognosis, and management. *J Am Coll Cardiol.* 2011;58(7):659-670.

21. Karaye KM, Henein MY. Peripartum cardiomyopathy: a review article. *Int J Cardiol*. 2011.

22. Patten IS, Rana S, Shahul S, et al. Cardiac angiogenic imbalance leads to peripartum cardiomyopathy. *Nature*. 2012;485(7398):333-338.

23. Gersh BJ, Maron BJ, Bonow RO, et al. 2011 ACCF/AHA Guideline for the Diagnosis and Treatment of Hypertrophic Cardiomyopathy: a report of the American College of Cardiology Foundation/ American Heart Association Task Force on Practice Guidelines. Developed in collaboration with the American Association for Thoracic Surgery, American Society of Echocardiography, American Society of Nuclear Cardiology, Heart Failure Society of America, Heart Rhythm Society, Society for Cardiovascular Angiography and Interventions, and Society of Thoracic Surgeons. *J Am Coll Cardiol*. 2011;58(25):e212-e260.

24. Maron BJ. Contemporary insights and strategies for risk stratification and prevention of sudden death in hypertrophic cardiomyopathy. *Circulation*. 2010;121(3):445-456.

25. Autore C, Conte MR, Piccininno M, et al. Risk associated with pregnancy in hypertrophic cardiomyopathy. *J Am Coll Cardiol*. 2002;40(10):1864-1869.

26. Madden BP. Pulmonary hypertension and pregnancy. *Int J Obstet Anesth*. 2009;18(2):156-164.

27. Weiss BM, Zemp L, Seifert B, Hess OM. Outcome of pulmonary vascular disease in pregnancy: a systematic overview from 1978 through 1996. *J Am Coll Cardiol*. 1998;31(7):1650-1657.

28. Kiely DG, Condliffe R, Webster V, et al. Improved survival in pregnancy and pulmonary hypertension using a multiprofessional approach. *Br J Obstet Gynaecol*. 2010;117(5):565-574.

29. Simonneau G, Robbins IM, Beghetti M, et al. Updated clinical classification of pulmonary hypertension. *J Am Coll Cardiol*. 2009;54(1 suppl):S43-S54.

30. Blaise G, Langleben D, Hubert B. Pulmonary arterial hypertension: pathophysiology and anesthetic approach. *Anesthesiology*. 2003;99(6):1415-1432.

31. Penning S, Robinson KD, Major CA, Garite TJ. A comparison of echocardiography and pulmonary artery catheterization for evaluation of pulmonary artery pressures in pregnant patients with suspected pulmonary hypertension. *Am J Obstet Gynecol*. 2001;184(7):1568-1570.

妊娠期高血压疾病

22

Migdalia H. Saloum and Dimitrios Kassapidis

焦翠翠　译　陈新忠　校

章目录

1. 子痫前期　　　　　　　　　　　　　　340
2. 分娩期麻醉与镇痛　　　　　　　　　　347
3. 小结　　　　　　　　　　　　　　　　350

妊娠期高血压疾病的发病率高达 2% ～ 8%[1]。实际上，19% 的妊娠相关母体死亡率是由高血压疾病的并发症所致[2]。妊娠期高血压疾病包括妊娠期高血压、子痫前期、子痫、慢性高血压、慢性高血压并发子痫前期以及溶血、肝酶升高及血小板减少（HELLP）综合征[3]。正常的孕期生理变化为，在妊娠中期，基于体循环血管阻力及胎盘血流阻力降低，表现为收缩压，动脉压及平均动脉压降低；在妊娠末期，血压又恢复到孕期基线水平[4]。

妊娠期高血压（gestational hypertension）指既往无高血压史的孕妇在妊娠 20 周后出现单纯的高血压［收缩压 ≥ 140 mmHg 和（或）舒张压 ≥ 90 mmHg］，不伴有明显蛋白尿或其他子痫前期症状，并于产后 12 周内血压恢复正常。

子痫前期（preeclampsia）指妊娠 20 周后出现新发高血压［收缩压 ≥ 140 mmHg 和（或）舒张压 ≥ 90 mmHg］，伴蛋白尿（≥ 0.3 g/24 h）。2013 年，美国妇产科医师协会（ACOG）更新了子痫前期-子痫的诊断标准，取消了尿蛋白这一诊断指标。尿蛋白阴性的情况下，可根据高血压合并血小板减少症、肝功能异常、肾功能异常、肺水肿或者脑功能障碍、视觉障碍等来诊断子痫前期综合征[5]。然而，出现下述**任一**不良情况则可诊断为重度子痫前期：

- 收缩压 ≥ 160 mmHg，或舒张压 ≥ 110 mmHg。
- 血小板减少（血小板数量 ≤ 100 000/mm³）。
- 肝功能异常：肝酶升高（高于正常水平的 2 倍）和（或）剧烈的持续性右上腹疼痛。
- 肾功能异常：血肌酐 > 1.1 mg/dl 或 2 倍于正常血肌酐浓度。
- 肺水肿。
- 新出现的脑功能障碍或视觉障碍。

最近，ACOG 更新了妊娠期高血压的诊断标准，基于尿蛋白的变化与妊娠结局几乎无相关性，取消了将尿蛋白高于 5 g 作为诊断重度子痫前期的这一标准[5]。

子痫（eclampsia）指子痫前期孕妇发作癫痫或意识障碍（如昏迷）。子痫不是区别于子痫前期的一个独立症状，而是子痫前期加重的后续表现。子痫可导致产妇的高发病率及高死亡率。如：大脑出血 / 卒中、吸入性肺炎、心肺骤停、急性肾衰竭及猝死是子痫抽搐的主要并发症。子痫对胎儿潜在性危害显著[6]。

HELLP 综合征（HELLP syndrome）由子痫前期发展而来，除了溶血、肝酶升高及血小板减少的表现之外，相关症状还包括高血压、蛋白尿、右上腹疼痛、恶心以及呕吐、头痛等。HELLP 综合征孕妇，其临床表现多样化，患者起初可表现为血压正常或蛋白尿阴性，之后迅速发展为各种妊娠期并发症，包括凝血功能障碍（DIC）、胎盘早剥、肾衰竭及脑、肝出血。HELLP 综合征导致的早产率高达 70%。HELLP 综合征是终止妊娠的一个指标，尤其在妊娠 34 周或之后[7]。

慢性高血压（chronic hypertension）指妊娠前就有高血压病史，或妊娠 20 周之前出现收缩压 ≥ 140 mmHg 和（或）舒张压 ≥ 90 mmHg，或者产后 12 周血压仍未恢复到正常水平的患者。慢性高血压的病理生理变化机制较子痫前期容易理解。慢性高血压并发子痫前期指孕前有慢性高血压病史的妊娠期妇女在孕期发展成了子痫前期，诊断标准包括近期新发的蛋白尿或突发的尿蛋白增高、高血压或者有其他的子痫前期症状出现。慢性高血压病合并子痫前期的孕妇围产期并发症发生率远高于单纯子痫前期的孕妇。

　　根据血压、尿蛋白、抽搐和脏器累及情况对孕期高血压疾病进行分类的目的是帮助医生确定妊娠终止的时机和决定药物治疗的开始时间。子痫前期唯一的确定性治疗手段是终止妊娠，娩出胎儿和胎盘。

子痫前期

　　子痫前期是围产期孕产妇死亡的主要原因。即使在孕产妇死亡率较低的发达国家，子痫前期 / 子痫仍然是孕产妇死亡的主要原因。患高血压疾病的孕产妇的并发症包括胎盘剥离、子痫、脑血管意外、多系统器官衰竭及 DIC。孕产妇死亡大多数是由于颅内出血、脑梗死、急性肺水肿及肝破裂或肝衰竭。子痫前期也可引起胎儿并发症，如早产、宫内生长受限及胎儿 / 新生儿死亡[8]。

　　子痫前期是一个多系统疾病，其典型表现是妊娠 20 周后发生高血压、蛋白尿（表 22-1）。子痫前期是逐步发展的，如果临床医

表 22-1　子痫前期的诊断标准 [a]

血压
妊娠 20 周后出现收缩压≥ 140 mmHg，或舒张压≥ 90 mmHg，两次间隔至少 4 h
收缩压≥ 160 mmHg，或舒张压≥ 110 mmHg，间隔较短时间（数分钟）即可判定高血压
和
蛋白尿
24 h 尿蛋白＞ 300 mg，或者蛋白 / 肌酐＞ 0.3 mg/dl
尿蛋白阳性（＋）（仅用于无其他检测方法时）
或者尿蛋白阴性，出现下列任何一种情况：

血小板减少症	血小板数量＜ 100 000/mm³
肾功能障碍	血肌酐浓度＞ 1.1 mg/dl 或 2 倍于正常血清浓度
肝功能损害	血肝转化酶的浓度达到 2 倍于正常血清水平
肺水肿	
脑功能障碍或视觉障碍	

[a] Adapted from Roberts JM，August PA，Bakris G，et al [5]

生对疾病的进展保持警惕，那么其并发症就可以避免。尿蛋白阴性的情况下，子痫前期的诊断和干预可能会延迟[5]。有些孕妇子痫前期的症状不典型，表现多样，不符合经典的诊断标准。非典型的子痫前期，在 20 周之前，表现为尿蛋白阴性，或只有尿蛋白[9]。起初，水肿是子痫前期的一个诊断标准，但基于许多妊娠期妇女都有水肿这一体征，因此水肿不是诊断的特异性指标。子痫前期常发生在妊娠末期或分娩期，也可在产后发生，通常在产后 7 天内。危险因素包括初产妇、大于 40 岁的高龄产妇、肥胖、子痫前期前兆、多胎妊娠、糖尿病、肾病史或者慢性高血压、镰刀形红细胞贫血症及试管婴儿（多胎妊娠的可能性）。

根据发病时间，子痫前期可以分为早发型（妊娠 34 周之前发病）和晚发型（妊娠 34 周之后发病）。早发型子痫前期患者很容易发展为重度子痫前期[10]。重度子痫前期的特征是血压 ≥ 140/90 mmHg，尿蛋白大于 5 g/24 h。由于重度子痫前期患者发生 HELLP 综合征、DIC、脑血管意外、肺水肿、肾衰竭、胎盘早剥及子痫的风险高于轻度子痫前期患者，因此，重度子痫前期孕产妇有更高的病死率。

血尿酸水平在重度子痫早期通常是升高的，可用作预测这种疾病发生的一个标志物。但是，高尿酸血症水平与疾病的严重程度和母体 / 胎儿的并发症情况相关性差[11]。

HELLP 综合征

重度子痫前期患者发生 HELLP 综合征的概率为 10% ～ 20%。HELLP 综合征的诊断标准为：溶血、血乳酸脱氢酶水平增高（> 600 IU/L）、血天冬氨酸转氨酶水平升高（> 70 IU/L）以及血小板数量减少（< 100 000/mm³）。溶血反应指微血管性溶血性贫血，外周血涂片发现铁屑红细胞（以及带刺红细胞）和破碎红细胞可以确诊[7]。

子痫

子痫指子痫前期的患者突发的惊厥抽搐和（或）昏迷。在美国，子痫发生率相对较低，约 0.03% ～ 0.7%。子痫表现为强直痉挛型，大多数患者在分娩前发生抽搐，也可发生在分娩后，新生儿娩出的 7 天之内。子痫患者相关的神经并发症包括皮质性眼盲、失语症、轻度偏瘫、面神经麻痹、产后精神错乱以及脑血管意外事件。与高血压性脑病不同，局灶性神经病理损害和视神经乳头水肿在子痫患者并不常见[12]。

子痫抽搐的管理包括控制抽搐、保持气道通畅、充足的氧合、静脉通道建立以及胎儿监测。

子痫前期的病理生理

胎盘是子痫前期病理改变的关键部位。异常胎盘导致子痫前期患者多系统病变的确切机制尚未完全阐明。目前被广泛接受的理论是胎盘未能植入到足够深度子宫肌层，而导致胎盘血流灌注不足。从而发生胎盘缺血、缺氧，释放某些介质进入血液循环，损伤了母体的血管内皮，导致了子痫前期的多系统器官反应。正常孕期，绒毛外滋养细胞浸润至子宫壁肌层的内 1/3，以及进入子宫螺旋小动脉并逐渐替代血管内皮细胞和平滑肌纤维。使得螺旋小动脉结构重建成为低阻力和对血管活性物质无反应的血管。子痫前期患者的滋养细胞浸润、植入螺旋动脉过浅及螺旋动脉重塑受损，导致胎盘着床异常及螺旋动脉血管阻力增高并对血管活性物质的敏感性增高。子宫动脉阻力增加导致了胎盘低血流和胎盘梗死。这种慢性的胎盘局部缺血可导致胎儿宫内生长受限。另外，慢性缺氧可使产生自由基、氧化脂质、细胞因子、内皮生长因子等炎性物质并释放入母体血循环，导致母体广泛的血管内皮细胞功能障碍。胎盘缺氧还可释放抗血管形成的因子，如可溶解的血管内皮细胞生长因子受体和可溶解的内皮蛋白，这导致了合体滋养细胞的坏死。正常的血管内皮细胞可防止血小板激活，保证血管内血液的层流，以及对缩血管物质的调节性应答。子痫前期患者，血管内皮渗透性增高、易形成血栓，以及血管张力升高[13-14]。

子痫前期的临床表现

由于广泛内皮细胞功能障碍，重度子痫前期的临床症状可涉及全身各个器官系统。

中枢神经系统

子痫前期 / 子痫的中枢神经系统症状包括：剧烈持续性头痛、

视觉障碍、反射亢进、抽搐以及昏迷。中枢神经系统的表现是由于大脑血管自动调节功能丧失所致。血压急剧升高及脑血管被动性扩张导致大脑自动调节失调及血脑屏障的破坏，进而发生类似高血压性脑病的脑水肿[15]。子痫指妊娠期新发的抽搐，大多数通常发生在分娩期或者分娩后 48 h 以内。

肺部

据报道，子痫前期是孕期妇女发生肺水肿的主要原因之一。内皮损伤、血浆渗透压的降低是血管内液体渗漏至肺部增多的主要的内在机制[16]。

心血管

正常孕期内，心血管系统的生理变化呈现为高心输出量的状态，主要是由于高血容量及低循环系统血管阻力。然而，子痫前期患者的心血管系统表现为低心输出量及高循环血管阻力，但是心肌收缩力基本不变[17]。这些改变的原因主要是子痫前期患者的血管张力增加及对血管活性物质敏感性升高。临床表现为高血压、血管痉挛以及终末器官缺血。血压及循环血管阻力持续升高，可使血管内容量剧减，疾病加重。血压急剧升高，尤其是重度高血压，可使患者发生高血压脑病、脑血管出血、心肌缺血以及充血性心衰的风险增加。

血液系统

血小板减少症是最常见的血液系统异常，15% ～ 20% 的子痫前期患者可发生。血小板数量 < 100 000/mm³，是重度子痫前期或 HELLP 综合征的典型表现，提示疾病的严重性或重度胎盘早剥的发生。子痫前期的患者可发生 DIC，但 HELLP 综合征者更常见。DIC 的特征为，不可控的凝血系统的激活和凝血因子及纤维蛋白原的损耗，重症患者可有自发性出血。当血小板数量 > 100 000/mm³ 时，进一步的凝血试验不是必需的，因为临床上很少出现明显地凝血功能损害。但是，当血小板数量 < 100 000/mm³ 时，很可能会出现凝血障碍，进一步行凝血试验［出血时间（PT），部分凝血酶原时间（PPT），INR，纤维蛋白原水平］则是必需的[18]。

肝

子痫前期患者，肝功能的变化可从轻微的肝功能损害到 HELLP 综合征，甚至发生肝被膜下血肿或肝破裂。包膜下的肝破裂极罕见，但是一旦发生就是外科急症，常并发休克，死亡率高达 32%。子痫前期可合并有门静脉周围出血及肝窦状隙纤维蛋白的沉积。HELLP 综合征的症状包括右上腹疼痛（源于肝的压迫）、恶心、呕吐、头痛、高血压和蛋白尿。HELLP 综合征的诊断有挑战性，其临床表现多样化，并且高血压也不是一个持续性特征。确实，12% ~ 18% 的妇女表现为血压正常或者蛋白尿阴性。由于其高致死率及产妇并发症的高发生率，孕 34 周之后的 HELLP 综合征，或者出现并发症如 DIC、肝出血、胎盘早剥或不稳定的胎心率，要及时终止妊娠。孕 34 周之前的不伴有并发症的 HELLP 综合征患者是否需要终止妊娠尚有争议[10]。

肾

蛋白尿是子痫前期的主要临床表现。蛋白尿的形成机制包括肾小球内皮细胞的病变导致的肾小球滤过改变以及近端肾小管重吸收功能障碍。正常孕期，肾小球滤过率增加，从而导致血尿素氮减少，血肌酐及血尿酸也减少。在子痫前期，肾小球滤过率较正常妊娠期降低约 30%，因此，子痫前期的孕妇血尿素氮、血肌酐水平与非妊娠孕妇的水平相当，而较正常孕妇的水平高。高尿酸血症是可能会发生子痫前期的一个较早期的指标。高尿酸血症的形成机制很可能与肾小球清除率受损有关。少尿标志着已进入晚期即重度子痫前期，与疾病的严重程度呈相关性。急性肾衰竭，在重度子痫前期的患者也很罕见，可能与急性肾小管坏死有关。有一种极罕见的情况，肾衰竭是由双侧肾皮质坏死所致，这种肾衰竭有高的发病率和死亡率[19]。

子痫前期的管理

子痫前期患者的主要管理策略为临床情况的持续评估及监测、重度高血压的处理及预防、子痫抽搐的处理及预防，以及避免过度的液体输注。

降压药治疗

大部分指南建议将子痫前期患者（特别是重度高血压患者）的收缩压降低到 140～150 mmHg，舒张压降低到 90～100 mmHg。近来，美国的指南建议血压水平为收缩压 160 mmHg 或舒张压 110 mmHg 时应开始高血压治疗[5]。快速控制血压通常是必要的，大部分患者应用肼屈嗪和拉贝洛尔来都能较好地达到降压目的；有时，也可以选用硝苯地平和硝普钠。降压治疗需谨慎，避免低血压导致子宫胎盘的低血流灌注及低氧气输送[20]。

肼屈嗪，一种直接扩张血管的降压药，已广泛用于临床数十年，在孕期应用相对安全且有效。肼屈嗪通过释放一氧化氮直接作用于小动脉及静脉的平滑肌。肼屈嗪的母体副作用有心动过速、心悸、恶心和头痛。有报道指出，与拉贝洛尔和硝苯地平相比，静脉应用肼屈嗪副作用更多，包括母体低血压和胎盘早剥[21]。肼屈嗪的推荐剂量是单次静脉注射 5 mg，每 20～40 min 间隔可追加 5～10 mg。

拉贝洛尔，α、β 肾上腺素能受体阻滞剂（比率为 1∶7），是治疗子痫前期首选的降血压药物。与肼屈嗪相比，拉贝洛尔引起母体低血压的发生率较低。拉贝洛尔的用法：单次静脉注射初始剂量为 20 mg，可每隔 20～30 min 追加，最大剂量为每日 220 mg。患有重度哮喘的孕妇避免应用拉贝洛尔。

硝苯地平，钙通道阻滞剂及动脉血管扩张剂，一种有效的抗高血压药，但需谨慎应用，因为钙离子有拮抗硫酸镁的作用。硫酸镁是钙离子拮抗剂，与钙通道阻滞剂有协同作用。据报道，当两种药物联合应用时，母体可发生重度低血压和神经肌肉阻滞，并可能影响胎儿安危。

硝普钠，直接的血管扩张剂，其他药物降压无效时，才考虑的抗高血压药物，也可用于例如喉镜检查和气管插管时需要快速降压时。在应用硝普钠时，我们需要考虑其潜在的副作用，如氰化物毒性和过度的血管扩张。尽管如此，硝普钠按推荐剂量应用还是安全的［如，静脉注射剂量为 0.25～5 μg/（kg·min）］。

硫酸镁

硫酸镁在产科应用历史悠久。最初，硫酸镁被用作保胎药，因为它可以抑制子宫平滑肌收缩。如今，硫酸镁被广泛应用于子痫抽搐的预防及治疗，而其确切的作用机制尚未完全明确，但已有确切证据证明了它的有效性。研究显示硫酸镁预防子痫抽搐优于苯妥英钠、尼莫地平或者地西泮。硫酸镁是非选择性的钙通道拮抗剂，可作用于血管平滑肌导致血管扩张。有一些理论学说认为硫酸镁抑制子痫抽搐的机制可能是它作为一种外周及中枢性血管扩张剂，可抑制大脑血管收缩，保护血脑屏障进而降低脑水肿的发生，并作为一种 NMDA 受体拮抗剂而抑制谷氨酸受体介导的癫痫发生。硫酸镁通过它的血管扩张作用来抑制抽搐的机制尚未完全明确。最初认为子痫性抽搐的发生是由于脑血管痉挛所致，基于这一原因，至少可以部分支持硫酸镁作为一种血管扩张剂可以抑制抽搐这一理论。但是，近来，更多的证据认为子痫性抽搐是突然发生的，持续的血压升高使脑血管被动型扩张，导致了大脑高灌注，增加了血脑屏障的渗透率，进而出现脑水肿。如果硫酸镁作为一种血管扩张剂，它反而可加剧大脑高灌注及脑水肿。硫酸镁的保护机制更可能是基于其作为外周性血管扩张剂，通过降低循环系统血压，进而降低了大脑灌注压[22-23]。硫酸镁应用的不足之处是可能引起全身中毒的风险。由于硫酸镁是钙离子的竞争性拮抗剂，降低了钙离子作用于肌细胞而产生的肌肉收缩作用，进而发生显著地肌肉舒张（麻痹）。高剂量的硫酸镁，由于其舒张肌肉的作用，可发生呼吸抑制及心搏骤停。

血镁离子浓度的正常值为 1.7 ～ 2.4 mEq/l。硫酸镁抑制抽搐的治疗浓度为 3.5 ～ 7 mEq/l[19]。通常，静脉滴注 4 ～ 6 g 的硫酸镁作为负荷剂量，继而以 1 ～ 2 g/h 的速度静脉输注。硫酸镁的副作用包括胸痛、心悸、恶心 / 呕吐、视物模糊、镇静、低血压以及肺水肿。因此，需要常规监测硫酸镁血浓度，以确保浓度维持在一个安全治疗剂量范围。硫酸镁通过肾消除，因此肾功能不全的患者发生中毒的风险较高。深部肌腱反射在临床上用于监测硫酸镁中毒浓度。当血镁离子浓度为 8 ～ 12 mEq/L 时，可观察到膝盖部位的深肌腱反射消失；大于 13 mEq/L 时，出现呼吸抑制；当浓度为 15 ～ 20 mEq/L 时，可发生呼吸骤停；浓度大于 25 mEq/L 时，可发生心搏骤停。硫酸镁中毒静脉所致的心跳骤停一旦发生，应立即停止硫酸镁的输注，并在 10 min 之内静脉注射葡萄糖酸钙 1 g。

分娩期麻醉与镇痛

应充分评估子痫前期孕妇，评估内容包括气道、血压的控制情况、凝血功能及液体平衡状态。子痫前期孕妇采用区域麻醉，包括腰硬联合麻醉（CSE）和硬膜外麻醉，有以下益处：

- 早期实施硬膜外麻醉 / 腰硬联合麻醉并留置硬膜外导管，可以在需要紧急剖宫产时避免全身麻醉，减少气道相关风险。
- 区域麻醉可以防止子宫收缩性疼痛导致剧烈的血压升高和儿茶酚胺分泌。
- 区域麻醉能提供有效的镇痛，避免了全身性用药如阿片类药物。阿片类药物可抑制母体气道反射。
- 区域麻醉阻滞交感神经，可改善子宫胎盘的灌注[24]。

如前所述，子痫前期的患者发生血小板减少或者 DIC 的风险增加。相对于轻度子痫前期来说，血小板减少和凝血障碍更常见于重度子痫前期或 HELLP 综合征。当血小板数量低于 100 000/mm³ 时，应评估其他可能存在的凝血异常（如 PT、PTT、INR、纤维蛋白）。轻度子痫前期患者，当血小板数量高于 100 000/mm³ 时，可不予进一步的凝血监测。许多产科的麻醉医生认为，当血小板数量大于 75 000/mm³ 时，就可以实施椎管内麻醉。当血小板数量急剧下降时，应引起重视，因为我们预测血小板数量会达到的最低点。对于血小板水平稳定者，在椎管内麻醉操作前 6 h 之内的血小板计数即可作为可否实施椎管内麻醉的指标，但对于血小板进行性下降者，应每间隔 1 ～ 3 h 监测血小板数量。大多数麻醉医生认为，血小板数量小于 50 000/mm³ 时，有潜在的外科出血，不能实施椎管内麻醉。当血小板数量在 50 000 ～ 75 000/mm³ 时，必须结合临床，权衡全麻的风险及潜在的神经损害。硬膜外血肿形成不仅可发生在硬膜外导管留置期间也可以发生在硬膜外导管拔出之后。当血小板数量在可接受的范围并处于上升趋势时，才可以拔出硬膜外导管。当存在凝血功能障碍时，优先选择单次腰麻还是优先选择单次硬膜外麻醉的问题一直存在争议。理论上，相对于使用较粗的硬膜外针及后续需置入导管的硬膜外麻醉，用细针行单次腰麻发生硬膜外血肿的风险可能更低。事实上，文献报道腰麻发生脊髓血肿的概率为 1 : 220 000，而硬膜外麻醉则为 1 : 150 000[25]。

椎管内麻醉实施之前，液体预扩容可降低交感神经阻滞所致的低血压发生率。在目前的临床实践中，液体预扩容已失去了它的优势，因为临床上我们可通过低浓度局部麻醉减少交感神经深度阻滞的发生。实际上，研究显示实施预扩容与否并不影响腰麻后发生低血压的严重程度、发生时机或持续时间[26]。然而，重度子痫前期患者存在不同程度的血液浓缩，交感神经阻滞后发生低血压的风险增加。同步扩容，即在麻醉开始时同步输注液体，低血压的作用比预扩容更有效[27]。重度子痫患者的容量治疗应严密监测，因为该类患者容易发生肺水肿。

剖宫产麻醉

对剖宫产来说，椎管内麻醉比全身麻醉更有优势，应优先选择椎管内麻醉。椎管内麻醉可以避免气道水肿所致的潜在困难插管的风险，也可避免全身麻醉所致的血流动力学波动。有高血压病史、重度子痫前期的患者，在全身麻醉置入喉镜和气管插管时易发生血压升高，应加强关注。重度子痫前期孕妇的主要死亡原因仍是颅内出血。

以往认为子痫前期剖宫产应选择硬膜外麻醉，尽量避免腰麻，因为腰麻可迅速导致交感神经阻滞，出现血压急剧下降。然而，腰麻可以作为全身麻醉的替代方法，特别是对于急诊剖宫产患者，因为腰麻可快速提供有效的阻滞麻醉，避免气管插管及其所致的并发症风险。全麻的麻醉相关病死率至少是区域性麻醉的17倍，基于这点，选择局部麻醉是很必要的。近期的研究结果和临床实践显示，我们过度夸大了重度子痫前期孕妇行腰麻之后低血压的发生率，尤其术前已做好了充足准备的患者。一项回顾性研究显示，重度子痫前期孕妇在行剖宫产时，腰麻和硬膜外麻醉术中的最低血压无差异[28]。只有一项研究指出，与硬膜外麻醉相比，重度子痫前期孕妇行蛛网膜下腔阻滞者更易发生低血压，但是蛛网膜下腔阻滞所致的低血压是短暂的，其对麻黄碱的反应性与硬膜外麻醉所致的低血压一样有效。然而，该研究是多中心的研究，各个中心报道的低血压发生率差异很大，其中一个中心报道的腰麻低血压发生率是其他三家医院的3倍，说明该研究结果的可靠性及普遍性值得质疑。虽然硬膜外麻醉血流动力学稳定，但重度子痫前期患者在行急诊手术时，也可选择腰麻，并可避免全麻相关的风险[30]。

有些情况下，重度子痫前期孕妇应选择全麻（如严重的凝血功能障碍或血小板减少症者、胎儿高危如胎盘早剥或者严重出血不能耐受交感神经阻滞者）。重度子痫前期患者有潜在的气道水肿，因此气道管理为重中之重。即使气道评估表面上正常，也可能存在上呼吸道水肿和狭窄，这可能使肉眼下气管标志暴露困难，导致气管插管困难。气道水肿增加了多次插管后发生创伤性出血风险。应准备各种型号的气管导管、困难气道的设备包括可视喉镜。困难气道管理时，为了保护气道安全，在气道不可逆性损伤之前，应尽早考虑放置喉罩，避免气道再度水肿。若没有喉罩，可在按压环状软骨压迫下行面罩通气。另外，重度子痫前期患者在全麻快速迅速诱导气管插管时可发生血流动力学波动，严重者可发生致命性高血压，甚至脑出血或者肺水肿。因此严密监测血压很重要，必要时留置动脉导管行有创实时血压监测。拉贝洛尔、艾司洛尔、硝酸甘油、硝普钠及瑞芬太尼等药物可有效抑制喉镜置入和气管插管所致的高血压反应。在全麻诱导之前，血压控制的目标是 140/90 mmHg 左右。拉贝洛尔简单有效，相对安全，临床较常用。拉贝洛尔可通过胎盘屏障，发生胎儿心动过缓和（或）低血糖，但是与其他 β 受体阻滞剂相比，发生概率相对较低。艾司洛尔是一种理想的药物，短效，起效快；但是出于对胎儿安全性考虑（不成比例的心动过缓），临床较少应用。多数研究使用单次艾司洛尔注射，近期研究认为短期应用对胎儿是安全的[31-32]。硝酸甘油是快速起效、短效药，对母体及胎儿安全，直接扩张血管，有效地抑制高血压反射。硝普钠，也是有效的血管扩张剂，只用于短期输注，进而避免胎儿发生氰化物中毒。瑞芬太尼可迅速通过胎儿和母体代谢，也可用于抑制高血压反射。与其他阿片类药物相比，瑞芬太尼高效，起效迅速，半衰期短，但是也有潜在的胎儿呼吸抑制作用[33]。

长期用硫酸镁治疗的重度子痫前期患者，存在肌力减弱和子宫收缩乏力的高风险。硫酸镁治疗期间可延长去极化肌松药所致的肌肉松弛时间。小剂量去极化肌松药可用于重度子痫前期患者，该作用可被胆碱酯酶抑制剂完全逆转，但必须给予神经肌肉监测。对于具有这种潜在子宫收缩乏力的患者，应事先准备子宫收缩剂。甲基麦角新碱有潜在的血管收缩作用，可导致已有高血压病史的患者发生重度高血压，应避免应用。

小结

妊娠期高血压疾病种类较多，最常见的是子痫前期。需要关注容量状态、血流动力学状态以及是否存在凝血功能障碍。大多数情况下，分娩镇痛和剖宫产术优先选择区域麻醉。当有严重凝血功能障碍、大出血和急性胎儿窘迫时，可选择全身麻醉。

参考文献

1. Ghulmiyyah L, Sibai B. Maternal mortality from pre-eclampsia/eclampsia. *Semin Perinatol.* 2012;36(1):56-59.

2. Chang J, Elam-Evans LD, Berg CJ, et al. *MMWR Surveill Summ.* 2003;52(2):1-8.

3. American College of Obstetricians and Gynecologists (ACOG). ACOG Practice Bulletin No. 33. *Int J Gynecol Obstet.* 2002;77:67-75.

4. Clark SL, Cotton DB, Lee W, et al. Central hemodynamic assessment of normal term pregnancy. *Am J Obstet Gynecol.* 1989;161:1439-1442.

5. Roberts JM, August PA, Bakris G, et al. Executive summary: hypertension in pregnancy. American College of Obstetricians and Gynecologists. *Obstet Gynecol.* 2013;122:1122-1131.

6. Mackay AP, Berg CJ, Atrash HK. Pregnancy-related mortality from preeclampsia and eclampsia. *Obstet Gynecol.* 2001:97:4.

7. Sibai BM, Ramadan MK, Usta I, et al. Maternal morbidity and mortality in 442 pregnancies with hemolysis, elevated liver enzymes, and low platelets (HELLP syndrome). *Am J Obstet Gynecol.* 1993;169:1000-1006.

8. Lewis G. The confidential enquiry into maternal and child health (CEMACH). Saving mother's lives: reviewing maternal deaths to make motherhood safer. 2003–2005. The seventh report on confidential enquiries into maternal deaths in the United Kingdom. London: CEMACH 2007.

9. Sibai BM, Stella CL. Diagnosis and management of atypical preeclampsia-eclampsia. *Am J Obstet Gynecol.* 2009;200(5):481.

10. Sibai BM. Diagnosis and management of gestational hypertension and preeclampsia. *Obstet Gynecol.* 2003;102:181-192.

11. Thangaratinam S, Ismail KM, Sharp S, et al. Accuracy of serum uric acid in predicting complications of pre-eclampsia: a systematic review. *Br J Obstet Gynaecol.* 2006;113:369-378.

12. Okanloma KA, Moodley J. Neurological complications associated with the pre-eclampsia/eclampsia syndrome. *Int J Gynaecol Obstet.* 2000;71:223-225.

13. Granger JP, Alexander BT, Bennett WA, et al. Pathophysiology of pregnancy-induced hypertension. *Am J Hyperten.* 2001;14:1785-1855.

14. Steegers EA, von Dadelszen P, Duvekot JJ, Pijnenborg R. Pre-eclampsia. *Lancet.* 2010;376:631-644.

15. Cipolla MJ. Cerebrovascular function in pregnancy and eclampsia. *Hypertension.* 2007;50:14-24.

16. Bendetti TJ, Kates R, Williams V. hemodynamic observations in severe pre-eclampsia complicated by pulmonary oedema. *Am J Obstet Gynecol.* 1985;152:330-334.

17. Hibbard JU, Shroff SG, Lang RM. Cardiovascular changes in preeclampsia. *Semin Nephrol.* 2004;24:580-587.

18. Leduc L, Wheeler JM, Kirshon B, et al. Coagulation profile in severe preeclampsia. *Obstet Gynecol.* 1992;79:14-18.

19. Moran P, Lindheimer MD, Davison JM. The renal response to preeclampsia. *Semin.* 2004;24:588-595.

20. Dennis AT. Management of preeclampsia: issues for anaesthetists. *Anaesthesia.* 2012;67:1009-1020.

21. Magee LA, Cham C, Waterman EJ, et al. Hydralazine for treatment of severe hypertension in pregnancy: meta-analysis. *BMJ.* 2003;327:955-960.

22. Euser AG, Cipolla MJ. Magnesium sulfate treatment for the prevention of eclampsia: a brief review. *Stroke.* 2009;40(4):1169-1175.

23. Belfort MA, Varner MW, Dizon-Townson DS, et al. Cerebral perfusion pressure, and not cerebral

blood flow, may be the critical determinant of intracranial injury in pre-eclampsia: a new hypothesis. *Am J Obstet Gynecol*. 2002;187:626-634.

24. Jouppila P, Jouppila R, Hollmen A, et al. Lumbar epidural analgesia to improve intervillous blood flow during labor in severe preeclampsia. *Obstet Gynecol*. 1982;59:158-161.

25. Vandermuelen EP, Aken VH, Vermylen J, et al. Anticoagulants and spinal-epidural anesthesia. *Anesth Analg*. 1994;9:1165-1177.

26. Rout CC, Rocke DA, Levin JM, et al. A reevaluation of the role of crystalloid preload in the prevention of hypotension associated with spinal anesthesia for elective cesarean section. *Anesthesiology*. 1993;79(2):262-269.

27. McDonald S, Fernando R, Ashpole K. Maternal cardiac output changes after crystalloid or colloid coload following spinal anesthesia for elective cesarean delivery: a randomized controlled trial. *Anesth Analg*. 2001;113(4);803-810.

28. Hood DD, Curry R. Spinal versus epidural anesthesia for cesarean section in severely preeclamptic patients: a retrospective survey. *Anesthesiology*. 1999;90:1276-1282.

29. Visalyaputra S, Rodanant O, Somboonviboon W, et al. Spinal versus epidural anesthesia for cesarean delivery in severe preeclampsia: a prospective, randomized, multicenter study. *Anesth Analg*. 2005;101:862-868.

30. Santos AC. Spinal anesthesia in severely preeclamptic women: when is it safe? *Anesthesiology*. 1999; 90:1252-1254.

31. Fairley CJ, Clarke JT. Use of esmolol in a parturient with hypertrophic obstructive cardiomyopathy. *Br J Anaesth*. 1995;75:801-804.

32. Bansal S, Pawar M. Haemodynamic responses to laryngoscopy and intubation in patients with pregnancy-induced hypertension: effect of intravenous esmolol with or without lidocaine. *Int J Obstet Anesth*. 2002;11:4-8.

33. Ngan Kee WD, Khaw KS, Ma KC, Wong AS, Lee BB, Ng FF. Maternal and neonatal effects of remifentanil at induction of general anesthesia for cesarean delivery: a randomized, double-blind, controlled trial. *Anesthesiology*. 2006;104:14-20.

妊娠期间糖尿病的麻醉管理

23

A. Fedson Hack

旷 昕　张天瑶　译　占丽芳　张鸿飞　校

章目录

1. 糖尿病的流行病学和病因学　　　　　　　　　　352
2. 妊娠期间糖尿病的病理生理和风险因素　　　　　353
3. 糖尿病孕产妇的急性并发症　　　　　　　　　　356
4. 糖尿病孕产妇慢性及长期并发症　　　　　　　　360
5. 胎儿和新生儿急性生理学变化和代谢异常　　　　363
6. 糖尿病产妇婴儿非急性和长期并发症　　　　　　366
7. 妊娠和分娩过程中的血糖管理　　　　　　　　　368
8. 妊娠与分娩期麻醉管理　　　　　　　　　　　　370
9. 小结　　　　　　　　　　　　　　　　　　　　372

　　糖尿病是胎儿发育缺陷、死胎、孕妇器官功能障碍的高危因素，增加终生发展为高血压、血脂异常和进行性糖耐量异常的风险。妊娠女性的主治医师必须认识到孕妇生理变化和糖尿病导致的变化之间的相互作用，以优化产妇和新生儿结局。

糖尿病的流行病学和病因学

　　糖尿病发生于内分泌紊乱人群，其特点是由胰岛素分泌不足或外周组织对胰岛素抵抗引起的血糖升高。美国人群糖尿病的发病率约为 11%，35% 的人群处于糖尿病前期。从 1988 年到 2008 年糖尿病的发病率增加了 128%，大部分与肥胖的发生率迅速增加有关[1-2]。1999 年到 2005 年，糖尿病合并妊娠的发生率从 10% 增至 21%[3]。

胰岛素是由 Langerhans 的胰岛 β 细胞分泌的肽类激素，可与肝、骨骼肌和脂肪组织的胰岛素受体结合。胰岛素的结合引起 α 部分受体构象改变，激动主要分布在细胞内 β 亚单位上的激酶。酪氨酸残基自身磷酸化引发一系列信号事件，使葡萄糖转运体 4（glucose transporter type 4，GLUT4）从储存囊泡易位至细胞膜。胰岛素在调节母体血糖、脂肪和蛋白质代谢方面至关重要。葡萄糖代谢水平正常代表胰岛素与胰高血糖素、皮质激素、肾上腺素及生长激素的对抗作用处于平衡状态。

妊娠期间糖尿病的病理生理和风险因素

妊娠前被诊断的糖尿病按照标准可分为两种类型：1 型或 2 型。第 3 种类型为妊娠期糖尿病，是指在妊娠期发现血糖紊乱、之前没有代谢性疾病。空腹血糖受损（impaired fasting glucose，IFG）是指有糖尿病前驱症状，有较高风险发展成糖尿病。IFG 和糖耐量受损（impaired glucose tolerance，IGT）与肥胖（尤其是腹部肥胖）、血脂异常及高血压有关。

1 型糖尿病

1 型糖尿病（type 1 diabetes，T1D）患者约占糖尿病人群的 5% ～ 10%。1 型糖尿病包括之前的胰岛素依赖型糖尿病，或青少年型糖尿病。T1D 与细胞介导的胰腺 β 细胞自身免疫破坏所致的胰岛素分泌绝对缺乏有关。这种免疫破坏的生物标志物包括针对胰岛细胞、胰岛素本身、谷氨酸脱羧酶、酪氨酸磷酸酶 IA-2 和 IA-2β 的自身抗体。开始出现空腹高血糖时，即可检测到一个或多个上述自身抗体。人类白细胞抗原（human leukocyte antigen，HLA）与 DQA 和 DQB 基因有较强的相关性，且受 DRB 基因影响。这些 HLA-DR/DQ 等位基因既可以是糖尿病发病的诱因，又可作为其保护性因素[4]。约有 15% 的自身免疫性糖尿病患者同时存在其他自身免疫性疾病，例如 Graves 病、桥本甲状腺炎、Addison 病、白癜风、口炎性腹泻、自身免疫性肝炎、重症肌无力和恶性贫血[4]。

婴幼儿或儿童中，85% 的 β 细胞破坏后可导致高血糖症，而20 岁的成年人只需减少 40% 就足以导致糖尿病[5]。β 细胞自身免疫破坏可发生于各年龄段，但在儿童和青少年中更常见，目前认为其具有多基因易感性，且与未知的环境因素有关[6-7]。T1D 可出现酮症酸中毒，或长期空腹血糖升高，加重感染或应激。T1D还有部分病因不明，可表现为酮症酸中毒和不同程度的胰岛素缺乏，但没有 β 细胞自身免疫和已知 HLA 相关的免疫学依据[8]。

2 型糖尿病

2 型糖尿病（type 2 diabetes，T2D）是由胰岛素抵抗和血糖升高时胰岛素分泌不足联合所致。随着全球肥胖的急剧增加，孕妇T2D 的发病率也升高。美国大约有 2/3 的人群超重或肥胖。孕妇中，40% 出现超重或肥胖[9-11]。围产期危险因素大多与肥胖有关，包括高血压病、妊娠期糖尿病、巨大儿、引产、剖宫产和产后出血[12-13]。随着体重指数的增加，与肥胖相关的风险增加。

妊娠初期初次检查时即可诊断已经存在的 T2D。糖化血红蛋白（hemoglobin A1c，HbA1c）超过 6.5%、空腹血糖大于 126 mg/dl（6.99 mmol/L），75 g 糖负荷试验后 2 h 血糖超过 200 mg/dl（11.1 mmol/L），或随机血糖超过 200 mg/dl，提示患者存在 T2D而非妊娠期糖尿病[4, 8]。

T2D 高糖血症的发展与潜在疾病的进程有关，可存在 IFG 和（或）IGT 但未达到诊断糖尿病的标准。部分患者通过减肥、运动、营养管理和（或）口服降糖药物而有效控制血糖，其他患者可能需要药物如二甲双胍或外源性胰岛素控制血糖。虽然 T2D 的确切病因还不明确，但与 β 细胞的自身免疫破坏无关。多数糖尿病患者存在肥胖，体重增加伴有一定程度的胰岛素抵抗，正常的胰岛素分泌无法代偿。尽管胰岛素抵抗在药物治疗、减肥和运动后可得到改善，但很少消失或完全缓解[4, 8]。

除了 T1D 和 T2D 外，其他罕见类型的糖尿病也可能影响孕妇，包括 β 细胞基因缺陷、胰岛素功能异常（青少年发病的成年型糖尿病）、胰腺外分泌疾病、内分泌疾病、药物诱导及感染（如风疹）引起的糖尿病。其他先天性综合征例如唐氏综合征，糖尿病风险增加。最后，存在免疫介导糖尿病的罕见综合征，例如僵人综合征（Stiff Person syndrome，SPS）和由抗胰岛素受体抗体引起的糖尿病（即过去的 B 型胰岛素抵抗）[4, 8]。

妊娠期糖尿病

妊娠对母体的生理和代谢产生复杂影响。怀孕时，由于反调节激素（如胎盘催乳激素、胎盘生长激素、皮质醇和孕激素）的增加，导致胰岛素受体和受体后的胰岛素外周抵抗也逐渐增加[14]。当胰腺胰岛细胞的数量和胰岛素分泌增加不能抵消胰岛素抵抗的作用就会发生妊娠期糖尿病（gestational diabetes，GDM）[15-16]。妊娠期糖尿病定义是指在妊娠期间新诊断的高血糖症。根据诊断标准和研究人群的不同，孕妇发生 GDM 的概率为 2% ～ 17.8%，是妊娠期最常见的内科并发症，且在全球发病率日益增多。GDM 或 GDM 前期的孕妇，其新生儿和产科并发症、发病率和死亡率均显著升高[18-19]。

多年来，GDM 的诊断标准包括任何程度的葡萄糖耐量异常，无论其是否发生在妊娠期。这些标准并没有考虑高血糖是否持续至妊娠后，也没有排除未确认的葡萄糖不耐受可能发生在妊娠前或伴随着妊娠而发生。此外，各国之间的诊断标准各不相同，使国际之间比较 GDM 的发病率和治疗方案非常困难[20]。

虽然早在 20 世纪 50 年代就认识到死胎史、巨大儿和糖尿病之间的关联，但产妇的血糖水平和不良妊娠结局之间的关系仍不清楚[21]。高血糖与不良妊娠结局的研究（Hyperglycemia and Adverse Pregnancy Outcome study）主要评估口服葡萄糖耐量试验（OGTT，口服 75 g 糖 2 h 后的糖耐量）和不良妊娠结局的关系[22]。该研究表明，低于糖尿病诊断标准的 OGTT 血糖值与围产儿结局之间存在相关性。国际妊娠研究组糖尿病协会（International Association of Diabetes in Pregnancy Study Groups，IADPSG）发现，OGTT 血糖水平与巨大儿、新生儿肥胖、胎儿高胰岛素血症（大于 90%）的风险密切相关。IADPSG 建议，测试所有或仅存在危险因素的妊娠女性（取决于普通人口和当地环境的糖代谢异常的发生率），口服 75 g，2 h 后 OGTT 下限达到标准的概率为 1.75（odds ratio）[23]。空腹时血糖值 ≥ 92 mg/dl（5.1 mmol/L），1 h 后血糖值 ≥ 180 mg/dl（10 mmol/L），及 2 h 血糖值 ≥ 153 mg/dl（8.5 mmol/L），可诊断 GDM。请参阅表 23-1[23]。

已经证明这些标准与目前的标准监测相比符合成本效益比[24]。

表 23-1　国际妊娠研究组糖尿病协会（IADPSG）关于妊娠期糖尿病筛查的建议 [a]

妊娠初期抽血检查
糖尿病合并妊娠标准：
空腹血糖（fasting plasma glucose，FPG）≥ 126 mg/dl（≥ 6.99 mmol/L）
HbA1c ≥ 6.5%（≥ 48 mmol/mol）
随机血糖 ≥ 200 mg/dl（≥ 11.1 mmol/L）（以 FPG 或 HbA1c 为准）
妊娠期糖尿病标准：
FPG ≥ 92 mg/dL（≥ 5.11 mmol/L）及 < 126 mg/dl（≤ 6.99 mmol/L）
妊娠 24 ~ 28 周，进行 75 g 口服葡萄糖 2 h 后 OGTT 试验
妊娠期糖尿病标准：
FPG ≥ 92 mg/dl（≥ 5.11 mmol/L）
1 h 血糖 ≥ 180 mg/dl（≥ 9.99 mmol/L）
2 h 血糖 ≥ 153 mg/dl（8.49 mmol/L）

[a] Adapted from the（IADPSG）Consensus Panel [26]

美国糖尿病协会（American Diabetes Association，ADA）已经采取这些标准，但美国妇产科学会（American College of Obstetricians and Gynecologists，ACOG）仍主张测试所有孕妇在妊娠 24 ~ 28 周时测量 50 g、1 h 的 OGTT，并取决于口服葡萄糖 100 g、3 h 的 OGTT 结果 [8, 25]。

发展为 GDM 的危险因素包括高龄、肥胖、多囊卵巢疾病、T2D 家族史、既往妊娠糖尿病病史、死产史、胎儿畸形或巨大儿。肥胖使发生 GDM 的整体风险增加 3.76 倍 [26]。围产期死亡率和先天性畸形的增加也与 T2D 患者肥胖密切相关 [27]。

1949 年，马萨诸塞州波士顿 New England Deaconess 医院，Priscilla White 根据 T1D 的女性患者特点提出了妊娠期间糖尿病的分类，沿用至今 [28]。该研究中，作者发现糖尿病的发病、持续时间、血管病变程度与不良妊娠结局相关。这些标准后来得到修改，明确了 A 类糖尿病应该只包括那些有孕前 GDM 的女性 [29]。White 的分类对围产期发病率和死亡率的风险增加与 2 型糖尿病的患病率增加之间的关系进行了相应评估 [30-31]。目前，怀孕的糖尿病患者 90% 有 GDM，而 10% 为 T1D 和 T2D。

糖尿病孕产妇的急性并发症

妊娠期间，女性糖尿病患者存在与血糖控制相关的急、慢性糖尿病并发症，子痫前期的发病率更高。急性并发症包括糖尿病酮症酸中毒（diabetic ketoacidosis，DKA）、高渗高血糖综合征（hyperosmolar hyperglycemia state，HHS）和低血糖。DKA 和 HHS 的潜在机制是胰岛素的有效作用降低和对抗性调节激素升高，例如胰高糖素、皮质醇、生长激素和儿茶酚胺。

糖尿病酮症酸中毒

外伤或严重感染后，进一步出现胰岛素抵抗的 T1D 和 T2D 患者，可并发 DKA[32-33]。DKA 以高脂血症、代谢性酸中毒和酮体生成增加为特点[32]。尽管多年来妊娠期 DKA 的发病率显著降低，但 DKA 仍属于医疗急症；既往报告的胎儿死亡率从 30% 到 90%，孕产妇死亡率 5% ～ 15%[33-35]。

妊娠期糖尿病患者并发 DKA 较少见，约占 1% ～ 2%[32, 34-36]。糖尿病患者在妊娠期间控制血糖，DKA 发病率下降，但对于不知道自己患有糖尿病的患者 DKA 发病率为 30%[34, 36]。DKA 也更常见于妊娠中期和晚期出现胰岛素抵抗的患者[37-38]。

妊娠期糖尿病并发 DKA 易感因素有：中断胰岛素治疗（40%）、感染（20%）及未确诊的糖尿病最初表现为酸中毒（30%）[39-40]。妊娠期糖尿病并发 DKA 的危险因素包括感染、呕吐、糖尿病胃轻瘫、使用糖皮质激素（如使用倍他米松促进胎儿肺成熟）和使用 β 拟交感神经药物保胎。并发 DKA 的患者，57% 存在呕吐和使用拟 β 药物[41]。发生 DKA 时，患者可能出现恶心、呕吐、腹痛、呼吸急促、低血压、心动过速、目光呆滞，并且呼出的气体可能因为含有酮体而成芳香味。

DKA 是由于胰岛素作用不足和细胞水平葡萄糖利用失败所致。胰高血糖素、儿茶酚胺、皮质醇和生长激素等激素可使细胞代谢碳水化合物、蛋白质和脂质。肝中由于糖原分解和糖异生增加，外周葡萄糖利用减少，从而导致高血糖。脂肪组织释放游离脂肪酸，转换为酮体、乙酰乙酸和 β - 羟丁酸。酮体在生理 pH 值解离，可被重碳酸盐中和。妊娠时代偿性呼吸性碱中毒减弱患者自身的缓冲能力，使患者在低血糖时对代谢性酸中毒更敏感。

肾小管再吸收葡萄糖的最大阈值为 240 mg/dl（13.3 mmol/L），当血糖超过肾糖阈时出现糖尿。随着血糖升高，渗透性利尿导致全身水分流失、血容量减少、高渗血症和电解质丢失[42]。孕产妇酸中毒、高血糖、严重的体液丢失和电解质异常导致胎儿高流产率。关于孕产妇并发 DKA 对胎儿影响在后面讨论。

怀孕期间更容易发展为酮症酸中毒，表现为明显的 DKA 可发生在低血糖水平[43-44]。血糖正常的酮症酸中毒非常罕见，但有发生在妊娠期糖尿病孕妇的报道[45-46]。血糖正常的酮症酸中毒，患者存在代谢性酸中毒但没有血糖升高，被认为与加速饥饿和肝糖原储存几乎完全消耗有关[45-48]。

高渗性高血糖症

HHS 是高血糖未能控制时出现的严重并发症，以前被称为高渗性非酮症昏迷或高渗高血糖非酮症综合征，主要发生于 T2D 患者[49]。一项研究中，急诊确诊 HHS 的患者中，有 30% ~ 40% 不知道自己患有糖尿病[50]。通常情况下，血糖逐渐增高，患者会减少液体摄入来减轻尿频，结果发展为严重的渗透性脱水、逐渐增加的高渗透压、中度非酮症氮质血症或严重的酸中毒，还可能发生嗜睡、昏迷、癫痫等精神方面的改变[51]。

DKA 和 HHS 的治疗

与 DKA 和 HHS 相关的疑似高血糖患者应进行以下实验室检查：血糖、血尿素氮、肌酐、血清酮、电解质（并计算阴离子间隙）、生化分析、渗透压、尿常规、尿酮、动脉血气分析、血细胞总数及分类[37]。DKA 的诊断标准包括血糖大于 250 mg/dl（13.9 mmol/L）、动脉血 pH 值小于 7.3、血碳酸氢根小于 18 mEq/L 以及酮尿或酮血症[52]。HHS 的诊断标准包括血糖大于 600 mg/dl（33.3 mmol/L）、动脉血 pH 值大于 7.3、血碳酸氢根大于 15 mEq/ml 且很少有酮尿或酮血症。对 T1D 和 T2D 患者而言，演变为 HHS 常需要几天甚至几周，而发展为急性 DKA 的时间更短。尽管 DKA 和 HHS 通常与感染有关，但因 HHS 高渗透压所致的精神状态改变更常见，呕吐、脱水和腹部疼痛是 DKA 的特征。

DKA 和 HSS 的成功治疗包括：纠正脱水、高血糖和电解质紊乱，去除诱因，密切监测。补液的目的是扩充血管内外容量及恢复肾灌注。通常需要在第 1 h 输注 1 ~ 1.5 L 等渗盐水（0.9% 氯化钠）。根据容量状况、血糖矫正后的血清钠离子浓度及尿量指导补液。应在第一个 24 h 内纠正脱水。

非妊娠患者并发 HHS 时平均液体缺乏量可高达 9 L[50]。一般的治疗原则为，在第一个 12 h 内补充丢失量的一半，剩余的一半在之后的 12 h 内输注完毕，需密切监测血清钠离子浓度。为防止脑水肿，血清渗透压每小时下降不宜超过 3 mOsm/kg[32]。

胰岛素治疗时通常需规律注射胰岛素。没有低血钾的情况下，应首先静脉注射胰岛素 0.1 U/kg 后持续输注 0.1 U/（kg·h）。如果血糖降低的速度小于 50 ~ 75 mg/（dl·h）（每小时 2.7 ~ 4.2 mmol/L），应增加胰岛素的注射速率。当 DKA 患者血糖降低至 200 mg/dl（11.1 mmol/L）或 HHS 患者血糖降低至 300 mg/dl（16.6 mmol/L）时，胰岛素输注速度应降至 0.05 ~ 0.1 U/（kg·h），并输注 5% 葡萄糖以维持血糖水平[52]。后续治疗包括调整胰岛素和葡萄糖输注速度以维持血糖水平，直到 DKA 患者酸中毒得以纠正或 HHS 患者的高渗透压状态恢复正常。

DKA 患者通过补碱来治疗酸中毒存在争议，补碱可能产生反常性中枢神经系统酸中毒、低血钾、高渗透压及脑水肿[41, 53]。电解质紊乱时需持续监测心电图（electrocardiographic，ECG），患者应在重症监护室接受治疗，且应持续监测并评估胎儿的健康情况。

有研究评估了快速起效的胰岛素类似物如赖脯胰岛素（Lispro）皮下注射用于糖尿病酮症患者的治疗效果[54-55]。尽管这些治疗方案已经用于普通病房或急诊科的非复杂性 DKA 患者，但其是否可用于孕妇，尚需评估。

其他并发症

低血糖症

低血糖症是 T1D 胰岛素治疗和 T2D 严格控制血糖的最大限制因素[56-57]。T1D 患者低血糖症发生率为 33% ~ 71%，妊娠早期其低血糖症的发生率为 T2D 的 3 ~ 5 倍[58]。孕妇使用胰岛素最常见的不良事件为严重低血糖症。虽然没有数据支持，但治疗性低血糖症仍可能导致不良的妊娠后果[59]。

低血糖症在妊娠前三个月最常见，也可发生在之后的妊娠期，夜间可无症状。因为妊娠期胰岛素外周抵抗作用进行性增加，需增加胰岛素剂量。妊娠前胰岛素的需要量为 0.7 U/kg，妊娠期间剂量增加为 1.0 U/kg[60]。糖尿病妊娠患者存在低血糖的风险，可能与孕产妇禁食期间胎儿利用母体葡萄糖有关。血糖浓度下降，患者最开始出现心悸、出汗和饥饿的症状，提示机体正在努力代偿碳水化合物失衡。随着血糖进一步降低，患者出现神经系统的症状，行为改变、情绪波动，最后意识消失和抽搐[61]。

妊娠糖尿病患者发生严重的低血糖也与母体交通事故有关，甚至可导致死亡[61-63]。有严重低血糖患者，如能口服，必须及时口服补糖。若感觉神经麻木或没有建立静脉通道的患者，可肌内注射胰高血糖素 1 mg[52, 64]。

子痫前期

妊娠期糖尿病患者出现子痫前期的风险更高，主要表现为妊娠 20 周后出现的高血压和蛋白尿。这些严重疾病可能导致 HELLP 综合征（溶血、肝酶升高、血小板低）或子痫惊厥[65-67]。尽管关于妊娠期高血压病的讨论很多，但必须强调，在未确诊的 GDM 中子痫前期和剖宫产均更常见，通过治疗高血糖症（即使为轻度）可以预防[68]。

糖尿病孕产妇慢性及长期并发症

高血糖症能在细胞水平上加速微血管及大血管疾病的改变。高血糖水平与氧化应激、降低一氧化氮的可获得性、氧化低密度脂蛋白及促凝血的激活有关[60, 69]。一般而言，慢性并发症的出现与糖尿病的持续时间和血糖控制程度有关（见表 23-2）。T1D 的典型长期并发症为微血管病变，影响视网膜、肾和自主神经系统；而 T2D 的典型长期并发症主要影响大血管病变，且影响心脏、中枢神经系统及外周血管系统。加强血糖控制可减轻微血管并发症的严重程度和（或）进展[70-72]。

感染

糖尿病患者由于炎症增加及细胞介导的免疫功能减退而具有更强的感染易感性。妊娠女性泌尿系统感染风险增加，可发展成为肾盂肾炎和败血症。念珠菌感染如鹅口疮及阴道假丝酵母菌感

表 23-2　慢性糖尿病的并发症

大血管
　冠状动脉
　脑血管
　外周血管
微血管
　糖尿病视网膜病变
　肾病
神经病变
　自主神经
　　心血管神经
　　胃肠道神经
　躯体神经
　　外周神经

染，也更常见。妊娠期间牙龈炎症非常普遍，可导致糖尿病患者的口腔感染。妊娠患者中，肥胖和糖尿病是剖宫产术后感染的两个独立风险因素[73]。

糖尿病肾病

　之前就患有糖尿病的妊娠患者，大约 5% 出现肾功能紊乱，尤其是 T1D 患者，而且可能由于血压控制不佳和肾小球滤过率降低而导致肾功能进一步受损。加强血糖调控并积极治疗高血压可延缓肾病的发展[74]。糖尿病患者妊娠期往往存在进行性蛋白尿（妊娠晚期蛋白的排泄可达到两倍或三倍），导致与子痫前期的诊断相混淆。血清肌酐正常的患者可能并没有肾功能的进一步下降或影响长期生存[74]。肌酐值高于 1.5 mg/dl 的女性，围产期并发症风险最高。大约 50% 的患者会发生早产，50% 发展成为子痫前期，15% 存在胎儿宫内发育迟缓（intrauterine growth restriction，IUGR）[75]。这些患者必须严格控制血糖且加强抗高血压治疗[76]。

糖尿病视网膜病变

　两种类型孕前 GDM 的女性患者，视网膜病变发病率为 10% ～ 36%。T1D 患者中的发病率增加，57% ～ 62% 的患者于妊娠期初次眼部检查中诊断为视网膜病变。T2D 患者中，视网膜病变的发生率为 17% ～ 28%。妊娠期 T1D 的视网膜病变常加重，但 T2D

患者则很少加重[77]。无论是视网膜病变的长期风险或其进展似乎不会随着妊娠本身而恶化[78]。虽然罕见，也有 GDM 患者出现糖尿病性视网膜病变的报道[79]。

糖尿病、妊娠本身或妊娠期出现糖尿病时积极的血糖调控可导致眼睛的微血管病变。妊娠期间液体潴留、血管舒张、血流加快等，会加速视网膜毛细血管床失去自身调控功能。所有患有视网膜病变的患者，在其第一次产检之后，均应有专家对其眼科疾病进行评估，作为以后产程变化时的基础参考。视网膜病变的激光光凝治疗在妊娠期有效，且不应推迟至分娩之后。

与视网膜病变发展有关的因素包括 T1D 的持续时间、高血压程度、妊娠期间血糖控制水平、开始妊娠时眼部疾病的情况和存在慢性高血压或子痫前期[80-82]。HbA1c 迅速下降可加重糖尿病性视网膜病变[78]。分娩第二产程中，做 Valsalva 动作是否引起糖尿病性视网膜病变患者发生玻璃体出血，虽然目前缺乏相关的对照研究，ADA 仍推荐在分娩第二产程或剖宫产中采用硬膜外麻醉[82]。

糖尿病神经病变

妊娠期糖尿病可能出现多种形式的糖尿病神经病变，目前研究并不详尽。对于存在心血管自主神经功能障碍证据的患者，必须避免低血压。非妊娠患者，校正的 QT 间期（QT interval，QTc）与自主神经病变的严重程度有关[83]。妊娠期糖尿病患者中是否存在同样关联，尚不清楚。可通过心率变异性降低（比如 R-R 间期与节律呼吸和 Valsalva 动作的时间相关性）和站立位血压降低，评估心血管自主神经病变[84-86]。有 GDM 病史的非妊娠期患者，心率变异性缺乏是判断心脏自主神经病变的有效指标，与血糖控制相关，与胰岛素敏感性无关[86]。

远端对称性多发感觉运动神经病变（distal symmetric polyneuropathy，DPN）在妊娠期可能短期增加，分娩之后缓解。急性感觉神经病变罕见，与血糖控制不佳有关，还可发生于代谢治疗措施明显变化时。神经病变主要在夜间加重，神经系统体格检查很少会有阳性发现。DPN 在 T1D 患者和病程较久的 T2D 患者更为常见，GDM 患者少见。

胃肠道神经节损害可抑制胃运动并延迟胃肠通过时间，出现胃轻瘫。近期研究表明胃动力直接受血糖水平影响，自主神经功能下降并非导致糖尿病性胃轻瘫的唯一原因。

妊娠期合并胃轻瘫的女性，可能存在恶心、呕吐的持续时间延长，严重胃轻瘫的患者可能需要住院进行营养支持及止吐治疗以预防流产[87-89]。胃轻瘫属于糖尿病并发症之一，发病率和妊娠结局不良的风险较高，仅次于冠心病[90-92]。自主神经病变是长期 T1D 患者的并发症之一，但妊娠本身似乎并非自主神经功能恶化的危险因素[93-95]。

心血管疾病

虽然大血管疾病在 T2D 患者中更常见，但冠状动脉疾病在育龄女性中仅有个案报道，并不常见。即便如此，妊娠前的 GDM 与急性冠状动脉事件的风险相关，优势比为 4.3（2.3 ～ 7.9）[90-92]。虽然改善治疗使产妇死亡率降到了 7.3% ～ 11%，冠状动脉缺血的非典型"静默"表现仍然值得关注[90-92]。

妊娠期间糖尿病对女性晚年生活健康带来严重影响。对 GDM 患者产后代谢综合征的了解已较为清楚[96-101]。GDM 患者中也发现血浆总胆固醇、低密度脂蛋白和甘油三酯浓度升高[102]。这些患者中，发展为 T2D 的终身风险增加 7 倍[103]。与正常妊娠相比，GDM 患者血浆纤维蛋白原、凝血酶-抗凝血酶复合物明显增高，而凝血抑制相关因素则显著降低[69, 104]。

虽然糖尿病患者中妊娠期高血压的发病率增加，但两者间的关系尚不清楚。妊娠 20 周后可诊断妊娠期暂时性高血压，不伴有蛋白尿，已知与患者晚年出现的原发性高血压和葡萄糖耐受不良的风险增加有关。有趣的是，妊娠期糖耐量测试异常是妊娠发生子痫前期和未来高血压的预测因素[97]。糖尿病妊娠患者和妊娠期高血压患者发生心血管疾病的风险增加，尤其是有 T2D 家族史的患者[98-99]。

胎儿和新生儿急性生理学变化和代谢异常

产妇 DKA 对胎儿的氧输送影响较大。高血糖症导致血红蛋白共价键糖基化，反过来改变了血红蛋白分子中 β 链间的相互作用。血红蛋白糖基化增加的结果是，产妇的红细胞输送给婴儿血红蛋白分子的氧气减少，可能导致胎儿低氧[105-106]。此外，随着产妇的酮体游离，氢离子和组织阴离子通过胎盘，引起胎儿酸中毒。2,3- 二磷酸甘油酸减少，氧离曲线左移，产妇血红蛋白对氧亲和力增加，因此总体而言输送给胎儿的氧减少。

发生 DKA 时胎儿血流重新分布，治疗产妇酸中毒会纠正胎儿血流异常[107-108]。胎儿心率缺乏可变性，或有变异或存在晚期减速，比如不定的 II 类轨迹，并非即刻分娩的指征，直到代谢状况纠正[109]。失代偿 DKA 情况下的急诊剖宫产，会导致产妇结局恶化。β 羟基丁酸能通过胎盘，因此胎儿出现酮症酸中毒。有个案报道，产妇 DKA 期间，婴儿出生时发现双侧基底节区梗死[110]。

婴儿围产期低氧和出生时窒息会发生在产妇合并糖尿病（主要是 T1D）控制不佳、血管疾病、肾病的情况下。此时，极高的血糖和酮体会减少子宫和胎盘血流，增加婴儿缺氧风险。胎儿血糖浓度升高，胎盘葡萄糖消耗增加，导致乳酸生成和肝糖原堆积。

所有新生儿产后即刻出现的短暂低血糖属于正常现象，但糖尿病产妇中，这种情况发生更快，血糖更低，尤其是产妇血糖水平不稳定情况下。产妇为妊娠期糖尿病或妊娠前糖尿病者，5% ～ 12% 发生新生儿低血糖[111]。尽早喂养或以 4 ～ 6 mg/（kg·min）的速度输注葡萄糖，使血糖稳定，直至新生儿能经口补充充足的营养。

糖尿病产妇的婴儿（infants of diabetic mothers，IDMs）也可发生其他严重的生理学异常。半数 IDMs 出生后 72 h 发生新生儿低钙血症和低镁血症。低钙血症的发生与甲状旁腺的控制功能由胎儿向新生儿转变缓慢有关。新生儿低镁血症可能与相同的甲状旁腺组织功能有关，但产妇存在严重肾疾病时所致的低镁血症会加重新生儿的表现[112]。

呼吸衰竭常发生在早产儿，但更多地出现在 GDM 产妇的足月新生儿，因为高血糖会导致胎儿肺部发育延迟[112-113]。此外，剖宫产的风险增加，导致新生儿发生短暂性呼吸急促和持续肺动脉高压的风险增加[114-115]。见表 23-3。

胎儿慢性低氧和胎儿促红细胞生成素增加会造成红细胞增多症。胰岛素和胰岛素样生长因子分泌增加也能促进红细胞生成，高浓度 β 羟基丁酸（酮症的代谢产物）也有类似作用[116]。血小板生成障碍导致血小板减少症时，发生胎儿红细胞膨胀，可能导致高胆红素血症[112]。此外，红细胞增多症导致的高黏血症和与普通心脏异常有关的心输出量减少，增加血栓形成的风险。

表 23-3　糖尿病孕产妇的胎儿并发症

急性

　低血糖症

　高血糖症

　低钙血症

　低镁血症

　缺铁

　低氧

　酸中毒

　新生儿短暂性呼吸急促

　持续性肺高压

　血小板减少症

　红细胞增多症

　高胆红素血症

　子痫前期

　HELLP 综合征

　子痫惊厥

　急诊剖宫产

慢性

　生长异常

　　巨大儿 / 胎儿大于妊娠年龄

　　宫内生长受限

　　羊水过多

　分娩损伤

　　Erb 麻痹（$C_5 \sim C_7$）

　　Klumpke 麻痹（$C_7 \sim C_8$）

　　膈肌麻痹（$C_2 \sim C_5$）

　　周期性喉神经损伤（$T_1 \sim T_2$）

先天畸形

　中枢神经系统

　　神经管缺陷

　心血管系统

　　大血管转位

　　永存动脉干

　　内脏移位

　　非对称性房间隔肥厚

　　短暂肥厚性主动脉瓣下狭窄

　　室间隔缺损

　　心肌肥大

　　单心室

　　主动脉缩窄

　　单脐动脉

肺
　肺表面活性物质缺乏
肾
　胎儿肾积水
　肾发育不全
　输尿管重复畸形
胃肠道
　位置变异
　胎粪栓塞综合征
　十二指肠闭锁
　肛门直肠闭锁
骨骼
　多指（趾）
　并指（趾）
　局限性股骨发育不全
　尾部退化综合征
　脊髓空洞症

母亲为糖尿病的新生儿中，65% 存在铁代谢和铁蛋白（主要存在于成人中）浓度异常。铁异常的严重程度与产妇血糖控制有关[117]。围产期铁缺乏的婴儿发生急性和慢性低氧血症的风险增加，存在围产期脑损伤的风险[112]。

糖尿病产妇婴儿非急性和长期并发症

尽管围产医学发展迅速，但 IDMs 仍然存在慢性并发症的风险（表 23-3）。羊水过多、生长紊乱、先天性畸形，导致婴幼儿发病率增加。围产期死亡率是未受影响的非 IDMs 的 3～10 倍。先天性畸形是目前围产儿死亡的主要原因，糖尿病产妇的婴儿发生先天性畸形的概率为正常同龄人的 4～10 倍[118-119]。临床研究表明，孕前和器官形成期间血糖控制不佳（HbA1c > 6.4%）时发生先天性畸形（脑、心、肾、肠和骨骼）和死胎的风险增加 4 倍[71, 119-121]。

生长发育异常

由于母体血糖不稳定性升高，IDMs 通常出现胎儿生长快速和巨大儿［出生体重超过 4000 g 和（或）大于妊娠年龄的 90%］[122-123]。

波动性高血糖导致胎儿胰岛素大量分泌、葡萄糖和其他能量来源的脂肪激增。常见肝肿大、脾肿大、心脏扩大（室间隔肥厚所致）[112]。

巨大儿或大于胎龄（large-for-gestational age，LGA）的新生儿经阴道分娩时的主要危险是臂丛神经损伤。肩难产最常见，可产生 Erb 麻痹（$C_5 \sim C_7$ 神经根）、Klumpke 麻痹（$C_7 \sim C_8$ 神经根）、膈肌麻痹（$C_3 \sim C_5$ 神经根）、周期性喉返神经损伤（$T_1 \sim T_2$ 神经根）[113]。使用产钳或负压吸引器也可造成胎儿损伤，比如蛛网膜下腔出血，或脑室出血风险升高。对于产妇而言，LGA 新生儿头盆不称也是剖宫产或分娩损伤的独立危险因素[124]。

巨大儿是 IDMs 中更常见的发育异常，母体血管疾病后部分胎儿出现 IUGR。胎盘血供不足导致蛋白质−能量营养不良，导致胎儿生长减速和胎儿红细胞增多症（氧输送受限）。此类患者多以早产和入住新生儿监护病房而结束妊娠。

先天性发育异常

糖尿病妊娠中主要异常的发生率约为 6% ～ 10%[112, 125]。通常是多器官发生畸形，心脏异常最常见，其次是中枢神经系统。目前认为发育异常主要与器官形成过程中血糖水平不稳定有关，与产妇糖尿病血管并发症关系密切[126]。胎儿缺氧、心肌病和组织铁缺乏三联症在巨大儿中比较常见，且损害胎儿对分娩应激的反应[112]。

大多数心脏畸形发生在产妇 T1D 控制不佳的婴幼儿。妊娠初期，母体 HbA1c 水平的升高会增加这些先天性异常的风险[127]。半数以上为血管圆锥动脉干畸形（大血管转位、永存动脉干、内脏移位、单心室）。T1D 和 T2D 产妇的婴儿也可出现其他心脏疾病，包括非对称性室间隔肥厚、室间隔缺损所致的短暂肥厚性主动脉瓣下狭窄、心肌肥厚[128]。间隔肥厚比较常见，在 IDMS 中的发生率为 25% ～ 75%[129]。

若产妇 T1D 控制不佳，则新生儿中枢神经系统异常更常见，如神经管畸形（脊髓脊膜膨出、脊柱裂、脑膨出）。胎儿和新生儿中枢神经系统受胎儿低氧、血糖异常、红细胞增多症及产时窒息的影响[112]。

IDMs 中，其他器官系统发生先天性异常的风险包括肺（Ⅱ型肺泡细胞发育延迟及肺表面活性物质缺乏）、肾（发育不全、肾积水、输尿管重复畸形）、心血管（心肌病、单脐动脉、室间隔或房间隔缺损、主动脉缩窄）、胃肠道（内脏异位，胎粪栓塞综合征，小左结肠综合征、十二指肠闭锁、肛门直肠闭锁）及骨骼（尾部退化、脊髓空洞症、多指/趾、并指/趾、局限性股骨发育不良）系统[112-113]。

和糖尿病产妇一样，产妇高血糖对新生儿造成长期影响。儿童肥胖率较高、青春期 IGT、高血压及血脂异常也与 IDMS 有关[130-134]。GDM 产妇的患儿在 7 岁时超重的风险比同龄人高 61%[135]。另一项研究发现，妊娠期间孕妇血糖浓度大于 130 mg/dl（7.2 mmol/L）时，患儿 3 岁时发生肥胖的概率是孕妇血糖浓度小于 100 mg/dl（5.5 mmol/L）时小孩的两倍[136]。

IDM 运动和认知能力发育延迟的风险升高，可在以后生活中出现相应的症状[137]。这些长期延迟的影响可能与围产期急性事件或与宫内环境异常相关的大脑发育变化有关。神经系统预后不良与葡萄糖、钙和镁代谢、胎儿低氧、红细胞增多症、组织缺铁及出生时创伤和窒息史有关[112, 138]。

高血糖和高胰岛素血症可能扰乱形态、结构和功能的适应性反应（对生长发育至关重要）[138-141]。暴露于母体糖尿病的胚胎基因表达发生改变，在糖尿病引起疾病的发病机制中发挥重要作用，且可能是永久性[139]。也可能与胎儿生长迟缓时基因表达的表观遗传调控有关，在妊娠糖尿病患者中常见[142]。

妊娠和分娩过程中的血糖管理

糖尿病女性患者严格控制血糖是预防胎儿畸形和避免糖尿病并发症进展的关键。妊娠女性应经常检查毛细血管血糖水平，以确定是否需要调整饮食或必要时接受胰岛素治疗。妊娠初期胎儿器官形成阶段血糖控制非常重要。

典型的妊娠期间，妊娠中期和晚期胰岛素需求增加。妊娠初期总的胰岛素需求量平均约 0.9 U/（kg·d），妊娠中期为 1 U/（kg·d），妊娠晚期为 1.2 U/（kg·d）。T2D 的女性患者，妊娠中晚期胰岛素需要量分别达到 1.2 U/（kg·d）和 1.6 U/（kg·d）[8]。

胰岛素治疗可分为基本需要量、餐前剂量和校正剂量。胰岛素的基础剂量约为每日总量的 50%～60%，剩余的为餐前剂量。基础剂量的目的是控制饮食和禁食期间肝葡萄糖的生成，而餐前胰岛素剂量的目的是降低由于进食导致的血糖水平升高。校正剂量用于治疗餐前或餐中高血糖[143]。空腹血糖浓度控制在 60 ～ 95 mg/dl（3.3 ～ 5.3 mmol/L）之间最佳，但严格控制血糖浓度伴有孕产妇低血糖的风险。

治疗性胰岛素存在多种形式。历史上看，胰岛素的生产经历了从猪和牛分离提取到人胰岛素的转化。重组胰岛素的最新发展使妊娠女性在用药剂量上更加灵活且提高了生活质量。已经证明，妊娠时可安全有效地使用赖脯胰岛素（Lispro）和门冬胰岛素（Aspart）。与普通胰岛素相比，这些快速作用的胰岛素同型物，达到胰岛素最大浓度的两倍时所需的时间减半。因此，患者两餐之间发生高血糖事件更少。

妊娠初期，由于担心口服降糖制剂对胎儿安全性的影响，T2D 患者通常将口服降糖药改为胰岛素治疗[144]。患有 GDM 者的诊断通常是在怀孕后（如 24 ～ 28 周）。因为在这一阶段的致畸风险最小，可以使用格列本脲（第二代磺脲类）或二甲双胍（一种双胍类）替代胰岛素治疗[145]。虽然这些药物可能不会完全抑制高血糖，但患者更加方便和舒适[146-147]。

择期剖宫产前 1 ～ 2 天应停止使用长效或口服降糖药，或患者分娩启动时停用。分娩期间，必须持续控制血糖水平在 70 ～ 90 mg/dl（3.9 ～ 5.0 mmol/L），可预防胎儿低氧血症和酸中毒。母体高血糖会导致胎儿血红蛋白糖基化，降低其携氧能力，增加胎儿酸中毒风险。血糖值大于 126 mg/dl（7.0 mmol/L）时，新生儿低血糖的风险增加[143]。分娩期间应根据疾病状态间断监测所有患者的血糖水平（例如每隔 30 ～ 60 min）。

通常，胰岛素依赖型患者计划剖宫产时，中效胰岛素应于早晨停用。当患者到达医院时，需要常规持续输注生理盐水。一般不使用乳酸林格液，因为其含有乳酸钠，可被氧化为糖异生的前体并升高血糖[148]。5% 葡萄糖溶液快速注射可引起胎儿酸中毒，应通过输液泵持续输注[149]。剖宫产手术创伤导致葡萄糖需求量增加。如果患者血糖水平下降，应开始使用单独的静脉通道注 5% 葡萄糖，同时常规滴注胰岛素以维持空腹血糖水平。

产妇计划阴道分娩时，分娩时或诱导分娩的当天停止使用基础或长效胰岛素。T1D 产妇分娩有降低血糖的作用，胰岛素需求降低。为防止低血糖和酮症，应输注葡萄糖。分娩期间由饥饿引起的酮症对胎儿产生不良影响，包括胎儿酮症酸中毒、低氧和胎儿乳酸性酸中毒。胎儿糖原储备有限，迅速分泌胰岛素以应对高血糖。在产程活跃的第一阶段，产妇胰岛素需求减少，要求葡萄糖输注速率为 2.55 mg/（kg·min）以维持血糖水平在 70 ～ 90 mg/dl（3.9 ～ 5.0 mmol/L）。在分娩的第二产程胰岛素需求增加，硬膜外腔阻滞镇痛或催产素剂量不受影响，不需要调整血糖[150]。

分娩后，由于胎盘产生的抗调节激素减少，胰岛素剂量需要降低至孕前剂量的 60%。一旦患者恢复进食，即可在产后第一天开始使用较低剂量的短效和中效胰岛素。分娩后需要几周时间胰岛素需要量方可回到妊娠前水平。然而，由于 T1D 患者的血糖水平在哺乳期会有所波动，存在低血糖风险，所以应降低对血糖的控制[72, 151]。

妊娠与分娩期麻醉管理

目前没有前瞻性、随机试验评估不同麻醉方法用于妊娠糖尿病患者的有效性和安全性[148, 152]。麻醉医师应充分了解麻醉方法与妊娠期生理改变及糖尿病的病理生理学变化之间的关系，从而实施个体化治疗。麻醉前病史回顾及体格检查应集中于识别糖尿病的慢性与急性并发症，尤其是妊娠患者[152-155]。避免由麻醉引起的胎盘血供不足、胎儿缺氧及酸中毒的发生。

妊娠患者接受椎管内麻醉可降低母体的患病率和死亡率。通过减少产妇循环中的儿茶酚胺分泌，硬膜外腔阻滞镇痛可增加胎盘灌注并降低胎儿酸中毒。对于疑似自主神经障碍的糖尿病患者，为确保围产期预后，避免低血压非常重要[156]。妊娠期糖尿病患者，尤其是 T1D 患者，需考虑潜在的自主神经功能障碍，因为妊娠期生理改变可能掩盖自主神经功能障碍的症状。此类患者选择硬膜外麻醉时应缓慢用药，以适应缓慢启动的血流动力学代偿机制。

如果选择全身麻醉，为避免麻醉诱导引起的低血压，依托咪酯优于硫喷妥钠或丙泊酚。出现低血压时均应使用非葡萄糖溶液积极扩容及血管加压药升压。妊娠糖尿病合并自主神经病变患者也可出现体温调节异常。剖宫产手术中外周血管收缩调节不规律，由于散热过多，导致低体温，因此应进行积极的保温措施[157]。

择期或急诊手术患者气管插管时，胃蠕动减少增加误吸风险。应在术前 30 min 使用非颗粒性抗酸药预防误吸[158]。必要时给予甲氧氯普胺，可提高胃食管括约肌张力，促进胃排空。组胺 -2（H_2）受体拮抗剂如雷尼替丁可进一步减少胃酸分泌。

妊娠糖尿病患者并发关节强直综合征，气管插管困难增加。关节活动能力减退的机制尚不清楚，有研究认为胶原糖基化异常可促进关节强直的进程。寰-枕关节伸展受限同样可导致气管插管困难[159-161]。

研究表明，通过评估患者手部情况可识别小关节活动的限制程度。指间关节僵硬的患者活动双手时，不能完全灵活地活动手指时，则可能存在喉镜暴露困难[160-163]。然而，有一项研究表明，指间关节不能完全伸直显露掌面（"祈祷征"）的患者，并不能预测其与喉镜暴露困难相关[164]。病态肥胖的患者，修正的 Mallampati 评分（头颈部关节后仰，替代头部中立位）和糖尿病可作为困难插管的有效预测因素，体重指数升高并不能预测[165]。

妊娠患者肥胖的发病率增加，其与 GDM 和 T2D 间的关系需要特别关注[166-167]。妊娠合并肥胖患者的麻醉管理不在本章讨论范围之内，但肥胖合并糖尿病时患者可能存在气管插管困难。急诊和择期手术时，此类患者在手术床上应置于倾斜体位，在其身体下放置毛毯直到患者外耳道与胸骨切迹位于同一水平面[168]。该体位有利于直接喉镜检查和气管插管[169]。

麻醉前评估，应检查患者血糖浓度水平，血样本送检检测 HbA1c、电解质、血清糖浓度、肌酸，完善血型检查及交叉配血。尿常规应检查尿糖及尿蛋白，检验科行尿培养。对于病程较长的糖尿病患者，应做 ECG 检查，通过 R 波形的降低程度评估自主神经病变。评估直立位血压变化、深呼吸时心率变化和 Valsalva 动作（除外那些没有视网膜病变的患者）（译者注：原文如此。应为：除外那些存在视网膜病变的患者），可发现血管紧张度异常的情况[96]。麻醉医师必须对患者进行体格检查，应特别注意检查气道。如果发现可能存在喉镜暴露困难（如不能看到咽后部结构或甲颏距离减小），应考虑尽早实施硬膜外置管。

产程早期应考虑实施椎管内镇痛，尤其是肥胖的糖尿病患者。减少产妇儿茶酚胺分泌可促进母体血糖调节，改善围产期预后。有证据表明，GDM 患者利多卡因的清除和代谢减少，提示利多卡因影响 CYP1A2/CYP3A4 酶的亚型，从而影响其代谢。明确其是否与临床相关，需要进一步研究[170]。

如果急诊剖宫产手术时采取硬膜外腔阻滞麻醉，置入硬膜外腔导管时需仔细固定，以免导管从硬膜外腔脱出。患者取坐位时，到达硬膜外腔的距离变小。当患者左侧卧位时，硬膜外腔导管容易从硬膜外腔脱出[171-172]。肥胖患者，从坐位到侧卧位或子宫左侧位，患者从皮肤至硬膜外腔的距离存在显著不同。此外，分娩期间硬膜外腔阻滞镇痛不足，且需要频繁加用药物时，应及时更换硬膜外腔导管。如果紧急剖宫产手术需行快速硬膜外腔阻滞麻醉，可使用 3% 氯普鲁卡因，其镇痛效果可满足手术要求。

伤口感染是引起糖尿病患者患病率增加并延长住院时间的重要因素，故术中需严格无菌操作，尤其是对于肥胖患者[81, 173]。切皮前预防性使用抗生素非常重要，有助于减少术后伤口感染风险[174-175]。成功的术后镇痛可减少儿茶酚胺水平，可通过椎管内使用阿片类药物、注射或口服麻醉药或非甾体抗炎药实现，取决于患者情况如肾功能不全或肥胖。

小结

妊娠糖尿病患者，无论患者本身、胎儿还是新生儿，均存在严重风险。应特别注意那些妊娠前和妊娠全程血糖控制不佳的孕产妇，胎儿高血糖症和高胰岛素血症发病率最高。必须识别那些已经存在的与糖尿病相关的器官功能损伤，以免影响分娩期间的麻醉管理。尽管对于妊娠糖尿病患者的治疗已有显著发展，但肥胖在全球的流行使得妊娠糖尿病患者越来越多。产妇分娩前邀请麻醉医师进行详细的咨询会诊非常重要，有助于改善产妇和婴幼儿的结局。

参考文献

1. American Diabetes Association (ADA). ADA diabetes statistics. http://www.diabetes.org/diabetes-basics/diabetes-statistics/.

2. American Diabetes Association (ADA). ADA National Diabetes Fact Sheet. http://www.diabetis.org/in-my-community/local-offices/miami-florida/assets/files/national-diabetes-fact-sheet.pdf.

3. Lawrence JM, Contrearas R, Chen W, Sachs DA. Trends in the prevalence of preexisting diabetes and gestational diabetes mellitus among a racially/ethnically diverse population of pregnant women, 1999-2005. *Diabetes Care*. 2008;31:899-904.

4. American Diabetes Association. Diagnosis and classification of diabetes mellitus. *Diabetes Care*. 2010;33(suppl 1):S62-S69.

5. Klinke DJ. Extent of beta cell destruction is important but insufficient to predict the onset of type 1 diabetes mellitus. *PLoS ONE.* 2008;e1374.

6. Herold KC, Vignali DAA, Cooke A, Bluestone JA. Type 1 diabetes: translating mechanistic observations into effective clinical outcomes. *Nat Rev Immunol.* 2013;13:243-256.

7. Landin-Olsson M, Hillman M, Erlanson-Albertsson C. Is type 1 diabetes a food-induced disease? *Med Hypoth.* 2013; http://www.dx.doi.org/10.1016.j.mehy.2013.03.046.

8. American Diabetes Association. Diagnosis and classification of diabetes mellitus. *Diabetes Care.* 2013;36(suppl):S67.

9. Kim SY, Dietz PM, England L, et al. Trends in pre-pregnancy obesity in nine states, 1933-2003. *Obesity (Silver Springs).* 2007;15:986-993.

10. Ogden CL, Carroll MD, Cutin LR, et al. Prevalence of overweight and obesity in the United States. 1999-2004. *JAMA.* 2006;295:1549-1555.

11. Ehrenberg HM, Dierker L, Milluzzi C, et al. Prevalence of maternal obesity in an urban center. *Am J Obstet Gynecol.* 2002;198:1189-1193.

12. Scott-Pillai R, Spence D, Cardwell C, Hunter A, Holmes V. The impact of body mass index on maternal and neonatal outcomes. A retrospective study in a UK obstetric population, 2004-2011. *Brit J Obstet Gynecol.* 2013. DOI: 10.1111/1471-0528.12193.

13. Mission JF, Marshall NE, Caughey AB. Obesity in pregnancy: a big problem and getting bigger. *Obstet Gynecol Surv.* 2013;68:389-399.

14. Langer O. Management of gestational diabetes. *Clin Obstet Gynecol.* 2000;43:106-115.

15. Rieck S, Kaestner KH. Expansion of beta-cell mass in response to pregnancy. *Trends Endocrinol Metab.* 2010;21:151-158.

16. Buchanan TA, Xiang A, Kjos SL, Watanabe R. What is gestational diabetes? *Diabetes Care.* 2007;30(suppl 2):S105-S111.

17. Negrato CA, Mattar R, Gomes MB. Adverse pregnancy outcomes in women with diabetes. *Diabetol Metabolic Syndr.* 2012;11:41.

18. Coustan DR. Clinical chemistry review: gestational diabetes mellitus. *Clin Chem.* 2013. DOI:10.1313/clinchem.2013.203331.

19. Landon MB, Gabbe SG. Gestational diabetes mellitus. *Obstet Gynecol.* 2011;118:1379-1393.

20. Houshman A, Møller Jensen D, Mathiesen ER, Damm P. Evolution of diagnostic criteria for gestational diabetes mellitus. *Acta Obstet Gynecol Scand.* 2013;19. DOI:10.111.aogs.12152.

21. Jackson WPU. Studies in pre-diabetes. *Br Med J.* 1952;3:690-696.

22. Metzger BE, Lowe LP, Dyer AR, Trimble ER, Chaovarindr U, et al, for the HAPO Study cooperative Research Group. Hyperglycemia and adverse pregnancy outcomes. *N Engl J Med.* 2008;358:1991-2002.

23. International Association of Diabetes and Pregnancy Study Groups (IADPSG) Consensus Panel. The IADPSG recommendations on the diagnosis and classification of hyperglycemia in pregnancy. *Diabetes Care.* 2010;33:676-682.

24. Werner EF, Pettker CM, Zuckerwise L, Reel M, Funai EF, et al. Screening for gestational diabetes mellitus: are the criteria proposed by the International Association of the Diabetes and Pregnancy Study Groups cost-effective? *Diabetes Care.* 2012;35:529-535.

25. American College of Obstetricians and Gynecologists (ACOG). ACOG Committee Opinion No. 504. September 2011.

26. Torloni MR, Beltran AP, Horta BL, et al. Pre-pregnancy BMI and the risk of gestational diabetes: a systematic review of the literature with meta-analysis. *Obes Rev.* 2009;10:194-204.

27. Sathyapalan T, Mellor D, Atkin SL. Obesity and gestational diabetes. *Semin Fetal Neonatal Med.* 2010;15:89-93.

28. White P. Pregnancy complicating diabetes. *Am J Med.* 1949;7:609-616.

29. Hare JW, White P. Gestational diabetes and the White classification. *Diabetes Care.* 1980;3:394-396.

30. Cormier CM, Martinez CA, Refueurzo JS, Monga M, Ramin, SM, et al. White's classification of diabetes in pregnancy in the 21st century: is it still valid? *Am J Perinatol.* 2010;27:349-352.

31. Sachs DA, Metzger BE. Classification of diabetes in pregnancy: time to reassess the alphabet. *Obstet Gynecol.* 2013;121:345-348.

32. Kitabachi AE, Umpierrez GE, Miles JM, Fisher JN. Hyperglycemic crisis in adult patients with diabetes. *Diabetes Care.* 2009;32:1335-1343.

33. Newton CA, Raskin P. Diabetic ketoacidosis in type 1 and type 2 diabetes mellitus: clinical and

biochemical differences. *Arch Intern Med.* 2004;164:1924-1931.

34. Pitteloud N, Binz K, Caulfield A, Philippe J. Ketoacidosis during gestational diabetes. *Diabetes Care.* 1998;21:1031-1032.

35. Parker JA, Conway DL. Diabetic ketoacidosis in pregnancy. *Obstet Gynecol Clin North Am.* 2007;34:533-543.

36. Pinto ME, Villena JE. Diabetic ketoacidosis during gestational diabetes. A case report. *Diab Res Clin Pract.* 2011;93:e92-e94.

37. Schneider MB, Umpierrez GE, Ramsey RD, Mabie WC, Bennett KA. Pregnancy complicated by diabetic ketoacidosis. Maternal and fetal outcomes. *Diabetes Care.* 2003;26:958-959.

38. Ramin K. Diabetic ketoacidosis in pregnancy. *Obstet Gyncecol Clin North Am.* 1999;26:481-488.

39. Montoro MN, Meyers VP, Mestman JH, et al. Outcome of pregnancy in diabetic ketoacidosis. *Am J Perinatol.* 1993;10:17-20.

40. Sills IN, Rappaport R. New onset IDDM presenting with diabetic ketoacidosis in a pregnant adolescent. *Diabetes Care.* 1994;17:904-905.

41. Rodgers BD, Rodgers DE. Clinical variables associated with diabetic ketoacidosis during pregnancy. *J Reprod Med.* 1991;36:797-800.

42. Carroll MA, Yeomans ER. Diabetic ketoacidosis in pregnancy. *Crit Care Med.* 2005;33(suppl): S347-S353.

43. Madaan M, Aggrawal K, Sharma R, Trivedi SS. Diabetic ketoacidosis occurring with lower blood glucose levels in pregnancy: a report of two cases. *J Reprod Med.* 2012;57:452-455.

44. Guo RX, Yang LZ, Li LX, Zhao XP. Diabetic ketoacidosis in pregnancy tends to occur at lower blood glucose levels: case-control study and a case report of euglycemic ketoacidosis in pregnancy. *J Obstet Gynaecol Res.* 2009;34:324-0.

45. Clark JD, McConnell A, Hartog N. Normoglycemic ketoacidosis in a woman with gestational diabetes. *Diabet Med.* 1991;8:388-389.

46. Darbhamulla S, Shah N, Bosio P. Euglycemic ketoacidosis in a patient with gestational diabetes. *Eur J Obstet Gynecol Reprod Biol.* 2012;163:117-122.

47. Chico M, Levin SN, Lewis DR. Normoglycemic diabetic ketoacidosis in pregnancy. *J Perinatol.* 2008;28:310-312.

48. Franke B, Carr D, Hatem MH. A case of euglycaemic diabetic ketoacidosis in pregnancy. *Diabet Med.* 2011;18:858-859.

49. Nayak S, Lippes HA, Lee V. Hyperglycemia hyperosmolar syndrome (HHS) during pregnancy. *J Obstet Gynaecol.* 2005;25:599-601.

50. Nugent BW. Hyperosmolar hyperglycemic state. *Emerg Med Clin North Am.* 2005;23:629-648.

51. Gonzalez HM, Edlow AG, Silber A, Elovitz MA. Hyperosmolar hyperglycemic state of pregnancy with intrauterine fetal demise and preeclampsia. *Am J Perinatol.* 2007;24:541-544.

52. American Diabetes Association. Hyperglycemic crises in diabetic adults. *Diabetes Care.* 2006;29: 2739-2748.

53. Chua HR, Schneider A, Bellomo R. Bicarbonate in diabetic ketoacidosis: a systemic review. *Ann Intensive Care.* 2011;1:23; DOI: 10.1186/2110-5820-1-23.

54. Vincent M, Nobécourt E. Treatment of diabetic ketoacidosis with subcutaneous insulin lispro: a review of the current evidence from clinical studies. *Diabetes Metab.* 2013; http://dx.doi.org/10/1016/j.diabet.2012.12.003.

55. Barski L, Kezerle L, Zeller L, Zekster M, Jotkowitz A. New approaches to the use of insulin in patients with diabetic ketoacidosis. *Eur J Intern Med.* 2013;24:213-6; DOI: 10.1016/j.ejim.2013.01.014.

56. Zammitt NN, Frier BM. Hypoglycemia in type 2 diabetes: pathophysiology, frequency and effects of different treatment modalities. *Diabetes Care.* 2005;28:2948-2961.

57. Rosenn BM, Miodovnik M, Holcberg G, Khoury, J, Siddiqi TA. Hypoglycemia: the price of intensive insulin therapy for pregnancy women with insulin-dependent diabetes mellitus. *Obstet Gynecol.* 1994;85:417-422.

58. Nielsen LR, Pedersen-Bjergaard U, Thorsteinsson B, et al. Hypoglycemia in pregnant women with type 1 diabetes: predictors and role of metabolic control. *Diabetes Care.* 2008;31:9-14.

59. Confidential Enquiry into Maternal and Child Health. Diabetes in pregnancy: are we providing the best care? Findings of a national enquiry: England, Wales, and Northern Ireland. London: CEMACH, 2007.

60. de Valk HW, Visser GHA. Insulin during pregnancy and labor. *Best Pract Res Clin Obstet Gynecol.*

2011;25:65-76.

61. Kimmerle R, Heinemann L, Delecki A, Berger M. Severe hypoglycemia incidence and predisposing factors in 85 pregnancies of type 1 diabetic women. *Diabetes Care.* 1992;15:1034-1037.

62. Leinon PJ, Hiilesmaa VK, Kaaja RJ, Teramo KA. Maternal mortality in type 1 diabetes. *Diabetes Care.* 2001;24:1501-1502.

63. Confidential Enquiry into Maternal and Child Health. Why Mothers Die 2000-2002: The Sixth Report of the Confidential Enquiries into Maternal Death in the United Kingdom. London: RCOG Press, 2004.

64. American Diabetes Association, American Diabetes Working Group on Hypoglycemia. Defining and reporting hypoglycemia in diabetes. *Diabetes Care.* 2005;28:1245-1249.

65. Negrato AN, Jovanovic L, Tambascia MA, et al. Association between insulin resistance, glucose intolerance, and hypertension in pregnancy. *Metabol Syndr Rel Disord.* 2009;7:53-59.

66. Howarth C, Gazis, J, James D. Association of type 1 diabetes mellitus, maternal vascular disease, and complications of pregnancy. *Diabet Med.* 2007;24:1229-1234.

67. Guerci B, Bohme P, Kearney-Schwartz A, et al. Endothelial dysfunction and type 2 diabetes. *Diabetes Metab.* 2001;27:436-447.

68. Jovanovic R, Jovanovic L. Obstetric management when normoglycemia is maintained in diabetic pregnant women with vascular compromise. *Am J Obstet Gynceol.* 1984;149:617-623.

69. Bellart J, Gilabert R, Fontcubera J, Carreras E, Miralles RM, Cabrero L. Coagulation and fibrinolysis parameters in normal pregnancies and in gestational diabetes. *Am J Perinatol.* 1998;15:479-486.

70. Mathiensen ER, Vaz JA. Insulin treatment in diabetic pregnancy. *Diabetes Metab Res Rev.* 2008;24 (suppl 2):S3-S20.

71. Crowther CA, Hiller JE, Moss JR, Mcphee AJ, Jeffries WS, Robinson JS. Australian carbohydrate intolerance study in pregnant women (ACHOSIS) trial group. Effect of treatment of gestational diabetes on pregnancy outcomes. *N Engl J Med.* 2005;352:2477-2486.

72. Landon MB, Spong CY, Thom E, et al; Eunice Kennedy Shriver National Institute of Child Health and Human Development Maternal-Fetal Medicine Units Network. A multicenter, randomized trial of treatment for mild gestational diabetes. *N Engl J Med.* 2009;361:1339-1348.

73. Leth RA, Uldbjerg N, Nørgaard M, Møller JK, Thomsen RW. Obesity, diabetes, and the risk of infections diagnosed in hospital and post-discharge infections after cesarean section: a prospective cohort study. *Acta Obstet Gynecol Scand.* 2011;90:501-509.

74. Rossing K, Jacobsen P, Hommel E, et al. Pregnancy and progression of diabetic nephropathy. *Diabetologia.* 2002;45:36-41.

75. Gordon M, Landon MB, Samuels P, Hirsch S, Gabbe SG. Perinatal outcome and long-term follow up associated with modern management of diabetic nephropathy (class F). *Obstet Gynecol.* 1996;87: 401-440.

76. Mathiesen ER, Ringholm L, Feldt-Rasmussen B, Clausen P, Damm P. Obstetric nephropathy: pregnancy in women with diabetic nephropathy—the role of antihypertensive treatment. *Clin J Am Soc Nephrol.* 2012;7:2081-2088.

77. Rosen B, Miodovnik M, Kranias G, et al. Progression of diabetic retinopathy in pregnancy. *Am J Obstet Gynecol.* 1992;166:1214-1218.

78. Errera, M, Kohly, RP, daCruz L. Pregnancy associated retinal diseases and their management. *Surv Opthamol.* 2013;58:127-142.

79. Hagay Z, Schachter M, Pollack A, et al. Development of proliferative retinopathy in a gestational diabetes patient following rapid metabolic control. *Eur J Obstet Gynecol Reproduc Biol.* 1994;57: 211-213.

80. Lovestam-Adrian M, Agardh DH, Aberg A, Agardh E. Preeclampsia is a potent risk factor for deterioration of retinopathy during pregnancy in type 1 diabetic patients. *Diabetes Med.* 1997;14:1059-1065.

81. Gordon D, Jaaja R, Forsblom C, Hillesmaa V, Teramo K, Groop PH. Pre-eclampsia and pregnancy-induced hypertension are associated with severe diabetic retinopathy in type 1 diabetes later in life. *Acta Diabetol.* 2012; DOI 10.1007/s00592-012-0415-0.

82. The Diabetes Control and Complications Trial Research Group. Effect of pregnancy on microvascular complications in the diabetes control and complications trial. *Diabetes Care.* 2000;23:1084-1091.

83. Veglio M, Chinaglia A, Borra M, Perin PC. Does abnormal QT interval prolongation reflect autonomic dysfunction in diabetic patients? QTc interval measure versus standardized tests in diabetic autonomic neuropathy. *Diabetes Med.* 1995;12:302-306.

84. Vinik AI, Maser RE, Mitchel BD, Freeman R. Diabetic autonomic neuropathy. *Diabetes Care.*

2003;26:1553-1579.

85. Voulgari C, Tentolouris N, Stefanadis C. The ECG vertigo in diabetes and cardiac autonomic neuropathy. *Exp Diabetes Res*. 2011; DOI:10.1155/2011/687624.

86. Gasic S, Winzer Ch, Bayerle-Eder M, Roden A, Pacini G, Kautzky-Willer A. Impaired cardiac autonomic function in women with prior gestational diabetes mellitus. *Eur J Clin Invest*. 2007;37:42-47.

87. Lavin JP, Gimmon Z, Miodovnik M, von Meyenfeldt M, Fischer JE. Total parenteral nutrition in a pregnant insulin-requiring diabetic. *Obstet Gynecol*. 1982;59:660-664.

88. Macleod AF, Smith SA, Sönksen PH, Lowy C. The problem of autonomic neuropathy in diabetic pregnancy. *Diabetes Med*. 1990;7:80-82.

89. Hare JW. Diabetic complications of diabetic pregnancies. *Semin Perinatol*. 1994;18:41-58.

90. Roth A, Elkayam V. Acute myocardial infarction associated with pregnancy. *J Am Coll Cardiol*. 2008;52:171-180.

91. Ladner, HE, Danielsen B, Gilbert WM. Acute myocardial infarction in pregnancy and puerperium: a population-based study. *Obstet Gynecol*. 2005;105:480-484.

92. Jones TB, Savasan ZA, Johnson Q, Bahado-Smith R. Management of pregnant patients with diabetes with ischemic heart disease. *Clin Lab Med*. 2013;33:243-256.

93. Hawthorne G. Maternal complications in diabetic pregnancy. *Best Prac Res Clin Obstet Gynaecol*. 2011;25:77-90.

94. Airaksinen KE, Samela PI. Pregnancy is not a risk factor for a deterioration of autonomic nervous function in diabetic women. *Diabetes Med*. 1993;10:540-542.

95. Straug RH, Zietz B, Palitzsch KD, Schölmerich J. Impact of disease duration on cardiovascular and pupillary autonomic nervous function in IDDM and NIDDM patients. *Diabetes Care*. 1996;19:960-967.

96. Lauenborg J, Mathiesen E, Hansen T, et al. The prevalence of the metabolic syndrome in a Danish population of women with previous gestational diabetes mellitus is three-fold higher than in the general population. *J Clin Endo Metab*. 2005;90:4004-4010.

97. Verma A, Boney CM, Tucker R, Vohr BR. Insulin resistance in women with a prior history of gestational diabetes mellitus. *J Clin Endo Metab*. 2002;87:3227-3235.

98. Retnakaran R, Qi Y, Connelly PW, Sermer M, Zinman B, Hanley AJ. Glucose intolerance in pregnancy and postpartum risk of metabolic syndrome in young women. *J Clin Endo Metab*. 2010;95:670-677.

99. Gunderson EP, Jacobs DR Jr, Chiang V, et al. Childbearing is associated with higher incidence of the metabolic syndrome among women of reproductive age controlling for measurements before pregnancy: the CARDIA study. *Am J Obstet Gynecol*. 209;201:177.e1-177.e9.

100. Brewster S, Zinman B, Retnakaran R, Floras JS. Cardiometabolic consequences of gestational dysglycemia. *J Am Coll Card*. 2013; DOI:10.1.16/j.jacc2013.01.080.

101. Colstrup M, Matheisen ER, Damm P, Jensen DM, Ringholm L. Pregnancy in women with type 1 diabetes: have the goals of St. Vincent declaration been met concerning fetal and neonatal complications? *J Matern Fetal Neonatal Med*. 2013; DOI: 10.3109/14767058.2013.794214.

102. Retnakaran R, Qi Y, Connelly PW, Sermer M, Hanley AJ, Zinman B. The graded relationship between glucose tolerance status in pregnancy and postpartum levels of low-density-lipoprotein cholesterol and apolipoprotein B in young women: implications for future cardiovascular risk. *J Clin Endo Metab*. 2010;95:4345-4353.

103. Shah BR, Retnakaran R, Booth GL. Increased risk of cardiovascular disease in young women following gestational diabetes mellitus. *Diabetes Care*. 2008;31:1668-1669.

104. Gader AMA, Khashoggi TY, Habib F, Awadallah SBA. Haemostatic and cytokine changes in gestational diabetes mellitus. *Gynecol Endo*. 2011;27:356-360.

105. Madsen H, Ditzel J. Changes in red blood cell oxygen transport in diabetic pregnancy. *Am J Obstet Gynecol*. 1982143:421-424.

106. Madsen H, Ditzel J. Blood-oxygen transport in first trimester of diabetic pregnancy. *Acta Obstet Gynecol Scand*. 1984;63:317-320.

107. Takahashi Y, Kawabata I, Shinohara A, et al. Transient fetal blood flow redistribution induced by maternal diabetic ketoacidosis diagnosed by Doppler ultrasonography. *Prenat Diagn*. 2000;20:524-525.

108. Hagay ZJ, Weissman A, Lurie S, et al. Reversal of fetal distress following intensive treatment of maternal diabetic ketoacidosis. *Am J Perinatol*. 1994;11:430-432.

109. Macones GA, Hankins GD, Spong CY, Hauth J, Moore T. The 2008 National Institute of Child Health and Human Development workshop report on electronic fetal monitoring: update on definitions, interpretation, and research guidelines. *Obstet Gynecol.* 2008;12:661-666.

110. Stenerson MB, Collura CA, Rose CH, Lteif AN, Carey WA. Bilateral basal ganglia infarctions in a neonate born during maternal diabetic ketoacidosis. *Pediatrics.* 2011;128:e707; DOI: 10.1542/peds.2010-3597.

111. Durnwald CP, Landon MB. Insulin analogues in the management of the pregnancy complicated by diabetes mellitus. *Curr Diab Rep.* 2011;11:28-34.

112. Nold, JL, Georgieff MK. Infants of diabetic mothers. *Pediatr Clin North Am.* 2004;51:619-637.

113. Hay WHH Jr. Care of the infant of the diabetic mother. *Curr Diab Rep.* 2012;12:4-15.

114. de Luca AK, Nakazawa CY, Azevedo BC, et al. Influence of glycemic control on fetal lung maturity in gestations affected by diabetes or mild hyperglycemia. *Acta Obstet Gynecol Scand.* 2009;88:1036-1040.

115. Storme L, Aubrey E, Rakza T, et al. Pathophysiology of persistent pulmonary hypertension of the newborn: impact of perinatal environment. *Arch Cardiovasc Dis.* 2013;106:169-177.

116. Cetin H, Yalaz M, Akisu M, Kultursay N. Polycythaemia in infants of diabetic mothers: β-hydroxybutyrate stimulates erythropoietic activity. *J Int Med Res.* 2011;39:815-821.

117. Verner AM, Manderson J, Lappin TR, McCance DR, Halliday HL, Sweet DG. Influence of maternal diabetes mellitus on fetal iron status. *Arch Dis Child Fetal Neonatal Ed.* 2007;92:F399-401. E-pub 2006.

118. Jacobsen JD, Cousins LA. A population-based study of maternal and perinatal outcome in patients with gestational diabetes. *Am J Obstet Gynecol.* 1989;61:981-986.

119. Jenson DM, Damm P, Moelsted-Pedersen L, et al. Outcomes in type 1 diabetic pregnancies: a nationwide, population-based study. *Diabetes Care.* 2004;27:2819-2823.

120. Casson F, Clarke CA, Howard CV, et al. Outcomes of pregnancy in insulin dependent diabetic women: results of a five year population study. *Br Med J.* 1997;315:275-278.

121. Mathiesen ER, Ringholm L, Damm P. Stillbirth in diabetic pregnancies. *Best Pract Res Clin Obstet Gynecol.* 2011;25:105-111.

122. Sacks DA. Etiology, detection and management of fetal macrosomia in pregnancies is complicated by diabetes mellitus. *Clin Obstet Gynecol.* 2007;50:980-989.

123. Stotland NE, Caughey AB, Breed EM, Escobar GJ. Risk factors and obstetric complications associated with macrosomia. *Int J Gynecol Obstet.* 2004;87:220-226.

124. Miailhe G, Le Ray C, Timsit J, Lepercq J. Factors associated with urgent cesarean delivery in women with type 1 diabetes mellitus. *Obstet Gynecol.* 2013;121:983-989.

125. Reece EA, Homko CH. Diabetes-related complications of pregnancy. *J Natl Med Assoc.* 1993;85:537-545.

126. Pedersen LM, Tygstrup I, Pedersen J. Congenital malformations in newborn infants of diabetic women: correlation with maternal diabetic vascular complications. *Lancet.* 1964;1:1124-1126.

127. Starikov R, Bohrer J, Goh W, et al. Hemoglobin A1c in pregestational diabetic gravidas and the risk of congenital heart disease in the fetus. *Pediatr Cardiol.* 2013; DOI 10.10.1007/s00246-013-0704-06.

128. Lisowski LA, Verheijen PM, Copel JA. Congenital heart disease in pregnancies complicated by maternal diabetes mellitus. An international clinical collaboration, literature review, and meta-analysis. *Herz.* 2010;35:19-26.

129. Huang T, Kelly A, Becker SA, Cohen MS, Sanley CA. Hypertrophic cardiomyopathy in neonates with congenital hyperinsulinism. *Arch Dis Child Fetal Neonatal Ed.* 2013;98:F351-F354.

130. Hillier TA, Pedula KL, Schmidt MM, Mullen JA, Charles MA, Pettit DJ. Childhood obesity and metabolic imprinting: the ongoing effects of maternal hyperglycemia. *Diabetes Care.* 2007;30:2287-2292.

131. Silverman BL, Metzger BE, Cho NH, Loeb CA. Impaired glucose tolerance in adolescent offspring of diabetic mothers: relationship to fetal hyperinsulinism. *Diabetes Care.* 1995;18:611-617.

132. Dabiela D. Crume T. Maternal environment and the transgenerational cycle of obesity and diabetes. *Diabetes.* 2011;60:1849-1855.

133. Pettit DJ, Baird HR, Aleck KA, Bennett, PH, Knowler WC. Excessive obesity in offspring of Pima Indian women with diabetes during pregnancy. *N Engl J Med.* 1983;308:242-245.

134. Baptiste-Roberts K, Nicholson WK, Brancati FL. Gestational diabetes and subsequent growth patterns of offspring: the National Collaborative Perinatal Project. *Matern Child Health J.* 2012;16:125-132.

135. Vohr BR, McGarvey ST. Growth patterns of large-for-gestational-age and appropriate-for-gestational-age infants of gestational diabetic mothers and control mothers at age 1 year. *Diabetes Care*. 1997;20:1066-1072.

136. Deierlein AL, Sigea-Riz AM, Chantala K, Herring AH. The association between maternal glucose concentration and child BMI at age 3 years. *Diabetes Care*. 2011;4:480-484.

137. Rizzo TA, Metzger BE, Dooley SL, Cho NH. Early malnutrition and child neurobehavioral development: insights from the study of children of diabetic mothers. *Child Dev*. 1997;68:26-38.

138. Georgieff MK. The effect of maternal diabetes during pregnancy on the neurodevelopment of offspring. *Minn Med*. 2006;89:44-47.

139. Pinney SE, Simmons RA. Metabolic programming, epigenetics, and gestational diabetes mellitus. *Curr Diab Rep*. 2012;12:67-74.

140. Pavlinkova, G, Salbaum HM, Kappen C. Maternal diabetes alters transcriptional programs in the developing embryo. *BMC Genomics*. 2009;10:274.

141. Tenenbaum-Gavish K, Hod M. Impact of maternal obesity on fetal health. *Fetal Diagn Ther*. 2013; DOI: 10.1159/000350170.

142. Simmons RA, Templeton LJ, Gertz SJ. Intrauterine growth retardation leads to the development of type 2 diabetes in the rat. *Diabetes*. 2001;50:2279-2286.

143. Mathiesen ER, Ringholm L, Damm P. Therapeutic management of diabetes before and during pregnancy. *Exp Opin Pharmacother*. 2011;12:779-785.

144. Feldman DM, Fang YMV. Use of oral hypoglycemic and insulin agents in pregnant patients. *Clin Lab Med*. 2013;22:235-242.

145. Langer O, Conway DL, Merkus MD, et al. A comparison of glyburide and insulin in women with gestational diabetes. *N Engl J Med*. 2000;343:1134-1138.

146. Rowan JA, Hague WM, Gao W, et al. Metformin versus insulin for treatment of gestational diabetes. *N Engl J Med*. 2008;358:2003-2015.

147. Nicholson W, Bolen S, Witkop CT, et al. Benefits and risk of oral diabetes agents compared with insulin in women with gestational diabetes: a systematic review. *Obstet Gynecol*. 2009;113:193-205.

148. Tsen LC. Anesthetic management of the parturient with cardiac and diabetic diseases. *Clin Obstet Gynecol*. 2003;46:700-710.

149. Phillipson EH, Kalhan SC, Riha MM, Pimentel R. Effects of maternal glucose infusion on fetal acid-base status in human pregnancy. *Am J Obstet Gynecol*. 187;157:866-873.

150. Jovanovic L, Peterson CM. Insulin and glucose requirements during the first stage of labor. *Am J Med*. 1983;75:607-612.

151. Ringholm L, Mathiesen ER, Kelstrup L, Damm P. Managing type 1 diabetes in pregnancy—from planning to breastfeeding. *Nat Rev Endocrinol*. 2012;8:659-667.

152. Pani N, Mishra SB, Rath SK. Diabetic parturient—anaesthetic implications. *Indian J Anaesth*. 201054:387-393.

153. Kadoi Y. Anesthetic considerations in diabetic patients. Part I: preoperative considerations of patients with diabetes mellitus. *J Anesth*. 2010;24:739-747.

154. Kadoi Y. Anesthetic considerations in diabetic patients. Part II: intraoperative and postoperative management of patients with diabetes mellitus. *J Anesth*. 2010;24:748-756.

155. Moitra VK, Meiler SE. The diabetic surgical patient. *Curr Opin Anaesthesiol*. 2006;19:339-345.

156. Datta S, Kitzmiller JL, Naulty JS, Ostheimer GW, Weiss JB. Acid-base status of diabetic mothers and their infants following spinal anesthesia for cesarean section. *Anesth Analg*. 1982;61:662-665.

157. Kitamura A Hoshino T. Patients with diabetic neuropathy are at risk of greater intraoperative reduction in core temperature. *Anesthesiology*. 2000;92:1311.

158. O'Sullivan GM, Bullingham RES. The assessment of gastric acidity and antacid effect in pregnant women by a non-invasive radiotelemetry technique. *Br J Obstet Gynaecol*. 1984;91:973-978.

159. Salzarulo HH, Taylor LA. Diabetic "stiff joint syndrome" as a cause of difficult endotracheal intubation. *Anesthesiology*. 1986;64:366-368.

160. Reissell E, Orko R, Maunuksela EL, Lindgren L. Predictability of difficult laryngoscopy in patients with long-term diabetes. *Anesthesia*. 1990;45:1024-1027.

161. Hogan K, Rusy D, Springman SR. Difficult laryngoscopy and diabetes mellitus. *Anesth Analg*. 1988;67:1161-1165.

162. Nadal JL, Fernandez BG, Escobar IC, Black M, Rosenblatt WH. The palm print as a sensitive predictor of difficult laryngoscopy in diabetics. *Acta Anaesthesiol Scand*. 1998;42:199-203.

163. Vani V, Kamath SK, Naik LD. The palm print as a sensitive predictor of difficult laryngoscopy in diabetics: a comparison with other airway indices. *J Postgrad Med*. 200046:75-79.

164. Erden V, Basarangoglu G, Delatioglu H, Hamzaoglue NS. Relationship of difficult laryngoscopy to long-term non-insulin dependent diabetes and hand abnormality detected using the "prayer sign." *Br J Anesth*. 2003;91:159-160.

165. Mashour GA, Kheterpal S, Vanasharam V, et al. The extended Mallampati score and a diagnosis of diabetes mellitus are predictors of difficult laryngoscopy in the morbidly obese. *Anesth Analg*. 2008;107:1919-1923.

166. Soens MS, Birnbach DJ, Ranasinghe JS, van Zundert A. Obstetric anesthesia for the obese and morbidly obese patient: an ounce of prevention is worth more than a pound of treatment. *Acta Anesthesiol Scand*. 2008;52:6-19.

167. Mace HS, Paech MJ, McDonell NJ. Obesity and obstetric anesthesia. *Anaesth Intensive Care*. 2011;39:559-570.

168. Collins JS, Lemmens HJ, Brodsky JB, et al. Laryngoscopy and morbid obesity: a comparison of the "sniff" and "ramped" positions. *Obes Surg*. 2004;14:1171-1175.

169. El-Orbany M, Woehlck H, Salem MR. Head and neck position for direct laryngoscopy. *Anesth Analg*. 2011;113:103-109.

170. Moisés ECD, Duarte LB, Cavalli R, et al. Pharmacokinetics of lidocaine and its metabolite in peridural anesthesia administered to pregnant women with gestational diabetes mellitus. *Eur J Clin Pharmacol*. 2008;64:1189-1196.

171. Hamza J, Smida M, Benhamou D, Cohen SE. Parturient's posture during epidural puncture affects the distance from skin to epidural space. *J Clin Anesth*. 1995;7:1-4.

172. Hamilton CL, Riley Et. Cohen SE. Changes in the position of epidural catheters associated with patient movement. *Anesthesiology*. 1997;86:778-784.

173. Tipton AM, Cohen SA, Chelmow D. Wound infection in the obese pregnant woman. *Semin Perinatol*. 2011;35:345-349.

174. Young BC, Hacker MR, Dodge LE, Golen TH. Timing of antibiotic administration and infectious morbidity following cesarean delivery: incorporating policy change into workflow. *Arch Gynecol Obstet*. 2012;285:1219-1224.

175. Costantine MM, Rahman M, Ghulmiyah L, et al. Timing of perioperative antibiotics for cesarean delivery: a meta-analysis. *Am J Obstet Gynecol*. 2008;199:301.e1-6; DOI: 10.1016/j.ajog.2008.06.077.

血液病和凝血功能障碍

24

Michaela K. Farber and Lorraine Chow

韩 飙 朱斌斌 译 占丽芳 张鸿飞 校

章目录

1. 引言 380
2. 凝血试验 380
3. 贫血 382
4. 常见血栓形成倾向 385
5. 血小板减少症 388
6. 凝血因子缺乏 390
7. 弥散性血管内凝血 393
8. 小结 394
9. 病例分析 397

引言

　　患有血液疾病或凝血障碍的孕妇治疗需要多学科合作，涵盖血液科、产科、麻醉科甚至血库。对这些妊娠患者的治疗需要辨别是原发性或获得性血液疾病，了解抗凝药物的药物代谢动力学，必要时制定围产期预防失血及血液制品应用的个性化方案。

凝血试验

　　对凝血试验结果的评估必须考虑到妊娠相关的血液高凝性改变（表 24-1）。

血小板

正常妊娠由于血浆容量扩增带来的血液稀释及血流量增加，血小板计数下降。美国麻醉医师学会（American Society of Anesthesiologists，ASA）并不推荐在没有出血风险的健康孕产妇施行椎管内阻滞之前行血小板计数检查[1-2]。但对于有出血风险的患者，血小板计数小于 $70×10^9$/L 可能提示 HELLP 综合征（溶血、肝酶升高、低血小板综合征）（Hemolysis，Elevated Liver enzymes，Low Platelets）、弥散性血管内凝血（disseminated intravascular coagulation，DIC）或免疫性血小板减少性紫癜（immune thrombocytopenic purpura，ITP）[2]。

凝血酶原时间（prothrombin time，PT）

PT 及其衍生值，国际标准化比值（international normalized ratio，INR），可评估凝血因子 Ⅱ、Ⅴ、Ⅶ、Ⅹ 及纤维蛋白原的功能[2]。妊娠期间凝血酶原时间（PT）因激素相关性促凝血因子增加而缩短[2]。

活化部分凝血活酶时间

活化部分凝血酶原时间（activated partial thromboplastin time，aPTT）可评估凝血因子 Ⅷ、Ⅸ、Ⅺ、Ⅻ 的功能。普通肝素可使 aPTT 延长。抗磷脂抗体使抗磷脂综合征患者 aPTT 延长，代表了患者凝血子集试验中的假阳性结果[2]。

血栓弹力图

血栓弹力图（thromboelastography，TEG）是关于整体凝血及纤维蛋白溶解的床旁检测项目。最大振幅反映血栓强度，当血小板功能或纤维蛋白原活动下降时降低。凝血因子不足时，反应时间延长（表 24-1）。TEG 是检测整体凝血功能动态变化的有效方法。但文献中的结果较难标准化，因而无法广泛应用于各产科中心。

表 24-1   妊娠期凝血试验异常解读

凝血试验	妊娠期正常范围	异常	鉴别诊断
血小板计数	正常或下降（100×10^9 ～ 150×10^9/L）	下降（＜70×10^9/L）	HELLP，子痫前期，弥散性血管内凝血，特发性血小板减少性紫癜
凝血酶原时间	缩短（11 ～ 13 s）	延长	凝血因子Ⅱ、Ⅴ、Ⅶ、Ⅹ或纤维蛋白原缺乏；营养不良 / 肝疾病
活化部分凝血酶原时间	缩短（23 ～ 37 s）	延长	凝血因子Ⅷ、Ⅸ、Ⅺ或Ⅻ缺乏；肝素，抗磷脂综合征（假阳性）
血栓弹力图	最大振幅增加（范围不定）	最大振幅减小	血小板或纤维蛋白原功能异常，抗血小板药物（例如氯吡格雷）
	反应时间缩短（范围不定）	反应时间延长	凝血因子缺乏，华法林

缩写：HELLP——溶血，肝酶升高，低血小板

贫血

妊娠期稀释性贫血

正常妊娠期内生理变化引起血浆容量（50%）及红细胞（30%）不成比例增加，导致妊娠期女性发生稀释性贫血[3]。

流行病学

贫血是指血红蛋白浓度低于 10 g/dl，发达国家妊娠期女性发生率为 18%，而发展中国家高达 35% ～ 75%[4]。这可能是由于缺铁性贫血与妊娠期生理性贫血相互叠加的结果[4]。

病理生理学

妊娠期血容量及心输出量增加，主要与胎盘雌激素及肾素-血管紧张素-醛固酮系统激活有关，导致肾钠重吸收及水潴留[3]。子宫胎盘系统存在的低阻力循环进一步加大孕产妇血容量增加的需求。

治疗与麻醉管理

妊娠期内出现的生理性贫血及血浆容量增加，所引起的血流动力学改变可能影响患有血液疾病、出血风险或活动性出血患者：

1. 之前存在病理性贫血（镰状细胞病、地中海贫血）的患者妊娠期原有疾病恶化，贫血加重。

2. 围产期出血高风险患者，检测发现贫血提示需要早期输血。

3. 妊娠期生理性变化会掩盖出血相关的低血容量症状，可能影响产后出血的发现及处理。经阴道分娩或剖宫产时对异常出血保持高度警惕非常重要。

镰状细胞病

镰状细胞病（sickle cell disease，SCD）是一种涉及异常血红蛋白（abnormal hemoglobin，Hbs）的常染色体隐性遗传疾病；最严重的类型为纯合子。当同时遗传其他异常血红蛋白例如 HbC 或 β - 地中海贫血时呈轻度临床变异性。

流行病学

SCD 是世界范围内最常见的遗传性疾病。每年大于 30 万新生儿患病，主要集中于有非洲血统的患者，地中海及中东人群其次[5]。美国患 SCD 约 10 万人，非洲裔美国人出生时患病率约为 1/500，每 12 名非洲裔美国人即有 1 例出现镰状细胞特征[5]。

病因 / 危险因素

SCD 来自于对 11 号染色体上 β - 球蛋白基因（βA）突变体的遗传。变异的 β - 等位基因（βS）编码变异血红蛋白 S；70% 患 SCD 的美国人为 βS 纯合子型，其他人患镰状细胞 C 病或镰状 - 地中海贫血。SCD 临床表现不同，取决于血红蛋白等位基因的多个基因型及基因表达调控变异。SCT 作为一种良性临床分型，进化过程中持续携带，具有抵抗疟疾寄生虫镰状疟原虫感染的保护性作用[6]。

病理生理学

SCD 临床表现为持续的慢性溶血性贫血，反复间断出现血管闭塞危象（vaso-occlusive crises，VOCs）伴严重疼痛及终末器官损害[6]。缺氧状态下 HBs 向镰状细胞转变，慢性内皮细胞功能不全及血管炎症加重。急性缺血、血管闭塞及梗死导致 VOGs，这些情况在围术期脱水、酸中毒、低体温及氧需求增加时更常见[6]。

治疗与麻醉管理

SCD 女性妊娠前就诊可辨别伴发疾病如高血压、肾功能不全、肺动脉高压、视网膜病变或长期输血导致的铁过载，通过治疗可调整至最佳状态[7]。患慢性贫血情况下，SCD 患者可能发生高心排血量心功能衰竭。超声心动图可评估基础心功能并对肺动脉高压分级，肺动脉高压是已知的导致妊娠期发病和死亡的重要因素。铁螯合剂禁用于妊娠期内，推荐妊娠前使用。对于患有 SCD 及镰状细胞特征的女性，进行 SCD 遗传风险基因及伴侣筛查非常重要。患病的新生儿因为存在胎儿血红蛋白，在 β 镰状血红蛋白链位置含有 γ 血红蛋白链，早期并无 SCD 症状[6]。

SCD 孕产妇发生自发性流产、宫内发育迟缓（intrauterine growth restriction，IUGR）、早产、产前住院治疗及产后感染的概率更高[6]。VOCs 发生率随孕期进展而增加，妊娠晚期最大；但 VOCs 发生率与胎儿窘迫、子宫胎盘功能不全或胎儿预后并不相关。

麻醉前评估应关注可能存在的血管病变及相关器官功能不全，尤其关注输血史、脑卒中史、急性胸痛综合征或肺动脉高压、VOC 发生频率及长期疼痛药物治疗。麻醉管理的原则包括维持氧合、补液、保持体温正常及酸碱平衡[6]。

SCD 孕产妇可能因为出现贫血症状、急性胸痛综合征或急性脑卒中需要输血[7]。多次输血的患者，由于同种异体免疫反应风险增加（8% ～ 50%）及出现非典型抗体，分娩入院时尽早行血交叉检查非常重要[6]。非典型抗体的出现会使血制品交叉检查结果推迟几小时。

鼓励 SCD 女性分娩期间应用硬膜外镇痛，以避免疼痛相关的代谢增加[7]。也有报道分娩期应用硬膜外镇痛作为血管闭塞危象的补充治疗[8]。SCD 患者剖宫产手术时，硬膜外麻醉优于全身麻醉，可减少低氧血症、低血压及低体温等加重镰状危象的风险。妊娠子宫引起的腔静脉压迫及静脉淤血可引起镰状病，因此充分的左倾体位至关重要[9]。

产后治疗

SCD 患者在产褥期发生感染及 VOCs 的风险更高。据报道，子宫扩张及刮宫后并发症发生率为 14% ～ 19%，剖宫产或子宫切除术后并发症发生率为 11% ～ 17%[10]。区域麻醉可减少疼痛引起的呼吸受限并改善氧合[6]。关注容量管理以防止脱水及酸碱失衡最重要。

常见血栓形成倾向

血栓性疾病是导致美国孕产妇死亡的首要原因，有潜在血栓形成倾向的女性发生率更高[11]。

流行病学

遗传性血栓形成倾向

最常见的遗传性血栓形成倾向包括第 V 凝血因子杂合子、凝血酶原基因突变、纤溶酶原激活物抑制剂（PAI-1）基因突变纯合子，及亚甲基四氢叶酸还原酶突变伴高同型半胱氨酸血症[12]。欧洲白种人群中，第 V 凝血因子突变或纯合子凝血酶原基因突变的发生概率分别为 5% ～ 9%、2% ～ 3%，但亚洲及非洲人群少见[12]。妊娠期血栓栓塞性事件中，高达 40% 是由第 V 凝血因子、17% 由凝血酶原基因突变引起。PAI-1 的纯合子突变引起循环中 PAI-1 的增加相当常见，但与其他血栓形成相比，其增加血栓栓塞、流产、IUGR、子痫前期及早产的风险作用相对有限。

获得性血栓形成倾向

妊娠期获得性血栓形成倾向的最常见原因是抗磷脂综合征（antiphospholipid syndrome，APS），是一种免疫介导的多系统紊乱，与产科预后不良密切相关[13]。APS 的患病率约为 2% ～ 4%，50% 以上的患者为首发。总体而言，30% 的系统性红斑狼疮（systemic lupus erythematosus，SLE）患者会继发 APS。临床上，与复发性流产及血栓栓塞性疾病相关的最主要抗磷脂抗体为抗心磷脂抗体与狼疮性抗凝抗体[13]。

病因 / 危险因素

妊娠期血液高凝 – 活化蛋白 C 抵抗；蛋白 S 活性下降；纤维蛋白原及因子 Ⅱ、Ⅶ、Ⅷ、Ⅹ 增加；纤维蛋白溶解抑制剂 PAI-1 及 PAI-2 增加，在此基础上，遗传性或获得性血栓形成倾向增加妊娠期凝血风险[12]。如果患者既往有静脉血栓栓塞性病史，但没有非复发性危险因素（例如骨折、手术、长时间制动），此时发现有血栓形成倾向，如果妊娠期未予治疗，再发静脉血栓栓塞性事件的风险为 16%[14]。

病理生理学

血栓形成倾向与孕产妇妊娠期血栓栓塞性疾病、死胎、IUGR、胎盘早剥及严重子痫前期相关[14]。每种遗传性或获得性血栓形成倾向均影响凝血通路中凝血及抗凝血因子间的平衡。第 V 凝血因子突变使蛋白 C 及蛋白 S 灭活因子 Va 的能力受损。妊娠引起的蛋白 S 降低增强这种突变的凝血风险[12]。

治疗与麻醉管理

以下情况下需要产科医生对患者进行遗传性或获得性血栓形成倾向筛查：没有复发性危险因素而发生血栓栓塞病史，或直系亲属 50 岁前发生静脉血栓栓塞病史或有高风险血栓形成倾向[15]。对于其他情况如复发性流产、IUGR、胎盘早剥或子痫前期病史的患者，由于缺乏抗凝治疗可预防其发生的临床证据，不推荐常规检测血栓形成倾向。关于预防性应用低分子肝素（low-molecular weight heparin，LMWH）可降低患者流产或血栓性并发症风险的证据日益增加，对于第 V 凝血因子或凝血酶原基因突变的患者，推荐妊娠期使用 LMWH 抗凝治疗[16]。

美国区域麻醉及疼痛医学会（American Society of Regional Anesthesia and Pain Medicine，ASRA）最近发布了接受抗凝或纤溶治疗的患者行区域麻醉的循证学指南第三版（表 24-2）[17]。

使用预防性或治疗性普通肝素或 LMWHs 的女性在分娩期间接受硬膜外麻醉并不少见，前提是时机合适。此类患者发生椎管内血肿的风险更高，需要在术前知情同意书中明确[2]。

表 24-2　接受抗凝及抗栓药物治疗患者椎管内麻醉时机指南
（美国区域麻醉及疼痛医学学会）

药物	之前 [a]	之后 [b]
抗血小板药物		
阿司匹林 / 非甾体	无禁忌	无禁忌
抗炎药物		
噻吩并吡啶	7 天（氯吡格雷）；14 天（噻氯匹啶）	
GP Ⅱb/ Ⅱa 抑制剂		
阿昔单抗	48 h	不清楚
替罗非班，依替巴肽	8 h	不清楚
普通肝素		
经皮下	aPTT	1 h
经静脉	2～4 h；aPTT	1 h
低分子肝素		
预防性	10～12 h	6～8 h
治疗性	24 h	24 h
华法林	INR < 1.5	拔除硬膜外导管后恢复使用
磺达肝素	不清楚	不清楚
直接凝血酶抑制剂		
水蛭素，阿加曲班		
纤维蛋白溶解剂	不推荐	

简写：INR，国际标准化比值；PTT，部分凝血活酶时间。
[a] 椎管内阻滞或硬膜外导管拔除之前的时间间隔。
[b] 椎管内阻滞硬膜外导管拔除后恢复抗凝之前的时间间隔

产后治疗

血栓风险在产后阶段最高，妊娠期预防性肝素使用应延长至产后 6 周[18]。由于之前栓塞病史而应用治疗剂量抗凝的女性可能需要终生抗凝治疗。是否需要终生抗凝治疗取决于潜在的遗传性或继发性血栓形成倾向，合并栓塞或卒中、死胎或复发性流产病史。预防策略涵盖范围不等，包括不行干预治疗、每天阿司匹林治疗或更积极的抗凝治疗。需要与产科团队紧密合作以保证在重启抗凝治疗之前拔除硬膜外导管。此外，如果围产期意外刺破硬脊膜，应在恢复抗凝治疗之前与产科团队讨论评估硬膜刺破后头痛及硬膜外血补丁治疗的风险与益处。肝素、LMWH 及华法林在乳汁中含量轻微，因此哺乳期内可安全应用[2]。

血小板减少症

6% ～ 10% 的孕妇会患有血小板减少症。最常见的原因有妊娠性血小板减少症、子痫前期、弥散性血管内凝血（disseminated intravascular coagulation，DIC）及特发性血小板减少性紫癜（ITP）[19]。

妊娠期血小板减少症

妊娠期血小板减少症是一种排除性诊断。如果有轻至中度血小板减少症（ > 70×10^9/L），无症状性出血史、无孕前低血小板史、产后 2 ～ 12 周血小板计数恢复正常，则存在较大可能诊断为妊娠期血小板减少症[19]。

流行病学

81% 患血小板减少症的妊娠人群发展成为妊娠期血小板减少症[2]。

病因 / 危险因素

妊娠期血小板减少症可能与孕期内血小板消耗增加及血浆容量增多性稀释作用相关[2]。

病理生理学

血管损伤后，血小板形成止血栓子并进一步激活凝血瀑布。血小板计数降低会影响外科止血，并导致出血风险及麻醉并发症如椎管内血肿风险增加[2]。

治疗与麻醉管理

对于有月经过多、鼻出血、牙科手术后出血时间延长病史及既往术中非预计性输血的孕产妇，需检查血小板计数。对于有黏膜下出血、脾肿大、瘀斑或外周静脉穿刺区周围出血过多的患者，体格检查至关重要。多种药物可影响血小板功能如非甾体抗炎药、阿司匹林、抗生素、中草药及其他药物可能会在血小板减少的基础上增加出血风险[20]。妊娠期女性可能会报告鼻出血、牙龈出血及容易出现瘀伤，这些症状只有与凝血异常相关时才需要引起关注。

安全施行椎管内麻醉的血小板计数下限仍存在争议，但血小板介于 $70×10^9/L$ 及 $100×10^9/L$ 之间的健康患者椎管内麻醉并非禁忌[2]。ASA 产科麻醉指南并未限定椎管内麻醉的最低血小板计数[1]。由于避免了应用大号穿刺针或放置硬膜外导管时可能损伤硬膜外腔静脉丛，与硬膜外腔阻滞技术相比，单次蛛网膜下腔阻滞麻醉出血风险更少[21]。硬膜外腔导管置入和拔除时引起硬膜外腔血肿的风险相同，均需考虑凝血功能。

特发性血小板减少性紫癜

流行病学

妊娠期血小板减少症中 ITP 的发生率为 3%[19]。

病因 / 危险因素

ITP 是一种自发性免疫功能异常导致的血小板破坏。常发现有抗血小板免疫球蛋白（IgG），但临床上并非所有 ITP 患者均能检测到[19]。

病理生理学

患者产生 IgG 抗自身血小板膜糖蛋白抗体，引起脾隔离症及血小板破坏[19]。与妊娠期血小板减少症不同，典型的自身免疫介导的血小板减少症出现在妊娠早期，且血小板计数下降更严重[19]。

治疗与麻醉管理

口服激素治疗的 ITP 患者，通常治疗开始 1 周后血小板计数增加。如果激素治疗效果不佳，可在 6 ～ 72 h 内静脉注射免疫球蛋白（静脉注射 IgG），效果可持续一个月[19]。ITP 患者血小板功能通常正常；血小板计数为 $50 \times 10^9 /L$ 可采取经阴道分娩。对于有手术分娩指征、椎管内麻醉或存在活动性出血时，血小板计数需大于 $70 \times 10^9 /L$。由于破坏较快，输注血小板只能临时使用。一般情况下患者输注 6 U 浓缩血小板后计数通常升高 $10 \times 10^9 /L$，但 ITP 患者例外。激素及静脉注射 IgG 治疗失败的患者可能需要行脾切除，随着妊娠年龄增加，胎儿风险增加[19]。

母体 IgG 可透过胎盘，导致胎儿血小板减少症及新生儿黑粪症、瘀斑及颅内出血（intracranial hemorrhage，ICH）风险增加[19]。需要连续监测新生儿血小板计数。ICH 的风险与分娩方式无关，因此仅在有产科指征时方采取手术分娩[19]。

产后治疗

妊娠期内 ITP 患者常在怀孕前即诊断明确，病程进展缓慢，且前述治疗方法有效性变异较大。通常产后两周内 ITP 改善。治疗目的是使血小板计数维持在凝血功能正常范围；不会出现产后出血时，较低水平的血小板计数可以接受。

凝血因子缺乏

血管性血友病

血管性血友病（Von Willebrand Disease，vWD）是一种遗传性出血性疾病，与血管性血友病因子（von Willebrand factor，vWF）缺乏有关。vWF 是一种多聚蛋白，作用于血小板黏附过程[22]。

流行病学

vWD 是最常见的遗传性出血性疾病，人群发病率为 1%[2]。可根据伴有Ⅷ因子活性降低的 vWF 功能（Ⅰ型、Ⅱ型）或数量（Ⅲ型）不足进行分类。

病因 / 危险因素

vWD 具有不同的遗传模式；Ⅰ型和Ⅱ型是典型的常染色体显性遗传，而Ⅲ型为常染色体隐性遗传。vWD 也会伴有淋巴组织增生性异常、浆细胞性恶液质及自体免疫异常如 SLE[22]。

病理生理学

vWF 是一种多聚蛋白，与Ⅷ因子相结合并使之稳定。与 vWF 的相互作用出现功能异常时，Ⅷ因子降解增加，凝血功能受损。vWD 的诊断涉及定量检测［vWF 抗原（vWF：Ag），Ⅷ因子水平］或定性检测［利托菌素辅因子（ristocetin cofactor，RiCoF）活性，利托菌素诱导的血小板活性］[23]。妊娠期间因为激素介导的凝血功能改变，多数Ⅰ型 vWD 女性患者Ⅷ因子和 vWF 水平升至正常。因此，妊娠期对 vWD 的首次诊断及分级可能并不准确。根据患者出血史、既往手术中对 1- 去氨基 -8- 右精氨酸血管加压素（1-desamino-8-arginine vasopressin，DDAVP）的治疗反应性及妊娠前凝血检查结果，推荐在围产期使用 DDAVP 或 vWF 及Ⅷ因子浓缩剂（Humate P）。

治疗与麻醉管理

蛛网膜下腔或硬膜外腔阻滞麻醉操作前应确认Ⅷ因子活性、RiCoF 活性及 vWF：Ag 水平正常[23]。治疗目标是维持 vWF：Ag 及 RiCoF 检测水平大于 50 IU/L。如果 vWF：Ag 及Ⅷ因子水平不能达到正常水平，常建议应避免椎管内麻醉。

vWD 的药物治疗取决于疾病亚型。DDAVP 通过促进内皮细胞内储存的 vWF 释放增加而起效，对于轻型、Ⅰ型及Ⅱa 型有效。更严重的Ⅱ型和Ⅲ型需要人抗血友病因子复合物（Humate P）治疗，其含有Ⅷ因子及 vWF 浓缩液。冷沉淀可作为 Humate P 的替代治疗。Ⅱb 型 vWD 与血小板减少症有关，如果给予 DDAVP 可能加重病情。

施行硬膜外腔阻滞麻醉或镇痛时，确认之前没有出血性并发症及 DDAVP 治疗[24-25]。但对有出血史且 DDAVP 治疗有效的患者，应在穿刺操作前 30 min 接受 DDAVP 治疗以预防硬膜外血肿的发生。

产后治疗

妊娠期高凝状态在分娩后逐渐消退，因此留置的硬膜外导管应在分娩后尽快拔除，除非存在产后出血[24]。严密监测以免出现产后出血。对于出血高风险患者，应与产科团队讨论，根据疾病亚型给予 DDAVP 或 Humate P 治疗。

其他因子缺陷 / 携带状态

流行病学

A 及 B 型血友病是 X 染色体隐性出血性疾病，分别由Ⅷ和Ⅸ因子基因突变引起。Ⅺ因子缺陷是一种罕见的遗传性出血性疾病，主要分布在德系犹太人群。

病因 / 危险因素

妊娠导致促凝血因子生理性增加，女性血友病携带者在妊娠期Ⅷ或Ⅸ因子常增加 50%，甚至更多。即便如此，发生出血时或实施任何有创性操作前均应进行因子水平的血清学检测[23]。血友病携带者妊娠期内Ⅷ因子水平增加程度大于Ⅸ因子[2]。

病理生理学

由于是 X 染色体隐性模式遗传，女性中 A 型和 B 型血友病患者少见。但偶发的 X 常染色体失活会导致携带者凝血因子低水平状态[2]。

治疗与麻醉管理

妊娠早期及晚期需要监测凝血因子水平。对于血友病患者或已知血友病携带者，如果凝血因子水平大于 50 IU/L 且无其他凝血异常，可安全施行椎管内麻醉。如果凝血因子水平小于 50 IU/L，需在椎管内麻醉及分娩之前行补充凝血因子治疗。硬膜外腔阻滞镇痛已被用于 A 型及 B 型血友病的产科患者，未发生椎管内出血性并发症[26]。Ⅺ因子缺乏患者出血风险主要与家族性出血史相关，其次为Ⅺ因子水平。有报道椎管内麻醉安全用于无出血史的Ⅺ因子缺陷孕产妇[27]。存在严重Ⅺ因子缺陷且 aPTT 延长的患者，椎管内麻醉前需输注新鲜冰冻血浆（fresh frozen plasma，FFP）（10～20 ml/kg）[27]。

产后治疗

产后保护性妊娠期高凝状态作用消失，因此有凝血因子缺陷的孕产妇应密切观察。治疗产后出血，可能需要有针对性地补充凝血因子，但同时也不应忽视其他更常见的病因（如胎盘滞留、宫缩乏力）。

弥散性血管内凝血

DIC 是一种获得性综合征，涉及凝血系统过度激活，导致纤维蛋白沉积、终末器官损害、凝血因子和血小板损耗继发出血[28]。

流行病学

产科人群 DIC 发生率来自不同的医疗中心。据估计，美国 1%～ 5% 的 DIC 患者其潜在病因为围产期急症，而发展中国家发生率更高[29]。DIC 是一种血液系统急症，占获得性出血性疾病的 27%。

病因 / 危险因素

产科 DIC 的病因有羊水栓塞、宫内胎儿死亡、HELLP 综合征、子痫前期 / 子痫、胎盘早剥、前置胎盘、脓毒症流产、宫内感染、妊娠期急性脂肪肝或各种原因的大量输血[28]。

病理生理学

正常的凝血反应始于组织因子暴露并与Ⅶa 因子结合。Ⅶa 因子引起 X 因子活化为 Xa 因子，Xa 因子促使凝血酶原转变为凝血酶，级联反应放大并最终使纤维蛋白原转变成纤维蛋白，参与栓子形成[30]。DIC 涉及病理性凝血酶原生成，导致纤维蛋白过度沉积，微血管栓塞并缺血而引起终末器官损害。最终，血小板和凝血因子消耗引发大出血[28]。

治疗与麻醉管理

DIC 不会孤立发生，对潜在病因的积极处理是 DIC 治疗的基础。对 DIC 的诊断需要识别有 DIC 风险的患者，同时凝血试验异常（按照发生频率从高到低：血小板减少症、纤维蛋白降解产物升高、PT 延长、aPTT 延长、纤维蛋白原降低）[29]。凝血酶介导的血小板聚集与消耗使血小板计数降低。病理性凝血酶生成与血小板减少症的恶化有关。纤维蛋白降解产物（如 D- 二聚体）不具有特异性，且较难标准化的 D- 二聚体检测在 DIC 诊断或监测中的常规应用价值不高。PT 及 aPTT 可能正常、轻度或严重延长，取决于 DIC 的动态进展。纤维蛋白原是一项有效的 DIC 检测指标，但高达 57%DIC 患者可能正常，连续检测更有意义。

DIC 引起的活动性出血需要适当的血液制品治疗，包括血小板、FFP、冷沉淀及纤维蛋白原浓缩液（RiaSTAP）。通常冷沉淀及纤维蛋白浓缩液限用于较重型的 DIC 病例。4 U FFP、10 U 冷沉淀及 3 g 纤维蛋白原浓缩液效能相当[29]。尚无随机临床试验验证普通肝素、LMWH、抗凝血酶、活化蛋白 C、蛋白酶抑制剂、抗纤溶或活化因子Ⅶ（aFⅦ）等治疗对于妊娠期 DIC 的安全性及有效性。当循环组织因子增高例如羊水栓塞时，应用 aFⅦ因子会加剧血栓形成风险而使病情恶化，其应用仅限于给予积极成分输血后仍存在顽固性出血的病例[23]。活化蛋白 C 会增加出血风险，应限用于严重脓毒血症及 DIC 同时不伴有出血或血小板减少症的患者[30]。除非有原发性高纤维蛋白溶解状态如恶性肿瘤及相关的 DIC 和严重出血，否则 DIC 患者应避免使用抗纤溶药物如氨甲环酸。

产后治疗

一旦祛除原发病因，DIC 引起的凝血病变即可治愈。产科介入并祛除凝血病变的病因之前，需要进行输血及血流动力学支持治疗。

小结

学科的综合治疗可优化妊娠期血液疾病患者的管理（表 24-3）。患血液疾病的孕产妇麻醉管理难度较大，包括遗传性或医源性因素所致围产期出血的识别、预防及治疗。对血液异常患者的临床诊疗需要识别潜在合并症，并理解妊娠介导的凝血功能改变对原有疾病的影响。

椎管内麻醉穿刺操作前识别及治疗遗传性或获得性凝血功能异常，将椎管内血肿发生的风险降至最低。越来越多有血栓形成风险的患者在妊娠期接受抗凝治疗，加大了椎管内麻醉的使用风险。

表 24-3　产科血液病患者治疗策略

病史及体格检查	实验室检查	可能原因	鉴别诊断	追加检测	椎管内穿刺前需考虑
正常	Hb12～15 g/dl; 血小板 > 150 × 10⁹/L	正常妊娠			
苍白	血细胞比容 < 30%	妊娠期贫血	铁缺乏、镰状细胞病、地中海贫血、隐匿性出血	铁、总铁结合能力、血红蛋白电泳	
易出血、瘀斑、瘀点、输血史	血小板 ≥ 150 × 10⁹/L	vWD	血友病 A、B	vWD 检查、因子水平	DDAVP、Humate P、因子 ≥ 50%
	血小板 100～150 × 10⁹/L	孕期血小板减少症	ITP	抗血小板 IgG	血小板 ≥ 70 × 10⁹/L
	血小板 < 70 × 10⁹/L	ITP	DIC、HELLP 综合征、子痫前期、2B 型 vWD	纤维蛋白原、肝功能、结合珠蛋白、妊娠诱发高血压实验室检验、vWD 检查	禁忌
产科出血	纤维蛋白原 > 200 mg/dl	宫缩乏力、胎盘滞留	早期 DIC	临床相关性	凝血检查、血流动力学稳定性
	纤维蛋白原 < 200 mg/dl	DIC	低纤维蛋白原血症		凝血检查、血流动力学稳定性

续表

病史及体格检查	实验室检查	可能原因	鉴别诊断	追加检测	椎管内穿刺前需考虑
血栓病史					
预防剂量 LMWH		血栓形成倾向		不推荐抗-Xa	最后一次用药后10～12 h
治疗剂量 LMWH					最后一次用药后24 h
皮下肝素治疗					PTT正常后
静脉肝素治疗					PTT正常后4～6 h
华法林治疗					INR正常后5～7天

简写：DDAVP，去氨精氨酸血管加压素；DIC，弥散性血管内凝血；HELLP综合征，溶血、肝酶升高、低血小板；LMWH，低分子肝素；PTT，凝血酶原时间；vWD，血管性血友病；ITP，特发性血小板减少性紫癜；INR，国际标准化比值

病例分析

　　24 岁女性，G₂P₁（身高 5 英尺 9 英寸，体重 190 lb；译者注：身高约 175.26 cm，体重约 86.18 kg），妊娠 39 周，产程初期入院。患者有 vWD 史，但分型尚不清楚。第二产程期间检测 vWD 相关项目，所有检测结果均正常。

问题

　　1. 非妊娠 vWD 患者，下列检测应全部异常，**除了**：
　　　　A. Ristocetin 辅因子水平
　　　　B. V 因子水平
　　　　C. Ⅷ 因子水平
　　　　D. vWF 水平

　　2. 以下关于 DDAVP 的叙述**除了哪项外均**正确：
　　　　A. 应在手术或椎管内操作 30 min 前给药
　　　　B. 促进内皮细胞释放 vWF 和 Ⅷ 因子
　　　　C. DDAVP 治疗后 Ⅰ 型及 Ⅱa 型 vWD 通常改善
　　　　D. DDAVP 治疗后 Ⅲ 型 vWD 通常改善

　　3. DDAVP 的副作用包括以下各项，**除了**：
　　　　A. 面部潮红
　　　　B. 高钾血症
　　　　C. 低钠血症
　　　　D. 恶心

答案

　　1. B。获取患者完整病史及更多信息，于 2006 年行胆囊手术时需要输血，但 2009 年首次经阴道分娩则未输血。患者被告知属于 "DDAVP 敏感型"，且上次分娩时接受了 DDAVP 治疗。

　　2. D。

　　3. B。

参考文献

1. American Society of Anesthesiologists. Practice guidelines for obstetric anesthesia. *Anesthesiology*. 2007; 106(4):843-863.

2. Thornton P, Douglas J. Coagulation in pregnancy. *Best Pract Res Clin Obstet*. 2010;24:339-352.

3. Bernstein IM, Ziegler W, Badger GJ. Plasma volume expansion in early pregnancy. *Obstet Gynecol*. 2001;97:669-672.

4. Sekhavat L, Davar R, Hosseinidezoki S. Relationship between maternal hemoglobin concentration and neonatal birth weight. *Hematology*. 2011;16(6):373-376.

5. Centers for Disease Control and Prevention (CDC). Sickle cell disease: health care professionals: data and statistics. CDC, Department of Health and Human Services. http://www.cdc.gov/NCBDDD/ sicklecell/data.html. Accessed January 25, 2012.

6. Firth PG, Head CA. Sickle cell disease and anesthesia. *Anesthesiology*. 2004;101(3):766-785.

7. Howard J, Oteng-Ntim E. The obstetric management of sickle cell disease. *Best Pract Res Clin Obstet Gynaecol*. 2012;26(1):25-36.

8. Finer P, Blair J, Rowe P. Epidural analgesia in the management of labor pain and sickle cell crisis—a case report. *Anesthesiology*. 1988;68:799-800.

9. Dunn A, Davies A, Eckert G, et al. Intraoperative death during caesarian section in a patient with sickle-cell trait. *Can J Anaesth*. 1987;34(1):67-70.

10. Firth PG. Anesthesia and hemoglobinopathies. *Anesthesiol Clin*. 2009;27:321-336.

11. Chang J, Elam-Evans LD, Berg, CJ, et al. Pregnancy-related mortality surveillance—United States, 1991-1999. Centers for Disease Control and Prevention. http://www.cdc.gov/mmwr/preview/ mmwrhtml/ss5202a1.htm. Accessed January 30, 2012.

12. Lockwood CJ. Inherited thrombophilias in pregnant patients: detection and treatment paradigm. *Obstet Gynecol*. 2002;99:333-341.

13. Lim W. Antiphospholipid antibody syndrome. *Hematology Am Soc Hematol Educ Prog*. 2009: 233-239.

14. Kujovich JL. Thrombophilia and pregnancy complications. *Am J Obstet Gynecol*. 2004;191:412-424.

15. American College of Obstetricians and Gynecologists (ACOG). Inherited thrombophilias in pregnancy. ACOG Practice Bulletin No. 124. *Obstet Gynecol*. 2011;118:730-740.

16. Tormene D, Grandone E, De Stefano V, et al. Obstetric complications and pregnancy-related venous thromboembolism: the effect of low molecular weight heparin on their prevention in carriers of factor V leiden or prothrombin G20210A mutation. *Thromb Haemost*. 2012;107(3):1-8.

17. Horlocker TT, Wedel DJ, Rowlingson JC, et al. Regional anesthesia in the patient receiving antithrombotic or thrombolytic therapy: American Society of Regional Anesthesia and Pain Medicine Evidence-Based Guidelines (Third Edition). *Reg Anesth Pain Med*. 2010;35:64-101.

18. Ramires de Jesus GR, Cunha dos Santos F, Oliveira CS, Mendes-Silva W, Ramires de Jesus N, Levy RA. Management of obstetric antiphospholipid syndrome. *Curr Rheumatol Rep*. 2012;14:79-86.

19. Levy JA, Murphy LD. Thrombocytopenia in pregnancy. *J Am Board Fam Pract*. 2002;15:290-297.

20. Chow L, Farber MK, Camann WC. Anesthesia for pregnant women with hematologic disorders. *Hematol Oncol Clin North Am*. 2011;25(2):425-443.

21. Cook TM, Counsell D. Major complications of central neuraxial block: report on the third national audit project of the Royal College of Anaesthetists. *Br J Anaesth*. 2009;102(2):179-190.

22. Cuker A, Connors JM, Katz JT, Levy BD, Loscalzo J. A bloody mystery. *N Eng J Med*. 2009;361(19): 1887-1894.

23. McLintock C, Repke JT, Bucklin B. Hematologic disease in pregnancy. In: Powrie RO, Greene MF, Camann W, eds. *De Swiet's Medical Disorders in Obstetric Practice*. 5th ed. Chichester: Wiley-Blackwell; 2010:48-81.

24. Milaskiewicz RM, Holdcroft A. Epidural anaesthesia and von Willebrand's disease. *Anaesthesia*. 1990; 45(6):462-464.

25. Stedeford JC, Pittman JA. Von Willebrand's disease and neuraxial anaesthesia. *Anaesthesia*. 2000; 55(12):1228-1229.

26. Kadir RA, Economides DL, Braithwaite J, Goldman E, Lee CA. The obstetric experience of carriers of haemophilia. *Br J Obstet Gynecol*. 1997;104:803-810.

27. Singh AJ, Harnett MJ, Connors MJ, Camann WT. Factor XI deficiency and obstetrical anesthesia. *Anesth Analg*. 2009;108(6):1882-1885.

28. Martí-Carvajal AJ, Comunián-Carrasco G, Peña-Martí GE. Hematological interventions for treating disseminated intravascular coagulation during pregnancy and postpartum. *Cochrane Database Syst Rev.* 2011;3:CD008577.
29. Levi M. Disseminated intravascular coagulation (DIC) in pregnancy and the peri-partum period. *Thromb Res.* 2009;123(suppl 2):S63-S64.
30. Thachil J, Toh CH. Disseminated intravascular coagulation in obstetric disorders and its acute hematological management. *Blood Rev.* 2009;23(4):167-176.

合并神经 / 神经肌肉疾病产妇的麻醉管理

25

Natesan Manimekalai，Joana Panni，and Moeen Panni

朱斌斌　占丽芳　译　韩飚　张鸿飞　校

章目录

1. 神经系统疾病　　　　　　　　　　　400
2. 神经肌肉疾病　　　　　　　　　　　421
3. 小结　　　　　　　　　　　　　　　430
4. 病例分析　　　　　　　　　　　　　430

神经系统疾病和神经肌肉疾病使妊娠患者临床麻醉管理明显复杂化。这些疾病能够影响妊娠进程，并进一步给分娩带来挑战。需要神经内科与产科共同对患者进行仔细评估以便提出最佳治疗方案。本章概述妊娠患者常见神经系统疾病及神经肌肉疾病的麻醉管理，尽管讨论并不全面，但所选疾病本身均会对孕产妇的麻醉管理与产科治疗产生显著影响。

神经系统疾病

多发性硬化

流行病学

多发性硬化（multiple sclerosis，MS）属于髓鞘功能障碍类疾病，因髓鞘合成障碍或神经发育后脱落导致。MS 是最常见的脱髓鞘疾病，全球有 100 余万人患病，其中，有 40 万患者居住在美国。女性患病多于男性，平均发病年龄为 30 岁。因此，MS 有可能发生于育龄期间，一般不会影响周围神经系统，对生育能力和妊娠没有负面影响。实际上，多数患者在最初诊断为 MS 后能多年保持功能良好。

病因 / 危险因素

MS 的临床进程变化较大，主要取决于发生功能异常时是急性发作-缓解还是慢性进展。临床症状取决于脱髓鞘损伤发生的部位，可能表现为肌肉无力、视觉障碍、感觉异常、平衡失调、疲劳、肠或膀胱功能障碍、认知功能损害及小脑功能异常（如共济失调、口齿不清、意向性震颤等）。呼吸与延髓肌肉无力者发生严重的呼吸并发症[1]。

MS 的诊断主要依靠临床表现和辅助检查，如磁共振成像（magnetic resonance imaging，MRI）（图 25-1）、计算机断层扫描（computed tomography，CT）、视觉诱发电位、腰穿脑脊液（cerebrospinal fluid，CSF）中检测免疫球蛋白升高和特异的免疫

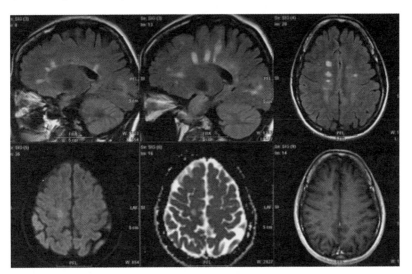

图 25-1　磁共振扫描显示多发性硬化的白质斑块（Permission granted for Lövblad KO，Anzalone N，Dörfler A，et al. MR imaging in multiple sclerosis：review and recommendations for current practice. *AJNR Am J Neuroradiol.* 2010；31(6):983–989 © by American Society of Neuroradiology. ）

球蛋白（immunoglobulinG，IgG）寡聚化区域。根据 MRI 显示的脑白质脱髓鞘斑块病灶可确诊，但可能与疾病严重程度并不相关（图 25-1）[2]。

虽然 MS 的确切病因尚不清楚，部分遗传因素、环境、病毒或感染暴露，及自身免疫的参与等可能与之相关，目前认为是遗传与环境因素相互作用的结果。种族与遗传学危险因素如人白细胞抗原（human leukocyte antigen，HLA）模式与疾病的发展密切相关。目前已经确认最强的环境危险因素包括 EB 病毒感染、吸烟、维生素 D 缺乏。其他诸如感染、发热、手术、情绪压力等因素也会给疾病病程带来负面影响[3]。

病理生理学

MS 是一种中枢神经系统慢性、进行性、退行性疾病，以局灶性或节段性脱髓鞘为特征，导致神经元轴突受损、丢失，伴有脑和脊髓胶质细胞增生。脱髓鞘导致神经传导波动性阻断，引起不同的临床症状，缓解与复发反复出现。

治疗

目前尚无法治愈 MS，治疗策略以免疫抑制剂和抗炎药物缓解症状和延缓疾病进展为主。治疗选择包括：皮质类固醇，干扰素 β-Ⅰa、β-Ⅰb，醋酸格拉替雷，甲氨蝶呤，米托蒽醌等。部分药物妊娠期禁忌，尤其是在妊娠初期（怀孕前三个月）（至少是妊娠分级 C 级）[4]。

许多 MS 患者在妊娠期内减少甚至停用治疗药物，因为妊娠本身会导致免疫抑制。与没有 MS 的孕妇相比，MS 患者自然流产的发病率、其他产科或新生儿并发症没有显著增加，但早产的概率大约增加了 10%，而器械辅助分娩和剖宫产的概率并无显著增加[5]。推荐糖皮质激素用于治疗妊娠和分娩期间 MS 的急性发作。

麻醉管理

合并 MS 的产妇，应该充分评估其疾病症状的进展与方式、治疗用药及其呼吸功能。不管选择何种麻醉方式，加强体温监测非常必要，因为体温升高 1℃，产妇即有可能 MS 复发或者现有症状加重。因此，即便体温轻度升高，也应及时积极服用解热药物。

目前没有区域麻醉影响疾病的负面报道，且区域麻醉能减轻妊娠及分娩中的应激反应。然而局麻药物是否会影响脱髓鞘的神经元尚存在争议，因此推荐使用最低有效浓度的局麻药物并联合使用阿片类药物。密切监测体温，积极处理体温升高很重要，因为既往有文献表明硬膜外腔阻滞麻醉会导致轻度的体温升高，但存在争议。同时，既往有小样本的回顾性和观察性研究发现，产妇使用椎管内麻醉后 MS 复发率高达 30%。然而 2004 年一项大样本的前瞻性研究发现，MS 孕妇产后 3 月的复发率为 30%；与麻醉方式无关，甚至有无麻醉药物参与也无关[6]。

仅在有产科指征时实施剖宫产。MS 产妇均可安全采取硬膜外腔或腰-硬联合阻滞麻醉实施剖宫产。但采用全身麻醉时应特别注意，避免使用琥珀酰胆碱，尤其是存在肌肉失用性症状的患者，可能导致高钾血症。MS 产妇，特别是平时服用巴氯芬（baclofen）治疗的患者，可能对非去极化肌松药产生异常反应。因此全麻过程中，需要依靠肌松监测指导非去极化肌松药的使用。

产后治疗

MS 患者产后需要密切监测，包括体温与血流动力学。此外，充分镇痛能降低应激反应，不同程度地预防疾病急性发作。如果 MS 已累及延髓和呼吸肌群，可能存在气道梗阻、通气不足和肺不张的风险。必须积极治疗肌松残余作用，产后即刻至产后三个月内应该充分进行神经学检查，及时评估可能出现的 MS 急性发作。应尽快恢复妊娠前使用的治疗药物，可使用免疫球蛋白和甾体类药物及早处理急性发作。关于 MS 产妇的母乳喂养，目前缺乏支持或反对的证据[5]。但如果产妇正在服用可能影响新生儿的药物，且这些药物从乳汁中分泌，则不推荐母乳喂养。

吉兰-巴雷综合征

流行病学

吉兰-巴雷综合征（Guillain-Barré syndrome，GBS）是一组急性或亚急性炎症脱髓鞘的外周多发性神经病变，通常是急性感染诱发。最初表现为远端肢体末梢感觉异常、无力，而后发展为上行性麻痹。GBS 的发生率为 1.7 例 /10 万人[7]，妊娠期相对罕见。

病因 / 危险因素 / 病理生理学

GBS 的诊断通常基于临床表现、CSF 分析（80% 的病例 CSF 蛋白浓度升高）及电诊断测试（如神经传导）。许多 GBS 患者存在既往病毒感染史，如巨细胞病毒、EB 病毒、水痘带状疱疹（最常见），或存在空肠弯曲杆菌、肺炎支原体或流感嗜血杆菌等细菌感染病史。可能机制为这些感染导致机体产生与外周神经髓鞘的组成成分发生交叉反应的自身抗体，比如特异性神经节苷脂、糖脂（图 25-2）[8]。最严重时 GBS 可能影响呼吸肌或自主神经系统，危及生命。

治疗

目前 GBS 尚无法治愈，只能对症支持治疗。妊娠期间，GBS 患者可能需要机械通气以改善母体预后，最大程度地提高子宫胎盘氧供。GBS 本身并非剖宫产指征，也有报道正常经阴道分娩的病例。但患者在分娩第二产程时腹部力量可能减弱，必要时可采取负压吸引辅助分娩。大剂量免疫球蛋白 IgG 静脉血浆置换可能有效，且妊娠期无禁忌。

麻醉管理

GBS 产妇通常采用支持治疗。与妊娠和分娩相关的张力迅速增加，病情不稳定的患者可能需要包括机械通气治疗在内的支持治疗。长期卧床患者预防血栓栓塞至关重要。对于呼吸受限的产妇采用全麻还是区域麻醉需认真权衡，蛛网膜下腔与硬膜外腔阻滞麻醉均可安全用于经阴道无痛分娩和剖宫产的患者。但也有一例病例报道，采取硬膜外腔阻滞麻醉后产妇出现短暂的 GBS 神经症状加重[9]。

另外，GBS 会导致自主神经功能不稳定，局麻药物产生的交感神经阻断作用会导致严重的低血压和心动过缓，但罕见循环衰竭。由于疾病导致的去神经支配变化，GBS 产妇需要更低剂量的局麻药物即可达到与非 GBS 产妇相同的麻醉平面。不管患者 GBS 病情是否得到控制，应该避免在全身麻醉中使用琥珀胆碱，因为可能导致高钾血症，严重时心搏骤停[7]。

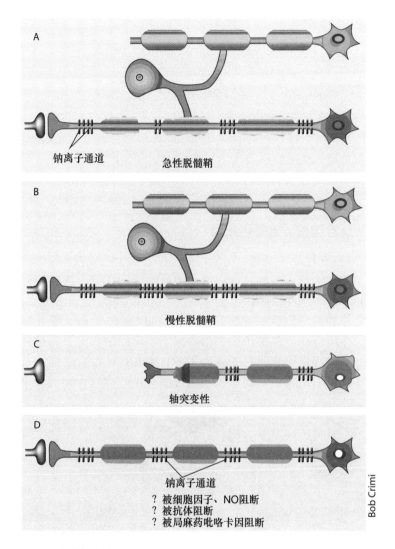

图 25-2　脱髓鞘机制（Reprinted by permission from Macmillan Publishers Ltd：Waxman SG. Do "demyelinating" diseases involve more than myelin？ *Nat Med*. 2000；6（7）：738-739. Copyright 2000.）

产后治疗

　　尽管孕妇早产风险增加，但产科结局通常较好。母体自身抗体可通过胎盘，因此新生儿很少发生 GBS[9]。产后 GBS 治疗同其他脱髓鞘的疾病相似，均为支持治疗。

Chiari 畸形

病因学

Chiari 畸形（Chiari malformation，CM）是由于小脑扁桃体通过枕骨大孔向下移位形成的先天性解剖异常（图 25-3）。CMs 分为 Ⅰ 型和 Ⅱ 型，总发病率占出生婴儿的 1%。但由于 Ⅰ 型 Chiari 畸形患者在确诊前较长时间可能并不出现症状，因此实际发病率可能更高。

病因 / 危险因素 / 病理生理学

CM 的病因尚不清楚，可能原因包括：维生素或营养缺乏、接触危险化学物质、感染、使用毒品或妊娠期间饮酒。根据疾病进展严重程度分为四种亚型[10]：Ⅰ 型，临床表现最轻，青春期发病，25% 合并脊髓空洞症；Ⅱ 型，也叫 Arnold-Chiari 畸形，婴儿期发病，这种疾病缺陷包括小脑蚓部、脑干、第四脑室向下移位，伴脑积水和脊髓脊膜膨出。需多次手术，患儿往往发育迟滞，合并身体残障，早期死亡率高达 50%。Ⅲ 型和 Ⅳ 型均极为罕见且预后

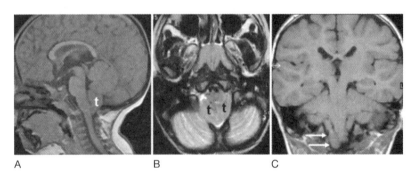

图 25-3　磁共振成像显示 chiari 畸形。A 图为矢状面 T1 加权图像，显示小脑扁桃体（用 t 标识）通过枕骨大孔进入颈椎椎管内形成疝。B 图为轴状面 T2 加权图像，显示枕骨大孔由于小脑扁桃体（用 t 标识）嵌入而异常拥挤，蛛网膜下腔继发变狭窄。C 图为冠状面 T1 加权图像，显示右侧小脑扁桃体位置低且不对称（箭头所指）（Permission granted for Chiapparini L，Saletti V，Solero CL，Bruzzone MG，Valentini LG. Neuroradiological diagnosis of Chiari malformations. *Neurol Sci*. 2011；32（suppl 3）：S283-S286. With kind permission from Springer Science and Business Media.）

很差，前者表现为颈椎脊髓脊膜膨出及第四脑室脑积水，后者表现为单纯小脑扁桃体发育不全而不伴有脑疝形成。

CM 常见的临床表现为严重的枕部头痛、麻木感、颈部和手臂刺痛感、疼痛、晕厥、头晕、眩晕、耳鸣、眼球震颤及疲劳感。脊髓空洞症是由于脊髓的囊腔异常扩大，充满 CSF，导致神经组织功能破坏。脊髓空洞症的临床表现为肌肉无力、颈部或背部烧灼样的疼痛、感觉明显异常和牵涉性胸痛。部分还伴有椎旁肌肉无力、脊柱后侧凸、限制性肺功能障碍及声带轻瘫。自主神经功能异常表现为胃排空延迟、膀胱功能紊乱、体温调节功能受损。诊断该类疾病首选 MRI，结合病史及神经学体格检查。部分患者特别是症状进行性加重、脑积水或脊髓脊膜膨出者，需行后颅窝减压和硬脑膜成形术。对于脑积水进行性发展的患者，可考虑行分流手术[11]。

治疗

妊娠本身并不会改变这类疾病的进程。合并 CM 或脊髓空洞症的孕妇在妊娠和分娩过程中存在颅内压（intracranial pressure，ICP）升高的风险，因此应仔细评估。

麻醉管理

对于 CM 疾病 I 型的产妇，需要评估其颅内压（intracranial pressure，ICP）升高及神经功能缺陷的体征。咳嗽、高碳酸血症、第二产程持续用力挤压延时均会增加 ICP，这些因素导致脑疝或疾病症状加重的危险增加，应尽可能避免[12]。对于分娩时 ICP 正常、没有其他神经学症状的 CM 产妇，采取硬膜外腔阻滞麻醉安全。对于自主神经病变的患者，缓慢给予局麻药非常必要，以免硬膜外间隙突然受液体膨胀向内传递压力导致 ICP 升高。同时应避免动脉血压骤降。有文献表明，ICP 正常的 CM 产妇，硬膜外腔阻滞麻醉、蛛网膜下腔阻滞麻醉及全身麻醉下剖宫产均可安全使用[13]。

对于 CM 合并脊髓空洞症的患者，不管 ICP 是否升高，禁忌使用蛛网膜下腔阻滞麻醉。对于有 ICP 升高表现的产妇，分娩方式应当是剖宫产，或以缩短第二产程并最终以阴道辅助分娩为目标的控制性分娩。对于 ICP 升高的产妇，无论是因为蛛网膜下腔阻滞麻醉或硬膜外穿刺时无意穿破硬脊膜，均可导致 CSF 急性流失，导致脑疝。尽管腰丛神经阻滞或患者自控静脉镇痛等效果不如椎管内麻醉理想，仍应考虑[13]。如果 ICP 升高的产妇拟行剖宫产，应该考虑全身麻醉。但要避免过度通气，喉镜置入 / 气管插管时保持足够麻醉深度，通过有创动脉监测血压的波动，且在摆放头部体位的时候避免颈椎过伸。存在神经症状的 CM 产妇，对琥珀胆碱更加敏感，而对非去极化肌松药物则产生抵抗。因此应全程监测神经肌肉阻滞情况，并考虑术后机械通气[14]。

产后治疗

产后治疗的目标是避免 ICP 升高。产后第一时间监测产妇神经功能状态非常必要，有效镇痛可避免血压波动过大继而影响 ICP[15]。

癫痫

流行病学

美国有超过 100 万的育龄女性深受癫痫之苦，其中每年有约 2 万人怀孕生子。已患癫痫是妊娠期间癫痫的最常见原因，其次是癫痫发作。其他罕见原因包括外伤性脑损伤、脑肿瘤、卒中、电解质 / 代谢失衡及药物戒断。癫痫是一种反复发生抽搐但病因不明的疾病，一般人群发病率为 1% ～ 2%，据报道孕妇人群可达 0.7%[16]。

病因 / 危险因素

癫痫分为两大类：全身发作（癫痫大发作）与局部发作（癫痫小发作）。全身发作是由异常电脉冲波及和扩散影响至整个大脑，而局部发作只影响局部区域。癫痫大发作的特征是先有意识丧失，伴随强直期和阵发性抽搐，之后是惊厥后期。癫痫的病因未明，但可能是环境和遗传因素共同作用引起。遗传因素还会影响抗癫痫药物的疗效。

病理生理学

癫痫的特征是神经元异常过度放电，导致大脑脑电波同步性增强，从而影响运动控制、感觉感知、行为和（或）自主神经功能。神经元功能缺陷如线粒体功能障碍、胶质细胞介导的过度兴奋、炎症及血脑屏障破坏等，与癫痫的病理生理机制有关[17]。

治疗

　　尽管现在有不少治疗药物，但仍有部分患者癫痫反复发作，同时抗癫痫药物的副作用降低生活质量。妊娠对癫痫发作频率的影响变化较大，部分孕妇在妊娠期发作增加最高可达 30%。如果妊娠之前的当年没有发生癫痫，则妊娠期发生癫痫的概率可能更低[18]。由于妊娠期间呕吐、小肠吸收延迟、蛋白结合率改变、补充叶酸、药物动力学改变及肾清除率增加，孕妇抗惊厥药物的血浆浓度可能下降。妊娠期间雌激素水平增加，过度通气导致的潜在呼吸性碱中毒，均会导致癫痫阈值降低。出于对抗癫痫药物胎儿致畸性及其他不利于胎儿因素的考虑，母亲服用此类药物的依从性下降。由于妊娠带来的生理改变影响抗癫痫药物的体内分布，因此应当密切监测孕妇抗癫痫药物的血药浓度。

　　部分抗癫痫药物存在致畸可能，尤其是包含抗叶酸成分的药物。准备怀孕时，谨慎起见，应该把抗癫痫药物换成没有胎儿致畸性的单一用药。服用抗癫痫药物的妇女，推荐在妊娠前和妊娠期间服用叶酸以降低胎儿神经管发育缺陷的风险[19]。

　　因为可加快维生素 K 代谢，抗癫痫药物是否增加新生儿自发性出血风险，尚存在争议。因此，对于服用抗癫痫药物的孕妇推荐在分娩后即刻口服 10 ~ 20 mg 维生素 K，并新生儿肌内注射 0.5 ~ 1 mg 维生素 K[20]。

　　妊娠期癫痫发作会影响母亲和胎儿。全身强直-阵挛性抽搐对于发育中的胚胎或胎儿尤其危险，因为母亲呼吸暂停期间的低氧和高碳酸血症会导致胎儿宫内窒息。全身强直-阵挛性抽搐还会导致外伤、自发性流产或胎盘剥离、胎儿颅内出血、胎心改变，甚至胎死宫内。孕妇发生癫痫应当立刻处理，尤其要防止误吸；给予吸氧和通气以避免母亲缺氧，将子宫左侧倾斜位，给予小剂量快速起效的抗癫痫药物终止癫痫。

麻醉管理

　　与无癫痫病史的孕妇相比，有癫痫病史的孕妇更容易发生妊娠相关性高血压、先兆子痫、早产及孕期出血，剖宫产的风险增加。应在妊娠早期于麻醉门诊进行会诊。需要评估抗癫痫药物的使用。如果血药浓度不足，可追加剂量或给予胃肠外药物如苯妥英（以避免妊娠期间胃消化吸收药物速率无法预测的弊端）。

部分抗癫痫药物与麻醉药物存在相互作用，苯妥英和苯巴比妥类药物诱导肝微粒体酶，增加阿片类药物、非去极化肌松药物和吸入麻醉药物的代谢与分解速率。哌替啶与氯胺酮能降低癫痫阈值，应尽可能避免使用。椎管内镇痛与麻醉能安全应用于有癫痫病史的孕妇[21]。经阴道分娩给予硬膜外镇痛能降低全身用药和麻醉性镇痛药的使用，缓解疼痛，减少因子宫收缩诱发的过度通气，缓解身心压力与疲劳，所有这些均可降低癫痫阈值。

符合产科指征时可进行剖宫产。择期剖宫产可选择硬膜外腔与蛛网膜下腔阻滞麻醉。如果患者处于癫痫持续状态（难治性的癫痫如持续性发作或发作间期并未完全恢复），需要全身麻醉。这种情况下，保护气道、确保氧供和通气，给予苯二氮䓬类、苯妥英或苯巴比妥类药物治疗癫痫，这些措施非常重要。应当常规监护胎心，如果胎儿状态不好，应当尝试宫内复苏。多数情况下，随着癫痫发作停止，母亲氧供与通气恢复，胎儿状态也随之改善。罕见情况下，必须尝试紧急剖宫产。部分麻醉药物具因可诱发癫痫，应当避免使用，尤其是在低碳酸血症的情形下（译者注：过度通气导致），比如氯胺酮、哌替啶、依托咪酯、美索比妥和吩噻嗪类。某些吸入麻醉药物如七氟烷比异氟烷更易引发癫痫；同时也有另外一些吸入麻醉药物如氧化亚氮能抑制癫痫样活动。因此癫痫产妇全身麻醉时给予异氟烷和氧化亚氮联合吸入比较理想[22]。由于苯妥英和苯巴比妥类药物增加非去极化肌松药物的代谢与分解，因此使用此类药物时应调节剂量。

产后治疗

分娩后产妇应当持续服用抗癫痫药物并接受血药浓度监测，产后出血的风险会增加[16]。应慎用硬膜外腔吗啡镇痛，因有报道使用后产妇出现癫痫[23]。癫痫产妇可进行母乳喂养，但应当严密观察新生儿反应，一旦出现急性行为学改变如嗜睡或进食情况差，应检测血中抗癫痫药物的浓度。孕妇服用抗癫痫药物，其新生儿发生呼吸功能紊乱的风险增加[24]。

脊髓损伤

流行病学

美国每年约有 2000 名年轻女性新发脊髓损伤（spinal cord injuries，SCIs），其中有些可能是孕妇[21]。此外，随着医疗技术的改善和生存率的提高，有更多 SCIs 的女性患者怀孕后需要治疗。

病因 / 危险因素

SCIs 的最常见原因是机动车事故（40%）、潜水事故、枪击伤、MS、脊髓血肿、横贯性脊髓炎[25]。T_1 水平以上的 SCIs 导致四肢瘫痪（quadriplegia，全瘫），T_2 以下的 SCIs 通常只导致下肢瘫痪（paraplegia，截瘫）。

SCIs 后即刻，由于损伤平面以下失去交感神经支配，患者发生脊髓休克，出现泛发性外周血管扩张，严重低血压，伴随肌腱和自主神经反射消失的弛缓性麻痹。对于低位 SCIs，四肢瘫痪的患者因机体低血容量和血流动力学不稳定，会有反射性心动过速，由于脑干对血管紧张度的调节丧失，患者伴有显著的循环衰竭。部分患者也会表现为矛盾性心动过缓，由于血管张力消失，体温调节功能改变、流汗、立汗毛等表现会持续 1 ～ 3 周。脊髓休克期，任何体位的轻微改变、Valsalva 动作或气管吸引，因为缺乏交感对抗而出现迷走神经刺激的表现，发生严重低血压和心动过缓。

随时间延长，SCIs 患者通过肾素-血管紧张素-醛固酮系统活性的增强使血压代偿至正常水平，但之后有可能发展成危及生命的 SCIs 并发症：自主神经反射异常（autonomic dysreflexia，ADR）[25]。

病理生理学

脑和脊髓组织对创伤非常敏感，一旦受损极少甚至无法再生与修复。SCIs 分为两个时期。急性期，创伤导致细胞坏死、水肿和缺血。随后，出现炎症反应、体内自由基和细胞毒性的兴奋性氨基酸释放，造成二次损伤级联反应（图 25-4）[26]。白质丢失是神经功能障碍的主要原因，也是目前医学治疗靶点的主要研究方向，其中许多治疗方案为阻止二次兴奋性损伤阶段，并进而增强神经组织的再生功能。

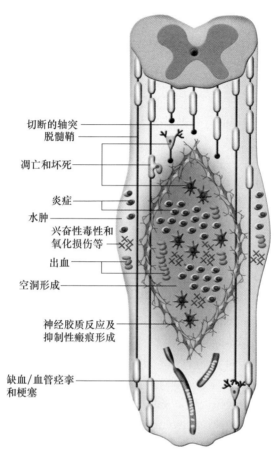

切断的轴突
脱髓鞘
凋亡和坏死
炎症
水肿
兴奋性毒性和
氧化损伤等
出血
空洞形成
神经胶质反应及
抑制性瘢痕形成
缺血/血管痉挛
和梗塞

图 25-4　脊髓损伤的病理生理（From Mothe AJ，Tator CH. Advances in stem cell therapy for spinal cord injury. *J Clin Invest*. 2012；122（11）：3824-3834. Reproduced with permission of the American Society for Clinical Investigation.）

治疗

　　目前尚无法治愈 SCIs，多数 SCIs 患者遗留明显残障。然而，许多研究采取多种策略，聚焦功能恢复，比如干细胞疗法[26]。现有治疗方法包括手术减压并稳定创伤、预防和管理继发疾病、康复治疗。

　　自主神经反射异常（autonomic dysreflexia，ADR）或反射亢进是一种严重且危及患者生命的 SCIs 并发症。SCIs 导致的 ADR 变异较大，损伤平面在 T_6 水平以上的患者 85% 发生 ADR，且任何刺激均可诱发 ADR，比如膀胱或肠管扩张、褥疮或分娩疼痛，这些均可导致交感神经极度亢进及严重全身性高血压。SCIs 发生在 T_6 或以下水平的患者，由于代偿性副交感神经反射，导致损伤平面以上心动过缓和血管扩张，但损伤在 T_6 以上的患者自主调节机制不足以代偿所形成的严重高血压。ADR 最常见的后遗症包括严重的全身性高血压、体温过高、汗毛竖立、肢体强直、呼吸窘迫、意识不清、抽搐、颅内出血、心律失常、心肌梗死，部分病例死亡[27]。及时诊断和治疗可挽救生命，治疗包括停止有害刺激，如果可能，联合采用快速短效的降压药物如硝普钠、舌下含服硝酸甘油、尼非地平和（或）肼屈嗪，以控制心血管问题。拉贝洛尔更适用于孕妇。使用抗高血压药物时应注意避免血压急剧降低所致的胎儿血供减少。

麻醉管理

C_4 水平以上的 SCI 患者应当立刻气管插管以支持呼吸，因为支配膈肌的神经可能已经无法代偿。颈托固定，限制头颈运动。通过可视纤维支气管镜清醒插管，也可在固定头和颈保持直线的情况下通过直接喉镜插管。妊娠 24 周以上的孕妇，推荐子宫左倾 10 度以上以避免仰卧位低血压综合征。

脊髓休克的急性期，立刻容量治疗并使用缩血管药物。内出血的征象往往被脊髓休克的症状所掩盖，而妊娠增大的子宫也不利于准确评估是否存在腹腔出血。高度怀疑内出血时，连续的血细胞比容测量、诊断性腹膜灌洗很有必要。分娩监护仪对于急性 SCI 孕妇有用，以便胎心和宫缩监护。稳定之后，治疗包括积极预防肺部感染、尿道感染、卧位褥疮、便秘、贫血和呼吸衰竭。由于孕妇深静脉血栓和肺栓塞的风险增加，应预防性使用抗凝药物。此类患者发生自发性流产、先天性胎儿畸形、早产和胎盘早剥的风险增加[21]；同时，由于无法辨识子宫收缩，发生无人陪伴下的分娩风险也明显增加。

急性 SCI 产妇更适合采用全身麻醉而非区域麻醉，因为损伤患者的最佳体位可能影响椎管内麻醉操作。乙酰胆碱受体上调的时间窗因人而异，因此 SCI 患者应避免使用琥珀胆碱，以避免无法控制的高钾血症。可采用大剂量的非去极化肌松药物或纤维支气管镜下清醒插管，加深麻醉深度以限制 ADR，密切监测以免发生低血压、心律失常和宫缩乏力[28]。如果体位允许，也可使用椎管内麻醉。合理补液和监测以避免产妇低血压，麻醉感觉平面必须达到 T_6 水平，以避免 ADR。

既往 SCI 病史的孕妇应当在产前麻醉门诊咨询以确定生产和分娩的麻醉管理方案，包括高风险产科的多学科治疗。可优先考虑采用椎管内阻滞麻醉，通过鞘内置管持续给药，逐渐增加剂量，可避免发生严重低血压和麻醉平面过高。麻醉前的输液治疗有助于避免低血压，麻醉后如果出现高血压则意味着阻滞不完善及 ADR 激活。SCI 损伤平面以下的传入神经冲动可通过联合使用局麻药物和阿片类药物有效阻滞，从而避免 ADR，单独使用阿片类药物则无效。对于存在既往脊椎手术或器械置入史的产妇，硬膜外腔阻滞麻醉操作可能困难，这种情况下可考虑持续蛛网膜下腔阻滞麻醉。对于那些容易发展为 ADR 的产妇而言，产程启动前即应考虑放置硬膜外导管。根据血流动力学的稳定情况，产程中持续监测心电图、脉搏氧饱和度或有创动脉血压。SCI 损伤在 T_6 水平以下的产妇经阴道自主分娩概率相对较大，而损伤在 T_6 水平以上的产妇多需要阴道助产或剖宫产，且后者发生 ADR 的机会明显增加。

分娩中 ADR 急性发生很难与先兆子痫区别，一旦诊断延迟，可导致子宫胎盘血流供应减少，胎儿缺氧及心动过缓。抗高血压药物应随时备用，剖宫产手术中蛛网膜下腔和硬膜外腔阻滞麻醉均可预防产妇发生 ADR。紧急剖宫产时可采取全身麻醉，麻醉管理与急性 SCI 产妇相同。但理论上讲，SCI 后 1 年，可使用琥珀胆碱。

产后治疗

慢性 SCI 患者分娩后应当密切观察有无自 ADR 的症状出现。由于产后宫缩可诱发 ADR，根据 SCI 的情况，硬膜外导管可在产后留置更久，以便于防治 ADR。由于 SCI 导致的残疾、ADR，或潜在神经缺陷导致溢乳反射抑制，以及哺乳时无法抱持婴儿，这些因素增加了母乳喂养的难度。

脑肿瘤

流行病学

孕妇和非孕妇的脑肿瘤发生率相近，每 10 万名新生人群中大约有 3 ~ 6 名发生脑肿瘤。组织病理学类型也与是否怀孕无关，孕妇由于激素水平、血容量及体液滞留增加等因素，脑肿瘤可能大于非孕妇[29]。

病因 / 危险因素

脑肿瘤通常根据所在位置和良恶性进行分类。孕妇脑肿瘤的诊断通常延迟，因为脑肿瘤相关的头痛、恶心、呕吐、视觉症状常与妊娠期症状如子痫剧吐或先兆子痫相近。脑肿瘤通常通过 MRI 确诊。

治疗

临床治疗取决于脑肿瘤类型及 ICP 是否增加或形成脑疝 / 挤压效应。如果 ICP 升高，可每 6 h 静脉给予地塞米松 4 mg，长期使用大剂量类固醇可导致子宫胎儿肾上腺抑制。

麻醉管理

麻醉管理的目标是维持血流动力学稳定，减少颅内压波动，提供足够镇痛。如果神经系统功能稳定，可等候妊娠进展到足月行正常阴道分娩或择期剖宫产。如果神经系统症状不稳定，则应考虑紧急剖宫产和开颅手术。分娩疼痛和第二产程中产妇的用力挤压可使 ICP 升高[30]。硬膜外腔阻滞麻醉可有效缓解分娩疼痛、产程挤压及血压剧烈波动。硬膜外腔给药应 3 ~ 5 ml 小剂量局麻药物，分次逐渐追加，因为一次性给予大剂量的药物可能会因机械张力传递导致 ICP 一过性增加。推荐由经验丰富的麻醉医师进行硬膜外操作，以减少意外穿破硬脊膜导致脑疝形成，尤其是使用大号（17G）硬膜外穿刺针时。不推荐采取蛛网膜下腔阻滞麻醉，因为其所致低血压会导致呕吐及 ICP 升高。

对于神经系统症状不稳定的产妇可采用全身麻醉，优势在于可控制气道并在术中维持低碳酸水平（有利于降低 ICP）；缺点包括存在误吸风险、难以预料的困难气道、无法通过评估产妇意识水平替代神经功能监测。对于颅内病变的患者，平稳的麻醉诱导非常重要，以避免置入喉镜和气管插管等应激导致 ICP 升高。通过给予合理的麻醉和辅助药物如瑞芬太尼、利多卡因和丙泊酚，可减轻麻醉诱导、气管插管、拔除气管导管期间的血流动力学波动。琥珀胆碱可用于快速顺序诱导，尽管该药可轻微短暂性增加 ICP。应避免产妇缺氧、高碳酸血症及高血压。前列腺素和麦角胺可导致高血压和 ICP 升高，但颅内肿瘤的孕妇可安全使用合成的缩宫素[31]。

除非脑肿瘤已危及孕妇生命，一般情况下应避免妊娠期间进行神经外科手术。术中除常规监测外，还要考虑置入中心静脉导管、有创动脉血压及多普勒超声监测静脉气栓。如果胎儿有存活希望且接近足月，产科和新生儿科医师也应随时能到位手术室，同时准备必需的手术器械设备。一旦发生胎儿状态不稳定，即可紧急剖宫产。过度通气能改善颅内压，但可致产妇的静脉回流减少，心输出量降低，子宫血流灌注减少，进而可能影响胎儿。同时，过度通气导致低碳酸血症，引起子宫和脐带动脉收缩，氧解离曲线左移，胎儿氧气输送减少，可能导致胎儿心肌抑制[32]。动物和人体研究发现，渗透性利尿剂如甘露醇会使胎儿的血容量重新分布，向母亲转移，从而导致胎儿低血容量和脱水。此时，呋塞米可作为一种替代选择用药。激素能增加肺表面活性物质产生，促进胎儿肺成熟，同时降低产妇开颅术后脑肿瘤周边的水肿。围术期的多学科讨论也应考虑术中持续或间断监测胎心，以便及时发现产妇相关低血压和过度通气期间子宫血流减少所致的胎儿低氧血症。术中应维持足够高的血压以避免子宫低灌注和胎儿低氧血症。减轻产妇仰卧位时子宫对主动脉–腔静脉的压迫非常重要，可侧向调整手术床或在产妇右侧髋下放置楔形垫。

产后治疗

此类患者的产后治疗与其他产妇并无明显区别，采用多模式镇痛以降低产后疼痛，比如切皮前局麻药皮肤浸润、腹腔内使用局麻药、使用对乙酰氨基酚和非甾体消炎药物（nonsteroidal anti-inflammatory drugs，NSAIDs）。

脑出血

流行病学

妊娠期脑出血罕见，发生率约为 6/10 万，是最常见导致产妇死亡的非产科因素[33]。约 65% 的脑出血源于脑动脉瘤破裂，剩余35% 则因为动静脉畸形。妊娠本身并不增加出血的发生率，但会增加再次颅内出血的风险（非孕妇 3% ～ 6% *vs.* 孕妇 25%），最常见的血管破裂位置为 Willis 环（尤其是前部）[34]。

病因 / 危险因素 / 病理生理学

脑出血的症状表现为突发额部或枕骨下头痛，伴随恶心、呕吐、畏光、颈部强直、视物模糊及神经功能受损。所有这些表现均与其他神经疾病表现类似（如脑膜炎、子痫）。因此应仔细识别，只有及早诊断和手术才能改善预后。可通过颅脑 MRI 和血管造影诊断颅内出血[35]。由于妊娠期间循环血容量增加、心输出量增加、激素相关的血管改变，导致颅内血管破裂的风险增加。脑出血后，存在再出血（从第 1 个 24 h 再出血的风险为 4% 增加到第 1个月的 10% ～ 20%）和脑血管痉挛的风险，导致脑组织缺血[34]。

治疗

发生脑出血时，依据其病理性质的不同，采取外科夹闭或介入下血管内线圈堵塞的方法治疗。如果在妊娠前已发现脑动脉瘤和动静脉畸形，应采取择期手术根治。如果在妊娠后发现脑动脉瘤，可根据动脉瘤的特征，密切监护下继续妊娠进展至足月。既往未发生蛛网膜下腔出血的孕妇，如果动脉瘤直径小于 1 cm，可保守管理，血管破裂的风险非常低（大约每年 0.05%）[34]。硬膜外腔阻滞镇痛下通过器械助产和无痛分娩技术，减少第二产程的时间，可明显降低动脉瘤破裂的风险。如果孕妇动脉瘤有症状，既往有动脉瘤破裂病史，动脉瘤直径大于 1 cm，或动脉瘤直径不断增大的患者必须立即治疗，因为随着产程进展，出血风险进一步增加。

麻醉管理

孕妇行神经外科手术期间，维持子宫胎盘血流，保证充足的胎儿氧供，预防早产非常重要。此外，神经外科的部分治疗措施对产妇有利，但威胁胎儿健康，比如：通过过度通气降低脑血流而降低 ICP、使用利尿药物减轻脑水肿、通过控制性降压降低脑出血风险、采用低体温降低脑代谢。

控制性降压可通过吸入麻醉药物或采用硝酸甘油 / 硝普钠泵注实现，每种方法均有其固有风险，导致子宫胎盘血流减少。收缩压降低 25% ~ 30% 或平均动脉压低于 70 mmHg，可导致子宫胎盘血流减少[36]，胎儿低血压。因此在控制性降压过程中，应当监测胎心以确保术中降压不会影响胎儿健康。早期研究认为硝普钠不适合于孕妇控制性降压，因为胎儿可能出现氰化物中毒，但这些动物研究中硝普钠的剂量过大，目前尚没有证据表明临床短期使用硝普钠会对胎儿造成不良后果。过度通气（目标为 $PaCO_2$ 在 30 mmHg 左右）常用于降低脑血流和 ICP。渗透性利尿药和髓襻利尿剂常用于利尿，使围术期脑组织收缩，但利尿剂的使用也会导致脱水和低血压、子宫低灌注和胎儿低氧血症。使用甘露醇时需谨慎，因为其能通过胎盘屏障，导致胎儿低血压[36]。

长期使用皮质类固醇可导致胎儿肾上腺抑制和功能减退。血流动力学的稳定对保证脑灌注和子宫胎盘灌注至关重要，可通过输注液体、监测有创动脉血压、预防性使用血管收缩药、通过子宫左侧倾斜体位避免主动脉腔静脉受压等方式实现。建立中心静脉，可监测中心静脉压、气栓及使用血管活性药物。应密切监测并调节孕妇血压维持在基础水平。

剖宫产手术中的麻醉管理，主要目标是维持稳定的动脉瘤跨壁压力（平均动脉压－ICP）以免其破裂出血。麻醉方案选择因人而异，权衡利弊。急诊病例需要全身麻醉，通过硝酸甘油、丙泊酚、利多卡因和（或）瑞芬太尼 / 芬太尼可避免诱导期间的血流动力学变化。麻醉诱导前置入有创动脉，早期发现、处理高血压并维持子宫胎盘灌注。麻醉诱导和拔除气管导管期间，维持血流动力学平稳可避免已经破裂的动脉瘤进一步出血。

产后治疗

产妇接受神经外科手术后的治疗与非产妇没有区别。术后镇痛需要考虑手术类型（开颅手术还是剖宫产）、患者是否仍在妊娠（胎儿毒性）及是否哺乳（哺乳期相关的药物安全）。

脑静脉血栓

流行病学

脑静脉血栓（cerebral venous thrombosis，CVT）罕见但可危及生命，通常是因为脑静脉内血栓形成影响静脉回流，导致静脉血液淤滞和高血压。20～35 岁的女性更易患病，由于妊娠相关的高凝状态和激素改变，女性在分娩前或产后一段时间比较脆弱。一般人群 CVT 的发病率为 7/100 万[37]。

病因 / 危险因素

CVT 如未经诊断可能危及生命，所有新发癫痫或有颅内高压症状的孕妇均应考虑 CVT 的可能性。CVT 的潜在危险因素包括：妊娠期间合并细菌性脑膜炎、额窦炎、脱水、红细胞增多、贫血、获得性凝血功能障碍如凝血因子 V Leiden 或抗磷脂综合征，还包括剖宫产和创伤性分娩[38]。CVT 的症状包括严重头痛、呕吐、神志改变、畏光、失语、运动失调、痉挛发作、昏睡和昏迷。CVT 最常被误诊为子痫、动脉瘤破裂或硬脊膜刺破后头痛，磁共振静脉造影术可直视硬脊膜静脉窦和脑内大静脉，是首选的影像学诊断工具[38]。治疗包括抗凝、溶栓和手术取栓。

病理生理学

颅内静脉系统是由静脉窦组成的网络，利于颅内静脉的回流。矢状窦和海绵窦最易发生 CVT。静脉回流受阻，颅内血压升高，进一步导致脑水肿、梗死、出血和卒中。

治疗与麻醉管理

如果分娩期出现有症状的 CVT，应考虑紧急剖宫产。此类产妇，需全身麻醉，快速顺序诱导气管插管，避免 ICP 升高和症状恶化。使用瑞芬太尼、利多卡因和短效 β 受体阻滞剂以减轻麻醉诱导、气管插管和拔管时的血流动力学波动。异氟烷吸入浓度低于 1% 时不会增加 CSF 生成且 ICP 稳定，麻醉维持期间推荐使用[39]。

产后治疗

75% 的 CVT 发生在产后，将来妊娠再发 CVT 的风险较低，但需要注意既往发生 CVT 的患者禁忌使用雌孕激素避孕[40]。

假性脑瘤 / 良性颅内高压

流行病学

假性脑瘤或良性颅内高压（benign intracranial hypertension，BIH），其定义为无颅内病理改变的 CSF 压力升高。肥胖的年轻女性中较为常见。报道 BIH 在一般人群中的年发病率为 0.9 例 /10万，而 20 ～ 44 岁肥胖女性的年发病率为 19.3/10 万[41]。

病因 / 危险因素

BIH 最常见的症状是头痛伴畏光（90% 的患者）。其他症状包括颈部疼痛、耳鸣、恶心和呕吐，视觉障碍包括视野缺失、视觉灵敏度丧失、复视。多数 BIH 患者存在视神经乳头水肿（视神经盘水肿），但并非均会产生症状。未经治疗，10% 的患者会永久失明[42]。

MRI 是确诊 BIH 的首选检查，先考虑影像学检查，之后考虑腰椎穿刺。治疗包括给予利尿药物（乙酰唑胺）、糖皮质激素，控制体重增加，外科治疗如通过腰椎-腹腔分流（lumbar-peritoneal shunt，LP 分流）实现 CSF 分流及视神经鞘开窗术恢复视力。

病理生理学

BIH 病因尚不清楚，最常见的原因是由于脑内静脉回流受阻导致静脉压力升高，蛛网膜绒毛重吸收 CSF 障碍所致。

治疗

50% 的患者妊娠期间症状加重，但通常产后缓解。BIH 患者妊娠和分娩进程一般正常。由于第二产程会使 ICP 升高，可能加重产妇 BIH 症状。因此可考虑器械辅助阴道分娩以缩短第二产程。

麻醉管理

分娩期间给予硬膜外腔阻滞镇痛可减轻宫缩和用力挤压产生的疼痛，进而缓解 ICP 升高。推荐硬膜外腔持续用药而非间断性给予大剂量的局麻药物，因后者可能一过性加重既有的颅内高压。行 18 G 硬膜外针穿刺时应小心避免穿破硬脊膜，因为可导致低颅压和硬膜刺破后头痛，与 BIH 症状混淆。蛛网膜下腔阻滞麻醉也可成功用于 BIH 产妇的剖宫产，因为腰椎穿刺本身可通过降低 CSF 压力和改善症状作为此类患者的治疗方法。因为 BIH 产妇颅内压均匀升高，发生脑疝的可能性较小[43]。BIH 产妇并不因为疾病本身而需要全身麻醉，如果选择全身麻醉，麻醉诱导平稳至关重要，以避免 ICP 升高及症状加重。

如果产妇已接受 LP 分流，椎管内麻醉操作前应评估分流管的位置和功能。对于存在功能性 LP 分流的产妇，是否行椎管内麻醉，尚有争议。需要考虑：硬膜外穿刺针可能损伤分流管、硬膜外导管可能与分流管缠绕、局麻药物渗入分流管及导致分流感染。因为导致分流感染的几率极低，目前尚没有充足证据支持在 LP 分流的产妇行椎管内麻醉前预防性给予抗生素。

产后治疗

硬膜刺破后头痛是 BIH 产妇非常罕见的并发症，可通过硬膜外血补丁方法成功治愈[44]。

神经肌肉疾病

重症肌无力

流行病学

重症肌无力（myasthenia gravis，MG）是一种自身免疫性疾病，导致疲劳和进行性肌肉无力，活动后加重，休息后缓解。诊断依据包括：临床病史、体格检查、服用抗胆碱酯酶药物（比如依酚氯铵）后肌力恢复、电生理检查及检测到神经肌肉接头蛋白的自身抗体。据报道 MG 年发病率约为 3 ~ 4/100 万，流行程度约为 60/100 万。女性发病率是男性的两倍，且女性在 30 岁时症状达高峰，因此育龄期女性可能患 MG，但 MG 疾病本身并不影响女性生育能力[45]。MG 临床表现不一，部分患者发作一次后完全缓解，也有患者反复急性发作，妊娠对 MG 的影响同样变化较大。

病因 / 危险因素

肌肉无力通常从头端向骶尾部发展，起初最常见眼部或咽部肌肉无力，2/3 病例在发作后的 1 年内症状最严重，因此推荐确诊 MG 一年后再怀孕[21]。基因多态性与 MG 敏感性增加相关，包括主要组织相容性复合体（HLA-DQ、HLA-A），自身免疫性调节因子（AIRE），及乙酰胆碱受体 α 亚单位（CHRNA1）[46]。

病理生理学

MG 是自身免疫性疾病，图 25-5 详尽阐述了自身免疫抗体如何针对神经肌肉接头蛋白，比如烟碱型乙酰胆碱受体（nAChR）。80% ~ 85% 的 MG 患者体内可检测到 Anti-nAChR 抗体。对于 nAChR 血清反应阴性的患者，存在其他影响神经肌肉接头功能的自身抗体，比如针对肌肉特异性受体酪氨酸激酶（MuSK）或肌肉蛋白的自身抗体。MuSK 血清反应阳性的患者出现更严重的视力-延髓缺陷，常需要免疫抑制剂治疗[46]。绝大部分早发的 MS 和胸腺功能异常有关，因此患者需要进行胸腺瘤或胸腺异常构成的筛查。如果患者有胸腺瘤，采用外科胸腺瘤切除术可能改善和缓解 MG 症状，也可预防新生儿 MG[47]。

治疗

MG 是阶段性复发和缓解症状反复波动为特征的疾病。

MG 患者存在发生肌无力危象和胆碱能危象的风险。发生肌无力危象时，由于呼吸肌群瘫痪，患者呼吸功能受损需要机械通气。妊娠、用药（不遵医嘱或副作用）、感染、应激均可诱发肌无力危象。胆碱能危象则由于给予过多的胆碱酯酶抑制剂，除了出现肌肉无力和呼吸衰竭，也会导致胆碱能症状，包括瞳孔缩小、腹泻、尿失禁、心动过缓、呕吐、流泪或唾液分泌。依酚氯铵试验可区分这两种危象。治疗期间需要不时监测胆碱酯酶抑制剂的血浆浓度，尤其是妊娠患者，因为怀孕可导致体内药代动力学的改变[45]。

根据 MS 的潜在原因，治疗包括广谱的免疫抑制治疗如类固醇激素、硫唑嘌呤、环孢素、甲氨蝶呤，免疫疗法如血浆置换、静脉给予免疫球蛋白、胆碱酯酶抑制剂或胸腺瘤切除术。妊娠期间这些治疗方案需要进行相应调整，因为可能影响母婴[48]。

在妊娠中晚期，许多女性患者由于妊娠相关的免疫抑制作用，MG 症状改善；而在妊娠初期和产后阶段，MG 症状加重。已经接受胸腺瘤切除的患者，妊娠期间很少出现 MG 急性发作。

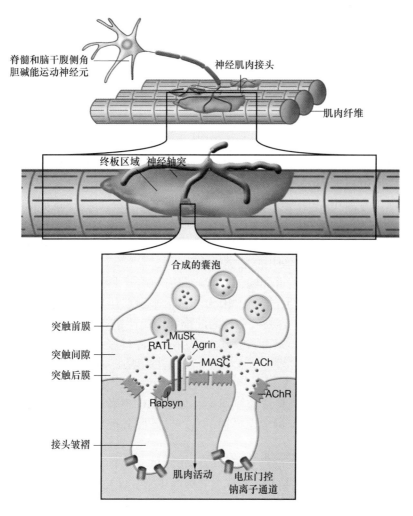

图 25-5　神经肌肉连接（From Conti-Fine BM，Milani M，Kaminski HJ. Myasthenia gravis：past，present，and future. *J Clin Invest*. 2006；116（11）：2843-2854. Reproduced with permission of the American Society for Clinical Investigation.）

　　妊娠期间 MG 孕妇死亡风险和疾病持续时间成反比，起病第一年风险最高，发病后第七年风险降至最低。妊娠合并先兆子痫会使症状加重，因为硫酸镁加重 MG 肌无力症状。事实上的确有 MG 合并先兆子痫的孕妇使用硫酸镁治疗后死亡的病例报道。MG 孕妇还会导致罕见的胎儿先天性多发性关节挛缩，这种先天畸形以多处关节挛缩为特征，合并有其他畸形，可能与宫内缺乏运动有关[49]。可通过不定期超声检查判断胎儿运动不能症。

麻醉管理

所有 MG 孕妇均应在妊娠早期到麻醉门诊咨询，应当避免或谨慎使用镇静药、镇痛药及硫酸镁，因为这些药物对神经肌肉接头有潜在不良反应。硬膜外腔阻滞镇痛可安全用于经阴道分娩的孕妇，可降低镇痛药物的需求，减少疲惫，为产钳和负压吸引提供麻醉。无痛分娩也可选择腰硬联合麻醉，这种方式的优势在于提供有效镇痛的同时对运动阻滞程度最轻。患者椎管内使用阿片类药物均应谨慎，因为存在呼吸抑制的风险。患者服用抗胆碱酯酶药物时，由于血浆胆碱酯酶活性下降，酯类局麻药的半衰期可能延长，因此推荐使用酰胺类局麻药。

优先选择经阴道分娩，剖宫产只有符合产科指征时采用。第一产程通常不受 MG 影响，因为子宫由平滑肌组成。但第二产程需要横纹肌参与，容易疲劳，因此推荐使用产钳或负压吸引助产。分娩期间，由于产妇胃肠吸收无法预测，将口服抗胆碱药物改为胃肠外使用更为合理（每 3 ～ 4 h 肌内注射嗅吡斯的明 2 mg 或静脉注射新斯的明 0.5 mg）。给予泼尼松也可加强产妇肌内力量。

妊娠期间应当持续监测肌力，如果 MG 患者病情严重恶化或肌无力范围扩大，可考虑择期剖宫产，硬膜外腔和蛛网膜下腔阻滞麻醉均可使用。

对于疾病已严重累及延髓或呼吸功能衰竭的患者，为保护气道，需要给予全身麻醉。MG 患者体内正常 nAChRs 数量减少，其对肌肉松弛药的反应无法预测。使用去极化肌松药（如琥珀胆碱）时，服用胆碱酯酶抑制剂的患者，抑制血浆胆碱酯酶，琥珀胆碱失活时间延长，导致肌松阻滞的时间延长。而没有服用胆碱酯酶抑制剂的患者会对琥珀胆碱相对耐药，因为其体内正常 nAChRs 数量减少，无法除极。

另一方面，MG 患者由于受体数量减少，对非去极化肌松药非常敏感。如果全麻中使用非去极化肌松药物，应当使用短效药物并降低剂量。吸入麻醉药也会加强肌肉松弛。建议给予肌松药前即开始监测神经肌肉阻滞情况，并持续至手术结束。

产后治疗

术后阶段的主要危险是进行性中心肌肉无力，需要机械通气。非产妇外科人群术后需要机械通气的预测因素为：①女性；②用力呼气流量 25% ～ 75%，小于 3.3 L/s 或低于 78% 的预期值；③用力肺活量小于 2.6 L；④ 50% 最大呼气流量小于 0.9 L/s，并低于 80% 的预期值[50]。

短暂性新生儿重症肌无力（transitory neonatal myasthenia，TNMG）是肌无力产妇分娩的新生儿中出现一种暂时性（至多持续 3 周）肌无力现象，发生率为 12% ～ 20%[51]。TNMG 的原因是孕妇体内的烟碱型乙酰胆碱受体抗体通过胎盘传递给胎儿。新生儿症状一般在出生后的前 4 天出现，2/3 病例在出生后几小时内出现临床表现。TNMG 的发病表现不一的原因是抗胆碱酯酶药物也可通过胎盘，新生儿只有在代谢并排泄胆碱酯酶抑制剂后才表现出肌无力症状，如昏睡、哭泣无力、呼吸缓慢、肌肉无力。可通过依酚氯铵激发试验诊断，患儿通常在 4 周后自动康复。

MG 产妇在产后前 3 周仍应细心监护，约 1/3 产妇在此期间突发严重的肌无力[47]。不管何种分娩方式，除了血浆置换和大剂量激素类药物，严密监护和持续用药是预防肌无力危象的最有效方法。服用硫唑嘌呤、甲氨蝶呤、吗替麦考酚酯或环磷酰胺治疗的产妇禁忌母乳喂养，肌无力的新生儿也不能母乳喂养。

肌营养不良

流行病学

肌营养不良是遗传的肌源性疾病，以渐进性肌肉萎缩和不同位置及程度肌无力为特征。Duchenne 肌肉萎缩症（Duchenne muscular dystrophy，DMD）和 Becker 肌肉萎缩症（Becker's muscular dystrophy，BMD）均为骨骼肌和心肌 X 染色体隐性遗传疾病。DMD 通常是男性患者，携带异常 X 染色体的女性患者通常没有症状[52]。肢带型肌萎缩（limb-girdle muscular dystrophies，LGMD）是一组遗传性骨骼肌异常，主要累及骨盆和肩胛骨周边肌肉，遗传方式不同。LGMD 的人群发生率约为 1 ～ 6.5/10 万。面肩肱型肌营养不良是常染色体疾病，以进行性肩部和脸部肌肉无力为特征，患病无性别差异，但女性症状可能相对较轻。

病因 / 危险因素

DMD 患者 2 ~ 5 岁开始出现症状，可能年龄较小就需要坐轮椅。表现为脊柱后侧凸畸形、胃排空延迟、心律失常、二尖瓣反流、限制性肺疾病、咳嗽无力导致肺炎，最终通常因肺炎或充血性心力衰竭导致死亡。这些患者通常出现动作发展指标延迟（delayed motor milestones）、鸭步、经常摔倒、高乐斯征（Gowers sign）（从地上坐起时需用手辅助）[52]。DMD/BMD 疑似患者，发病前常出现肌酸磷酸激酶水平意外升高。现代分子诊断技术可根据特定基因突变类型对肌营养不良进一步分类。

病理生理学

影响肌肉发育或功能的特定基因突变导致肌营养不良。特征是肌纤维退化引起的肌力受损和进行性肌无力。随着疾病进展也可出现纤维化和炎症反应。DMD 和 BMD 的 Xp21 基因位点均受影响。多数 DMD 患者由于先天性肌萎缩蛋白缺失，因此临床症状更严重，而 BMD 患者尽管肌萎缩蛋白形式改变且数量减少，但该蛋白仍然存在，所以临床进程缓慢。

治疗

虽有诸多研究期望通过基因治疗技术纠正或替代缺陷 / 缺乏的蛋白，但目前临床缺乏肌营养不良的有效治疗措施。治疗方法主要为对症和预防心肺并发症。DMD 病史的孕妇由于胃动力不足导致胃排空延迟，同时由于平滑肌萎缩导致肺功能障碍。目前还没有子宫平滑肌功能或相关不良事件对产程进展影响的证据。

麻醉管理

DMD/BMD 患者全身麻醉的主要顾虑是长期呼吸和心脏功能受损的潜在影响。由于呼吸肌力减弱；咳嗽能力下降；呼吸睡眠暂停，可能发展为肺动脉高压；骨骼肌渗透增加导致心肺储备功能下降；胃肠道动力不足增加肺部误吸的风险，因此应尽可能地避免全身麻醉。区域麻醉优于全身麻醉，此类患者全身麻醉可发生危及生命的相关并发症如心律失常、心搏骤停和恶性高热[53]。硬膜外腔阻滞麻醉可缓慢滴定给药，避免麻醉平面意外升高所致的呼吸衰竭，所以比蛛网膜下腔阻滞麻醉更有优势。建议在分娩早期即置入硬膜外导管，必要时可用于剖宫产麻醉，从而避免全身麻醉。

紧急情况下需要实施全身麻醉，肌营养不良产妇发生类恶性高热综合征的概率增加。因此格外注意避免恶性高热的诱发因素，比如选择新的呼吸环路螺纹管、麻醉诱导前用新鲜气流冲洗麻醉机至少 15 min、准备丹曲林以便及时处理出现的任何恶性高热体征。

产后治疗

产妇产后非常脆弱，应密切监护以免急性发作，尤其是影响延髓和呼吸功能的情况。椎管内麻醉有利于术后胸部物理治疗，肌营养不良患者再发肺炎的风险增加，新生儿筛查和咨询非常必要。

肌强直和周期性瘫痪

流行病学

肌强直综合征是一系列离子通道异常导致的骨骼肌退行性疾病，为横纹肌活动（肌强直）或电刺激后出现的肌肉持续挛缩。营养不良性肌强直，是常染色体显性遗传疾病，最常见也最严重，初次发现于 20 世纪 20 ～ 30 年代。估计发病率为 2.4 ～ 5.05/10 万。先天性肌强直，通常在出生或幼儿早期发病，为常染色体显性遗传（Thomsen 型）或常染色体隐性遗传（Becker 型）。营养不良性肌强直的其他罕见类型包括先天性肌强直、Schwartz-Jampel 综合征。周期性瘫痪包括钠离子通道（高钾周期性瘫痪）和钙离子通道异常（低钾周期性瘫痪）。

病因 / 危险因素

强直性肌营养不良通常表现为面部肌肉无力、吞咽困难和肌强直。还可能伴有智力迟钝、额顶秃、白内障、内分泌腺受损、血浆肌酸激酶水平升高。通常采用苯妥英对症支持治疗。疾病进展累及骨骼肌、心肌和平滑肌，妊娠加重临床症状。与该疾病相关的产科并发症包括阴道分娩后子宫宫缩乏力、胎盘滞留，流产、早产、前置胎盘和羊水过多的风险增高。

先天性肌强直通常并非进展性疾病，严重程度不一，可给予苯妥英和奎宁治疗。周期性瘫痪诊断包括：给予葡萄糖输注后出现肌肉无力为低钾周期性瘫痪，或口服钾盐后出现肌肉无力为高钾周期性瘫痪。这两种情形均可使用乙酰唑胺治疗。

病理生理学

此类疾病潜在的病理生理学机制为影响肌细胞膜电压敏感性通道的基因发生突变。肌强直性营养不良源于多余的核苷酸重复：1 型是 *DMPK* 基因未翻译区 3'端 CTG 片段重复，2 型则是 *ZNF9* 基因第一个内含子的 CCTC 片断重复[54]。先天性肌强直是因为氯离子通道 *CLCN1* 的基因变异。包括高频周期性瘫痪的钠离子通道异常与电压门控型钠通道、*SCN4A* 基因突变有关。包括低频周期性瘫痪的钙离子通道异常则与 L 型电压门控型钙离子通道、*CACNA1S* 基因突变有关[55]。

治疗

肌强直缺乏有效的治疗方法，目前措施均为支持治疗。部分患者妊娠前没有症状，妊娠期间发展为肌肉无力。对于周期性瘫痪，治疗方案包括：对症治疗如使用碳酸酐酶抑制药如乙酰唑胺或双氯非那胺；也包括行为治疗，比如采用少食多餐避免摄入大量碳水化合物诱发疾病，高频周期性瘫痪患者应避免高钠或高钾饮食、禁食及使用增加血浆钾浓度的药物。因胎儿致畸性，妊娠期间禁忌服用乙酰唑胺，可使用沙丁胺醇替代治疗[56]。

麻醉管理

所有肌强直性营养不良或周期性瘫痪的孕妇，应避免使用琥珀胆碱（一种可促使钾离子释放的药物），因其可导致骨骼肌收缩时间延长，并出现类恶性高热综合征症状。可在神经肌肉功能监测下使用相对短效的非去极化肌松药物如罗库溴铵。全凭静脉麻醉可规避使用肌松药物[56]。保持正常体温至关重要，避免低体温和寒战，因其能诱发肌强直。

对于肌强直性营养不良患者，可能存在心肌病（甚至在无症状患者）和呼吸肌力减弱，使用吸入麻醉药可能导致心肌抑制，并发严重且亟待处理的心律失常。肌强直性营养不良 1 型的麻醉并发症比 2 型常见。周期性瘫痪患者也可出现心脏节律异常[56]。肌强直患者对苯巴比妥、阿片类药物、苯二氮䓬类药物和丙泊酚的呼吸抑制作用敏感性增强，更易发生嗜睡和中枢性呼吸睡眠暂停。周期性瘫痪产妇的麻醉管理应全程监测血钾浓度，拔除气管导管之前神经肌肉功能应完全恢复。

产后治疗

没有证据证明妊娠会影响肌强直患者的疾病进程。周期性瘫痪可能与术后瘫痪有关。应谨慎使用 NSAIDS 药物，其可导致高钾血症，尤其是合并肾疾病时。围产期死亡率高达 15%，主要因为该疾病对胎儿造成先天性影响。

脊髓灰质炎（小儿麻痹症）

流行病学

美国有 30 万感染脊髓灰质炎的幸存者，急性期恢复后部分患者依然饱受神经系统和呼吸系统慢性并发症的折磨。12% 脊髓灰质炎患者存在脊柱后侧凸畸形，需要外科矫形手术[57]。

病因 / 危险因素 / 病理生理学

脊髓灰质炎是单链 RNA 肠病毒感染，通过粪口途径传播，表现为非对称、弛缓性麻痹的神经症状。罹患脊髓灰质炎的主要危险因素为未进行脊髓灰质炎疫苗接种或未接种且生活在脊髓灰质炎流行地区。预计感染人群瘫痪的风险约为 1% ~ 2%，其中 50% 患者表现为肌肉无力，逐渐进展为永久性运动功能丧失，影响下肢和呼吸肌。感染脊髓灰质炎的女性患者妊娠相关并发症的风险增加，手术及围产期预后不良，且进行性先兆子痫风险增加，无论妊娠胎次或年龄[58]。

治疗和麻醉管理

脊髓灰质炎患者行区域麻醉没有不良反应报道，硬膜外腔和蛛网膜下腔阻滞麻醉均可安全应用于正常分娩和剖宫产手术，无严重并发症[57]。此类产妇呼吸储备功能有限，全身麻醉有潜在风险。有两例关于脊髓灰质炎后综合征的个案报道，未预计到术后发生呼吸衰竭，导致呼吸心搏骤停和脑损伤[59]。两例均与阿片类药物过度镇静作用导致的呼吸衰竭有关。肌松药琥珀胆碱的反应难以预测，患者运动神经元终板损伤，该药可导致血钾升高，因此应避免使用。至于非去极化肌松药物，其对脊髓灰质炎和脊髓灰质炎后综合征的患者肌松效果不一，使用时应当特别警惕，并监测神经肌肉功能。

产后治疗

产后治疗取决于患者病史和分娩方式，低体重儿和围产期并发症如肾疾病的风险增加。

小结

孕妇伴发神经系统疾病和神经肌肉疾病时，在妊娠和产后阶段需要多学科合作处理。部分患者妊娠前即需要计划，而部分患者是妊娠后即发生神经或神经肌肉疾病。本章节分别讨论了神经 / 神经肌肉疾病，孕妇可同时合并多种相关疾病。麻醉管理方案应针对具体病例量身定制，比如当存在运动神经元终板受损时应避免使用琥珀胆碱，以免出现高钾血症；比如使用小剂量逐渐增加的硬膜外镇痛策略。麻醉方案也需平衡不同需求，从神经系统功能到孕妇和胎儿的适应证等均需考虑。即便是产后，由于疾病的特殊性，仍要谨慎面对产褥期并密切监护。通过全程细心计划和多学科合作，可实现理想的临床结局。

病例分析

33 岁的白人女性，新发 MS 病史（3 个月），孕 38 周，进入术前等候区评估择期首次剖宫产手术情况。既往有哮喘史。目前应用药物包括硫唑嘌呤、口服类固醇激素、沙丁胺醇（吸入）、吸入用类固醇激素。无已知药物过敏史。大脑 MRI（图 25-6）显示胼胝体周围多发强回声信号。患者 MS 临床症状包括感觉异常、平衡困难、单侧视觉丧失，这些症状均得到控制。

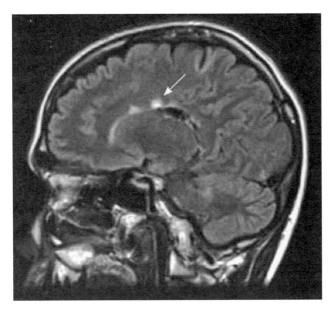

图 25-6　病例 MRI 资料。大脑矢状图，显示液体衰减反转恢复（fluid attenuation inversion recovery，FLAIR）背景上胼胝体周围多发强回声信号（箭头所指）（Reproduced with permission from The Royal Australian College of General Practitioners from Tsang B，Macdonell R. Multiple sclerosis. Diagnosis，management and prognosis. *Aust Fam Physician* 2011；40（12）：948-955.）

问题

1. 该患者在剖宫产当天才首次请麻醉科团队评估是否合适？

2. 根据产妇目前状态，其所使用的药物是否合理？

3. 患者于区域麻醉下实施剖宫产是否恰当？

4. 术前评估还需要完善什么检查？

5. 和其他产妇相比，该患者术中管理有何不同？

答案

1. 和所有严重神经疾病相同，理想情况下应进行多学科评估与治疗，应包括产科和新生儿医学专家及神经病学专家。此外，产妇有必要尽早到产科麻醉门诊就诊，制订围术期和围产期治疗方案。

2. 该产妇正在使用硫唑嘌呤，该药物对非孕妇而言治疗适合，但妊娠期应使用并非最佳选择[60]。

3. 如果选择全身麻醉，首选何种全麻药物并不明确。就肌松药而言，应避免使用琥珀胆碱，如果有肌肉松弛和继发的神经肌肉接头外乙酰胆碱受体上调，可能导致患者高钾血症。另一方面，使用非去极化肌松药物，肌松恢复时间可能延长[61]，因此应减少肌松药物剂量，并准确使用神经肌肉功能监护。区域麻醉不会影响 MS 进程，因此并非禁忌。有单中心回顾性研究报告称由于硬膜外腔阻滞麻醉平面过高导致产妇 MS 复发，因此对于合并自主神经功能病变的患者需慎重考虑区域麻醉的利弊。无论选用何种麻醉方式，术中和产后初期密切监护至关重要，特别注意体温变化。

4. 部分 MS 患者应进行肺功能测试，但本例患者哮喘控制良好，无肺部相关症状，且发病时间较短，所以不需要肺功能测试。此类患者精确的体温管理非常关键，尽量避免产妇过暖，因为有证据表明体温过高会加速疾病进程[61]。

5. 临床典型的症状是反复发作与缓解，并随时间缓慢进展。本例产妇首次 MS 发作后完全缓解，表明疾病处于缓慢进展期。妊娠不会对疾病进程产生不良影响，事实上许多孕妇症状得到改善[6]，本病例也证实了这一点。

参考文献

1. Tsang BK, Macdonell R. Multiple sclerosis—diagnosis, management and prognosis. *Aust Fam Physician*. 2011;40(12):948-955.

2. Lövblad KO, Anzalone N, Dörfler A, et al. MR imaging in multiple sclerosis: review and recommendations for current practice. *AJNR Am J Neuroradiol*. 2010;31(6):983-989.

3. Young CA. Factors predisposing to the development of multiple sclerosis. *QJM*. 2011;104(5):383-386.

4. Ferrero S, Pretta S, Ragni N. Multiple sclerosis: management issues during pregnancy. *Eur J Obstet Gynecol Reprod Biol*. 2004;115(1):3-9.

5. Tsui A, Lee MA. Multiple sclerosis and pregnancy. *Curr Opin Obstet Gynecol*. 2011;23(6):435-439.

6. Vukusic S, Hutchinson M, Hours M, et al. Pregnancy and multiple sclerosis (the PRIMS study): clinical predictors of post-partum relapse. *Brain*. 2004;127(Pt 6):1353-1360.

7. Brooks H, Christian AS, May AE. Pregnancy, anaesthesia and Guillain Barre syndrome. *Anaesthesia*. 2000;55(9):894-898.

8. Uncini A. A common mechanism and a new categorization for anti-ganglioside antibody-mediated

neuropathies. *Exp Neurol.* 2012;235(2):513-516.

9. Chan LY, Tsui MH, Leung TN. Guillain-Barré syndrome in pregnancy. *Acta Obstet Gynecol Scand.* 2004;83(4):319-325.

10. Chiapparini L, Saletti V, Solero CL, Bruzzone MG, Valentini LG. Neuroradiological diagnosis of Chiari malformations. *Neurol Sci.* 2011;32(suppl 3):S283-S286.

11. Ramón C, Gonzáles-Mandly A, Pascual J. What differences exist in the appropriate treatment of congenital versus acquired adult Chiari type I malformation? *Curr Pain Headache Rep.* 2011;15(3):157-163.

12. Hullander RM, Bogard TD, Leivers D, et al. Chiari I malformation presenting as recurrent spinal headache. *Anesth Analg.* 1992;75(6):1025-1026.

13. Chantigian RC, Koehn MA, Ramin KD, et al. Chiari I malformation in parturients. *J Clin Anesth.* 2002;14(3):201-205.

14. Ghaly RF, Candido KD, Sauer R, et al. Anesthetic management during Cesarean section in a woman with residual Arnold-Chiari malformation Type I, cervical kyphosis, and syringomyelia. *Surg Neurol Int.* 2012;3:26.

15. Mueller DM, Oro' J. Chiari I malformation with or without syringomyelia and pregnancy: case studies and review of the literature. *Am J Perinatol.* 2005;22(2):67-70.

16. Borthen I, Gilhus NE. Pregnancy complications in patients with epilepsy. *Curr Opin Obstet Gynecol.* 2012;24(2):78-83.

17. Devinsky O, Vezzani A, Najjar S, et al. Glia and epilepsy: excitability and inflammation. *Trends Neurosci.* 2013. pii: S0166-2236(12)00205-6. doi: 10.1016/j.tins.2012.11.008.

18. Vajda FJ, Hitchcock A, Graham J, et al. Seizure control in antiepileptic drug-treated pregnancy. *Epilepsia.* 2008;49(1):172-176.

19. Kjaer D, Horvath-Puhó E, Christensen J, et al. Antiepileptic drug use, folic acid supplementation, and congenital abnormalities: a population-based case-control study. *BJOG.* 2008;115(1):98-103.

20. American Academy of Pediatrics, 2003.

21. Kuczkowski KM. Labor analgesia for the parturient with neurological disease: what does an obstetrician need to know? *Arch Gynecol Obstet.* 2006;274(1):41-46.

22. Iijima T, Nakamura Z, Iwao Y, Sankawa H. The epileptogenic properties of the volatile anesthetics sevoflurane and isoflurane in patients with epilepsy. *Anesth Analg.* 2000;91(4):989-995.

23. Shih CJ, Doufas AG, Chang HC, et al. Recurrent seizure activity after epidural morphine in a postpartum woman. *Can J Anaesth.* 2005;52(7):727-729.

24. Lateef TM, Nelson KB. In utero exposure to antiepileptic drugs: teratogenicity and neonatal morbidity. *Curr Neurol Neurosci Rep.* 2007;7(2):133-138.

25. Pereira L. Obstetric management of the patient with spinal cord injury. *Obstet Gynecol Surv.* 2003; 58(10):678-687.

26. Mothe AJ, Tator CH. Advances in stem cell therapy for spinal cord injury. *J Clin Invest.* 2012; 122(11):3824-3834.

27. Karlsson AK. Autonomic dysfunction in spinal cord injury: clinical presentation of symptoms and signs. *Prog Brain Res.* 2006;152:1-8.

28. Vercauteren M, Waets P, Pitkänen M, et al. Neuraxial techniques in patients with pre-existing back impairment or prior spine interventions: a topical review with special reference to obstetrics. *Acta Anaesthesiol Scand.* 2011;55(8):910-917.

29. Swensen R, Kirsch W. Brain neoplasms in women: a review. *Clin Obstet Gynecol.* 2002;45(3):904-927.

30. Imarengiaye C, Littleford J, Davies S, et al. Goal oriented general anesthesia for Cesarean section in a parturient with a large intracranial epidermoid cyst. *Can J Anaesth.* 2001;48(9):884-889.

31. Chang L, Looi-Lyons L, Bartosik L, et al. Anesthesia for cesarean section in two patients with brain tumours. *Can J Anaesth.* 1999;46(1):61-65.

32. Balki M, Manninen PH. Craniotomy for suprasellar meningioma in a 28-week pregnant woman without fetal heart rate monitoring. *Can J Anaesth.* 2004 Jun-Jul;51(6):573-576.

33. Bateman BT, Schumacher HC, Bushnell CD, et al. Intracerebral hemorrhage in pregnancy: frequency, risk factors, and outcome. *Neurology.* 2006;67(3):424-429.

34. Selo-Ojeme DO, Marshman LA, Ikomi A, et al. Aneurysmal subarachnoid haemorrhage in pregnancy. *Eur J Obstet Gynecol Reprod Biol.* 2004;116(2):131-143.

35. Kizilkilic O, Albayram S, Adaletli I, et al. Endovascular treatment of ruptured intracranial aneurysms during pregnancy: report of three cases. *Arch Gynecol Obstet.* 2003;268:325-328.

36. Wang LP, Paech MJ. Neuroanesthesia for the pregnant woman. *Anesth Analg.* 2008;107(1):193-200.

37. Acheson J, Malik A. Cerebral venous sinus thrombosis presenting in the puerperium. *Emerg Med J.* 2006;23(7):e44.

38. Edlow JA, Caplan LR, O'Brien K, et al. Diagnosis of acute neurological emergencies in pregnant and post-partum women. *Lancet Neurol.* 2013;12(2):175-185.

39. Younker D, Jones MM, Adenwala J, et al. Maternal cortical vein thrombosis and the obstetric anesthesiologist. *Anesth Analg.* 1986;65(10):1007-1012.

40. Bousser MG, Crassard I. Cerebral venous thrombosis, pregnancy and oral contraceptives. *Thromb Res.* 2012;130 (suppl 1):S19-S22.

41. Karmaniolou I, Petropoulos G, Theodoraki K. Management of idiopathic intracranial hypertension in parturients: anesthetic considerations. *Can J Anaesth.* 2011;58(7):650-657.

42. Zamecki KJ, Frohman LP, Turbin RE. Severe visual loss associated with idiopathic intracranial hypertension (IIH) in pregnancy. *Clin Ophthalmol.* 2007;1:99-103.

43. Paruchuri SR, Lawlor M, Kleinhomer K, et al. Risk of cerebellar tonsillar herniation after diagnostic lumbar puncture in pseudotumor cerebri. *Anesth Analg.* 1993;77(2):403-404.

44. Lussos SA, Loeffler C. Epidural blood patch improves postdural puncture headache in a patient with benign intracranial hypertension. *Reg Anesth.* 1993;18(5):315-317.

45. Angelini C. Diagnosis and management of autoimmune myasthenia gravis. *Clin Drug Investig.* 2011;31(1):1-14.

46. Mays J, Butts CL. Intercommunication between the neuroendocrine and immune systems: focus on myasthenia gravis. *Neuroimmunomodulation.* 2011;18(5):320-327.

47. Hoff JM, Daltveit AK, Gilhus NE. Myasthenia gravis in pregnancy and birth: identifying risk factors, optimizing care. *Eur J Neurol.* 2007;14(1):38-43.

48. Ferrero S, Pretta S, Nicoletti A, et al. Myasthenia gravis: management issues during pregnancy. *Eur J Obstet Gynecol Reprod Biol.* 2005;121(2):129-138.

49. Hoff JM, Daltveit AK, Gilhus NE. Artrogryposis multiplex congenita—a rare fetal condition caused by maternal myasthenia gravis. *Acta Neurol Scand Suppl.* 2006;183:26-27.

50. Naguib M, el Dawlatly AA, Ashour M, Bamgboye EA. Multivariate determinants of the need for postoperative ventilation in myasthenia gravis. *Can J Anaesth.*1996 Oct;43(10):1006-1013.

51. Djelmis J, Sostarko M, Mayer D, et al. Myasthenia gravis in pregnancy: report on 69 cases. *Eur J Obstet Gynecol Reprod Biol.* 2002;104(1):21-25.

52. Molyneux MK. Anaesthetic management during labour of a manifesting carrier of Duchenne muscular dystrophy. *Int J Obstet Anesth.* 2005;14(1):58-61.

53. Gurnaney H, Brown A, Litman RS. Malignant hyperthermia and muscular dystrophies. *Anesth Analg.* 2009;109(4):1043-1048.

54. Turner C, Hilton-Jones D. The myotonic dystrophies: diagnosis and management. *J Neurol Neurosurg Psychiatry.* 2010;81(4):358-367.

55. Burge JA, Hanna MG. Novel insights into the pathomechanisms of skeletal muscle channelopathies. *Curr Neurol Neurosci Rep.* 2012;12(1):62-69.

56. Mackenzie MJ, Pickering E, Yentis SM. Anaesthetic management of labour and caesarean delivery of a patient with hyperkalaemic periodic paralysis. *Int J Obstet Anesth.* 2006;15(4):329-331.

57. Costello JF, Balki M. Cesarean delivery under ultrasound-guided spinal anesthesia [corrected] in a parturient with poliomyelitis and Harrington instrumentation. *Can J Anaesth.* 2008 Sep;55(9):606-611.

58. Veiby G, Daltveit AK, Gilhus NE. Pregnancy, delivery and perinatal outcome in female survivors of polio. *J Neurol Sci.* 2007 Jul 15;258(1-2):27-32.

59. Wernet A, Bougeois B, Merckx P, et al. Successful use of succinylcholine for cesarean delivery in a patient with postpolio syndrome. *Anesthesiology.* 2007;107(4):680-681.

60. Houtchens MK. Pregnancy and multiple sclerosis. *Semin Neurol.* 2007;27(5):434-441.

61. Dorotta IR, Schubert A. Multiple sclerosis and anesthetic implications. *Curr Opin Anaesthesiol.* 2002;15(3):365-370.

合并呼吸系统疾病产妇的麻醉管理

Ashley M. Tonidandel and Jessica L. Booth

张天瑶　占丽芳　译　旷昕　张鸿飞　校

章目录

1. 引言 435
2. 急性呼吸衰竭 436
3. 肺炎 440
4. 哮喘和气道反应性疾病 443
5. 阻塞性睡眠呼吸暂停 445
6. 病例分析 447

引言

多数女性在妊娠期出现过明确的呼吸困难，这增加了呼吸病理学诊断的难度。"妊娠呼吸困难"与妊娠正常的生理学改变相关（见表 26-1）；而妊娠正常的生理学改变有利于胎儿生长，并促使产妇做好临产和分娩的准备[1]。妊娠相关的呼吸困难不影响日常活动，与体力活动、咳嗽或气喘无关。随着妊娠进展，尤其是孕妇首次感受到胎动时，生理性呼吸困难逐渐改善。相反，心源性或肺源性呼吸困难，具有起病急、呈进行性加重的特点，且在安静状态下亦可发生，可能合并咳嗽、胸痛、发热或咯血。妊娠后期，因为心肺疾病所致的呼吸困难加重。当孕妇呼吸频率大于 20 次/分，呼吸作功增强，或听诊闻及湿啰音、哮鸣音或呼吸音减弱，需及时进行评估，发现潜在心肺功能病理变化[2]。

表 26-1　妊娠期生理学变化

器官系统	妊娠期变化
呼吸系统	
潮气量	增加 40%
分钟通气量	增加 40% ～ 50%
呼吸频率	增加 10%
耗氧量	增加 40%
补呼气量	减少 20%
功能残气量	减少 12% ～ 25%
动脉血 PCO_2	减少约 10%
胸廓顺应性	减少 45%
心血管系统	
心输出量	增加 20% ～ 50%
每搏输出量	增加 30%
全身血管阻力	减少 30%
心率	增加 20%
血液系统	
血浆容积	增加 55%
血容量	增加 45%
血细胞比容	减少（生理性贫血）
消化系统	
胃肠活动	减少
食管下段括约肌张力	减少
胃内压	增加

Data from Dean LS，D'Angelo R[1]

急性呼吸衰竭

流行病学

　　急性呼吸衰竭（acute respiratory failure，ARF）是指机体不能维持充分的氧合或通气状态。尽管 ARF 较为罕见（妊娠发生率小于 0.1%），但仍然是孕妇需要 ICU 治疗的最常见原因[3]。妊娠 ARF 的发病原因较多，包括妊娠和非妊娠相关因素（表 26-2）。欧美联合会指出，急性呼吸窘迫综合征（acute respiratory distress syndrome，ARDS）的诊断应满足以下标准：急性发作性肺损伤，胸部 X 线检查显示双肺浸润，$PaO_2/FiO_2 \leq 200$，肺动脉楔压 < 18 mmHg 或缺乏左心房压力升高的临床证据[3]。据估计，ARF 引起的孕产妇死亡率为 30% ～ 35%；而 ARDS 情况下，排除明显病因后，孕产妇死亡率高达 70%[4]。胎儿死亡率也较高，常见报道为 20% ～ 30%，主要原因是早产或围产期低氧血症[3]。

病理生理学

妊娠期呼吸损伤更易导致 ARF。妊娠期女性耗氧量增加而功能残气量（functional residual capacity，FRC）降低，尤其是妊娠后期的孕妇，在短暂窒息或肺通气不足情况下，更易发生低氧血

表 26-2　妊娠期急性呼吸衰竭的鉴别诊断

已患肺部疾病的加重	创伤
哮喘	肺挫伤
肺囊性纤维化	肺出血
慢性阻塞性肺疾病 / 肺气肿	肋骨骨折、胸骨损伤
栓塞	**脓毒症**
羊水栓塞	绒毛膜羊膜炎
肺栓塞	全身感染
静脉空气栓塞	肺炎
肺炎	**心肌病**
社区获得性肺炎	**急性呼吸窘迫综合征**
流行性感冒	**输血相关急性肺损伤**
吸入性肺炎	**药物过量**
院内获得性肺炎	
肺水肿	
先兆子痫	
宫缩抑制剂诱导（如特布他林）	
心源性肺水肿	

症、高碳酸血症和酸中毒。妊娠期长期轻度呼吸性碱中毒能促进胎儿废物的排出，但也限制了母体酸中毒时机体的缓冲能力[3]。孕妇发生 ARF 的死亡率与低 PH、首发症状为意识丧失（可能与低氧血症有关）、弥散性血管内凝血（disseminated intravascular coagulation，DIC）和脓毒症有关[4]。

治疗和麻醉管理

合并 ARF 的产科患者需送入 ICU 严密监护。部分医院设有专门的产科重症监护室，以满足患病孕妇的特殊治疗和计划分娩的需要。

合并 ARF 的产妇，主要治疗目标为鉴别和处理肺损伤的根本原因，充分保证氧供，维持体液内稳态。另外，应加强营养支持，监测胎儿状态，并做好分娩计划。

由于 FRC 降低，肺泡闭合压力低，肺泡塌陷和肺不张的风险增加，特别是在仰卧位状态下[3]。胎儿血红蛋白较成人血红蛋白对氧气的亲和力更高（见图 26-1）。然而，为了保证胎儿氧合需求，孕妇需维持比非妊娠状态下更高的氧饱和度。孕妇氧饱和度 > 90% 和（或）PaO_2 > 65 mmHg 可确保胎儿氧供充分[5-6]。低碳酸血症会使子宫动脉收缩，碱中毒令胎儿获氧量降低，故应避免过度通气。可行面罩给氧、无创正压通气或机械通气，给予较高的吸入氧浓度，以保证充分的氧供。应当避免机械通气过大，可引起主动脉-下腔静脉受压加重，孕妇静脉回心血量减少，心输出量下降，导致胎盘灌注降低。支气管扩张剂和升压药治疗有效[7]。

机械通气的目标是为患者提供充分的氧供，改善通气状况，但应注意避免气压伤及跨肺压增大。孕妇与非孕妇的气管插管和机械通气指征相同，包括需要保护气道或无法维持充分的氧供和通气时。接近足月的孕产妇行气管插管时，考虑到可能存在困难气道，因此需备齐足够人手并做好充足准备。为了预防和处理仰卧位低血压的发生，采取子宫左倾位或垫高右侧骨盆，以解除子宫对主动脉-腔静脉的压迫。对于孕产妇，不管是否禁食，均认为其可能存在误吸风险，因此需常规按饱胃处理。除了危及生命的紧急情况外，孕产妇在术前应常规接受非颗粒性抗酸剂治疗，并采取快速顺序诱导，插管时压迫环状软骨。孕妇插管前呼吸暂停

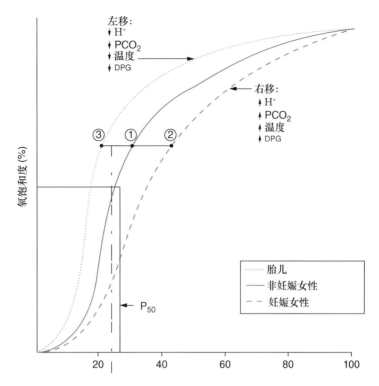

图 26-1　氧解离曲线。曲线 1：非妊娠女性的正常氧解离曲线。曲线 2：妊娠期女性的氧解离曲线。因为红细胞 2，3-DPG 增加 30%，胎儿氧供增加，曲线右移。曲线 3：胎儿的氧解离曲线左移

时迅速出现低氧血症，因此诱导前预给氧非常重要。喉镜置入时需动作轻柔，以免损伤口腔组织造成出血。因声门较小，应选择较小型号的气管导管。为防止鼻部出血，应避免经鼻插管。

　　达到适当胎龄的孕妇，应进行胎儿监测。当产妇或胎儿情况恶化时，应进行多学科会诊，制订快速分娩计划。优化产妇心肺功能状态可促进胎儿健康成长，因此存在适应证时应考虑剖宫产手术。产妇因自身条件限制无法经阴道分娩时，若胎儿接近足月或产妇具备剖宫产指征，应考虑剖宫产[3, 5]。

　　过度机械通气（呼气末 CO_2 ＜ 24 mmHg）会引起子宫血管收缩，使产妇心输出量降低。实施有创血流动力学监测，如动脉置管或肺动脉导管，有助于维持液体平衡，避免发生肺水肿，同时又能保证重要器官灌注。抬高床头以降低误吸的发生，注意口腔

卫生可减少院内感染[3]。良好的镇静镇痛效果能使产妇更舒适，也可减少无创正压通气时的需氧量[3]。产妇镇静对胎心监护的影响值得注意，尤其是决策分娩方式和判断胎儿健康状况方面。由于孕产妇和产后女性血液的高凝状态，预防深静脉血栓形成尤为重要[1]。

肺炎

流行病学

孕妇发生肺部感染的几率约占 0.4‰～ 2.7‰，这也是导致孕妇死亡最常见的非产科因素。随着更多高效抗生素靶向治疗的普及以及重症治疗技术的提升，因肺部感染发生产妇死亡率在近 50 年控制在 4% 以内[6, 8]。社区获得性肺炎（community-acquired pneumonia，CAP）属于一种常见但严重的疾病，患者常因缺氧、发热、通气不足、咳嗽及胸膜炎性胸痛入院。妊娠期与非妊娠期妇女均易感染相同或相似病原体。CAP 最常见的细菌性病原体为肺炎链球菌和流感嗜血杆菌，非典型病原体如军团菌属和肺炎支原体极其罕见，并不需要对此类病原体进行常规特异性血清学检测[5, 8]。

引起妊娠期肺部感染的病毒主要有流感病毒 A 型和 B 型（包括猪流感病毒、H1N1 病毒）、水痘带状疱疹病毒和冠状病毒（严重急性呼吸综合征）。2009—2010 年，H1N1 流感病毒爆发造成了历史性大流行，导致妊娠期妇女严重疾病。感染 H1N1 的孕妇并发症的风险明显增加，包括需住院治疗、呼吸功能衰竭、早产、胎儿窘迫，甚至死亡。2009 年 8 ～ 12 月，疾病预防控制中心（Centers for Disease Control and Prevention，CDC）的数据表明，509 名感染 H1N1 而入院的孕妇死亡率高达 5%[9]。除了 H1N1，即使是在普通流感季节，妊娠期合并流感的发生率也相对较高。例如，与非孕妇相比，孕妇流感发病率增高近 10 倍（10.5/10 000 *vs.* 1.9/10 000）[5]。因此，CDC 建议所有孕妇应接种流感疫苗。针对合并慢性疾病的高风险孕妇，如无脾、免疫功能低下、镰刀型红细胞病等，建议使用肺炎球菌疫苗[5]。

病因 / 危险因素

合并哮喘或贫血（定义为 Hct ≤ 30%）的女性患者，其妊娠期发生肺部感染的风险增加 5 倍。另外，妊娠期肺部感染易感因素还包括药物滥用、吸烟、慢性疾病、已有肺部病变、人类免疫缺陷病毒感染（human immunodeficiency virus，HIV）[10]。分娩方式也对其有一定影响。例如，与经阴道分娩相比，剖宫产患者术后更易发生肺部感染[10]。

病理生理学

妊娠期妇女的生理学改变令孕妇易患肺部感染。妊娠期 FRC 降低，需氧量增加，使呼吸功能受损。胃排空延迟、胃内压增高、食管括约肌张力降低，更易诱发反流误吸。此外，多重免疫学改变降低孕妇感染时的免疫反应[10]。例如 NK 细胞、Th-1、CD8+ 细胞活性降低，从而减少 IL-2、IFN、TNF 的生成。

肺部感染可能与多种妊娠期相关并发症有关。据报道，合并 CAP 的产妇早产发病率高达 44%，1/3 女性可能提前分娩[5-6, 8-10]。与没有肺部感染相比，合并肺部感染的孕妇胎膜早破的可能性更高。此外，妊娠期间发生肺部感染的孕妇其胎儿宫内生长受限，娩出低体重儿的概率约升高 2 倍[5]。

治疗和麻醉管理

99% 的细菌性肺炎患者仅使用大环内酯类药物（红霉素、阿奇霉素）治疗即可获得良好效果。若为药物抵抗性肺炎链球菌感染，可加用头孢曲松钠或头孢噻肟。目前，CDC 指南建议所有妊娠期女性和产后 2 周内感染流感病毒或在感染的 48 h 内出现症状的女性，需接受奥司他韦（Tamiflu，达菲）或扎那米韦（Relenza，乐感清）治疗，可降低围产期发病率和死亡率。抗病毒药物引之前，水痘性肺炎患者的死亡率高达 35% ～ 40%。随着抗病毒治疗的出现，死亡率减少至 15%。此类患者应尽早就医，采用阿昔洛韦静脉滴注抗病毒治疗，以降低呼吸系统并发症的发生[6]。如表 26-3 所示，美国胸科学会指南在预测妊娠期需接受重症支持治疗的复杂性肺炎时成功率可达 96%[5]。考虑到并发症的发生发展迅速，部分产科医师会选择让所有患肺炎的孕妇住院过夜观察，并

表 26-3　妊娠期间 CAP 的易患因素

合并慢性病
精神状态改变
呼吸频率≥ 30 次 / 分
体温＞ 38.3℃
白细胞计数＜ 4×10⁹/L 或＞ 30×10⁹/L
PaO_2 ＜ 60 mmHg 或 $PaCO_2$ ＞ 50 mmHg
肌酐＞ 1.2 mg/dl
胸片结果异常（如多肺叶异常）

ᵃ Data from The American Thoracic Society.

完善各项检查，包括胸部 X 线、全血细胞计数、电解质、血培养，并评估孕妇和胎儿的氧供[6]。

已有严重肺炎症状的患者，入院后应组织多学科团队进行支持治疗，需要传染科、重症医学科、呼吸科、产科、新生儿科、助产士及麻醉科成员通力合作，优化孕妇和胎儿情况。为了避免耽误诊断，应尽早行胸部放射检查，但要注意做好腹部防护。需考虑的其他诊断有肺栓塞、羊水栓塞、肺水肿、脓毒症或心肌病。根据感染源的性质，依据指南尽早使用抗菌或抗病毒药物。同时，支持治疗对孕妇和胎儿均非常重要，需进行补液、退热、吸氧治疗。严重呼吸功能衰竭患者，必要时可行机械通气。为了预防反流误吸的发生，可适当使用抗酸剂并抬高床头。严密监测患者情况，预防早产和胎儿宫内窘迫[6]。

合并全身感染的孕妇若产程启动或需行剖宫产时，是否选择区域阻滞应根据患者实际情况，应权衡中枢神经系统感染的风险和区域阻滞优势。虽然多数专家认为，细菌感染患者未经治疗时不宜行椎管内阻滞，但若经过恰当的抗生素治疗后，可安全接受蛛网膜下腔麻醉，不过术后应密切观察患者是否出现中枢神经系统感染症状[11]。

哮喘和气道反应性疾病

流行病学

妊娠期女性哮喘的发病率为 8%，也是妊娠期最常见的疾病之一[12]。孕期哮喘病情多变，约 23% 的孕妇病情改善，而 30% 的孕妇病情恶化[13]。哮喘控制不佳可诱发子痫前期、宫内生长受限、早产、先天畸形和围产期死亡[14]。基于妊娠期哮喘症状的可变性及对孕妇和胎儿的严重影响，美国妇产科医师学会（American College of Obstetricians and Gynecologists, ACOG）建议，所有合并哮喘的孕妇均应评估病情严重程度，控制病情发展[13]。

病理生理学

哮喘是由多种刺激因素所致的高反应性慢性气道炎症，导致部分或完全可逆性气道梗阻。免疫介导的炎性反应包括由过敏原、感染或运动诱发的 T 细胞、B 细胞、肥大细胞、嗜酸性粒细胞和中性粒细胞级联反应。典型表现为急性发作时出现喘息、呼吸短促、咳嗽和胸闷[15]。尽管其发病机制尚不明确，但妊娠可改善部分孕妇的哮喘症状，因为孕酮的分泌可扩张支气管，且血清皮质醇水平升高。然而，部分患者出于胎儿安全的考虑拒绝药物治疗（依从性差），或压力过大、反流增加、支气管炎等原因，出现哮喘加重[15]。哮喘患者妊娠期并发症常与病情严重程度、胎儿氧合或治疗副作用有关[12]。

治疗和麻醉管理

哮喘发作时，治疗的主要目标是为孕妇提供充足氧供，以保证胎儿需求。制订综合性治疗计划：客观评价、远离刺激源（灰尘、霉菌、动物毛发、二手烟、感染等）、监测呼吸功能、优化用药及实施相关知识宣教。

妊娠期妇女哮喘的诊断标准与非妊娠患者一致。常见症状表现为与刺激（变应原、感染和运动）相关的咳嗽、喘鸣、呼吸急促。哮喘急性发作时，由于呼吸道梗阻可出现哮鸣音消失。肺功能测定显示，使用支气管扩张剂后，FEV_1（1 秒用力呼气容积）明显改善（至少 $\geq 12\%$）[13]。哮喘患者妊娠期间，应尽早行全面的临床评估，判断基础肺功能和哮喘严重程度。对孕妇进行相关知识教育，如避免诱发因素（特别是二手烟）、哮喘发作可能影响胎儿、如何自我监测、如何正确使用吸入药物。由于妊娠期间哮喘的严重程度变化较大，如果发病频率改变，应再次评估患者病情。FEV₁ 和最大呼气流速是进行定期评估的有效参数。表 26-4 显示了不同哮喘分级的推荐治疗方案。国家哮喘教育预防计划（Nation Asthma Education and Prevention Program，NAEPP）指出，针对合并哮喘的孕妇，相对于未控制病情任其发展，采用药物治疗更为安全。

ACOG 着重强调了分娩期间持续使用哮喘药物的重要性[13]。镇痛不足和脱水可能诱发支气管痉挛[13]。哮喘急性发作期间，呼吸道梗阻会导致脱水及胸内压增高，从而降低孕妇心输出量，对胎儿不利[15]。接受麻醉性镇痛药治疗的哮喘患者，需严密监护以防呼吸抑制。使用可诱发组胺释放的药物时，需小心谨慎，如大剂量吗啡。采用局部麻醉技术充分分娩镇痛，可降低氧耗量和每分通气量。子宫剧烈收缩产生的疼痛或哮喘急性发作时，孕妇过度通气，导致子宫动脉收缩，最终引起胎儿出现心动过缓[1]。接

表 26-4　孕期哮喘分级及其处理

哮喘严重程度	发病频率	FEV₁	首选治疗	备用治疗
轻度间歇性	≤2 天 / 周	>80% 预计	沙丁胺醇吸入	无
轻度持续性	>2 天 / 周但并非每日发作	>80% 预计	小剂量皮质醇激素吸入	色甘酸钠、白三烯受体拮抗剂或茶碱类（血清浓度 5～12 μg/ml）
中度持续性	每日发作	60%～80% 预计	小剂量皮质醇激素吸入和沙美罗特	中等剂量吸入用皮质醇激素、白三烯受体拮抗剂或茶碱类（血清浓度 5～12 μg/ml）
重度持续性	持续发作	<60% 预计	大剂量皮质醇激素吸入和沙美罗特	茶碱类（血清浓度 5～12 μg/ml）及口服皮质醇

缩写：FEV1，第 1 秒用力呼气量（Data from Dombrowski MP，Schatz M[13-14]）

受系统性皮质醇治疗的孕妇，需在分娩时和分娩后 24 h 内静脉注射应激剂量的皮质醇，以避免肾上腺危象[13]。应积极治疗孕妇支气管痉挛和低氧血症以免胎儿宫内窘迫。因为妊娠导致的呼吸生理改变，当产妇仰卧位时，闭合容量将超过 FRC，所以患者合并严重或不稳定性哮喘时，可能发生缺氧[1]。另外，呼吸肌辅助肌群的应用预示即将发生呼吸衰竭。不稳定性哮喘孕妇一般选择剖宫产[13-14]。

如果实施全身麻醉，气管插管或拔管过程诱发支气管痉挛的风险最高。使用扩张支气管的药物行快速顺序诱导有助于减少支气管痉挛的发生，如丙泊酚、氯胺酮、硫喷妥钠。静脉使用利多卡因也可有效降低气道高反应性。麻醉维持常选用卤化吸入麻醉剂，可明显扩张支气管。拔除气管导管前，应静脉给予皮质醇激素和 β_2 受体激动剂，如沙丁胺醇。产妇误吸风险较高，因此需在患者完全清醒、气道反射恢复后，方可拔除气管导管[15]。

产后治疗

有研究指出，与非哮喘患者相比，哮喘患者产后出血的风险更高。催产素是治疗产后出血的推荐用药。麦角生物碱（Methergine，甲基麦角新碱）和前列腺素（Hemabate，欣母沛）可诱发支气管痉挛，故对哮喘患者相对禁忌。然而，临床医师需充分权衡支气管痉挛和术后出血的风险-受益比，从而选择最合适的治疗方案[15]。

患者产后应继续使用哮喘药物。哮喘治疗用药如泼尼松、茶碱、色甘酸钠、抗组胺药、吸入用皮质醇和 β_2 受体激动剂等并非母乳喂养的禁忌。产后若哮喘症状有所改善，患者可谨慎减少药物剂量[13]。

阻塞性睡眠呼吸暂停

流行病学

阻塞性睡眠呼吸暂停（obstructive sleep apnea，OSA）是一种与睡眠相关的呼吸障碍，特点是反复出现窒息和通气不足导致的间歇性低氧血症。OSA 的定义与睡眠暂停-低通气指数（apnea and hypopnea index，AHI）有关。AHI 是平均每小时睡眠中发生呼吸暂停和低通气次数的总数，由多功能睡眠记录仪在夜间记载。若相关症状（日间过度嗜睡、疲倦）大于 5 或无关症状超过 15，即可诊断 OSA[16-17]。据报道，30 ～ 40 岁之间的女性 OSA 发病率为6.5%[18]，但由于缺乏大样本前瞻性研究，妊娠期妇女 OSA 的准确患病率尚不清楚。有前瞻性研究指出，100 名妊娠中晚期的孕妇进行多功能睡眠记录仪检查，OSA 的发生率为 20%[19]。多项研究表明，10% ～ 25% 的孕妇自觉妊娠中晚期出现鼾症[20]。妊娠合并肥胖时鼾症的发生率增加，提示 OSA 将更普遍。

病因 / 危险因素

妊娠可能使 OSA 病情恶化，或引起新的疾病。妊娠期间生理学变化会加重睡眠过程中呼吸异常的发生。这些变化包括因子宫增大使膈肌上抬、体重指数（BMI）增加、口咽部水肿导致上呼吸道狭窄、非连续睡眠及 FRC 下降[20]。

病理生理学

妊娠期 OSA 的早期诊断对孕妇和胎儿均十分重要。一项针对全国数据的回顾性研究调查显示，妊娠期患有 OSA 的孕妇（通过多功能睡眠记录仪确诊）更易发生先兆子痫、妊娠期糖尿病、妊娠期高血压。与非 OSA 孕产妇相比，这类患者易于分娩早产儿、低体重儿和低孕龄儿[21]。未经过正规睡眠检查的鼾症孕妇，发生动脉血压增高和先兆子痫的概率增加。个案报道显示，因呼吸暂停导致的孕妇间歇性缺氧，会诱发胎心减速[20]。理论上讲，反复气道梗阻会造成孕妇循环氧供不足，导致高血压和外周血管收缩，与胎盘血流量减少有关。这种发病机制可以解释，OSA 产妇因胎盘缺血而导致胎儿宫内生长受限的发生率增加[20, 22]。低氧血症反复发作也会启动炎症介质的释放，导致氧化应激和内皮细胞损伤。这一系列级联反应对先兆子痫的发展起关键作用[23]。

治疗和麻醉管理

已知或怀疑 OSA 的孕妇行剖宫产时，围术期并发症风险增高。当前，ACOG 暂无筛查妊娠期 OSA 的正式推荐。然而，也有多种术前 OSA 筛查方法，如 STOP 调查问卷、美国麻醉医师协会（AmericanSociety of Anesthesiologists，ASA）清单、Berlin 调查问卷，有助于确定 OSA 高风险的孕妇[24-25]。急诊剖宫产时尽早放置硬膜外导管或实施 CSE，有助于避免全身麻醉，避免使用阿片类药物[23]。全身麻醉后，此类患者术后可能出现低氧血症，甚至猝死。ASA 关于 OSA 患者围术期管理指南认为，疑似 OSA 的肥胖孕妇计划剖宫产时，尽可能选择区域麻醉，早期使用持续正压通气，做好困难气道相关准备，谨慎全身应用阿片类药物，术后持续监测血氧饱和度[25]。

病例分析

白人女性，30 岁，G_7P_5，孕 36 周，现出现宫缩、咳嗽、气促。病史不详，近日咳嗽、呼吸困难加重，上周自行停用哮喘药物。否认发热、咯血或胸痛。既往史：吸烟，多次低孕龄儿分娩史，且前两次妊娠均于妊娠后期因哮喘急性发作住院治疗。本次妊娠产前检查不足。

宫缩间隔 5 min 一次，宫口开大 5 cm，宫颈成熟度 70%，胎先露 S-3，胎心率 130 次 / 分，但胎盘未剥离。生命体征：BP 110/73 mmHg，HR 117 次 / 分，RR 20 次 / 分，SpO_2 99%，T 99.5 ℉。体格检查：患者体型偏瘦，轻度呼吸困难，双肺可闻及哮鸣音和干啰音，双下肢无明显水肿。

问题

1. 当你遇到该病例时，需要考虑哪些鉴别诊断？还需进行哪些检查？

2. 该患者不愿行硬膜外腔阻滞麻醉，你有何麻醉建议？

3. 你会选择区域麻醉还是全身麻醉？为什么？

4. 如何进行麻醉诱导？是否需要有创监测？

5. 全麻诱导后，产科医师实施剖宫产术，取出胎儿后子宫收缩乏力，应使用哪种子宫收缩剂？

答案

1. 简要的鉴别诊断包括：哮喘急性发作、呼吸道感染 / 肺炎、肺水肿或心肌病、肺栓塞。等待后续检查时，孕妇需吸氧，静脉输液。白细胞计数和胸片检查可排除感染。应开始使用支气管扩张治疗，必要时静脉使用激素。考虑到患者处于分娩活跃期，CT 检查不作为首选。可于床旁行便携式胸片检查、床旁超声心动图、静脉血管多普勒检查，同时持续胎儿监测。动脉血气分析结果有助于判断病情严重程度，并为是否使用呼吸机治疗提供依据。

> 患者使用沙丁胺醇后，呼吸急促症状有所好转。胸部 X 线检查显示：双肺弥散性浸润。全血细胞计数示：白细胞 22 500/μl，血红蛋白 9.1 g/dl，血细胞比容 27.5%，血小板 361 000/μl。感染有待进一步确诊，开始应用广谱抗生素治疗。孕妇已进入产程，宫缩间隔 1 次 / 3 min，拟行血气分析。鼻导管吸氧 4 L/min 时氧饱和度维持在 97% ～ 99%。

2. 许多专家认为，未经治疗的全身性感染患者不应行椎管内麻醉[11]。该患者伴随严重感染的症状与体征，但是否为细菌性感染有待明确。如果考虑实施区域阻滞，麻醉前需充分补液，以耐受交感神经阻滞引起的血流动力学波动。有研究表明，对于已经存在全身感染的患者，如果椎管内麻醉穿刺前患者已开始使用抗生素且治疗有效如体温下降，此时采取椎管内麻醉也可能安全[11]。

充分补液和有效镇痛是该患者分娩的重要目标。镇痛不佳可能诱发支气管痉挛。腰硬联合麻醉可降低分娩期间产妇的氧耗和分钟通气量。如果该患者使用支气管扩张剂后呼吸功能改善并可继续分娩，应强烈考虑采取腰硬联合麻醉[12]。局麻药稀释后滴定使用，应避免运动神经阻滞，控制麻醉平面不超过 T_{10}。

> 硬膜外腔阻滞麻醉前，患者呼吸困难加重，氧饱和度 90%，面罩给予 10 L/min 氧流量，氧饱和度提升到 98%，呼吸频率 30 次 / 分。胎心监护反复出现晚期减速，产科医生决定行紧急剖宫产。动脉血气结果：pH 7.33，PCO_2 22 mmHg，PO_2 91 mmHg。

3. 患者已出现呼吸衰竭失代偿，可能无法耐受蛛网膜下腔阻滞麻醉造成的呼吸辅助肌群抑制，也可能无法耐受在椎管内麻醉下于平卧位完成手术。该患者需行气管内插管和呼吸机支持治疗。积极治疗后孕妇通气和氧合改善，胎儿状态可随之改善[13]。然而，足月妊娠的女性在胎儿娩出后其呼吸状况及氧耗明显改善。必要时产科介入决策。

4. 预防性使用非颗粒性抗酸剂，充分去氮给氧，抬高子宫以防主动脉腔静脉受压，均对患者有利。患者没有困难插管的危险因素，考虑到其反流误吸风险大，不建议使用面罩正压通气。可行快速顺序诱导（rapid sequence induction，RSI）。由于氯胺酮有扩张支气管作用，所以常作为诱导的基础或辅助用药与琥珀胆碱联合使用。有创动脉血压监测，可密切监测血流动力学改变，有助于通气管理。值得注意的是，有创动脉操作不能耽误手术或呼吸治疗。如果无法采取其他方式如尿量简单评估容量状态，可采取中心静脉压监测指导补液。

5. 若使用高浓度吸入麻醉药以扩张支气管，需将其降低至1MAC 值以下。这种情况下缩宫素应该作为首选的治疗方案。未稀释的缩宫素快速静脉输注会导致低血压。卡前列素（Carboprost，15-methyl-prostaglandin-2a）和甲基麦角新碱（methylergonovine，Methergine）均可诱发支气管痉挛，因此需谨慎使用，可作为本例患者治疗的最后措施[13]。

参考文献

1. Dean LS, D'Angelo R. Anatomic and physiologic changes of pregnancy. In: Palmer CM, D'Angelo R, Paech MJ. *Obstetric Anesthesia*. New York, NY: Oxford University Press; 2011:19-30.

2. Bobrowski RA. Pulmonary physiology in pregnancy. *Clin Obstet Gynecol*. 2010;53(2):285-300.

3. Mighty HE. Acute respiratory failure in pregnancy. *Clin Obstet Gynecol*. 2010;53(2):360-368.

4. Chen CY, Chen C, Wang K et al. Factors implicated in the outcome of pregnancies complicated by acute respiratory failure. *J Reprod Med*. 2003;48:641-648.

5. Graves CR. Pneumonia in pregnancy. *Clin Obstet Gynecol*. 2010;53(2):329-336.

6. Sheffield JS, Cunningham FG. Community-acquired pneumonia in pregnancy. *Obstet Gynecol*. 2009; 114(4):915-922.

7. Lindeman KS. Respiratory disease in pregnancy. In: Chestnut DH, Polley LS, Tsen LC, Wong CA. *Chestnut's Obstetric Anesthesia: Principles and Practice*. 4th ed. Philadelphia, PA: Mosby Elsevier; 2009: 1109-1123.

Cunningham GF, Leveno KJ, Bloom SL, Hauth JC, Gilstrap LC, Wenstrom KD, eds. *Williams*

Obstetrics. 22nd ed. 130-131.

8. Brito V, Niederman MS. Pneumonia complicating pregnancy. *Clin Chest Med*. 2011;32(1):121-132.

9. Jamieson DJ, Honein MA, Rasmussen SA, et al. H1N1 2009 influenza virus infection during pregnancy in the USA. *Lancet*. 2009;374(9688):451-458.

10. Munn MB, Groome LJ, Atterbury JL, Baker SL, Hoff C. Pneumonia as a complication of pregnancy. *J Matern Fetal Med*. 1999;8(4):151-154.

11. Wedel DJ, Horlocker TT. Regional anesthesia in the febrile or infected patient. *Reg Anesth Pain Med*. 2006;31(4):324-33.

12. Schatz M, Dombrowski MP. Clinical practice. Asthma in pregnancy. *N Engl J Med*. 2009;360(18): 1862-1869.

13. Dombrowski MP, Schatz M. Asthma in pregnancy. American College of Obstetricians and Gynecologists Practice Bulletin No. 90. *Obstet Gynecol*. 2008;111(2 pt 1):457-464.

14. Dombrowski MP, Schatz M. Asthma in pregnancy. *Clin Obstet Gynecol*. 2010;53(2):301-310.

15. Carlisle AS. The pregnant patient with asthma. In: Hughes SC, Levinson G, Rosen MA. *Schnider and Levinson's Anesthesia for Obstetrics*. 4th ed. Philadelphia, PA: Lippincott Williams & Wilkins; 2002: 487-495.

16. Park JG, Ramar K, Olson EJ. Updates on definition, consequences, and management of obstructive sleep apnea. *Mayo Clin Proc*. 2011;86(6):549-555.

17. Facco FL. Sleep-disordered breathing and pregnancy. *Semin Perinatol*. 2011;35:335-339.

18. Young T, Palta M, Dempsey J, Skatrud J, Weber S, Badr S. The occurrence of sleep-disordered breathing among middle aged adults. *N Engl J Med*. 1993;328:1230-1235.

19. Olivarez SA, Maheswari B, McCarthy M, et al. Prospective trial on obstructive sleep apnea in pregnancy and fetal heart rate monitoring. *Am J Obstet Gynecol*. 2010;202:552 e1-e7.

20. Kapsimalis F, Kryger M. Obstructive sleep apnea in pregnancy. *Sleep Med Clin*. 2007;2(4):603-613.

21. Chen YH, Kang JH, Lin CC, et al. Obstructive sleep apnea and the risk of adverse pregnancy outcomes. *Am J Obstet Gynecol*. 2012;206:136.e1-e5.

22. Edwards N, Middleton PG, Blyton DM, Sullivan CE. Sleep disordered breathing and pregnancy. *Thorax*. 2002;57(6):555-558.

23. Louis J, Auckley D, Bolden N. Management of obstructive sleep apnea in pregnant women. *Obstet Gynecol*. 2012;119(4):864-868.

24. Chung F, Yegneswaran B, Liao P, et al. Validation of the Berlin questionnaire and American Society of Anesthesiologists checklist as screening tools for obstructive sleep apnea in surgical patients. *Anesthesiology*. 2008;108(5):822-830.

25. American Society of Anesthesiologists Task Force on Perioperative Management. Practice guidelines for the perioperative management of patients with obstructive sleep apnea: a report by the American Society of Anesthesiologists Task Force on Perioperative Management of patients with obstructive sleep apnea. *Anesthesiology*. 2006;104(5):1081-1093.

肥胖产妇的麻醉管理

27

Mwlissa Russo，Allison Clark，and Stuart Hart

张天瑶　旷昕　译　占丽芳　张鸿飞　校

章目录

1. 流行病学 　　　　　　　　　　　　　　　451
2. 病因 　　　　　　　　　　　　　　　　　452
3. 孕妇肥胖对胎儿的影响 　　　　　　　　　453
4. 病理生理学 　　　　　　　　　　　　　　453
5. 治疗和麻醉管理 　　　　　　　　　　　　455
6. 小结 　　　　　　　　　　　　　　　　　462

流行病学

　　肥胖在美国等发达国家已呈流行之势，据美国疾病控制与预防中心（Centers for Disease Control and Prevention，CDC）报道，1962 年美国肥胖人群仅占 13%，而 2013 年已升至 35%。现今美国各州肥胖患者至少占 20%，其中有两个州已超过 35%[1]。孕妇肥胖发生率也呈相应趋势，超过一半的孕妇超重甚至肥胖，8% 的产妇为过度肥胖[2]。

定义

　　肥胖的分类以体重指数（body mass index，BMI，kg/m^2）为标准，BMI 超过 30 即可诊断肥胖。世界卫生组织（World Health Organization，WHO）将肥胖具体分为三类（表 27-1），但针对妊娠期体重增加，美国医学研究会指南并未按照上述 BMI 进行分类（表 27-2）[3-4]。

病因

肥胖的原因为热量摄取和体能活动的失衡。尽管建议孕妇每日至少运动 30 min，但多数未达到[5-6]。

肥胖属于母婴患病的独立风险因素[7]。因此，所有育龄期肥胖女性，应做好相关孕前教育：①对其进行相关风险教育；②制订有效的孕前减重计划。当肥胖女性怀孕后，应充分了解肥胖对妊娠进程及分娩的可能影响[2]。早期评估营养状况，设定运动目标，妊娠全程进行评估。即使充分宣教，仅有 19% 的肥胖孕妇理解自身体重对妊娠的风险。

表 27-1　BMI 分级系统

分类	BMI（kg/m^2）
体重过低	< 18.5
正常	18.5 ~ 24.99
超重	25 ~ 29.9
肥胖 I 级	30 ~ 34.99
肥胖 II 级	35 ~ 39.99
肥胖 III 级	> 40

From World Health Organization（WHO）[2]

表 27-2　美国医学研究会基于妊娠前 BMI 对妊娠期总体重增加的相关建议

妊娠前 BMI	BMI（kg/m^2）	总体重增加
体重过低	< 18.5	28 ~ 40 lb（12.70 ~ 18.14 kg）
正常	18.5 ~ 24.99	25 ~ 35 lb（11.34 ~ 15.88 kg）
超重	25 ~ 29.9	15 ~ 25 lb（6.80 ~ 11.34 kg）
肥胖（包括所有分类）	≥ 30	11 ~ 20 lb（4.99 ~ 9.07 kg）

孕妇肥胖对胎儿的影响

母亲肥胖是胎儿出现结构缺陷的风险因素之一，可能导致先天性心脏病、面部裂、脑积水、短肢缺陷，最常见神经管畸形[9]。

因腹壁脂肪过多造成图像分辨率低，影像质量差，这些先天性畸形在产前检查时确诊的难度较大。因此，针对胎儿解剖学的评估，一般应推迟至妊娠 18 周后进行[7]。

肥胖产妇发生宫内死胎和死产率增加 2 倍[10]。其发病原因尚未明确，可能与母体并发症相关的胎盘功能不全有关。

早产（可能由于产妇医学指征）和过期分娩越来越普遍。肥胖母亲的子女更易出现大于胎龄儿（large for gestational age，LGA）和发生儿童期肥胖[9, 11-13]。

病理生理学

妊娠期间发生的生理学变化影响机体的每一个器官。肥胖会加剧这些改变，增加母亲和胎儿的风险。母儿咨询中心（Centre for Maternal and Child Enquiries，CEMACE）搜集整理 2006—2008 年的数据发现，49% 的死亡孕妇超重或肥胖，78% 死于血栓栓塞的产妇及 61% 死于心脏病的产妇合并有肥胖或超重[14]。

对循环系统的影响

正常妊娠期间，心输出量增加，并于产后立刻达到峰值。肥胖会加重心输出量的增加，机体每增加 100 g 脂肪重量，心输出量会增加 30 ～ 50 ml/min，同时引起心率增快，心室舒张期缩短，导致心室舒张功能障碍[15]。肥胖还进一步导致血容量增加，造成左心室肥大。

随着血浆瘦蛋白、胰岛素、炎性介质的水平升高，交感神经活性增强，外周血管阻力减少的程度受到抑制[16]。压力负荷过重可能造成心脏扩大和收缩功能障碍。

肥胖的孕妇妊娠期间多合并慢性高血压。此外，随着 C 反应蛋白、IL-6、TNF-a 的升高，内皮细胞功能紊乱，肥胖的孕妇合并妊娠期高血压的风险增加。若肥胖分级 Ⅰ 级，其发生妊娠期高血压的风险超过 2 倍；肥胖分级 Ⅱ 级，风险增加 3 倍。与非肥胖者相比，肥胖的孕妇先兆子痫的发生率增加 10% ～ 25%，BMI 每增加 5 ～ 7，其风险增加 2 倍[17]。

对呼吸系统的影响

妊娠期血容量增加使上呼吸道毛细血管充血，组织水肿易脆。肥胖导致局部组织相对增加、颈周径增粗及乳腺变大，令肥胖孕妇的气道管理充满挑战。

阻塞性睡眠呼吸暂停（obstructive sleep apnea，OSA）在妊娠期间往往未能充分诊断。激素的改变，增加了呼吸中枢对窒息事件的敏感度，理论上讲会降低 OSA 的发生。然而，OSA 可能引起肺高压、宫内生长受限和先兆子痫，因此应该引起重视，及时处理[18]。

由于子宫增大使膈肌上抬，且胸壁阻力升高，孕妇的功能残气量（functional residual capacity，FRC）减少。虽然有研究表明，肥胖女性怀孕后 FRC 增加，但这些结果均采取坐位。而全身麻醉对于肥胖产妇仰卧位的影响尚不清楚。而且肥胖孕妇的 FRC 会降至闭合容量以下，导致分流。随着体重增加，耗氧量亦增加，呼吸作功与肥胖程度成正比。

对消化系统的影响

食管下段括约肌松弛及胃内压升高是妊娠期间常见的生理学改变，孕产妇发生反流误吸的风险增加。尽管有研究表明，即使是未处于产程中的孕妇，无论是体重正常或肥胖，其胃排空并无延迟，但在肥胖孕妇中，因为食管括约肌张力下降及食管裂孔疝高发，反流误吸需要引起格外重视[17]。

此外，减肥手术后患者怀孕也值得关注。一方面，糖尿病、高血压、OSA、巨大儿发生率大大降低。另一方，仍然存在严重的并发症可能。据报道，韧带滑脱、消化道出血、肠内疝及产妇死亡均有发生。因此，ACOG 建议减肥手术后患者怀孕期间应由肥胖外科医师共同参与管理。已行此类手术的患者若发生吸收障碍综合征，需及时补充维生素。另外，考虑到孕妇体重的增长，需适当调节束胃带[2, 19]。应提前请麻醉科会诊，且制订麻醉计划时，需充分考虑可能存在的消化道梗阻及反流误吸风险。

对新陈代谢的影响

肥胖的孕妇在妊娠初期即有较大可能合并糖尿病，并发展成妊娠期糖尿病。既往合并妊娠期糖尿病、巨大儿或糖尿病家族史的患者，发生妊娠期糖尿病的风险显著增加。肥胖的孕妇需在妊娠早期行糖尿病筛查，必要时可重复检查。尽管正常体重的孕妇发生妊娠期糖尿病的风险仅 1% ～ 3%，但肥胖的孕妇发病率可高达 17%[17]。由于自主神经功能障碍发生胃轻瘫会加重肥胖，进一步延迟胃排空，从而增加反流误吸的风险。

治疗和麻醉管理

产科并发症：围产期

肥胖的孕妇血浆瘦蛋白浓度（是一种缩宫素拮抗剂）升高，与正常体重孕妇相比，肥胖的孕妇更易发生过期妊娠、功能障碍性分娩及宫口扩张减慢。因此，肥胖的孕妇多需要引产及增大缩宫素剂量，此类患者需要早期人工破膜的概率也明显增加。

母亲肥胖是分娩巨大胎儿的独立风险因素。此类产妇经阴道分娩时，发生肩难产的风险较非肥胖孕妇增加了 3 倍，因此顺产成功率极低。经阴道分娩时借助器械助产（包括产钳和胎头吸引）的肥胖孕妇（17.3%）较非肥胖者（8.4%）更为多见，也更易发生 3 ～ 4 度会阴裂伤[17]。

肥胖的孕妇引产失败率较非肥胖者更高（14.9% *vs.* 7.9%），更易发展为剖宫产[17]。第一产程期间，进展成剖宫产的风险最大[20]。原因可能是宫缩乏力、宫缩不规律、头盆不称和巨大儿，以及监测技术不全导致的胎心和宫缩监测缺乏。相比之下，肥胖产妇在剖宫产后，再次行经阴道分娩的失败率是正常体重产妇的 2 倍[17]。

孕妇肥胖者的剖宫产率与其 BMI 成正比，增长 2 ～ 4 倍。ACOG 公布的正常体重孕妇剖宫产率为 20.7%，孕妇 I 级肥胖者为 33.8%，II 级肥胖者为 47.4%[2]。剖宫产率增加的因素主要有：顺产失败率高、产前超声对胎儿体重的误判、合并糖尿病或高血压需紧急行剖宫产、既往剖宫产史。

肥胖可作为子宫收缩乏力和产后出血的独立风险因素。腹型肥胖会增加手术难度，延长手术时间[21]。术野充分暴露需要牵拉腹膜，可能引发心肺功能损害。

麻醉注意事项

术前评估

仅有不到 13% 的产科医师会和患者常规讨论肥胖可能导致的麻醉风险[22]。为了做好患者宣教，制订分娩计划，ACOG 建议，应在早期对所有肥胖的孕妇进行麻醉会诊，最好在分娩之前。如果未进行早期评估，必须在孕妇到达产房后进行[2]。对终末器官功能及合并症进行综合性评估十分重要。针对这类患者，应事先制定好有关顺产、剖宫产及产后治疗的多学科计划，应讨论理论上麻醉及分娩带来的所有风险。应由一位麻醉医师或其他麻醉实施者在查房时借助视频影像、图书手册或其他音频资料等，为患者做好术前宣教。

分娩镇痛

产程早期应建立完整的静脉通道。由于肥胖导致外周静脉无法触及和辨别，静脉置管存在困难。若盲探穿刺失败，可选用超声引导下外周静脉穿刺置管，或外周穿刺失败后，行中心静脉穿刺置管。若上肢因肥胖发生形态改变，无法获取准确血压，可行有创动脉穿刺置管测压。

肥胖产妇进入产程后，应尽早行硬膜外置管，原因如下：首先，此类患者更倾向于行剖宫产[23]。硬膜外导管可快速给药，从而可避免全身麻醉和潜在的困难气道。其次，肥胖产妇行神经阻滞常存在难度，因此分娩早期进行硬膜外腔置管更可取，此时患者没有不适，可配合操作时的体位变化。肥胖产妇硬膜外腔穿刺的失败率更高（17% *vs.* 3%）[24]。Ⅲ级肥胖的产妇，75% 需多次穿刺，而穿刺超过 3 次的占 14%[25]。无法触及骨性标志，无法使患者充分弯曲脊柱，是导致判断穿刺层次不清、延长穿刺时间的两个最重要因素。BMI 与这两个因素正相关[26]。BMI 每增加一个单位，皮肤与硬膜外腔的距离增加 11%（表 27-3）[27]。正常女性硬膜外腔与皮肤的距离约为 5 cm；但多达 17% 的肥胖产妇硬膜外腔深度可能超过 8 cm[28]。

皮下脂肪过多会造成阻力消失的假象。更重要的是，皮下组织过多，患者从坐位到仰卧位时由于背部脂肪移动，可能造成硬

表 27-3　BMI 与从皮肤至硬膜外腔距离的关系

BMI（kg/m^2）	深度（cm）
30	5.3
35	6.2
40	6.6
45	7.2
> 50	7.5

Data from Clinkscales CP，Greenfield ML，Vanarase M，Polley LS[20]

膜外导管脱出。因此，固定导管前，推荐患者处于中立位。因体位变动可能导致导管退出 2 cm，因此建议最初置管时在硬膜外腔内留置 5 ～ 6 cm 深度[25]。导管固定装置、黏合剂处理、大型无菌敷料、足够的胶布、固定导管于背部中线上，可有效防止导管脱出和打结。若盲探穿刺，有多种办法可提高硬膜外腔穿刺成功率。患者处于最佳体位是肥胖产妇椎管内麻醉穿刺成功的最重要因素。对于那些无法触及骨性标志的肥胖孕妇，坐位有利于确定中线位置[17]。患者应处于 90 度坐位，双脚舒适地置于踏脚凳上以维持身体稳定。操作前，应向患者充分说明体位对穿刺成功的重要性，护士协助患者摆好所需体位。在皮肤及皮下局部浸润麻醉时，可用针尖试探周围组织，寻找进针方向及穿刺间隙。为了方便穿刺，部分肥胖的产妇可能需要 13 cm 长的 Tuohy 穿刺针。无法确认骨性标志时，可在患者协助下区分左右[29]。优先选择蛛网膜下腔穿刺技术，当出现脑脊液（cerebrospinal fluid，CSF）时可确认正中线位置，增加硬膜外腔阻滞麻醉与镇痛的成功率[30-31]。虽然在胎儿监测不足时可能存在胎心过缓的风险，但蛛网膜下腔给药仍可安全实施[32]。对于存在困难气道高风险的产妇，行腰硬联合麻醉时必须事先检查硬膜外导管，以防在急诊剖宫产或肩难产时，其可充分发挥作用（见图 27-1）。

　　肥胖的产妇更易出现硬膜外置管相关并发症。操作时间可能延长[24]，常出现多次穿刺导致软组织损伤，置管引起穿刺部位局部不适。尽管硬膜刺破后头痛（postdural puncture headache，PDPH）发生的频率仍有争议，但更有可能的是意外穿破硬脊膜（见图 27-2）[17, 33]。

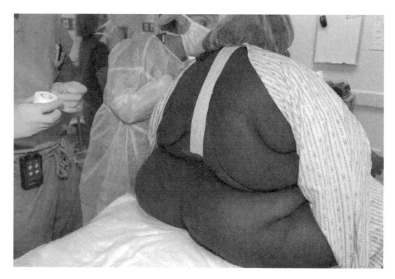

图 27-1 用胶布将硬膜外导管沿背部正中线固定，以免产妇由坐位变换为仰卧位时导管打折

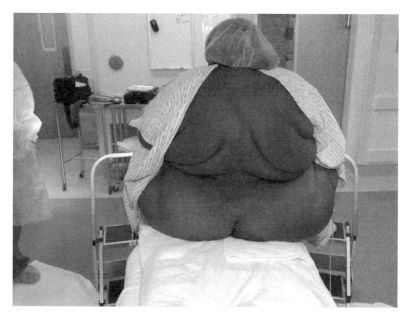

图 27-2 身高 1.58 m、体重 220 kg 的产妇（BMI 88.9 kg/m²），双胎妊娠，因大腿周径过粗，需要两个托架放置双腿以维持身体稳定

超声引导可辅助识别脊髓中线和椎间孔。然而，由于肥胖的产妇皮下脂肪过多，超声获得的图像效果欠佳，超声应用也极具挑战。尽管如此，此类人群操作前使用超声扫描仍有帮助。据报道，盲探的失误率高达 50% ～ 70%，而超声精确定位优势突出。据报道，超声可改善椎管内麻醉的学习曲线，减少副作用（如穿破硬膜）发生，增加穿刺成功的概率[34]。肥胖产妇人群中剖宫产概率明显增加，因此这最后一点更有意义。鉴于超声在大量研究报道中的优势，同时肥胖日益流行，麻醉医师应熟练掌握超声技术在椎管内麻醉中的应用。

剖宫产麻醉

与正常体重产妇相比，肥胖产妇剖宫产概率约增加 3 倍，因此需提前考虑手术辅助分娩（器械助产或常规剖宫产）。需通过剖宫产来进行分娩的患者中，约 2/3 为紧急或急诊手术[24]。

患者准备

如前所述，入手术室前应建立足够的静脉通道。有时会遇到肥胖至手臂呈漏斗型，血压测量困难或不准确，此时需进行有创血压监测。

所有肥胖产妇入手术室前应预防反流误吸，包括使用非颗粒性抗酸剂、H_2 受体拮抗剂和（或）甲氧氯普胺[35]。

手术室准备

搬运患者前，需检查手术台的承重能力。若产妇体重超出手术台承重限制，应考虑在产床上行剖宫产，并准备床位延伸架随时可用。

准备各种气道装置，包括短柄喉镜、口咽通气道、各种型号的气管导管、困难气道装置车及各种型号的喉罩（laryngeal mask airways，LMAs）。若全麻气管插管，选用可视喉镜较直接喉镜视野更清晰可见[36]。应由有经验的麻醉医师实施气管插管，快速顺序诱导，压迫环状软骨，同时置入喉镜进行插管。当高度怀疑困难气道或标准诱导不安全时，可考虑行纤维支气管镜引导下清醒气管插管。肥胖产妇如果并未处于困难气道处理流程中，不应使用喉罩。

患者到达手术室

将肥胖产妇送入手术室需花费更长时间。运送过程中，需取得患者配合以减少患者风险及对运送者的伤害。已有硬膜外置管的患者，需格外关注导管位置是否变化。患者仰卧位时要注意使子宫位置左倾。腹壁脂肪过厚会加重子宫对大血管的压迫，导致心输出量进一步降低，减少胎盘血流。剖宫产椎管内麻醉后采用仰卧位，可能加剧仰卧位低血压综合征，甚至导致产妇死亡[25, 37]。将腹部脂肪组织向头侧牵拉有助于术野暴露，但可能引起呼吸和循环的进一步损伤。为抑制局麻药向头侧扩散或在需要改为全麻时便于喉镜检查，应将患者置于倾斜位。

硬膜外腔阻滞麻醉

通过预先放置的硬膜外导管给予肥胖产妇局麻药，依次递增，同时密切观察血压变化，直到获得满足手术需求的麻醉平面。剖宫产硬膜外腔阻滞麻醉的常见问题包括：阻滞失败的发生率高、无法达到与蛛网膜下腔阻滞相同的麻醉效果[24-25]。当麻醉效果欠佳时，使用氧化亚氮或静脉麻醉药时必须谨慎，因肥胖患者更易发生呼吸道梗阻和低氧血症[25]，特别是那些已患 OSA 或上呼吸道脂肪过多的患者。

蛛网膜下腔阻滞麻醉

蛛网膜下腔阻滞麻醉能提供良好的双侧阻滞效果，且发生 PDPH 的风险较低。当骨性标志难以识别时，可选用较大的腰麻针（22 G）。虽然肥胖产妇建议给予常规鞘内剂量[38]，但仍需根据患者情况进行评估并选择合适的剂量[39]。

腰硬联合阻滞麻醉

腰硬联合阻滞麻醉可能是肥胖产妇剖宫产手术的理想麻醉方式。该方法可通过蛛网膜下腔阻滞麻醉提供高效可靠的麻醉效果，硬膜外腔阻滞麻醉则可在蛛网膜下腔阻滞效果不佳或手术时间过长时通过硬膜外导管追加药物补充麻醉效果。

持续蛛网膜下腔阻滞麻醉

若需要快速起效的椎管内麻醉行剖宫产手术，可采用持续蛛网膜下腔阻滞。选用较大号的 Tuohy 穿刺针有助于确定位置，便于导管置入，需要时可延长麻醉。虽然此方法可能增加 PDPH 的风险，但与困难气道的风险相比，PDPH 的危害尚可接受。

全身麻醉

即使提前评估并制订相应治疗计划，但仍然存在剖宫产的可能。虽然有人认为肥胖产妇采取全麻的担忧被不必要地夸大，但母体发病率和死亡率的统计数字表明这种担忧并未夸大。肥胖产妇尽可能采用椎管内阻滞麻醉，因为全麻本身固有的风险，特别是困难气道和快速去氧饱和作用。麻醉在产妇致死因素中名列第 11 位，主要原因包括全身麻醉、插管失败或反流误吸[14]。即使在紧急情况下，也不能不顾产妇生命安危，勉强保住胎儿。产妇安全在任何情况下均应置于首位。

产科患者中困难气道的发生率增加 7 倍。280 ～ 750 例产妇中即有 1 例气管插管失败，其中多达 1/3 的插管失败是意料之外的困难气道[24]。因此，即使已经进行了气道检查，所有肥胖产妇仍应视为困难气道。颈围增加较 BMI 能更可靠地提示困难气道的可能。因此，患者颈部脂肪分布情况值得关注。

区域阻滞禁忌时，需谨慎实施全身麻醉。将患者置于倾斜的手术床，调整胸骨切迹和外耳道的位置连线呈水平，提高声门可视度。注意维持子宫左倾位。由于此类患者氧饱和度下降迅速，需患者改为头高脚低位（反 Trendelenburg 位），以提高 FRC。诱导前应预先充分氧合。如果遇到困难气道，需有另外的专业人员协助压迫环状软骨，按照困难气道处理流程协助救治。

产后治疗

产后治疗同分娩期治疗一样必不可少。肥胖产妇更易发生术后并发症，如感染、静脉血栓和呼吸道损害。感染并发症包括膀胱炎、伤口感染、肺炎和子宫内膜炎，在肥胖患者中更为多见，发病率达 7% ～ 20%。感染率增加的部分原因可能是预防性使用标准剂量的头孢唑林，组织抗生素浓度不足，因此应适当按照体重标准给予抗生素治疗[40]。

妊娠期及产后阶段，肥胖产妇静脉血栓栓塞的风险增加，其主要危险因素是肥胖和剖宫产。尽管英国皇家妇产科学会（Royal College of Obstetricians and Gynaecologists，RCOG）关于肥胖产妇的抗凝治疗已有确定指南，但美国妇产科学会（ACOG）对其尚无明确建议。普遍认为，穿弹力袜、充分水化、尽早活动可有助于预防血栓形成[2, 17]。

BMI 与蛛网膜下腔阻滞麻醉后的术后呼吸功能呈负相关。肥胖产妇发生肺部合并症（低氧血症、肺不张和肺水肿）的风险增加 2 倍，这一风险可持续到术后两天[17, 24]。应给氧以纠正低氧血症，半卧位改善 FRC，诱发肺活量以尽可能减少肺不张。

早期功能活动，减轻疼痛至关重要。就镇痛而言，椎管内使用阿片类药物可提供最有效的术后镇痛。由于椎管内应用吗啡使肥胖患者出现呼吸抑制延迟的风险明显增高，特别是已存在 OSA 的患者，必须严密监测呼吸。接受静脉自控镇痛的肥胖患者，反应迟缓和通气不足的风险也增加。ASA 关于椎管内阿片类药物应用后患者监测指南认为，应严密观察患者，氧饱和度至关重要[41]。

多模式镇痛可作为肥胖产妇理想的镇痛方式，包括腹横肌平面阻滞（transverse abdominis plane，TAP）或局部浸润麻醉，静脉使用对乙酰氨基酚和非甾体抗炎药，剧烈疼痛时补充使用麻醉性镇痛药[17]。TAP 阻滞在产科麻醉中逐渐受到欢迎，超声引导下行 TAP 阻滞时，可取代鞘内吗啡注射用于那些呼吸道梗阻和呼吸抑制风险最高的患者。

肥胖产妇母乳喂养的概率较正常体重产妇最多可低 4 倍[42]。这种选择会导致术后减重困难，下一次妊娠时可能 BMI 更高。产后首次随诊时，应给予关于恰当营养、活动、改变生活方式的建议。

小结

肥胖是孕产妇中值得关注的合并症，可能导致高血压、糖尿病、剖宫产，甚至死亡。麻醉医师在接手此类患者时，需充分了解与肥胖产妇相关的产科及麻醉风险，充分考虑可能出现的问题，做好充足准备。

参考文献

1. Centers for Disease Control and Prevention. Overweight and obesity. http://www.cdc.gov/obesity. Accessed October 2014.

2. American College of Obstetricians and Gynecologists (ACOG). Obesity in pregnancy. ACOG Committee Opinion No. 549. *Obstet Gynecol* 2013;121:213-217.

3. World Health Organization (WHO). Obesity: preventing and managing the global epidemic. Report on a WHO consultation. Technical Report Series 894. Geneva: World Health Organization; 2000.

4. Artal R, Lockwood CJ, Brown HL. Weight gain recommendations in pregnancy and the obesity epidemic. *Obstet Gynecol.* 2010;115:152-154.

5. Poudevigne MS, O'Connor PJ. A review of physical activity patterns in pregnant women and their relationship to psychological health. *Sports Med.* 2006;36(1):19-38.

6. American College of Obstetricians and Gynecologists (ACOG). Exercise during pregnancy and the postpartum period. ACOG Committee Opinion No. 267. *Obstet Gynecol.* 2002;99:171-173.

7. Catalano PM. Management of obesity in pregnancy. *Obstet Gynecol.* 2007;109:419-433.

8. Eley VA, Donovan K, Walters E, Brijball R, Eley DS. The effect of antenatal anaesthetic consultation on maternal decision making, anxiety level, and risk perception in obese pregnant women. *Int J Obstet Anesth.* 2014; 23(2):118-124.

9. Sothard KJ, Tennant PW, Bell R, et al. Maternal overweight and obesity and the risk of congenital anomalies: a systematic review and meta-analysis. *JAMA.* 2009;301:636-650.

10. Cnattingius S, Bergstrom R, Lipworth L, Kramer MS. Prepregnancy weight and the risk of adverse pregnancy outcomes. *N Engl J Med.* 1998;338:147-152.

11. Rode L, Nilas L, Wojdemann K, Tabor A. Obesity-related complications in Danish single cephalic term pregnancies. *Obstet Gynecol.* 2005;105:537-42.

12. Stephansson O, Dickman PW, Johansson A, Cnattingius S. Maternal weight, pregnancy weight gain, and the risk of antepartum stillbirth. *Am J Obstet Gynecol.* 2001;184:463-469.

13. Watkins ML, Rasmussen SA, Honein MA, Botto LD, Moore CA. Maternal obesity and risk for birth defects. *Pediatrics.* 2003;111:1152-1158.

14. Centre for Maternal and Child Enquiries (CMACE). Saving Mothers' Lives: reviewing maternal deaths to make motherhood safer: 2006-2008. The Eighth Report on Confidential Enquiries into Maternal Deaths in the United Kingdom. *BJOG.* 2011;118(suppl 1):1-201.

15. Veille JC, Hanson R. Obesity, pregnancy and left ventricular functioning during the third trimester. *Am J Obstet Gynecol.* 1994;171:980-983.

16. Saravanakumar K, Rao SG, Cooper GM. Obesity and obstetric anaesthesia. *Anaesthesia.* 2006;61:36-48.

17. Mace HS, Paech MJ, McDonnell NJ. Obesity and obstetric anaesthesia. *Anaesth Intensive Care.* 2011;39:559-570.

18. Roush SF, Bell L. Obstructive sleep apnea in pregnancy. *J Am Board Fam Med.* 2004;17:292-294.

19. American College of Obstetricians and Gynecologists (ACOG). Bariatric surgery and pregnancy. ACOG Practice Bulletin No. 105. *Obstet Gynecol.* 2009;113:1405-1413.

20. Fyfe EM, Anderson NH, North RA, et al. Risk of first-stage and second-stage cesarean delivery by maternal body mass index among nulliparous women in labor at term. *Obstet Gynecol.* 2011;117:1315-1322.

21. Perlow JH, Morgan MA. Massive maternal obesity and perioperative cesarean morbidity. *Am J Obstet Gynecol.* 1994;170:560-565.

22. Mhyre JM, Greenfield ML, Polley LS. Survey of obstetric providers' views on the anesthetic risks of maternal obesity. *Int J Obstet Anesth.* 2007;16:316-322.

23. Weiss JL, Malone FD, Emig D, Ball RH, Nyberg DA, Comstock CH, et al. Obesity, obstetric complications and cesarean delivery rate-a population-based screening study. FASTER Research Consortium. *Am J Obstet Gynecol.* 2004;190:1091-1097.

24. Tonidandel A, Booth J, D'Angelo R, Harris L, Tonidandel S. Anesthetic and obstetric outcomes in morbidly obese parturients: a 20-year follow-up retrospective cohort study. *Int J Obstet Anesth.* 2004;23(4):357-364.

25. Roofthooft E. Anesthesia for the morbidly obese parturient. *Curr Opin Anaesthesiol.* 2009;341-346.

26. Ellinas EH, Eastwood DC, Patel SN, et al. The effect of obesity on neuraxial technique difficulty in pregnant patients: a prospective, observational study. *Anesth Analg.* 2009;109:1225-1231.

27. Clinkscales CP, Greenfield ML, Vanarase M, Polley LS. An observational study of the relationship between lumbar epidural space depth and body mass index in Michigan parturients. *Int J Obstet Anesth.* 2007;16:323-327.

28. Balki M, Halpern S, Carvalho J. Ultrasound imaging of the lumbar spine in the transverse plane: the correlation between estimated and actual depth to the epidural space in obese parturients. *Anesth Analg.* 2009;108:1876-1881.

29. Marroquin BM, Fecho K, Salo-Coombs V, Spielman FJ. Can parturients identify the midline during neuraxial block placement? *J Clin Anesth.* 2011;23(1):3-6.

30. Gambling D, Berkowitz J, Farrell TR, Pue A, Shay D. A randomized controlled comparison of epidural analgesia and combined spinal-epidural analgesia in a private practice setting: pain scores during first and second stages of labor and at delivery. *Anesth Analg.* 2013;116(3):636-643.

31. Gupta D, Srirajakalidindi A, Soskin V. Dural puncture epidural analgesia is not superior to continuous labor epidural analgesia. *Middle East J Anaesthesiol.* 2013;22(3):309-316.

32. Simmons SW, Taghizadeh N, Dennis AT, Hughes D, Cyna AM. Combined spinal-epidural versus epidural analgesia in labour. *Cochrane Database Syst Rev.* 2012;10:CD003401.

33. Miu M, Paech MJ, Nathan E. The relationship between body mass index and post-dural puncture headache in obstetric patients. *Int J Obstet Anesth.* 2014; 23(4):371-375.

34. Carvalho JC. Ultrasound-facilitated epidurals and spinals in obstetrics. *Anesthesiol Clin.* 2008;26: 145-158.

35. American Society of Anesthesiologists Task Force on Obstetric Anesthesia. *Anesthesiology.* 2007;106(4):843-863.

36. Turkstra TP, Armstrong PM, Jones PM, et al. Glidescope use in the obstetric patient. *Int J Obstet Anesth.* 2009;123-124.

37. De-Giorgio F, Grassi VM, Vetrugno G, d'Aloja E, Pascali VL, Arena V. Supine hypotensive syndrome as the probable cause of both maternal and fetal death. *J Forensic Sci.* 2012;57(6):1646-1649.

38. Carvalho B, Collins J, Drover D, Ralls L, Riley E. ED50 and ED95 of intrathecal bupivacaine in morbidly obese patients undergoing cesarean delivery. *Anesthesiology.* 2011;114:529-535.

39. Zhou Q, Xiao W, Shen Y. Abdominal girth, vertebral column length, and spread of spinal anesthesia in 30 minutes after plain bupivacaine 5 mg/mL. *Anesth Analg.* 2014;119:203-206.

40. Pevzner L, Swank M, Krepel C, et al. Effects of maternal obesity on tissue concentrations of prophylactic cefazolin during cesarean delivery. *Obstet Gynecol.* 2011;117:877-882.

41. Horlocker TT, Burton AW, Connis RT, et al; American Society of Anesthesiologists Task Force on Neuraxial Opioids. Practice guidelines for the prevention, detection, and management of respiratory depression associated with neuraxial opioid administration. *Anesthesiology.* 2009;110:218-230.

42. Mehta UJ, Siega-Riz AM, Herring AH, et al. Maternal obesity, psychological factors, and breastfeeding initiation. *Breastfeed Med.* 2011;6:1-8.

药物滥用和人类免疫缺陷病毒

28

Alan Santos and Migdalia Saloum

孙捷豪　周　磊　译　周祥勇　张鸿飞　校

章目录

1. 引言 　　　　　　　　　　　　　　　465
2. 可卡因 　　　　　　　　　　　　　　466
3. 苯丙胺 　　　　　　　　　　　　　　468
4. 酒精 　　　　　　　　　　　　　　　469
5. 阿片类药物 　　　　　　　　　　　　471
6. 大麻 　　　　　　　　　　　　　　　473
7. 人类免疫缺陷病毒 　　　　　　　　　473
8. 小结 　　　　　　　　　　　　　　　478

引言

　　过去 20 年育龄女性药物滥用的现象明显增加。因此，麻醉医师极有可能遇到非法药物滥用的妊娠女性[1]。药物滥用和相关社会疾病影响胎儿预后，同时导致母体发生严重的并发症，甚至死亡[2]。紧急情况下，不管是临产要求分娩镇痛，抑或是一些紧急情况，比如胎儿窘迫、胎盘早剥、子宫破裂，或孕期突发心律失常，麻醉医生均可能是药物滥用孕妇的首诊医师。此类孕妇通常未经完善的产前检查。药物滥用相关的危险因素包括：缺乏产前检查、早产史、吸烟史[3]。如果使用对于其他患者而言常规的麻醉药时出现意外反应，应考虑该患者存在药物滥用的可能性。

此类患者普遍存在多重药物滥用。据估计，未进行妊娠注册建卡的患者约 50% 在入院分娩时发现可卡因试验结果呈阳性，而这些患者中有 25% 其他药物的检测也呈阳性[4]。比起单一药物滥用，多种药物滥用的并发症发生率明显升高[5]。面对麻醉医师或产科医师时，药物滥用的患者往往对其成瘾史有所隐瞒。然而药物滥用未能诊断的最常见原因是医师未对相关病史进行有效询问。美国妇产医师协会（American College of Obstetricians and Gynecologists，ACOG）推荐，需要向所有患者了解其药物使用史。此外，ACOG 倡导对所有承认存在药物滥用的产妇给予必要的帮助和咨询。健康管理者应重点关注预防和治疗，而不是对母亲实施惩罚。对于药物滥用患者，应常规进行药物检测，鼓励其戒瘾[1]。

可卡因

可卡因滥用逐渐成为影响社会的一个大问题。尽管很难准确评估孕产妇可卡因滥用的情况，但明显呈上升趋势。2008 年，有报道青少年和成人中首次使用可卡因的数量达 772 000 人。

产妇可卡因滥用的诊断具有一定的挑战，因为可卡因使用后的特征——心动过速、高血压和心律失常——可能与正常分娩时的心血管反应混淆。除心血管症状外，其他症状包括癫痫、反射亢进、发热、瞳孔散大、情绪不稳、蛋白尿和水肿。可卡因引起的高血压、癫痫和蛋白尿可能被误诊为先兆子痫 / 子痫，其鉴别诊断通常需要毒理学筛查。一般来讲，可卡因代谢物可通过母体尿液进行检测，使用后 60 h 内仍能检测到其代谢物。快速胶乳凝集试验可在几分钟内检测出尿液中是否存在可卡因代谢物，该试验可迅速用于分娩时床旁和紧急情况下的检测。另外，母体尿液可被送至医院实验室检测。可卡因也可在新生儿尿液、胎粪和较长时段内母亲头发中检测到。

母体影响

可卡因具有高脂溶性和低分子量，能轻易渗透入脂质膜。通过阻碍突触前膜拟交感神经递质的吸收产生较长的肾上腺素能作用，这些递质包括：去甲肾上腺素、5- 羟色胺和多巴胺。其欣快感来源于在大脑皮质和边缘系统的多巴胺能物质活性时间延长。此外，肾上腺素能作用延长，原因是可卡因阻滞了儿茶酚胺结合机制，使游离的儿茶酚胺持续刺激交感肾上腺轴[4]。

产妇使用可卡因的并发症包括高血压、心动过速、恶性心律失常、心肌缺血、胎膜早破、胎盘早剥、子宫破裂、肝破裂、脑缺血、脑出血甚至死亡。可卡因可通过增加心肌氧需的三个关键因素——心率、动脉血压和左心室收缩力——而增加心肌缺血和梗死的风险。产妇心肌缺血风险尤其高，因为正常怀孕状态下氧需即增加[1]。部分数据表明，怀孕可能增加心血管系统对可卡因的敏感性，可能与孕期孕酮水平升高介导的 α-肾上腺素受体敏感性增加或对该药生物活性代谢产物去甲可卡因的代谢增加有关[6]。

胎儿影响

可卡因独特的药理学特性可能引起胎儿毒性反应。低分子量、高脂溶性及其主要以非电离形式存在的特点，使可卡因能容易地穿过胎盘，导致胎儿组织和血液中可卡因迅速积累。胎儿畸形与孕早期使用可卡因有关，畸形包括：尿道畸形、腹裂、小头畸形、生长迟缓、中枢神经系统（central nervous system，CNS）障碍和骨骼肌异常。母亲长期使用可卡因可能出现子代出生后学习能力不足和低 IQ 评分。使用可卡因者子代发生早产的概率是不使用者的 4 倍。近期使用可卡因会明显增加胎儿窘迫和胎死宫内的风险[6]。子宫胎盘功能异常时胎儿风险非常高，是由于母体可卡因的血管收缩作用引起高血压，伴随子宫胎盘血流量减少引起缺氧和酸中毒。

麻醉管理

椎管内麻醉可能对可卡因滥用的产妇有益，尤其在分娩期，可降低血液循环中儿茶酚胺水平，减少可卡因的全身作用，但需根据临床表现制订个体化的麻醉方案。使用区域麻醉时需考虑低血压、痛觉认知改变、好斗行为、可卡因引起的血小板减少等情况。充分证据表明可卡因和阿片类药物使用者常主诉镇痛不足，即使麻醉平面足够的椎管内麻醉。这种现象在剖宫产术椎管内麻醉中比较常见。推测可能与内啡肽水平的异常及 μ、κ 阿片类受体密度的慢性变化有关[4, 7]。

全身麻醉浅麻醉状态下（比如喉镜检查时）儿茶酚胺水平显著波动，故使用可卡因者易发生心律失常，高血压和心肌缺血同样也有报道。使用氯胺酮时也需谨慎，因为其 CNS 刺激特性和升高儿茶酚胺水平的作用，可能加重可卡因的心脏作用。

对于可卡因中毒患者，应尽量减少喉镜检查引起的严重高血压和心动过速，所以诱导前需要给予药物处理。虽然有几种方法被推荐用于严重高血压，但哪种方法最佳尚不清楚。非选择性 β 受体阻滞剂如普萘洛尔，因其在可卡因中毒情况下不能对抗 α-肾上腺素能兴奋性，故相对禁忌。此外，非选择性 β 阻滞剂也能增强可卡因引起的冠状动脉血管收缩。已经明确，此情况下给予纯 β 阻滞剂会恶化心脏灌注和（或）产生反常性高血压。如果必须使用非选择性 β 受体阻滞剂，可选择艾司洛尔，其消除半衰期短暂，即使对心动过速和高血压产生不良作用，也很快消失。拉贝洛尔，以 β 受体阻滞为主，但也可阻滞 α 受体，β：α 阻滞剂作用为 7：1。推荐拉贝洛尔联用硝酸甘油可有效治疗可卡因引起的严重高血压。小剂量增加硝酸甘油可安全、有效、快速地降低血压，并能缓解急性可卡因摄入引起的冠状动脉痉挛。肼屈嗪是一种直接血管扩张剂，可用于治疗可卡因所引起的高血压，但其可能引起反射性心动过速，对于已经存在心动过速的患者需慎用[1]。

可卡因滥用的产妇也可能短时间内摄入可卡因，在产房中即出现高血压和胸闷症状。可卡因相关心肌缺血导致的胸痛多数发生在摄入可卡因 1 h 内，此时血液浓度最高。心肌缺血的发病机制是由于冠状动脉收缩、血小板集聚和血栓形成所致的心肌氧需增加而氧供不足。50% 的患者出现心电图异常[8]。美国心脏协会指南对于此类情况推荐使用苯二氮䓬类药物和硝酸甘油作为一线用药。

苯丙胺

苯丙胺，类似可卡因，是一种间接作用于拟交感神经系统的非儿茶酚胺类药物，可促进突触前膜神经元释放去甲肾上腺素、5-羟色胺和多巴胺并抑制其分解。这些强有力的 CNS 兴奋剂，产生持久的欣快感、觉醒状态、警觉及食欲下降。甲基苯丙胺（N-methyl-1-phenyl-propan-2-amine，对甲基苯丙胺）是甲基化的苯丙胺，是滥用最多的苯丙胺。其比苯丙胺作用更强，也是唯一可通过合法药物（抑制充血的药物和感冒药）生产的非法药物。甲基苯丙胺因其易于生产、低廉和高成瘾性，已成为滥用最多的毒品。美国历史上甲基苯丙胺泛滥最严重的地区在西部和西南部，现在已传播到全美国。推测美国是甲基苯丙胺滥用最盛行的区域，5.2% 女性在其孕期曾服用过该药。

临床苯丙胺中毒与可卡因难以辨别。高血压、心动过速、瞳孔散大、心律失常和心肌缺血均为最近使用甲基苯丙胺的症状。近期使用可卡因或甲基苯丙胺均会出现癫痫、反射亢进和蛋白尿等症状，可能被误诊为子痫。长期使用苯丙胺耗竭体内儿茶酚胺含量，临床可能表现为焦虑、嗜睡或精神错乱[2]。

苯丙胺中毒产妇的麻醉管理与可卡因类似，如果发生胎儿危险、胎盘早剥或其他产科急症，可能需要急诊剖宫产手术。此类产妇，无论采取区域阻滞麻醉或全身麻醉，剖宫产期间均有患者心功能失代偿甚至死亡的报道。对于区域阻滞麻醉并无明显禁忌，但临床医师应时刻准备处理交感神经阻滞所引起的低血压，此类患者对升压药的反应无法预测。实际上，由于体内儿茶酚胺耗竭，间接作用的升压药（如麻黄碱）治疗低血压可能无效，应考虑直接作用的升压药如去氧肾上腺素。短时间内摄入苯丙胺可增加吸入麻醉药的最低肺泡有效浓度（minimum alveolar concentration，MAC），而长期摄入可能减少对全麻药物的需求。吸入挥发性麻醉药可能增强心肌对内源性儿茶酚胺的敏感性，所以应避免使用氟烷[11]。

酒精

产妇饮酒是社会的主要问题之一。美国超过 1500 万人存在酒精成瘾，其中女性占 25%[9]。2006 年药物使用和健康情况美国全国普查发现，11.8% 的孕妇最近有饮酒记录，2.9% 的孕妇有酗酒记录（一次喝酒 5 杯以上）[10]。相比其他药物成瘾，酒精中毒更难诊断，所以常被忽视。

耻辱感、羞愧感、对法律的畏惧、及对被强制送至戒瘾机构的恐惧等因素导致饮酒产妇会刻意瞒报饮酒量，也会拒绝连续的产前检查。一种简单有效、敏感性高的基于循证医学开发的筛查工具可帮助医生检查患者的饮酒情况，有好的证据显示高效的筛查及相关行为干预能减少产妇饮酒量。临床上有 4 ~ 5 种问卷调查得到广泛使用。其中 TWEAK 问卷被认为最好，因为其加入了耐受性［耐受性（Tolerance）：喝多少能让你变嗨？不开心（Worried），需要醒酒（Eye-opener），失忆（blackouts，"断片了"），站不起来（Cut［k］down）］这一项。这些饮酒耐受性问题假定患者正在饮酒且可避免患者故意否认[11]。

母体影响

酒精对 CNS 有抑制和兴奋等多种影响。急性酒精中毒情况下，患者可能无法保护其气道，存在肺误吸的风险。长期饮酒时，酒精可导致肝疾病、营养不良、药物代谢改变、凝血障碍、胰腺炎、食管静脉曲张、神经病变，以及心肌病。当酒精饮用过多而营养摄入过少时可能出现低血糖和电解质失衡。

酒精戒断症状出现在停止摄入酒精后 6 ~ 18 h，也有延迟 10 天的报道。戒断症状包括：恶心／呕吐、心动过速、心律失常、高血压、谵妄、幻觉、癫痫和心力衰竭。震颤性谵妄比较少见，但属于可能威胁生命的急症。出现戒断症状时，可使用苯二氮䓬类、α-肾上腺素能受体激动剂（如可乐定），或酒精治疗[12]。

胎儿影响

酒精及其代谢物（比如乙醛）可自由通过胎盘，导致胎儿解剖和行为异常。没有妊娠期安全的酒精饮用量，因此孕妇最佳选择即戒酒[2]。

酒精滥用引起产妇自然流产、胎儿期及出生后生长受限、低体重、先天畸形和神经发育缺陷等概率均增加。胎儿酒精综合征是了解最多的疾病，特点为面部典型特征、生长迟缓、身体异常和发育异常（包括智力迟钝）[13]。

麻醉管理

根据酒精依赖度和最近摄入的时间，患者在分娩时会出现多种临床表现。急性酒精中毒患者分娩时，可能出现胎儿"不稳定"和（或）患者肺误吸风险增高。

患者合作时区域阻滞麻醉安全。长期酒精滥用患者，发生终末期肝衰竭和凝血功能障碍时，禁忌椎管内麻醉。患者可能有神经病变，通常与维生素缺乏有关，但这并非区域阻滞麻醉的禁忌证。但在区域阻滞麻醉前，需要了解并记录神经病变的程度及部位。此外，为避免由于交感神经阻滞导致的血压过低，需要评估血管内容量状态，必要时予以纠正。

　　紧急分娩、患者镇静过深或无法合作以至于难以保护呼吸道通畅时，必须使用全麻。急性酒精中毒因为对 CNS 的抑制叠加作用而使吸入麻醉药的 MAC 下降，而长期酒精滥用者吸入或镇静麻醉药的 MAC 是否升高，尚未证实[12]。对于长期酒精滥用的孕妇，麻醉医生不应武断地使用较高剂量的吸入麻醉药，原因在于妊娠期需要降低患者的 MAC，同时也存在血管内容量耗竭、心肌病和低蛋白血症的风险。BIS 监测可能对此类患者麻醉深度调控有益。高浓度吸入麻醉药也会降低子宫张力，增加剖宫产手术的血液丢失。

阿片类药物

　　阿片类药物，包括鸦片剂（天然或半合成的吗啡类似物）和合成的阿片样物质。鸦片剂包括吗啡、可待因、氢化吗啡酮和海洛因。人工合成的阿片类药物包括哌替啶、芬太尼和美沙酮。阿片类药物可经口服、皮下、静脉注射导致滥用。阿片类药物对母亲和胎儿的影响大多数信息来源于对海洛因或美沙酮的研究。最近，阿片类处方药如可待因和氢化吗啡酮的使用呈增加趋势。

母体影响

　　使用海洛因的妊娠女性，产科并发症增加 6 倍，包括宫内生长受限（intrauterine growth restriction，IUGR）、妊娠晚期阴道出血、先露异常、早产和胎儿不稳定[14]。除了海洛因的化学作用外，因其静脉注射还会带来其他风险。静脉注射药物的患者发生蜂窝织炎、皮肤脓肿、脓毒症、血栓性静脉炎、肝炎、人类免疫缺陷病毒（human immunodeficiency virus，HIV）感染、心内膜炎和营养不良的风险增加。应该告知患者使用美沙酮替代治疗的益处。美沙酮维持治疗，产妇血液循环中阿片药物浓度稳定，因此可防治因突然戒断导致母亲和胎儿的损伤。使用美沙酮的患者会减少其他滥用药物的使用，孕期检查依从性增加，产科结局更好，同时新生儿出生体重增加。尽管如此，孕妇使用美沙酮仍与新生儿戒断综合征相关[15]。

胎儿影响

所有阿片类药物均能自由通过胎盘。目前没有发现特定的胎儿先天畸形与慢性阿片类药物滥用有关，但阿片类滥用患者胎儿中，死产、胎粪污染、头围减少和 Apgar 评分下降的风险增加。胎儿期暴露于海洛因的新生儿中有 50% ～ 95% 出现新生儿戒断综合征，主要表现为停用成瘾物质后出现的症状和体征。新生儿戒断症状与成人相似，同时还有易激惹、吸奶无力，严重者发生癫痫，甚至死亡。母亲滥用氢化吗啡酮或羟考酮后，新生儿也会出现戒断症状[1, 15]。使用阿片类拮抗剂可能引发戒断症状。

麻醉管理

阿片类成瘾产妇对麻醉医师有诸多挑战，除关注急性阿片类药物过量或戒断症状外，血管穿刺置管、分娩镇痛及术后疼痛管理困难均会发生。

阿片类药物滥用的产妇可能存在药物过量或急性戒断的症状。阿片类药物过量表现为呼吸频率减慢、潮气量增加和瞳孔缩小。急性戒断症状表现为交感神经系统活性增强（如躁动、流泪、出汗、腹泻、失眠、瞳孔散大、心动过速、呼吸急促和高血压）。CNS 表现可从烦躁到意识消失。戒断症状可发生于最后一次使用阿片类药物 4 ～ 6 h 后，48 ～ 72 h 达到顶峰。阿片类药物戒断症状的治疗可用非阿片类药物，如可乐定、多塞平或苯海拉明。可乐定通过用 α_2 受体-激动作用介导的 CNS 抑制作用替代阿片类药物的抑制作用，从而减轻戒断症状。此类患者应避免使用阿片类药物拮抗剂或兴奋-拮抗剂，因为这些药物可能诱发戒断症状。使用纳洛酮后的几分钟内即可出现戒断症状。

20 世纪 60 年代末期开始，阿片类药物成瘾孕妇使用美沙酮替代治疗已被广泛接受。最近丁丙诺啡也用于治疗阿片类药物成瘾；与美沙酮相比，丁丙诺啡更少通过胎盘，新生儿戒断综合征的发病率更低。之前接受美沙酮替代治疗的患者分娩期间应继续使用其常规剂量，直至产后。对从阿片类药物成瘾中恢复的患者在分娩前即应制订清晰明确的疼痛管理计划，最好有产科、麻醉科、药物成瘾治疗服务等多学科的协助[16]。

阿片类药物成瘾的产妇，区域阻滞麻醉安全可行，但需要注意蛛网膜下腔或硬膜外腔阻滞麻醉后低血压发生率增加。有报道认为剖宫产区域阻滞麻醉期间需要追加镇痛处理，这与阿片类药物诱导的疼痛异常敏感学说一致[17]。不管采用何种麻醉方式，此类患者蛛网膜下腔、硬膜外腔和椎体周围感染的事件均有报道，故出现神经感染的任何症状和体征均需进行紧急评估。短时间内摄入阿片类药物可减少麻醉药需求，造成呼吸抑制，气道反应消失。长期阿片类药物滥用的产妇内源性多肽生成减少，与术后疼痛加剧程度相关。

大麻

3%～16% 的产妇使用过大麻。尽管有超过 400 种化学杂质混入大麻香烟，但其主要作用成分是从大麻植物中提取的 delta-9- 四氢大麻酚（delta 9-tetrahydrocannabinol，THC）。大麻具有高脂溶性，可在脂肪组织内快速堆积。一次剂量完全消除需要 30 天。大麻中毒的症状包括欣快感、心动过速、结膜充血和焦虑。

虽然 THC 易透过胎盘，但胎儿严重先天性畸形风险增加与否尚不清楚。关于大麻对胎儿作用的证据尚不确定，但有建议认为，长期使用大麻会引起子宫胎盘灌注减少和 IUGR[18]。

麻醉关注点主要是大麻的潜在心肌抑制作用。全麻期间，大麻和吸入性麻醉药的相加作用加重心肌抑制。大麻与其他 CNS 镇静剂也有相加作用。近期使用大麻可能发生心动过速，因此应避免使用拟交感神经药物如氯胺酮、泮库溴铵、阿托品和肾上腺素。长期使用大麻与吸烟一样会导致肺气肿、支气管炎和鳞状上皮化生。有报道认为手术前不久吸食大麻可能导致由悬雍垂水肿和口咽炎引起的气道梗阻[13]。

人类免疫缺陷病毒

女性尤其育龄妇女是美国感染人类免疫缺陷病毒（human immunodeficiency virus，HIV）增长率最快的人群。2000 年女性人群占 HIV 新感染人数的 30%。美国产妇 HIV 血清阳性率高达 1.7/1000[19]。

HIV 是一种 RNA 病毒，属于慢病毒属，是人类逆转录病毒的一个亚型。该病毒特点是致 CD4+淋巴细胞病变。其传播途径为：①通过性接触，或血液和血制品传播；②通过母亲到胎儿的垂直传播。女性 HIV 传播的最高危因素是与高危性伴侣的异性性活动。其他危险因素包括药物滥用［静脉注射和纯可卡因（crack）/ 可卡因滥用］、性传播疾病和体表文身。具有高危因素的女性中，血清阳性患者检出率为 50%，但如果对所有怀孕女性进行筛选，阳性检出率增加至 87%。

由于药物预防可显著改善围产期结果，ACOG 推荐 HIV 自愿筛查应该被纳入产前综合检查。多数女性在感染 HIV 后初期一个月内即血清检查呈阳性，但极少数情况下，感染 6 个月内血清检查仍未见阳性表现（窗口期）。因此，晚期妊娠起始阶段推荐进行第二次血清筛查。如果 HIV 感染高危产妇在临产或分娩时出现以往病史未能提示的 HIV 感染状况，需要进行 HIV 快速检测确认。病毒载量（cells/ml）通常与 CD4+T 淋巴细胞数相关，抗 HIV 治疗成功的目标为抑制病毒载量至血清检查无法查出的水平。

围生期感染 HIV 的新生儿中，60%～70% 在分娩时感染 HIV，其余在产程开始前感染。垂直传播率约为 20%～30%。分娩时传播 HIV 的原因如下：子宫收缩期间母胎间小量输血的结果，分娩时胎儿接触到母亲血液或阴道分泌物。母乳喂养显著增加新生儿感染 HIV 的风险，因此母体感染时应禁忌母乳喂养。母乳喂养比宫内或分娩期间垂直传播风险增加了 12%～26%[20]。新生儿感染 HIV 时其先天畸形的概率与未感染者相同，也未见其他特定形式的缺陷固定发生。

不论 HIV 感染女性 CD4+T 淋巴细胞计数或病毒载量高低，高效逆转录病毒治疗（highly active antiretroviral therapy，HAART）均会显著减少 HIV 垂直传播的风险。使用此方案，不采取母乳喂养情况下，母婴垂直传播可降至 2% 以下。HIV 垂直传播的危险因素包括疾病的严重程度（母亲病毒载量）、羊膜破裂时间过长、绒毛膜羊膜炎、经阴道分娩和有创胎儿监护[21]。剖宫产术有减少母亲血液与新生儿接触时间的优点。研究表明，联合使用术前输注齐多夫定的方法可显著减少垂直传播。目前 ACOG 指南推荐孕妇在接近足月前，如 HIV RNA 血清水平超过 1000 拷贝数 /ml，应在孕 38 周时行择期剖宫产，而不应等到产程启动或羊膜破裂。需在剖宫产前 3 h 静脉使用齐多夫定。对于血清病毒载量小于 1000 拷贝数 /ml 的女性，目前研究还未提示剖宫产术可减少垂直传播的风险。在缺乏其他剖宫产指征的情况下，ACOG 建议，血清病毒载量小于 1000 拷贝数 /ml 的女性，给予负荷剂量的齐多夫定静脉输注，继而分娩全程持续输注，可以选择经阴道分娩[22-23]。病毒载量检查孕期应每 3 月进行 1 次。

临床表现

HIV 和获得性免疫缺陷综合征（acquired immunodeficiency syndrome，AIDS）的临床表现可以与病毒感染本身、条件性感染、肿瘤的临床表现相同，或与用于治疗的抗逆转录病毒药物或抗条件性感染药物的副作用有关。AIDS 感染早期，主要症状是免疫抑制后的临床表现（如条件性感染，罕见的恶性肿瘤）。改进预防措施及治疗条件性感染虽可延长患者寿命，但 HIV 最终仍会影响多器官系统的功能。

中枢和外周神经系统异常

神经系统紊乱的临床表现取决于疾病进展的不同时期。感染早期可出现头痛、畏光、脑膜脑炎、精神萎靡、易怒、吉兰-巴雷综合征样症状，或脑神经和外周神经病变。感染初期即可从脑脊液中分离出病毒颗粒。感染的潜伏期，部分患者可能并无神经系统症状。HIV 感染末期的产科患者非常罕见。疾病晚期，颅内肿瘤、脑膜炎或条件性感染可能引起脑水肿和颅内压（intracranial pressure，ICP）升高。这种情况下，麻醉管理应包括采取措施降低 ICP，通常不进行椎管内麻醉。自主神经功能障碍，比如直立性晕厥、低血压和腹泻也可能出现在 HIV 感染末期。外周神经病变是最常见的神经并发症，AIDS 患者的发生率近 35%，表现为多神经病变和（或）肌肉病变。

肺异常

HIV 感染的肺部临床表现主要是机会性感染的结果。最常见的是卡氏肺孢子虫感染，现在 HAART 治疗下已非常罕见。CD4$^+$ 淋巴细胞数少于 200 个 /mm^3 的患者发生肺孢子虫肺炎（*P carinii pneumonia*，PCP）的风险增加。该疾病可表现为急性呼吸窘迫综合征（acute respiratory distress syndrome，ARDS），包括严重低氧血症和胸片显示弥漫性间质浸润。发展为 PCP 并需要气管插管者的患者，死亡率高达 75%。PCP 后幸存的患者存在发展为慢性气道疾病的风险。HIV 患者发生潜伏性结核病再发较为常见，而由有荚膜微生物引起的细菌性肺炎（如肺炎双球菌和嗜血杆菌）和真菌性肺炎（曲霉菌、隐球菌、球孢子菌）同样常见。

心脏异常

心包炎是 HIV 患者中最常见的心脏疾病。最常见的致病原因为巨细胞病毒（cytomegalovirus，CMV）、单纯疱疹病毒、Kaposi 肉瘤、恶性淋巴瘤和 HIV 感染本身。抗逆转录病毒药物相关的血清胆固醇和甘油三酯升高加速冠脉动脉硬化。反复 PCP 发作或细胞因子调节的内皮损伤也可引起肺高压。局灶性心肌炎引起左心室收缩力下降也可发生，但比较少见。

血液系统异常

广泛的血液系统异常可发生在 HIV 患者感染的任意时期。血清血小板免疫球蛋白或巨核细胞直接被 HIV 感染引起特发性血小板减少性紫癜（ITP），比较常见而且典型。血小板减少也可是抗病毒治疗的结果。白细胞减少症是该病的特点之一，原因为 CD4$^+$ 淋巴细胞的直接感染。贫血较常见，可能原因为肿瘤或感染侵及骨髓、营养不良和胃肠道隐性出血。由于 HIV 相关疾病、恶性肿瘤和抗逆转录病毒药物治疗导致的血液高凝状态，也会发生血栓事件。

肾异常

HIV 感染的患者存在继发于脓毒症、脱水和药物中毒所导致的急性肾衰竭风险。慢性肾衰竭源于肾小球内 HIV 抗原免疫复合体的沉积，引起增生性肾小球肾炎。HIV 相关肾病，几乎仅发生于非洲裔美国人，是一种局灶性节段性肾小球硬化，其特征为肾功能的急剧恶化，预后较其他原因引起的肾衰竭更差。

胃肠道异常

胃肠道紊乱在 HIV 感染的所有时期均较常见。常见吞咽困难，多由 CMV、疱疹或念珠菌性食管炎引起。肝功能检查异常也较常见，表现为肝分泌和代谢功能下降及凝血功能障碍。

内分泌和代谢异常

HIV 通过条件性感染、肿瘤或抗逆转录病毒药物影响各种腺体，导致内分泌紊乱。HIV 患者中，原发性和继发性肾上腺功能不足是最严重的内分泌并发症。AIDS 患者甲状腺功能可能异常，但甲状腺功能减退临床罕见[20-21]。

麻醉注意事项

单纯血清 HIV 阳性本身并不影响产妇的麻醉管理，但 HIV/AIDS 感染的具体临床表现、共存疾病、分娩紧急程度和产科指征对于麻醉方法的选择影响较大。单纯 HIV 感染并不影响椎管内麻醉的实施。过去认为，蛛网膜下腔阻滞麻醉穿刺时，穿刺针会将 HIV 阳性患者的病毒从血液传入 CNS，增加神经并发症进行性发展的风险。然而最新观点认为，HIV 为嗜神经病毒，在疾病早期即会感染 CNS，同时也没有证据表明椎管内麻醉会产生相关的神经系统后遗症。最初诊断为 HIV 的患者中 30% ～ 40% 存在神经系统异常，与 HIV 病毒的嗜神经性有关。因此，进行椎管内麻醉前进行详尽的神经病变病史和资料复习非常重要。HIV/AIDS 感染的全身症状影响椎管内麻醉方法的选择，包括颅内压升高、CNS 感染、脓毒症和凝血功能异常。虽然数据有限，但尚无证据提示硬脊膜刺破后头痛的 HIV 感染患者使用硬膜外自体血填充会加速 HIV 的发展。

全麻时，应考虑 HIV/AIDS 感染和同时给予的抗逆转录病毒药物治疗对多脏器功能的影响。阿片类和苯二氮䓬类药物敏感性增加，尤其是当 HIV 患者出现相关精神状态改变时，如痴呆。值得关注的是，全麻暂时降低免疫功能，但目前研究并未显示麻醉方式会加速 HIV 的进展。此外，HIV 或抗逆转录病毒的药物是否增加孕期并发症，或怀孕本身是否改变 HIV 感染进程，证据不足[20, 24]。

小结

育龄女性可能使用违禁药物（通常有多种药物滥用），对妊娠产生不利影响。麻醉医师应该意识到，女性迫于社会名誉受损而不肯坦诚药物滥用史。此外，社会环境和生活方式也会成为感染 HIV 的影响因素。接诊时，关心和同情这些女性患者可获得其信任，这样才能全面了解其病情，从而制订合适的分娩和麻醉方案。

参考文献

1. Saloum M, Epstein JN. Drugs, alcohol, and pregnant women: anesthetic implications for mother and newborn. In: Bryson EO, Frost E. *Perioperative Addiction*. New York, NY: Springer; 2012.
2. Kuczkowski K. Anesthetic implications of drug abuse in pregnancy. *J Clin Anesth*. 2003;15:382-394.
3. McCalla S, Minkoff HL, Feldman J, et al. Predictors of cocaine use in pregnancy. *Obstet Gynecol*. 1992;79:641-644.
4. Kuczkowski KM. Cocaine abuse in pregnancy—anesthetic implications. *Int J Obstet Anesth*. 2002;11:204-210.
5. Birnbach DJ, Browne IM, Kim A, et al. Identification of polysubstance abuse in the parturient. *Br J Anesth*. 2001;87:488-490.
6. Plessinger MA, Woods JR. Maternal, fetal, and placental pathophysiology of cocaine exposure during pregnancy. *Clin Obstet Gynecol*. 1993;36:267-278.
7. Kreek MJ. Cocaine dopamine, and the endogenous opioid system. *J Addict Dis*. 1996;15:73-96.
8. Lange RA, Hilis LD. Cardiovascular complications of cocaine use. *N Engl J Med*. 2001;345:351-358.
9. Ebrahim SH, Luman ET, Floyd RL, et al. Alcohol consumption by pregnant women in the United States during 1988-1995. *Obstet Gynecol*. 1998;92:187-192.
10. Kilmer G, Roberts H, Hughes E, et al. Surveillance of certain health behaviors and conditions among states and selected local areas—behavioral risk factor surveillance system, United States 2006. *MMWR Surveill Summ*. 2008;57(7):1-188.
11. Burns E, Gray R, Smith LA. Brief screening questionnaires to identify problem drinking during pregnancy: a systematic review. *Addiction*. 2010;105:601-614.
12. chapter authors. Chapter title. In: Chestnut DH, Polley LS, Tsen LC, et al. *Obstetric Anesthesia: Principles and Practice*. 4th ed. Philadelphia, PA: Elsevier Mosby; 2009.
13. Keegan J, Parva M, Finnegan M, Gerson A, Belden M. Addiction in pregnancy. *J Addict Dis*. 2010;29:175-191.
14. Minozzi S, Amato L, Vecchi S, Davoli M. Maintenance agonist treatment for opiate dependent pregnant women. *Cochrane Database Syst Rev*. 2008:CD006318.
15. Lim S, Prasad MR, Samuels P, Gardner DK, Cordero L. High dose methadone in pregnant women and effect on duration of neonatal abstinence syndrome. *Am J Obstet Gynecol*. 2009;200:70, el-e5.
16. Rayburn W, Bogenschutz MP. Pharmacotherapy for pregnant women with addiction. *Am J Obstet Gynecol*. 2004;191:1885-1897.
17. Cassidy B, Cyna AM. Challenges that opioid-dependent women present.
18. Van Gelder M, Reefhius J, Caton A, et al. Characteristics of pregnant illicit drug users and associations between cannabis use and perinatal outcome in a population based study. *Drug Alcohol Depend*. 2010;109:243-247.
19. Centers for Disease Control and Prevention. Twenty-five years of HIV/AIDS—United States, 1981-2006. *MMWR Morb Mortal Wkly Rep*. 2006;55:585-589.
20. Evron S, Glezerman M, Harow E, Sadan O, Ezri T. Human immunodeficiency virus: anesthetic and obstetric considerations. *Anesth Analg*. 2004;98:503-511.

21. Chestnut DH, Polley LS, Tsen LC, et al. *Obstetric Anesthesia: Principles and Practice.* 4th ed. Philadelphia, PA: Elsevier Mosby; 2009.

22. Read JS, Tuomala R, Kpamegan E, et al. Mode of delivery and postpartum morbidity among HIV infected women: the women and infants transmission study. *J Acquir Immune Defic Syndr.* 2001;26(3):236-245.

23. European Mode of Delivery Collaboration. Elective cesarean section versus vaginal delivery in prevention of vertical HIV-1 transmission: a randomized clinical trial. *Lancet.* 1999;353(9158):1035-1039.

24. Kuczkowski M. Human immunodeficiency virus in the parturient. *J Clin Anesth.* 2003;15:224-233.

第六部分

妊娠期创伤

章节

第 29 章　妊娠期创伤　　　　　　　　　　482

第 30 章　妊娠期心肺复苏　　　　　　　　489

妊娠期创伤

29

Erica N Grant, Oren Guttman, and Weike Tao

孙捷豪　周磊　译　张鸿飞　校

章目录

1. 发生率 482
2. 妊娠期失血性休克 483
3. 心肺复苏 484
4. 产科创伤的气道管理 485
5. 麻醉管理 485
6. 新生儿复苏 486
7. 其他考虑 486
8. 小结 487

发生率

20 世纪美国母体死亡率降低了近 99%，产妇死亡率从 1900 年的 850/10 万活产降低到 1982 年的 7.5/10 万活产。尽管如此，自 20 世纪 80 年代以来，该比例基本保持不变[1]。非产科因素的母体死亡主要原因是外伤[2]，占所有死亡产妇人数的 6% ~ 7%[3]。其中机动车事故是最常见的损伤原因，其次是坠落伤和暴力[3]。低龄产妇、非白色人种、药物和酒精滥用，及家庭暴力已被确定为妊娠期创伤的危险因素[4-5]。

妊娠期失血性休克

妊娠期间，失血很难通过传统的临床参数可靠评估。早期休克的常见指征，如脉压差变窄，一般提示 15% ～ 25% 的血容量丢失，但可能受孕激素相关的外周血管舒张效应的影响。此外，典型的休克症状如心动过速，提示 25% ～ 40% 的血容量丢失。正常产妇的心率较孕前基线水平增加 40%，所以正常妊娠中也可出现心动过速。

血浆容量扩张始于妊娠第 6 周[6]，妊娠晚期可达到峰值，即超过基线水平 48%[7]，因此导致稀释性贫血。此时如单独依靠血红蛋白或血细胞比容的降低评估出血，可导致误诊。因此，需要关注血红蛋白和血细胞比容在治疗过程中的变化趋势才能作为产妇创伤和外伤治疗的评估指标[8]。妊娠与高凝状态相关，表现为部分凝血因子增加、凝血过程加速和发生纤维蛋白溶解[9]。然而，如果发生大量血液丢失，积极的液体复苏治疗和输注浓缩红细胞（ packed red blood cells，PRBCs ）会进一步稀释凝血因子和血小板，干扰凝血过程，最终导致凝血障碍。即使在没有产科并发症如子宫肌张力减退、胎盘早剥、前置胎盘的情况下，临产妇发生低纤维蛋白原血症和纤维蛋白降解产物（ fibrin splitproducts，FSPs ）水平增加的发生率仍高于非产科情况[8]。创伤情况下，快速的纤维蛋白降解会导致低纤维蛋白原血症和 FSPs 增加，在影响血小板功能的同时，进一步加剧创伤复苏过程中的凝血障碍。这种情况被定义为"急性创伤性凝血功能障碍"[10]。创伤和（或）产科因素导致的潜在凝血功能异常和组织损伤，不断消耗凝血因子和血小板，最终发展为弥散性血管内凝血（ disseminated intravascular coagulation，DIC ）[11]。

健康孕妇通常有良好的心血管储备，因此仅在血容量丢失超过 30% 时才需要充分的复苏[12]。孕妇必须输血疗法时，必须考虑其特有的情况。胎儿血液进入母体的情况在母体发生创伤大出血时的发生率高达 30%，故多数专家建议所有 Rh 阴性的妇女在此情况下应输注 Rho（D）免疫球蛋白[13]。子宫血流量从妊娠初期的 500 ml/min 发展至足月妊娠时的将近 1000 ml/min[14]，因此，孕妇全血容量通过子宫一次的时间为 8 min。随着盆底空间的扩大，大量血液可"隐藏"在子宫内[15]。复苏过程中，选择上肢或颈部静脉作为外周静脉径路开通两路大口径（14 或 16 号）通路是最理想的选择。由于妊娠子宫可压迫下腔静脉，减少静脉回流，不建议开放下肢静脉通路。

对于术中自体血回收，由于产妇可能暴露于羊水、胎儿鳞状上皮细胞、组织因子或胎粪，这些均与羊水栓塞的病理生理和继发的心血管衰竭相关，故这一技术的应用尚存在争议。在危及生命的情况下，可实施血液回收，清洗过程可将激活的组织因子、白细胞和胎儿鳞状上皮细胞减少至安全水平[16]。

复苏时血液制品的选择应遵循标准的大量输血方案，但也需要重点考虑部分因素。推荐 PRBC 与新鲜冰冻血浆（fresh frozen plasma，FFP）以 1:1 比例使用，同时早期积极使用冷沉淀。产妇大出血时，早期适当使用冷沉淀已被证明可减少 PRBC、FFP 和血小板的需要量[17]。

重组活化因子Ⅶa（recombinant activated factor Ⅶa，rFⅦa）的使用存在争议。虽然未批准用于产科，且在血栓相关状态如 DIC 情况下相对禁忌，但已有成功使用的报道，研究认为可改善凝血状态，减少 PRBC 需要量，降低死亡率[18]。为提高疗效，应早期给予 rFⅦa，并在"致命性创伤三联征"即低体温、凝血功能障碍（特别是血小板和纤维蛋白原源性）和酸中毒纠正后使用。最后，应该指出，仍需通过随机对照试验证明其在产科人群中的安全性和有效性。

心肺复苏

对非妊娠女性实行有效的心肺复苏（cardiopulmonary resuscitation，CPR），心输出量可达到正常的 30%[19]。孕妇子宫位置无法改变，无法获得与非妊娠女性相似的复苏效果。从妊娠 16 ~ 18 周，子宫开始对循环产生显著影响，压迫主动脉和下腔静脉，从而降低前负荷、每搏量、心输出量和血压。近足月妊娠女性的 CPR 时，为实现有效胸外按压，必须通过骨盆倾斜预防仰卧位低血压。特殊监测如动脉监测可能有效，因为妊娠子宫血管已舒张至极限，血管自动调节功能减弱，子宫血流量几乎完全依赖于母体的平均动脉压（mean arterial pressure，MAP）[20]。如果 CPR 及其他措施不能使自主循环恢复，应马上实施标准的 5 min 内"心搏骤停时胎儿分娩方案"（译者注：5 min 即刻剖宫产），以最大限度地优化产妇和胎儿的预后[21]。如果推测胎儿出生后可以存活（通常在 24 周或更大孕周），复苏团队的领导者应立即启动围死亡期剖宫产。这就要求早期行动和职责分配，包括腹部手术准备、必要的手术器械和大的吸引器，并通知新生儿复苏团队立即到达现场[11]。

产科创伤的气道管理

某些情况下，妊娠可能增加女性发生误吸的风险。12 周后，食管下段括约肌由于妊娠子宫增大而发生机械性移位。这种移位同时伴胃酸酸性增加和分泌增多，产妇发生误吸和（或）肺炎的风险增加。创伤及妊娠均属于饱胃，无一例外的需要通过气管插管保护气道，尤其在患者反应迟钝或严重低血压时。妊娠期间使用直接喉镜具有挑战性。首先，妊娠期间解剖改变，如增大的乳腺组织可能妨碍喉镜置入口腔。口腔和鼻咽部水肿、舌体肿大、继发于雌激素水平升高的口底硬化及组织脆弱均会导致气道解剖发生变化。另外，功能残气量降低约 35%，氧耗量增加 20%，产妇在呼吸暂停和通气不足时更易出现缺氧，此时需要立即保护气道或压迫环状软骨进行辅助呼吸。最后，产科创伤患者可能存在颈部损伤（可能未确诊），气管插管时头部活动受限，影响暴露气道。虽然喉罩可用于经过恰当禁食的非复杂择期剖宫产手术患者[22]，但最好将其作为危险紧急时的抢救措施，也可在困难气道时引导气管插管使用。对于复杂气道或颈部损伤患者，可选择视频喉镜和清醒纤维支气管镜进行气管插管。

麻醉管理

不论产妇创伤原因，保证母体稳定和存活必须优先考虑[23]，需要包括创伤外科、产科、麻醉科和新生儿科，及其他专科会诊专家的共同努力。使用美国麻醉医师协会（American Society of Anesthesiologists，ASA）推荐的标准监护。如果采取全身麻醉，诱导时采取预吸氧后快速顺序诱导，推荐使用对心血管系统影响较小的药物如依托咪酯（0.2 ～ 0.3 mg/kg）。氯胺酮（1 ～ 2 mg/kg），具有拟交感神经特性，可谨慎使用。创伤患者儿茶酚胺可能已经消耗，此时使用氯胺酮可导致心肌抑制，尤其是大剂量使用时。此外，大剂量氯胺酮（大于 $1 \sim 2$ mg/kg）增加子宫基础张力，降低胎盘灌注。采用环状软骨加压的标准快速顺序诱导技术，无禁忌证情况下使用琥珀胆碱（ $1 \sim 1.5$ mg/kg）辅助气管插管。也可选择罗库溴铵（ 1.2 mg/kg）松弛肌肉。应谨慎使用麻醉性镇痛药，尤其是即将分娩时。产妇吸入麻醉药最低肺泡有效浓度降低，因此，应根据其需求减少用量。创伤患者应避免使用氧化亚氮。

麻醉维持应基于多模式的药物和麻醉技术。联合使用麻醉性镇痛药、吸入麻醉药和肌肉松弛剂，实现手术麻醉并防止术中知晓。

液体复苏应基于临床指标、酸碱平衡和器官灌注的程度来选择晶体液、胶体液和血制品，维持 MAP 在基线 20% 内波动。

新生儿复苏

与母体创伤相关的新生儿损伤不断增加，占胎儿死亡数量的 $40\% \sim 50\%$[24]。胎儿不良结局从自然流产到胎儿直接受伤，如骨折、颅内出血[12]。预计、充分准备、准确评估及快速开展复苏是生存的关键[25]。

其他考虑

胎心率（fetal heart rate，FHR）的监测必不可少，因为胎盘早剥、子宫破裂或创伤引起的低血容量均可导致 FHRs 异常，此时应立即分娩。如果分娩并非迫在眉睫，且胎儿存活，应尽可能地持续监测 FHR。如果考虑胎儿出生后不能存活或实施腹部手术不能持续监测 FHR，应在术前（时间允许）及术后记录胎心。外伤、手术和（或）镇痛药可能导致孕妇早产，需要监测子宫收缩指导管理，且围术期可能需要保胎治疗。

术中知晓在产科手术发生率更高[26]，可能与血流动力学不稳定导致的麻醉深度不足有关。麻醉医生应关注呼气末麻醉气体浓度及其他术中知晓的客观指标，恰当使用对血流动力学影响最小且具有镇静遗忘功能的药物，可能有助于预防术中知晓。

全麻和区域麻醉抑制机体的体温调节功能[27]。外科手术尤其体腔开放时，由于快速血液丢失及大量输注液体和血液制品，加速体温降低。术中主动加热科减少产妇寒战并提高胎儿 pH 值[28]。此外，预防低体温可降低凝血功能障碍的风险。对于孕妇应该积极使用保温空气垫、液体加温和加热毯。虽然这些围术期处理措施目的在于预防和治疗低体温，但如果 CPR 后自主循环恢复情况下，孕妇则需要 12 ~ 24 h 的低温治疗，使体温维持在 32 ~ 34℃[29]。

妊娠期创伤患者的治疗，应根据临床结果进行管理，因为实验室结果通常只为确定临床诊断的正确性，比较耗时，同时妊娠期间的实验室检查结果缺乏特异性。有效治疗包括快速纠正潜在病因，进行容量和血制品置换，包括通过冷沉淀补充纤维蛋白原，使之达到 100 mg/ml 以上[30]。

产科或母胎医学专家可通过阴道检查、评估子宫张力、经阴道胎心监测等方面对产妇提供帮助。创伤与手术期间，应尽早进行胎儿健康评估。其他会诊专家包括创伤外科、神经科、心血管科、血管外科、烧伤外科及重症医学科的专家。

小结

创伤仍是目前母体和胎儿发病率和死亡率的一个重要原因。妊娠期间孕妇的变化可能低估出血程度，同时影响复苏。成功的治疗需要多学科共同参与。

参考文献

1. Centers for Disease Control and Prevention. Pregnancy-related mortality surveillance—United States, 1991-1999. *MMWR*. 2003;52(SS02);1-8.
2. El-Kady D, Gilbert WM, Anderson J, Danielsen B, Towner D, Smith LH. Trauma during pregnancy: an analysis of maternal and fetal outcomes in a large population. *Am J Obstet Gynecol*. 2004;190(6):1661-1668.
3. Fildes J, Reed L, Jones N, Martin M, Barrett J. Trauma: the leading cause of maternal death. *J Trauma*. 1992 May;32(5):643-645.
4. Weiss HB. Pregnancy-associated injury hospitalizations in Pennsylvania, 1995. *Ann Emerg Med*. 1999;34(5):626-636.
5. Stewart DE, Cecutti A. Physical abuse in pregnancy. *CMAJ*. 1993;149(9):1257-1263.
6. Bernstein IM, Ziegler W, Badger GJ. Plasma volume expansion in early pregnancy. *Obstet Gynecol*. 2001;97(5 pt 1):669-672.
7. Pritchard JA. Changes in the blood volume during pregnancy and delivery. *Anesthesiology*. 1965;26:393-399.
8. Ickx BE. Fluid and blood transfusion management in obstetrics. *Eur J Anaesthesiol*. 2010;27(12):1031-1035.
9. Chestnut D, Polley L, Tsen L, Wong C. *Chestnut's Obstetric Anesthesia: Principles and Practice*. 4th ed. (Expert Consult—Online and Print). Philadelphia, PA: Mosby Elsevier; 2009.
10. Brohi K, Singh J, Heron M, Coats T. Acute traumatic coagulopathy. *J Trauma*. 2003;54(6):1127-1130.
11. Suresh MS, LaToya Mason C, Munnur U. Cardiopulmonary resuscitation and the parturient. *Best Pract*

Res Clin Obstet Gynaecol. 2010;24(3):383-400; E-pub April 24, 2010.

12. El Kady D. Perinatal outcomes of traumatic injuries during pregnancy. *Clin Obstet Gynecol.* 2007;50(3):582-591.

13. Hill CC, Pickinpaugh J. Trauma and surgical emergencies in the obstetric patient. *Surg Clin North Am.* 2008;88(2):421-440, viii.

14. Konje JC, Kaufmann P, Bell SC, Taylor DJ. A longitudinal study of quantitative uterine blood flow with the use of color power angiography in appropriate for gestational age pregnancies. *Am J Obstet Gynecol.* 2001;185(3):608-613.

15. Oxford CM, Ludmir J. Trauma in pregnancy. *Clin Obstet Gynecol.* 2009;52(4):611-629.

16. Allam J, Cox M, Yentis SM. Cell salvage in obstetrics. *Int J Obstet Anesth.* 2008;17(1):37-45.

17. Arendt KW, Segal S. Present and emerging strategies for reducing anesthesia-related maternal morbidity and mortality. *Curr Opin Anaesthesiol.* 2009;22(3):330-335.

18. Hossain N, Shamsi T, Haider S, et al. Use of recombinant activated factor VII for massive postpartum hemorrhage. *Acta Obstet Gynecol Scand.* 2007;29:1-7.

19. Basic Life Support Working Group of the European Resuscitation Council. The 1998 European Resuscitation Council guidelines for adult single rescuer basic life support. *BMJ.* 1998;316(7148): 1870-1876.

20. Nelson TW, Kuczkowski KM. Trauma in pregnancy: anesthetic management of a parturient with hypotensive shock and trauma to the gravid uterus. *Acta Anaesthesiol Scand.* 2004;48(5):662.

21. Katz VL, Dotters DJ, Droegemueller W. Perimortem cesarean delivery. *Obstet Gynecol.* 1986;68(4): 571-576.

22. Han TH, Brimacombe J, Lee EJ, Yang HS. The laryngeal mask airway is effective (and probably safe) in selected healthy parturients for elective Cesarean section: a prospective study of 1067 cases. *Can J Anaesth.* 2001;48(11):1117-1121.

23. Mirza FG, Devine PC, Gaddipati S. Trauma in pregnancy: a systematic approach. *Am J Perinatol.* 2010;27(7):579-586.

24. Weiss HB, Lawrence BA, Miller TR. Pregnancy-associated assault hospitalizations. *Obstet Gynecol.* 2002;100(4):773-780.

25. Kattwinkel J, Perlman JM, Aziz K, et al. American Heart Association. Neonatal resuscitation: 2010 American Heart Association Guidelines for Cardiopulmonary Resuscitation and Emergency Cardiovascular Care. *Pediatrics.* 2010;126(5):e1400-13; E-pub October 18, 2010.

26. Ghoneim MM, Block RI, Haffarnan M, Mathews MJ. Awareness during anesthesia: risk factors, causes and sequelae: a review of reported cases in the literature. *Anesth Analg.* 2009;108(2):527-535.

27. Sessler DI. Mild perioperative hypothermia. *N Engl J Med.* 1997;336(24):1730-1737.

28. Horn EP, Schroeder F, Gottschalk A, et al. Active warming during cesarean delivery. *Anesth Analg.* 2002;94(2):409-414.

29. Rittenberger JC, Kelly E, Jang D, Greer K, Heffner A. Successful outcome utilizing hypothermia after cardiac arrest in pregnancy: a case report. *Crit Care Med.* 2008;36(4):1354-1356.

30. Lee RH. Postpartum hemorrhage. In: Goodwin TM, Montoro MN, Muderspach L, Paulson R, Roy S, eds. *Management of Common Problems in Obstetrics and Gynecology.* 5th ed. Oxford, England: Wiley-Blackwell; 2010:67-70.

妊娠期心肺复苏

Andi McCown and Robert S. F. McKay

孙捷豪　周磊　译　周祥勇　张鸿飞　校

章目录

1. 引言 489
2. 妊娠相关生理变化 489
3. 孕产妇心搏骤停的原因 491
4. 孕妇心搏呼吸骤停的复苏 494
5. 小结 497

引言

妊娠造成的解剖和生理的差异影响心肺复苏的效果。最近研究表明，近 40% 的产科医务人员不清楚妊娠与非妊娠对心肺复苏效果存在明显差别[1]。本章将总结妊娠期生理变化，及孕产妇心搏骤停的原因，这是妊娠区别于非妊娠女性心肺复苏方法的理论基础。

妊娠相关生理变化

妊娠期间心血管系统发生明显变化。妊娠 32 周时，由于循环血容量增加（前负荷增加），心输出量增加 30% ～ 50%。孕激素导致平滑肌松弛，使全身血管阻力降低，从而降低后负荷，心率增加 15% ～ 20%。分娩过程中，心输出量继续增加 10% ～ 15%[2]。

必须明确，子宫血流量在妊娠晚期已经达到最大，故在缺氧或低流量状态下不会进一步增加，因此，心搏骤停时，子宫胎盘床血管收缩，进一步损害胎儿氧供[3]。

由于整个妊娠期血浆容量增加50%而红细胞总量只增加30%，故可继发稀释性贫血。由于血容量增加，产妇出现明显低血容量症状前，已经出血较多[1]。这种生理性贫血也可能影响重要器官系统的氧供，特别是发生心搏骤停时[3]。

妊娠20周时，子宫高度达到下腔静脉水平。此时孕妇仰卧位，子宫可能压迫下腔静脉，降低心输出量[2]。定量心血管MRI显示，妊娠32周时，仰卧位时孕妇心输出量比侧卧位少24%[4]。妊娠晚期，子宫可完全阻断下腔静脉，导致晕厥、低血压和心动过缓[5-6]。盆腔静脉受压也需关注。骨盆内压迫的症状与体征包括依赖性水肿、静脉淤滞、静脉曲张和痔疮[5]。骨盆和下肢损伤情况下，这种静脉压升高可能导致急性血量丢失，因此，应避免下肢静脉输液，特别在复苏时，因为下肢静脉向中心循环回流存在不确定性[1, 5]。最重要的是，除了压迫大血管，妊娠子宫对膈肌的压力，在胸外按压时可能限制前向血流（图30-1）[3]。

妊娠子宫不仅影响心血管系统，也影响呼吸系统。如前所述，由于妊娠子宫使膈肌向头侧移动[1, 5]，导致残气量和功能残气量减少10%～25%[2-3, 5]。同时，产妇的氧需求量增加15%～20%[1, 5]。产妇氧需求量增加而功能残气量减少，导致呼吸停止时迅速发生缺氧[2-3]。妊娠期慢性呼吸性碱中毒导致碳酸氢根减少，从而引起血液缓冲能力下降。胎儿通过调整其二氧化碳水平，并使二氧化碳从浓度较高的胎儿侧向较低的母体侧弥散，从

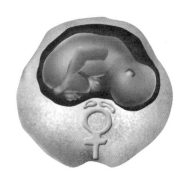
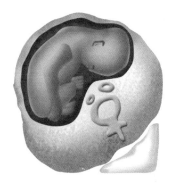

图30-1　仰卧位主动脉-腔静脉受压及子宫移位时受压减轻

而适应慢性碱中毒。酸碱的快速变化对胎儿更难适应。心搏呼吸骤停时，母体出现高碳酸血症，二氧化碳压力梯度改变，胎儿不能向母体转运正常量的二氧化碳[7]。幸运的是，有几种机制可避免胎儿缺氧。首先，胎儿血红蛋白的携氧能力比母体血红蛋白多20%～50%，导致胎儿血红蛋白氧解离曲线左移；其次，相对于孕妇，胎儿酸中毒可使胎儿从胎盘床摄取更多氧气（玻尔效应）；最后，缺氧过程中胎儿血液循环会增加胎儿大脑、心脏和肾上腺的血供。理论上讲，缺氧情况下，胎儿仍可存活 10 min，但也有产妇心搏骤停超过 10 min 胎儿仍能存活且神经系统完好的报道，不过非常罕见[8]。

孕妇胃动力减弱和食管胃括约肌张力降低，误吸风险增加[3,5]。此外，由于胃酸分泌增多，如果发生误吸，理论上增加肺损伤[5]。心肺复苏（cardiopulmonary resuscitation，CPR）过程中，因为上述生理改变，需要快速建立气道管理。上消化道的改变包括咽喉部出现水肿和易损性增强，其继发于雌激素的增加及随之增加的间质液体。因为咽部和声带水肿造成气道狭窄，影响气管插管，应使用较小型号的气管导管。孕妇鼻黏膜充血增加，特别是麻醉平面较高和（或）分娩时。因此，放置鼻饲管或经鼻气管插管时应非常小心，且仅在非常必要时放置[1]。

妊娠导致分布容积增加。因此，复苏药物效力可能降低，但复苏初期一般不建议调整抢救药物的剂量。虽然复苏时必须使用儿茶酚胺类药物，但内源性和外源性儿茶酚胺均收缩子宫动脉，导致复苏时胎儿氧和二氧化碳交换减少[3]。

孕产妇心搏骤停的原因

孕妇出现心搏骤停较罕见（妊娠期间发病率为 1/30 000）[1]。全面了解妊娠期生理变化，有助于判断孕产妇心搏骤停的潜在原因，对提高心搏骤停后产妇和胎儿的预后至关重要。心搏骤停的原因包括产科与非产科因素（表 30-1）。

妊娠期母体死亡 25% 为出血[5]。产科出血常见于胎盘早剥、前置胎盘、子宫破裂及子宫收缩乏力，其中子宫收缩乏力是产科出血最常见的原因。大出血和随后的输血可导致急性呼吸窘迫综合征（acute respiratory distress syndrome，ARDS），而 ARDS 本身

表 30-1　孕产妇心搏骤停的原因

产科因素	非产科因素
出血	创伤
静脉空气栓塞	肺栓塞
围产期心肌病	感染和（或）脓毒症
羊水栓塞	脑卒中
妊娠高血压 / 子痫前期 /HELLP 综合征	心肌梗死
子痫	主动脉夹层
局部麻醉药中毒（如静脉注射）	心力衰竭
镁中毒	甲状腺功能亢进和甲亢危象
高平面或全脊髓麻醉	哮喘持续状态
气道失控（多因素）或插管失败引起的缺氧或低氧血症	急性呼吸窘迫综合征
	谋杀
	自杀

HELLP：溶血，肝酶升高，血小板计数低

也与心搏骤停和孕产妇死亡相关[3]。

子痫前期及其并发症［肺水肿、心功能不全、脑卒中、脑水肿，溶血、肝酶升高、低血小板（HELLP）综合征］与心搏骤停密切相关[3]。虽然子痫前期患者可发生高血压，但此类患者往往出现严重血管内容量减少且伴随明显的第三间隙液体增加，这两者增加了复苏的难度（包括建立静脉通路、气管插管和对血流动力学支持措施的反应）。

分娩或产后突发的循环衰竭和凝血功能障碍可能与羊水栓塞有关[5, 9]。羊水栓塞的死亡率高达50%[3]。这种综合征也被称为"妊娠过敏反应综合征"，可能需要心肺转流。由于严重肺血管收缩导致的循环衰竭，心肺转流有效[10-11]。

麻醉并发症包括插管困难或误吸引起的缺氧和低氧血症、高位或全脊髓麻醉或药物中毒引起的血流动力学和呼吸系统衰竭[12]。局部麻醉药中毒是孕妇关注的重要问题之一。美国区域麻醉和疼痛学会对此制定了具体指南，包括快速的气道管理、低于正常剂量的肾上腺素（小于 1 μg/kg）、避免血管加压素、使用脂肪乳剂，

肾上腺素和其他治疗失败时通知准备心肺转流[13]。

特发性围产期心肌病非常罕见。通常产妇在产前没有心脏疾病，妊娠最后 1 个月至分娩后 6 个月出现心力衰竭[2-3]。由于围产期心肌病的症状与妊娠本身的症状相似，所以在诊断时常被忽视，导致心搏骤停或猝死的不幸发生。

心搏骤停的非产科原因也很多，见表 30-1。存在外伤的妊娠患者需仔细检查腹部，因为子宫占据腹腔位置使其他脏器移位，造成损伤定位难度加大。由于腹壁敏感性降低，可能会掩盖腹部疼痛和压痛。患者评估包括是否有子宫收缩、子宫压痛或阴道出血[5]。

产妇心搏骤停非产科因素的头号原因是肺血栓栓塞症。血栓栓塞继发于妊娠期静脉淤滞和血液高凝状态。正常妊娠期间，由于凝血因子增加和分娩期间长期卧床，孕妇血液处于高凝状态。同时如果合并凝血因子 V 莱顿变异、抗磷脂综合征或红斑狼疮，也可导致血液高凝状态。静脉淤滞、血液高凝状态与血管损伤（Virchow 三联征），成为发达国家血栓栓塞导致孕产妇死亡的主要原因[3, 9]。

妊娠期女性特别容易感染，如绒毛膜羊膜炎、肺炎、尿路感染[3]。事实上，尿路感染是危重产科患者最常见的感染[9]。需要液体复苏和正性肌力药物支持的感染性休克，发生率为 1/5000 次妊娠[3]。

随着女性生育年龄越来越晚，妊娠期间心肌梗死的发生率增加。妊娠对心血管系统的要求较高，影响已经存在心脏病的患者[5]。妊娠期心肌梗死的危险因素包括高胆固醇血症、高血压、糖尿病、左心室肥厚和吸烟[3]。孕妇在妊娠期间出现自发性主动脉夹层的风险增加[5, 10]。这是因为作用于平滑肌和结缔组织的激素发生变化[5]。已经存在的心力衰竭影响孕妇的孕期管理。纽约心脏协会分级 Ⅲ 级或 Ⅳ 级的孕妇可能需要放置肺动脉漂浮导管，评估血管内容量、心输出量和氧供[3]。

哮喘控制不佳与孕产妇和胎儿预后不良有关，包括子痫前期、子宫出血、早产和低出生体重[9]。其他呼吸并发症如 ARDS，继发于肺炎、脓毒症和（或）羊水栓塞[9]。

孕妇往往是家庭暴力的受害者，当出现不明原因的心搏骤停时，必须考虑存在他杀和自杀的可能，这些均为孕妇在妊娠期间死亡的重要原因[10]。

与任何患者出现心搏骤停时的处理相同，逆转心搏骤停的原因至关重要（表 30-2）[10, 14]。

孕妇心搏呼吸骤停的复苏

本章内容不涉及基本生命支持（Basic Life Support，BLS）和高级心脏生命支持（Advanced Cardiac Life Support，ACLS）。以下内容为根据孕妇特点对指南做出的相应修改，复苏治疗的目标是保证足够的血流量以同时优化产妇和胎儿的氧合（表 30-3）[15]。

最近，美国心脏协会以循证医学证据为基础，提出五个有针对性的修改，以促进更有效的 CPR [1]。这些措施包括有效的胸部按压、单人施救时采取通用的按压通气比例、建议 CPR 中每次人工呼吸时间为 1 秒、重新优化除颤方法及使用自动体外除颤器（automated external defibrillator，AED）。

表 30-2　心搏骤停可能的原因

"H" 开头的病因	"T" 开头的病因
缺氧（hypoxia）	血栓栓塞（thromboembolism）（肺栓塞）
低血容量（hypovolemia）（出血或脓毒血症）	药物或中毒（tablets or toxins）（例如：镁、局部麻醉药）
高钾血症（hyperkalemia）或低钾血症（hypokalemia）或其他代谢性疾病	张力性气胸（tension pneumothorax）
低体温（hypothermia）	（心脏）填塞 [（Cardiac）tamponade]
氢离子（hydrogen ions）（酸中毒）	血栓形成（thrombosis）（心肌梗死）
低血糖/高血糖（hypoglycemia/hyperglycemia）	创伤（trauma）

表 30-3　孕妇心肺复苏策略的调整方案

子宫移位：将患者置于左侧 15° ～ 30° 卧位
气道：持续环状软骨按压下迅速建立人工气道
静脉通道：尽可能选择上肢静脉
胸外按压：胸骨按压位置较非妊娠女性高 1 ～ 2 cm
血管活性药物：由于药物分布容积增加可能需要增加剂量
"4 分钟规则"：心搏骤停 4 min 后必须开始剖宫产

即使优质有效的 CPR 所产生的心输出量也只能达到正常的 30%，所以胸外按压的有效性是成功复苏的关键。持续胸外按压才可保证重要器官系统足够的血流量和血液灌注。为了最大限度地提高心脏充盈，每次按压必须保证胸廓完全回弹[1]。

新的按压通气比为 30 : 2，以减少按压的中断。之前曾有建议 CPR 时只进行胸外按压，但目前该建议已被废止，因为通气无论对母亲还是婴儿，均是预后的关键。

急性心搏骤停后复苏的最初几分钟内，血流中的氧含量可能仍然足够。随着复苏的继续，心输出量减少，进入心脏和肺的血流量减少。因此，复苏时较短的通气时间仍可提供足够的氧合，有效排出二氧化碳。同时，插管后避免过度通气至关重要，其与预后不良相关。此外，正压通气可进一步减少心输出量。

目前一般成人除颤所需的电流量适用于孕妇。使用 AED 时，一次除颤完毕后，应立即进行 CPR 和胸外按压。此时如果分析心律，可能发生 30 秒以上的延迟复苏。此外，如果 AED 最初不能有效控制室颤，重新 CPR 比进行第二次除颤更有价值。最后，即使 AED 后室颤消失，心脏也需要几分钟方可恢复正常节律[1]。

妊娠女性患者 CPR 策略调整与妊娠期间解剖和生理的改变密切相关。如前所述，妊娠子宫压迫下腔静脉，影响静脉回流，降低胸外按压恢复心输出量的有效性[10]。有效 CPR 产生的心输出量仅为正常的 30%，所以子宫位置至关重要[8]。通过将患者置于左侧倾斜 15 ~ 30 度卧位，使子宫移位，远离下腔静脉和主动脉。最近也有学者理论分析后建议，15 度可能不足以防止主动脉-腔静脉受压[16]。但如果倾斜超过 30 度，胸外按压效果明显降低[9, 14]。因此，使用卡迪夫楔（Cardiff wedge）使产妇倾斜 27 度，便于心肺复苏[1, 5]。也可通过助手辅助倾斜，或在右髋关节处放置一个圆形体位垫或其他物体，最好置于腰椎区域[2, 10-11]。需要注意的是，左侧位时，左臂袖带测量的血压读数会比实际更高[7]。

妊娠期间误吸风险增加的原因前文已经提及。妊娠患者心肺复苏时应立即建立气道，使氧合达到最大程度，保护气道，并降低误吸的风险[9-10, 14]。面罩正压通气时应持续环状软骨按压，直至气道建立[10]。因为气道管理中可能突发低氧血症，所以氧合和通气支持的准备非常重要[10]。由于气道水肿，可能需要选择较小型号的气管导管。应通过呼出二氧化碳探测仪判断气管导管位置是否正确[10]。

建立静脉（intravenous，IV）通路非常重要。由于下腔静脉受压，静脉药物通过子宫以下的静脉输注可能无法到达心脏或动脉循环[5]。因此，静脉通道优先选择上肢静脉。当静脉通路不能建立时，应在肱骨放置骨内针，用于紧急用药及补液。

由于妊娠子宫抬高膈肌和腹腔内容物，妊娠患者胸外心脏按压的胸骨位置应较非妊娠患者高 1 ~ 2 cm[10, 17]。

血管活性药物会减少子宫血流量；然而，指南并未给出关于血管活性药物剂量调整的建议[10]。因为妊娠期间药物分布容积增加而 CPR 期间心输出量下降，如果标准剂量无效，应予以更高剂量的血管活性药物[3]。

指南没有修改 ACLS 中的除颤能量，但在除颤前应移除任何可能导电的胎儿监测设备[1, 10]。

尽管指南有这些修改，BLS 和 ACLS 也可能不会立即逆转心搏呼吸骤停。面对主动脉-腔静脉明显压迫引起的静脉回流受阻，难以进行有效的胸外按压。任何时候发生产妇心搏骤停，均应考虑快速紧急剖宫产[10]。Katz 等学者提出"4 分钟规则"，指出对于胎龄 24 ~ 25 周以上胎儿，孕产妇心搏停止 5 min 内施行剖宫产术娩出胎儿，存活率最高；因此，如果 CPR 无效，应在心搏骤停后 4 min 立刻实施剖宫产。4 min 的时间要求综合考虑了氧耗、神经系统损伤的预防及妊娠 24 ~ 25 周分娩后胎儿可存活等因素[1, 10]。尽管有便携式超声仪可帮助确定胎儿的胎龄，但不能因此延误急诊剖宫产术的决策[10]。妊娠胎龄可通过腹部触诊估计；妊娠 20 周，子宫底应处于脐水平[5]。胎龄小于 20 周，一般不考虑紧急剖宫产，除非希望通过剖宫产手术改善产妇预后，因为此时子宫大小不会影响静脉回流和母体心输出量[15]。妊娠 20 ~ 23 周的孕妇，对孕妇进行紧急子宫切开仅限于为了保证产妇的复苏成功，而并非为了挽救胎儿的生命。如果确定孕妇死亡，胎儿胎龄约为 24 周，应进行剖宫产[3]。

紧急剖宫产应由最熟练的产科医生施行，且在具有新生儿重症监护病房的医疗中心施行手术更为理想[1, 10]。手术过程最好不超过几分钟。实施剖宫产手术的理想地点存在较多争论。将患者转运至手术室通常并非必须，且可能预后更差[5, 14]。事实上，最近的模拟研究已经证明，即使在最佳情况下将患者转运至手术室，也不可能在 5 min 内完成分娩[1]。需要重点考虑，随着母体心输出量减少，手术失血也会减少[5, 14]。急诊科和产房内必须随时备用应急设备，包括消毒液、手术刀和用于子宫及腹部手术的无菌包[6]。

　　紧急剖宫产减轻腔静脉和主动脉压迫，对复苏有益[1, 10]。胎盘娩出和子宫收缩引起的自体输血可使心输出量增加 25% ～ 56%[3]。此外，剖宫产手术后可使胸外按压更有效[9]。通过打开膈肌进行直接的心脏按摩也可作为心肺复苏的备选方案[14]。腹腔内容物复位，从而胸内压力降低，静脉到心脏的回流量增加，从而心输出量和组织灌注增加[7]。功能残气量也将增加，从而复苏期间产妇氧合改善[3]。宫体切开前后，必须持续 CPR，使心输出量、母体器官系统灌注和子宫胎盘灌注最大化[3, 9]。

　　产妇心搏骤停距离胎儿娩出时间较短时，胎儿分娩存活率增加。此外，如果心搏骤停前母体没有持续缺氧，新生儿存活率也会增加。最后，孕妇心搏骤停前，如果胎儿没有或只有轻微的宫内抑制状态，胎儿存活机会更大[10]。

小结

　　最近对母婴健康保密调查（Confidential Enquiry into Maternal and Child Health，CEMACH）的报道表明，超过 50% 的产妇死亡病例存在低于标准要求的治疗方式[1]。因此，了解孕妇妊娠期生理变化、母体心搏骤停的病因并调整 CPR 的相关措施，是孕妇心搏呼吸骤停成功复苏的关键。

参考文献

1. Suresh MS, LaToya Mason C, Munnur U. Cardiopulmonary resuscitation and the parturient. *Best Pract Res Clin Obstet Gynaecol*. 2010;24:383-400.
2. Dellinger RP. Cardiopulmonary complications of pregnancy. *Crit Care Med*. 2005;33:1616-1622.
3. Whitty JE. Maternal cardiac arrest in pregnancy. *Clin Obstet Gynecol*. 2002;45:377-392.
4. Rossi A, Cornette J, Johnson MR, et al. Quantitative cardiovascular magnetic resonance in pregnant women: cross-sectional analysis of physiologic parameters throughout pregnancy and the impact of the supine position. *J Cardiov Magn Reson*. 2011;13:31.
5. Campbell TA. Cardiac arrest and pregnancy. *J Emerg Trauma Shock*. 2009;1:34-42.
6. Catling-Paull C, McDonnell N, Moores A, Homer CS. Maternal mortality in Australia: learning from maternal cardiac arrest. *Nurs Health Sci*. 2011;13:10-15.
7. Fillion DN. Being prepared for a pregnant code blue. *Am J Matern Child Nurs*. 1998;23:240-245.
8. Nelissen EC, de Zwaan C, Marcus MA, et al. Maternal cardiac arrest in early pregnancy. *Int J Obstet Anesth*. 2009;18:60-63.
9. Shapiro JM. Critical care of the obstetric patient. *J Intensive Care Med*. 2006;21:278-286.

10. 2005 American Heart Association Guidelines for Cardiopulmonary Resuscitation and Emergency Cardiovascular Care. Part 10.8: Cardiac Arrest Associated With Pregnancy. *Circulation.* 2005;112: IV150-153.

11. Zhou ZQ, Shao Q, Zeng Q, Song J, Yang JJ. Lumbar wedge versus pelvic wedge in preventing hypotension following combined spinal epidural anesthesia for caesarean delivery. *Anesth Intensive Care.* 2008;36:835-839. Einav S, Matot I, Berkenstadt H, Bromiker R, Weiniger CF. A survey of labour ward clinicians' knowledge of maternal cardiac arrest and resuscitation. *Int J Obstet Anesth.* 2008;17:238-242.

12. Ezri T, Lurie S, Weiniger CF, Golan A, Evron S. Cardiopulmonary resuscitation in the pregnant patient—an update. *Israel Med Assoc J.* 2011;13:306-310.

13. Neal JM, Bernards CM, Butterworth JF IV. ASRA practice advisory on local anesthetic systemic toxicity. *Reg Anesth Pain Med.* 2010;35:152-161.

14. Grady K, Howell C, Cox C, editors. *The MOET Course Manual: Managing Obstetric Emergencies and Trauma.* 2nd ed. (Chapter 4, Cardiopulmonary resuscitation in the non-pregnant and pregnant patient.) London, England: RCOG Press; 2011. (ILCOR update.)

15. Stringer M, Brooks PM, King K, Biesecker B. New guidelines for maternal and neonatal resuscitation. *J Obstet Gynecol Neonatal Nurs.* 2007;34:624-635.

16. Summers RL, Harrison JM, Thompson JR, Porter J, Coleman TG. Theoretical analysis of the effect of positioning on hemodynamic stability during pregnancy. *Acad Emerg Med.* 2011;18:1094-1098.

17. Cohen SE, Andes LC, Carvalho B. Assessment of knowledge regarding cardiopulmonary resuscitation of pregnant women. *Int J Obstet Anesth.* 2008;17:20-25.